일상생활 중심의

노인간호학

일상생활 중심의 노인간호학

Gerontological Nursing

2022년 2월 20일 1판 1쇄 인쇄
2022년 3월 2일 1판 1쇄 발행

지은이 | 공은숙 · 안준희 · 오미숙 · 장수정

펴낸이 | 김진환

펴낸곳 | 학지사메디컬 HAKJISA MEDICAL
04031 서울특별시 마포구 양화로 15길 20 마인드월드빌딩
대표전화_ 02-330-5188 팩스_ 02-326-0338

등 록 | 2010년 2월 8일 제313-2010-36호

메 일 | hakjisamd@hakjisamd.co.kr

홈페이지 | http://www.hakjisamd.co.kr

ISBN 978-89-6069-967-0 93510

가 격 | 32,000원

일상생활 중심의

노인간호학

공은숙 · 안준희 · 오미숙 · 장수정 공저

Gerontological NURSING

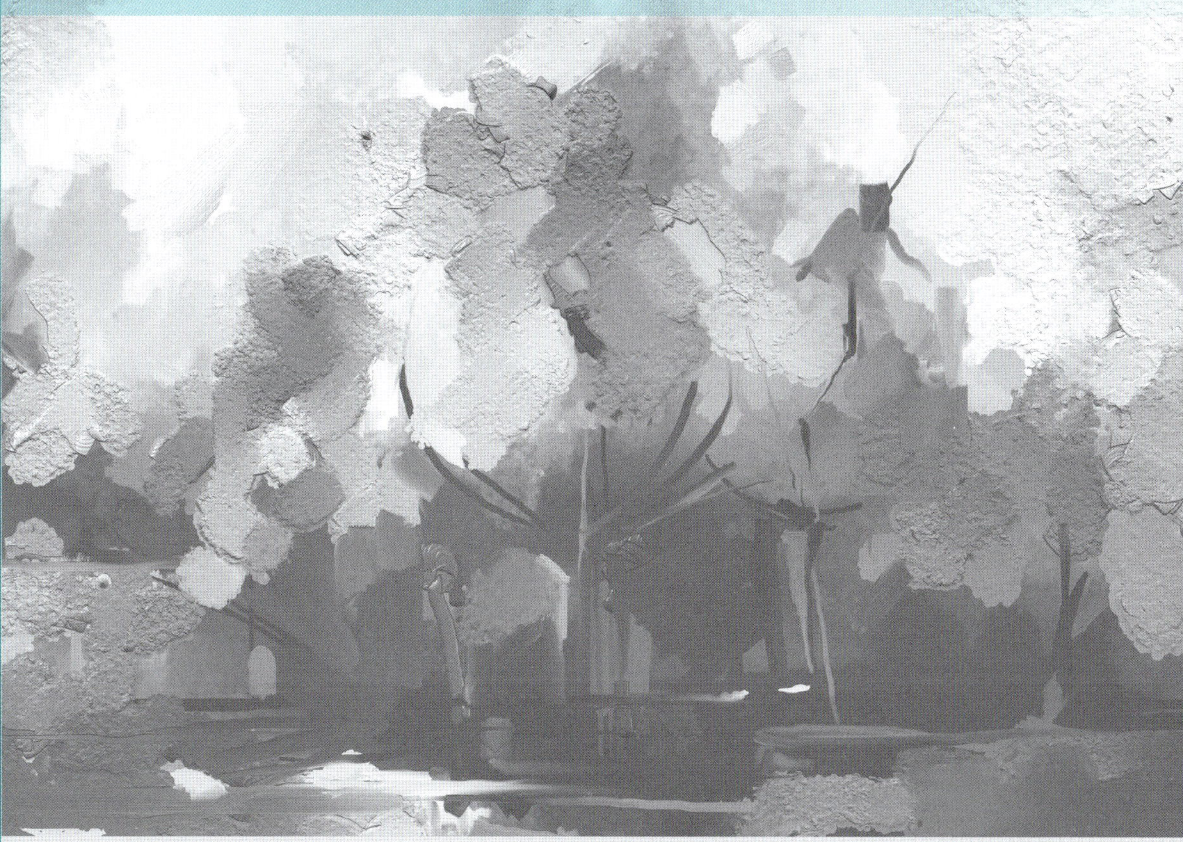

학지사메디컬
HAKJISA MEDICAL

저자소개

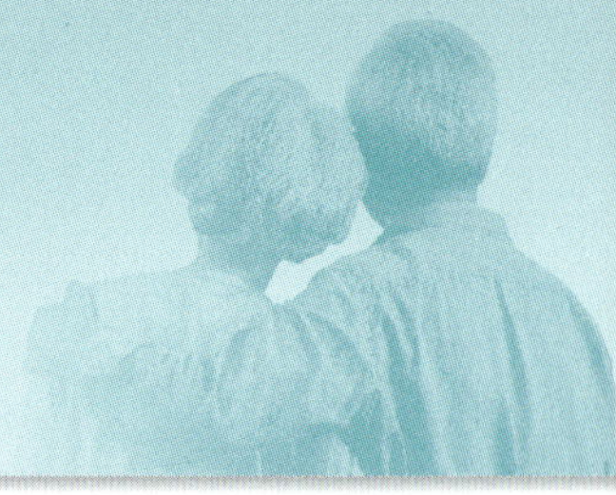

공은숙 예수대학교

안준희 군장대학교

오미숙 전주비전대학교

장수정 강릉원주대학교

머리말

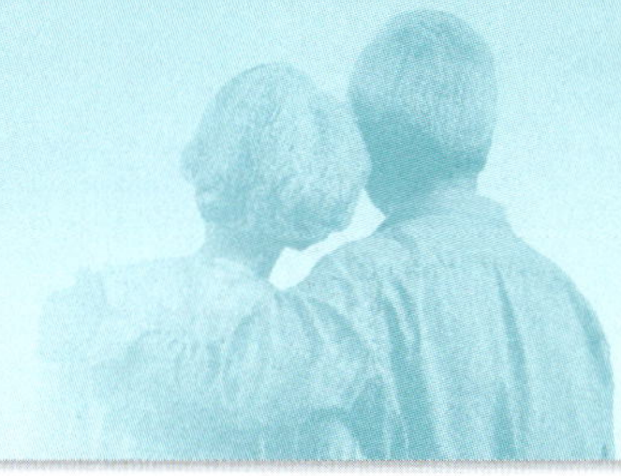

1955년부터 1963년 사이에 태어난 우리나라의 베이비부머들이 노년층으로 진입하게 되면서, 2026년경에는 노인인구가 전체 인구의 약 20% 이상을 차지하는 초고령 사회가 될 것으로 예측하고 있다. 노년기는 인간성장발달의 마지막 단계인 죽음을 맞이하는 시기이다. 이 시기에 보이는 두드러진 특성 중 하나는 신체 · 정신적으로 다양한 만성질환이 나타나고 일상생활기능면에서 장애가 일어나기 쉽다. 따라서 노인들의 건강수준에 따른 양질의 간호를 체계적으로 공급하는 것이 매우 중요하다.

간호전문인이 양질의 간호를 제공하기 위해서는 노인의 신체적 · 정신적 · 사회문화적인 특성을 통합적으로 파악하는 지식이 필수적이다. 또한 노년기에 가장 흔히 나타나는 건강문제를 중심으로 대상자를 포괄적으로 사정하고, 간호문제가 무엇인지를 파악하며, 간호문제들을 해결하기 위한 간호계획을 수립하고, 적절한 간호중재를 수행하며, 그 결과를 평가하는 과학적인 간호과정의 틀을 잘 사용하는 기술이 필수적으로 갖추어져야 한다.

최근에는 노인들이 자택에 거주하면서 지역사회와 지속적인 의사소통을 하며 생의 마지막 단계에 이르기까지 독립적인 일상생활을 영위하려는 욕구가 높아지고 있다. 이에 체계적인 양질의 간호는 노인들이 어느 건강수준에 위치해 있든 건강수준을 유지 및 증진하는 양질의 일상생활간호가 제공되어야 한다. 또한 노인의 인권이나 생명윤리적인 면, 의사소통 면에서도 광범위한 지식과 기술이 요구된다. 저자들은 다양한 임상현장에서 요구되는 노인간호에 대한 필수적이고 기본적인 지식과 기술을 우선적으로 이 책에 담으려고 노력하였다. 즉, 일상생활을 활성화하는 간호와 비판적인 사고를 통한 간호를 강조하였다.

UNIT 1에서는 노인에 대한 다면적 이해를 증진시키기 위한 내용들로 구성되었다. 노인인구의 급증에 대한 최신 자료, 노인복지에 대한 법들과 내용 그리고 다양한 임상현장에서의 노인간호의 인력과 역할 등이 수록되었다. 또한 노화과정에 대한 이해를 돕기 위해 노화 원인 가설들과 적절한 일상생활 간호를 소개하였다. UNIT 2에서는 노년기에 정상적으로 나타나는 구조적이고 기능적인 주요 노화과정의 변화와 일상생활간호에 대해 계통별로 설명하였다. UNIT 3에서는 노인들에게 흔한 건강문제와 간호문제를 살펴보고, 비판적 사고를 적용

머리말

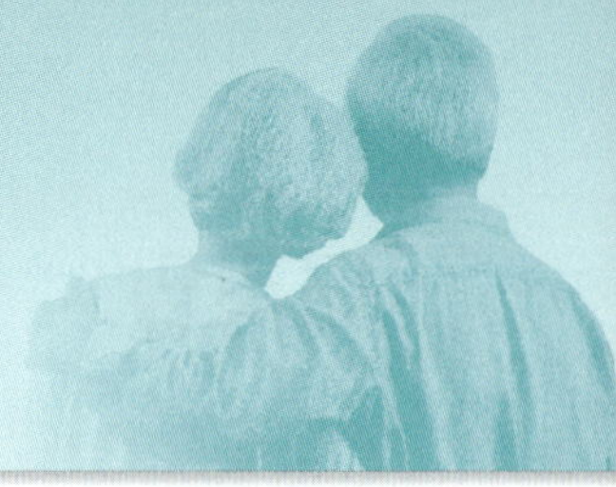

한 일상생활 간호를 소개하였다. 각 장의 구성을 일상적 간호가 요구되는 문제, 중점적 간호가 요구되는 문제, 잠재적 간호가 요구되는 문제 그리고 사고예방 간호가 요구되는 문제 등으로 구분해 보았는데 독자들의 견해는 다를 수도 있을 것이다. UNIT 4에서는 간호대학생들이 다양한 임상현장에서 노인간호를 수행할 때 반드시 알아야 할 노인인권과 학대, 노인과의 의사소통, 호스피스와 임종간호, 포괄적 건강사정 그리고 영양과 수분, 활동과 휴식, 약물관리 영역에 대한 지식과 기술을 다루었다. 마지막 장에서는 학생들의 실제 임상현상에서 수행되는 과정에 대한 이해를 증진하기 위하여 간호과정 적용의 임상사례의 실제를 소개하였다.

저자들은 심사숙고하면서 간호대학생들에게 일상생활 노인간호를 수행하는 데 필요한 기본적인 교재를 만들어 제공하고자 노력하였으나, 여러 독자 분들의 고언과 지적이 있으리라 생각한다. 저자들은 항상 독자의 의견을 겸허하게 수용하고 배워나가며, 더 나은 교재로 보답하고자 한다.

이 책의 출판을 위해 여러모로 지원과 조언을 아끼지 않으신 학지사메디컬 김진환 사장님과 모든 직원 분들의 수고와 지지에 진심으로 깊은 감사를 드린다.

2022년 2월

저자일동

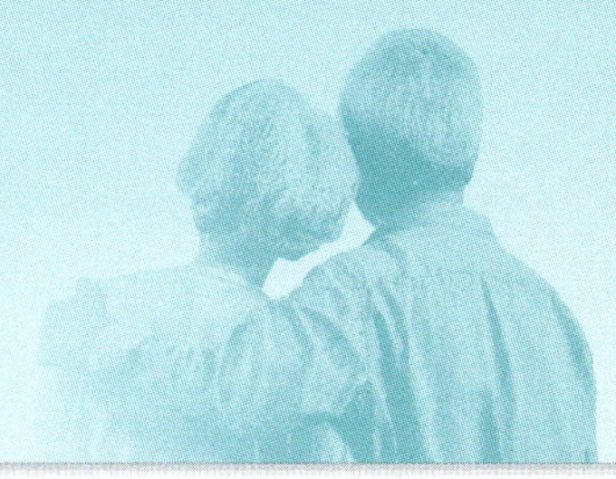

목차

UNIT 1 노인간호를 위한 기본 개념

UNIT 2 신체계통별 노화의 이해와 간호

목차

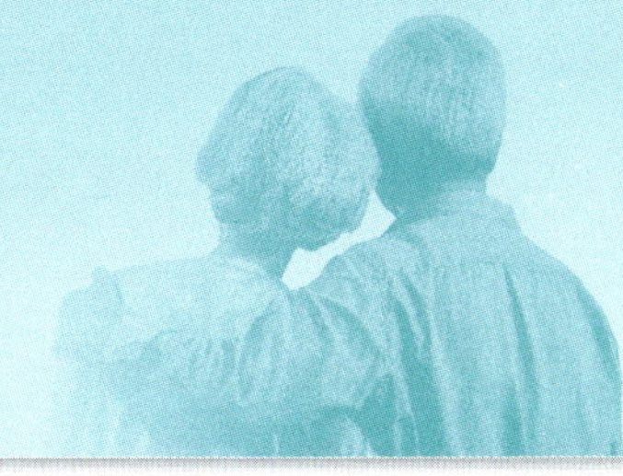

UNIT 4 노인간호실제의 핵심

UNIT
1

노인간호를 위한 기본 개념

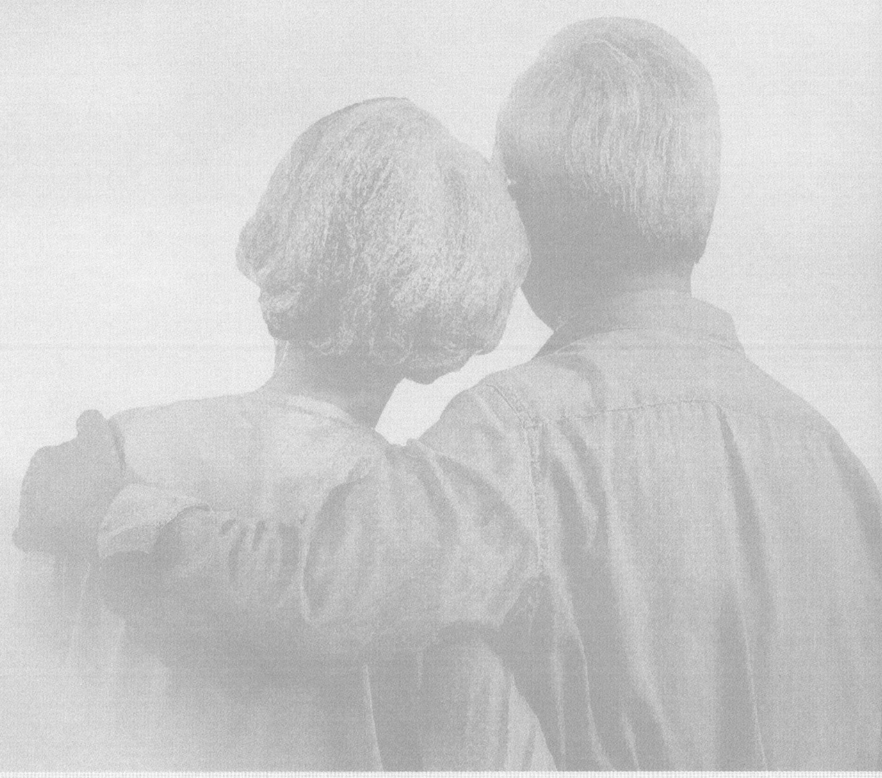

CHAPTER 1

노인인구의 현황

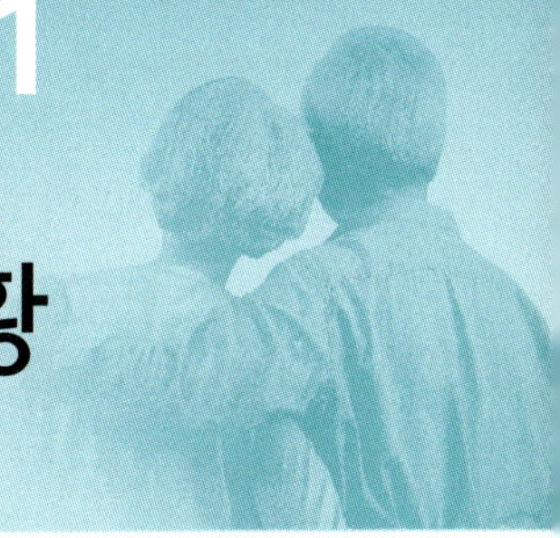

학습목표

1. 우리나라 노인인구의 증가 현황에 대해 기술한다.
2. 노인인구의 성별 · 지역별 분포에 대해 서술한다.
3. 노인인구의 건강 특성을 설명한다.
4. 노인인구의 경제적 특성을 서술한다.
5. 노인인구의 사회문화적 특성을 나열한다.

핵심용어

기대수명 Life expectancy at birth

기대여명 Average remaining life expectancy

노년부양비 Dependency ratio

노령화지수 Aging index

상대적 빈곤율 Relative poverty rate

유병률 Prevalence rate

1인 가구 Single-person household

우리나라의 65세 이상 노인인구의 비율이 2020년 기준 전체 인구의 약 16%를 차지하였으며, 2025년에는 약 20%로 추정되어 초고령 사회에 진입할 예정이다. 본 장에서는 우리나라 인구구조의 변화 추이를 소개하고, 지속적으로 증가하는 노인인구의 현황, 노인의 건강, 경제적 상태, 가족생활과 사회활동 전반에 관한 통계지표들을 소개하고자 한다.

1 인구구조의 변화와 고령화

우리나라의 인구구조는 빠른 고령화와 저출산으로 인한 출생아 수 감소로 특징지을 수 있다. 인구의 고령화는 총인구 중에서 노인인구가 차지하는 비율이 점차 높아지는 현상을 말한다. 우리나라는 2000년에 65세 이상 노인인구가 전체 인구에서 차지하는 비중이 7%를 넘어 고령화 사회로 진입하였고, 2018년에는 전체 인구의 14.3%의 비중을 차지하여 불과 18년 만에 고령 사회로 진입하게 되었다. 우리나라 전체 인구는 2028년까지 계속 증가 후 감소하는 반면, 65세 이상 인구는 2050년(1,881만 3천 명)까지 지속적으로 증가하여 2060년에는 약 43.9%가 될 것으로 전망되고 있다(표 1-1).

표 1-1 우리나라의 인구 추이[1] (단위: 천 명, %)

	총인구	65세 이상	연령대별 인구 및 구성비						
			구성비	65~69세	구성비[2]	70~74세	구성비[2]	75세 이상	구성비[2]
2000	46,136	3,375	7.3	1,377	40.8	919	27.2	1,078	32.0
2005	47,279	4,372	9.2	1,683	38.5	1,255	28.7	1,434	32.8
2010	48,580	5,434	11.2	1,817	33.4	1,569	28.9	2,049	37.7
2017	51,423	7,066	13.8	2,315	32.3	1,756	24.5	3,100	43.2
2018[3]	51,635	7,381	14.3	2,360	32.0	1,798	24.4	3,223	43.7
2020	51,974	8,134	15.7	2,661	32.7	1,991	24.5	3,482	42.8
2030	52,941	12,955	25.0	4,081	31.5	3,553	27.4	5,320	41.1
2040	52,198	17,120	33.9	4,242	24.8	4,038	23.6	8,840	51.6
2050	49,433	18,813	39.8	3,770	20.0	3,680	19.6	11,363	60.4
2060	45,243	18,536	43.9	3,612	19.5	3,184	17.2	11,740	63.3

출처: 통계청(2019.3) 장래인구특별추계: 2017-2067년; 통계청(2019.12) 이용자용 통계정보보고서. 「장래인구추계 2019」.
1) 외국인 포함
2) 65세 이상 인구에 대한 구성비
3) 2017년 이전은 인구주택총조사 자료, 2018년 이후는 장래인구추계 자료

1) 평균 수명 연장

노인인구가 빠르게 늘고 있는 것은 전 세계적으로 가속화된 산업화와 과학기술의 발달로 인해 평균 수명이 연장되고 있기 때문이다.

(1) 기대수명 증가

0세 출생아가 향후 생존할 것으로 기대되는 평균 생존년수를 기대수명(life expectancy at birth)이라고 한다. 통계청(2020)에 의하면, 2019년 출생아의 기대수명은 83.3년이며, 성별로 보면, 남자 80.3년, 여자 86.3년으로 10년 전 대비 남자는 3.6년, 여자는 2.9년 증가하였다. 성별 기대수명 차이는 1970년 7.1년에서 해마다 꾸준히 감소하여 2019년에는 6.0년인 것으로 나타났다(그림 1-1). 우리나라와 경제협력개발기구(Organization for Economic Cooperation and Development, OECD) 회원국의 2019년 기준 기대수명을 비교했을 때, 우리나라 남자의 기대수명(80.3년)은 OECD 평균(78.1년)보다 2.2년, 여자의 기대수명(86.3년)은 OECD 평균(83.4년)보다 2.9년 높은 것으로 나타났다. 우리나라 남녀 간 기대수명 차이(6.0년)는 OECD 평균(5.3년)보다 0.7년 높은 것으로 나타났다(부록 1 참조).

(2) 기대여명 증가

특정 연령에 있는 사람이 앞으로 생존할 것으로 기대되는 평균 생존년수를 기대여명(average remaining life expectancy)이라고 한다. 우리나라의 65세 기준 기대여명은 1997년에는 OECD 평균보다 낮았으나, 현재의 우리나라 고령층 기대여명은 OECD 평균보다 빠른 속도로 증가하는 추세이다. 즉, 2019년 우리나라 65세 기준 기대여명은 남자 19.1년, 여자

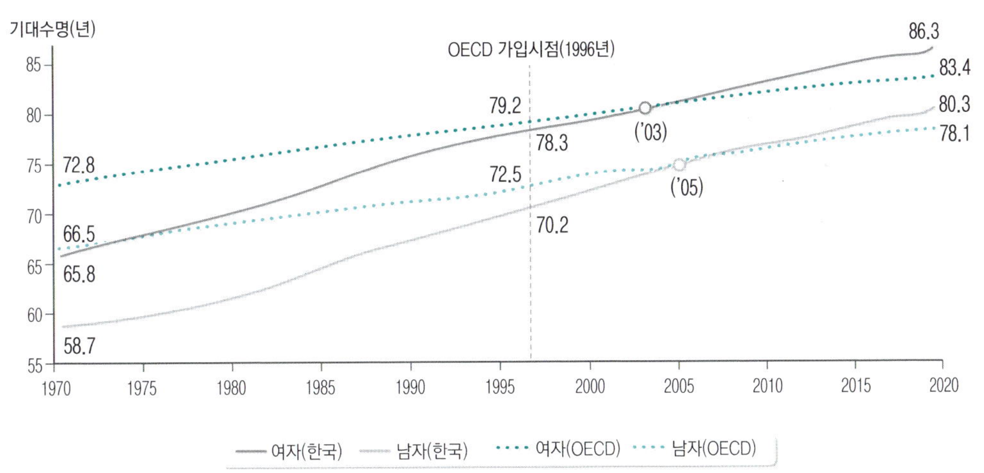

그림 1-1 OECD 평균과 한국의 성별 기대수명 추이(1970~2019년)

표 1-2 OECD 평균과 한국의 65세, 80세 기대여명 변화 추이(1970~2019년)

(단위: 년)

연령	국가	남자					여자				
		1970	1999	2009	2019	1999년 대비 증감	1970	1999	2009	2019	1999년 대비 증감
65세	한국	10.2	14.1	16.7	19.1	5.0	14.9	18.0	21.1	23.4	5.4
	OECD 평균	12.8	15.3	17.0	18.1	2.9	15.6	18.9	20.5	21.4	2.6
	OECD 평균과의 차이	−2.5	−1.2	−0.3	1.0	2.2	−0.7	−0.9	0.6	2.0	2.9
80세	한국	4.7	6.3	7.4	8.4	2.1	6.4	7.8	9.4	10.7	3.0
	OECD 평균	5.7	6.9	7.8	8.4	1.5	6.6	8.4	9.4	9.9	1.5
	OECD 평균과의 차이	−1.1	−0.6	−0.4	0.0	0.6	−0.2	−0.7	0.0	0.8	1.5

23.4년으로 1999년(남자 14.1년, 여자 18.0년)에 비해 남자 5.0년, 여자 5.4년 증가하였고, 2019년 OECD 평균(남자 18.1년, 여자 21.4년)보다 남자는 1.0년, 여자는 2.0년 높게 나타났다(표 1−2).

2) 저출산

우리나라의 빠른 고령화를 촉진하는 또 다른 요인은 저출산으로 인한 출생아 수 감소를 들 수 있다. 우리나라 출생아 수는 2017년 35만명에서 2020년 27만 명 수준으로 떨어진 반면, 사망자 수는 2017년 29만 명에서 2020년 30만 명 수준으로 증가하여 사망자가 출생아보다 많아져서 나타나는 인구 자연감소가 시작되었다(통계청, 2021).

이러한 변화는 유소년 인구와 생산가능 인구의 감소로 이어지고 있다. 2020년 기준 0~14세 유소년 인구는 618만 명으로 12.3%를 차지했지만 2067년 8.1%로 감소하고, 15~64세 생산가능 인구는 2020년 기준 3,575만 명으로 인구의 71.3%를 차지했지만(통계청, 2021), 2067년 1,784만 명(45.4%)으로 계속 감소할 것으로 예측된다(그림 1−2). 베이비붐 세대(1955년~1963년 출생자)가 생산가능 인구에서 고령인구로 이동하는 2020년부터 고령인구는 급증하고 생산가능 인구는 급감하는 등 연령 계층별 인구의 변동폭이 커지고 있다(통계청, 2019).

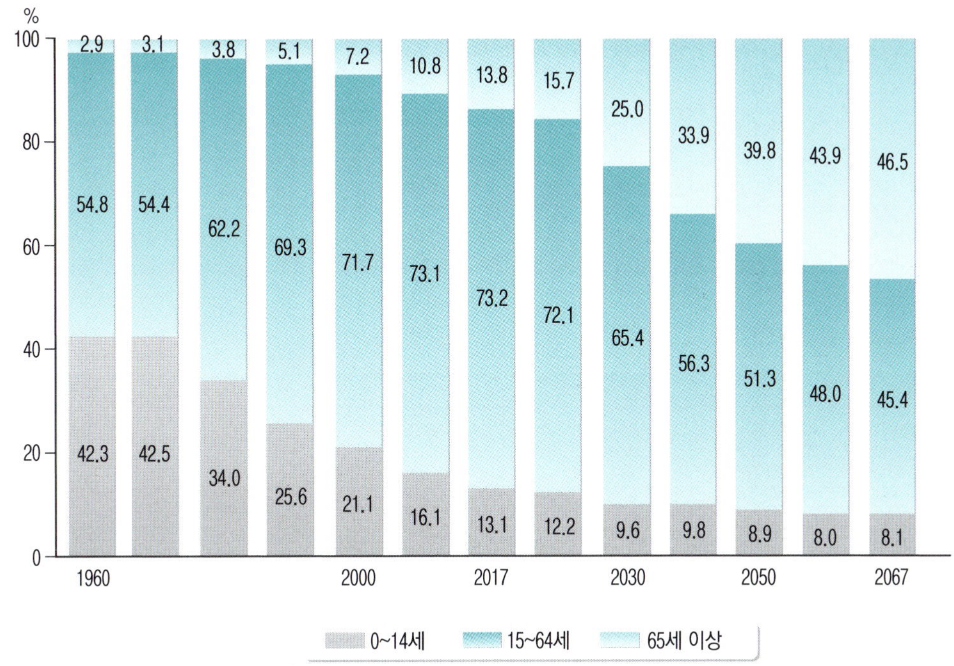

그림 1-2 **연령계층별 인구 구성비(1960~2067년)**

출처: 통계청(2019). 장래인구특별추계(2017~2067년) 보도자료.

3) 노령화지수와 노년부양비 증가

기대수명의 연장과 출생아수 감소에 따른 생산가능 인구의 감소는 노령화지수(aging index)와 노년부양비(dependency ratio)에 많은 영향을 준다. 노령화지수는 인구구성의 노령화를 나타내는 지표로 유소년 인구 100명당 고령인구의 비를 뜻하며, 노년부양비는 생산가능 인구(15~64세) 100명에 대한 고령인구(65세 이상)의 비를 말한다.

우리나라의 노령화지수는 2010년 69.7%에서 2020년 132.9%으로 65세 이상 인구가 0~14세 인구를 이미 넘어섰고, 2030년 259.6%로 증가하고, 2060년에는 546.1%로 2020년 대비 약 4.1배 수준으로 증가할 것으로 전망된다. 2020년 기준 노년부양비는 23.0으로 65세 이상 고령자 1명에 대해 생산가능 인구 4.3명이 부양하고 있는데, 고령인구의 빠른 증가로 인해 노년부양비의 증가속도도 점차 빨라져 2030년 38.2, 2060년 91.4 수준으로 증가하여 65세 이상 고령자 1명당 생산가능 인구 1.1명이 부양할 것으로 예측된다(그림 1-3, 표 1-3).

표 1-3 노년부양비와 노령화지수(2000~2060년) (단위: 천 명, %, 명/생산가능 인구 100명, 명/유소년 인구 100명)

연도	총 인구	65세 이상	구성비[1)]	노년부양비[2)]	노령화지수[3)]
2000	47,008	3,395	7.2	10.1	34.3
2010	49,554	5,366	10.8	14.8	67.2
2018	51,607	7,372	14.3	19.6	111.9
2019	51,709	7,685	14.9	20.4	119.4
2020	51,829	8,205	16.4	23.0	132.9
2025	51,905	10,511	20.3	29.3	189.7
2030	51,927	12,980	25.0	38.2	259.6
2036	51,516	15,712	30.5	51.0	315.9
2040	50,855	17,224	33.9	60.1	345.7
2050	47,745	19,007	39.8	77.6	447.2
2060	42,838	18,815	43.9	91.4	546.1

출처: 통계청(2021). 2020 인구주택총조사.
1) 구성비 = [고령인구(65세 이상) ÷ 총 인구] × 100
2) 노년부양비 = 고령인구(65세 이상) ÷ 생산가능 인구(15~64세) × 100
3) 노령화지수 = 고령인구(65세 이상) ÷ 유소년 인구(0~14세) × 100

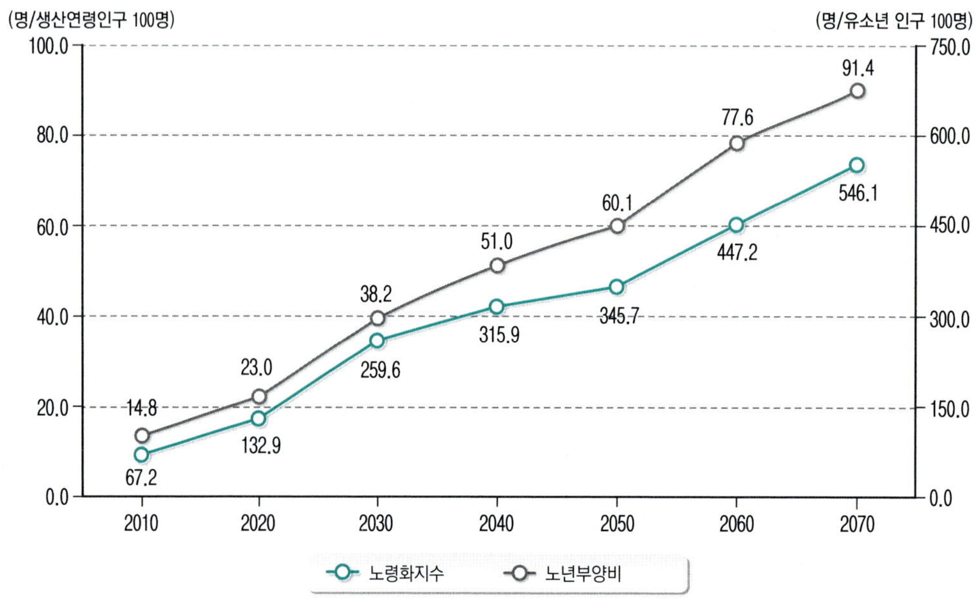

그림 1-3 노년부양비와 노령화지수

출처: 통계청(2021). 2020 인구주택총조사.

2 노인인구의 특성

노인인구가 빠르게 늘고 있는 한국사회에서 노인의 삶은 어떠한 특성이 있는지를 지역, 건강, 가족생활, 경제적 상태 그리고 사회문화 등의 영역에서 살펴본다. 노인이 자율적이고 독립적인 생활을 영위하기 위해서는 기본적인 건강과 경제적 수준이 유지되어야 하고, 사회 구성원으로서 역할을 수행하고 마지막 생애단계까지 인간 존엄성을 유지하기 위해서는 가족생활과 사회참여가 매우 중요하다.

1) 노인인구의 성별 · 지역별 특성

(1) 성별 노인인구

2020년 65세 이상 노인 중 여자의 비중은 56.8%로 남자 43.2%보다 13.6%p 많지만, 지속적으로 남자의 비중이 증가하여 2060년에는 그 차이가 4.6%p로 적어질 것으로 전망된다. 2020년 65세 이상 노인 성비(여자 100명당 남자의 수)는 76.2명이며, 2060년에는 91.3명으로 예상된다. 이는 의료기술의 발달과 건강에 대한 관심 고조 등으로 인해 남성노인의 사망률이 점차 낮아지고 있기 때문이다(표 1-4).

표 1-4 성별 및 연령대별 노인인구(65세 이상) (단위: 천 명, %, 명/여자 고령인구 100명)

연도	65세 이상	성별					연령별					
		남자	고령 비중[1]	여자	고령 비중[1]	성비[2]	65~69세	구성비[3]	70~74세	구성비[3]	75세 이상	구성비[3]
2000	3,395	1,300	5.5	2,095	9.0	62.1	1,381	2.9	922	2.0	1,091	2.3
2010	5,366	2,194	8.8	3,172	12.9	69.2	1,878	3.8	1,540	3.1	1,948	3.9
2018	7,372	3,150	12.2	4,223	16.4	74.6	2,358	4.6	1,796	3.5	3,217	6.2
2019	7,685	3,300	12.7	4,385	17.0	75.3	2,450	4.7	1,888	3.7	3,346	6.5
2020	8,125	3,513	13.5	4,613	17.9	76.2	2,660	5.1	1,991	3.8	3,475	6.7
2030	12,980	5,889	22.7	7,091	27.3	83.0	4,094	7.9	3,566	6.9	5,319	10.2
2038	16,549	7,620	29.9	8,929	34.7	85.3	4,419	8.6	3,846	7.5	8,283	16.2
2040	17,224	7,942	31.4	9,282	36.3	85.6	4,284	8.4	4,074	8.0	8,866	17.4
2050	19,007	8,841	37.4	10,166	42.2	87.0	3,848	8.1	3,744	7.8	11,415	23.9
2060	18,815	8,980	42.4	9,835	45.4	91.3	3,698	8.6	3,278	7.7	11,838	27.6

출처: 통계청(2021). 2020 인구주택총조사.
1) 성별 고령비중 = 성별 고령인구(65세 이상) ÷ 성별 인구 × 100
2) 성비 = 남자 고령인구(65세 이상) ÷ 여자 고령인구(65세 이상) × 100
3) 연령별 구성비 = 고령 연령대별 인구 ÷ 총인구 × 100

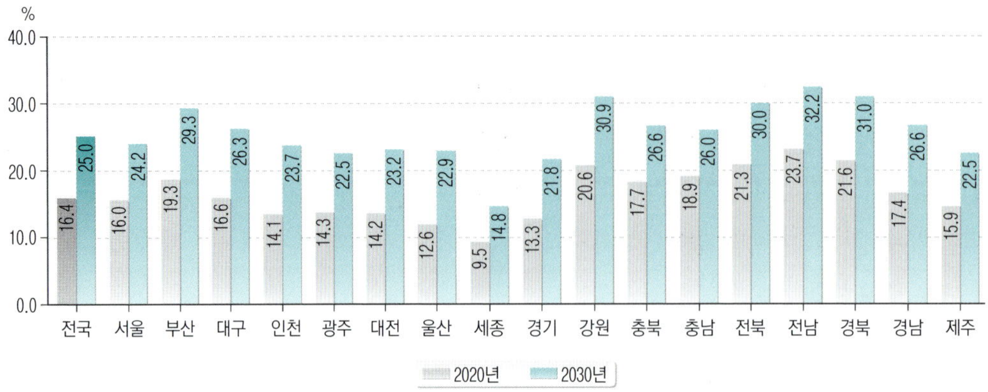

그림 1-4 지역별 고령인구 비중(65세 이상)

출처: 통계청(2021). 2020 인구주택총조사; 통계청(2020). 2020 고령자통계.

(2) 지역별 노인인구 분포

우리나라의 고령화는 도시보다 농촌에서 훨씬 급격하게 진행되고 있다. 2020년 노인인구 비율은 전남이 23.7%로 가장 높고 그 다음은 경북(21.6%), 전북(21.3%) 순이며, 노인인구 비율이 가장 낮은 지역은 세종(9.5%)이었다(통계청, 2021). 2030년에는 세종(14.8%)을 제외한 모든 지역이 초고령 사회(노인인구 비중 20%)가 될 것으로 전망된다(그림 1-4).

2) 노인인구의 건강 특성

(1) 노인의 건강상태

노년기에서의 건강유지는 노인 개개인의 복지 상태와도 연관되고, 사회 · 경제적 활동 감소로 의존성이 늘면서 건강추구행위도 제한을 받게 된다. 「2018 고령자통계」에 의하면, 65세 이상 노인이 스스로 평가한 자신의 평소 건강상태는 '건강하다' 37.0%, '건강이 나쁘다' 39.7%로 주관적 건강상태를 부정적으로 평가하는 비율이 2.7%p 더 높은 것으로 나타났다(표 1-5).

(2) 유병률

노인인구는 노화에 따른 신체기능 저하로 다른 연령층에 비하여 상대적으로 질병에 이환될 확률이 높다. 통계청의 「2020년 사회조사 결과」에 따르면, 2주일간 질병이나 사고로 아팠던 60세 이상 노인의 비율(유병률)은 57.1%로 2014년 59.9%보다 2.8%p 감소하였으나, 다른 연령층에 비해 높은 유병률을 보이고 있다. 또한 농어촌 지역의 유병률이 33.6%로 도

표 1-5 65세 이상 노인의 주관적 건강상태

	계	건강하다	매우 건강하다	건강한 편이다	그저 그렇다	건강이 나쁘다	나쁜 편이다	매우 나쁘다
2011년	100.0	34.2	2.5	31.7	21.5	44.4	37.6	6.8
2014년	100.0	32.4	1.3	31.1	23.9	43.7	36.4	7.3
2017년	100.0	37.0	2.2	34.8	23.3	39.7	34.9	4.8
남자	100.0	45.3	3.5	41.8	22.5	32.3	28.1	4.2
여자	100.0	30.8	1.2	29.6	24.0	45.2	40.0	5.2

출처: 통계청(2018). 2018 고령자 통계.

표 1-6 유병률 및 유병일수(2주간)

(단위: %, 일)

	유병률[1]				유병자의 평균 유병일수			
	2014년	2016년	2018년	2020년	2014년	2016년	2018년	2020년
전체	24.6	25.7	27.5	25.0	8.9	9.2	9.4	9.9
도시(동부)	23.2	24.2	25.7	23.1	8.5	8.7	9.0	9.5
농어촌(읍면부)	31.8	32.8	36.1	33.6	10.3	10.8	10.6	11.2
남자	22.1	22.8	24.9	22.8	8.7	9.0	9.2	9.9
여자	27.1	28.5	30.1	27.1	9.1	9.3	9.5	9.8
0~9세	27.4	24.2	20.0	8.1	4.9	5.0	5.2	4.4
10~19세	9.2	8.9	9.8	6.2	4.7	4.7	5.1	5.4
20~29세	9.5	9.8	10.6	8.8	5.6	5.7	5.7	6.5
30~39세	11.4	11.9	14.8	12.1	6.2	6.0	6.2	7.0
40~49세	16.3	17.1	20.1	18.0	7.5	7.2	7.5	7.9
50~59세	28.9	30.7	31.4	28.8	9.0	9.2	9.3	9.3
60세 이상	59.9	60.2	60.8	57.1	11.4	11.6	11.7	11.6

출처: 통계청(2020). 2020년 사회조사결과 보도자료.

1) 지난 2주일 동안 0세 이상 인구 중 질병이나 사고로 아팠던 적이 있다고 응답한 사람의 비중

시지역(23.1%)보다 높고, 여성이 27.1%로 남성의 유병률 22.8%보다 높은 비율을 보였다. 60세 이상 노인의 유병일수는 11.6일로 2018년보다 감소하였으나, 다른 연령층에 비해 유병일수가 긴 것으로 나타났다(표 1-6).

표 1-7 1인당 진료비와 본인부담 의료비 (단위: 억 원, 천 원, %)

연도	전체					65세 이상				
	진료비[1] (A)	1인당 진료비[2]	본인 부담금 (B)	1인당 본인 부담금[3]	본인 부담금 비중[4]	진료비[1] (A)	1인당 진료비[2]	본인 부담금 (B)	1인당 본인 부담금[3]	본인 부담금 비중[4]
2010	436,283	892	111,315	228	25.5	141,350	2,839	32,945	662	23.3
2011	462,379	938	116,727	237	25.2	153,893	2,968	35,805	691	23.3
2012	478,392	963	121,246	244	25.3	164,494	3,008	38,553	705	23.4
2013	509,262	1,019	128,458	257	25.2	180,852	3,151	42,578	742	23.5
2014	549,639	1,092	137,534	273	25.0	199,687	3,326	47,074	787	23.6
2015	587,869	1,164	148,147	293	25.2	222,361	3,573	53,426	859	24.0
2016	651,844	1,284	164,532	324	25.2	252,692	3,921	61,583	955	24.4
2017	707,525	1,389	177,772	34	25.1	283,247	4,162	69,074	1,015	24.4
2018	779,104	1,526	191,614	375	24.6	318,235	4,487	74,183	1,046	23.3

출처: 국민건강보험공단, 건강보험심사평가원. 건강보험통계.
1) 요양기관에서 건강보험환자 진료에 소요된 비용으로 공단부담금 및 환자 본인부담금을 합한 금액임
2) 1인당 진료비 = 진료비 ÷ 건강보험 적용인구(연도 말 기준)
3) 1인당 본인부담금 = 본인부담금 ÷ 건강보험 적용인구(연도 말 기준)
4) 본인부담금 비중 = 본인부담금(B) ÷ 진료비(A) × 100

(3) 의료기관이용률

노인들이 다른 연령층에 비해 유병률이나 유병기간이 긴 것은 만성 퇴행성 질환이나 장기간의 치료를 요하는 건강문제를 가지고 있기 때문이다. 이는 의료기관이용률과 진료비를 상승시키는 요인이 되고 있다. 우리나라 건강보험상 2018년 65세 이상 노인의 진료비는 전체의 40.8%인 31조 8,235억 원으로 전년보다 0.8%p 증가하였다. 2018년 65세 이상 노인 1인당 진료비는 448만 7천 원으로 2017년 416만 2천 원보다 증가하였으며, 매년 증가하고 있는 추세이다(표 1-7). 이를 통해 국민의료비의 상당 부분이 노인 연령층에서 지출되고 있음을 알 수 있다.

(4) 주요 사망원인

65세 이상 노인의 2019년 사망원인 1위는 암으로 인구 10만 명당 750.5명이 사망하였고, 다음은 심장질환(335.7명), 폐렴(283.1명), 뇌혈관질환(232.0명) 순이었다(표 1-8). 악성신생물(암), 뇌혈관질환, 당뇨병으로 인한 사망률은 점차 감소하고 있으나, 폐렴이나 심장질환으로 인한 사망률은 증가하는 추세이다. 또한 알츠하이머병은 80대 이상에서 사망원인 5위로 나타났으며, 2009년 대비 사망률이 2.5배 증가하였다(통계청, 2019).

표 1-8 사망원인별 사망률(65세 이상) (단위: 명/인구 10만 명)

		2000년	2010년	2015년	2018년	2019년
전체 인구	1순위	악성신생물(암) (122.4)	악성신생물(암) (144.4)	악성신생물(암) (150.8)	악성신생물(암) (154.3)	악성신생물(암) (158.2)
	2순위	뇌혈관질환 (73.6)	뇌혈관질환 (53.2)	심장질환 (55.6)	심장질환 (62.4)	심장질환 (60.4)
	3순위	심장질환 (38.7)	심장질환 (46.9)	뇌혈관질환 (48.0)	폐렴 (45.4)	폐렴 (45.1)
	4순위	간질환 (23.0)	고의적 자해(자살) (31.2)	폐렴 (28.9)	뇌혈관질환 (44.7)	뇌혈관질환 (42.0)
	5순위	당뇨병 (22.7)	당뇨병 (20.7)	고의적 자해 (자살)(26.5)	고의적 자해 (자살)(26.6)	고의적 자해 (자살)(26.9)
고령인구 (65세 이상)	1순위	악성신생물(암) (929.7)	악성신생물(암) (882.4)	악성신생물(암) (803.0)	악성신생물(암) (763.0)	악성신생물(암) (750.5)
	2순위	뇌혈관질환 (785.3)	뇌혈관질환 (409.4)	심장질환 (351.0)	심장질환 (360.8)	심장질환 (335.7)
	3순위	심장질환 (358.9)	심장질환 (344.0)	뇌혈관질환 (311.1)	폐렴 (295.3)	폐렴 (283.1)
	4순위	당뇨병 (218.4)	당뇨병 (153.1)	폐렴 (209.1)	뇌혈관질환 (260.1)	뇌혈관질환 (232.0)
	5순위	만성하기도질환 (209.1)	폐렴 (127.6)	당뇨병 (133.2)	당뇨병 (98.5)	당뇨병 (87.1)

출처: 통계청(2020). 2020 고령자통계.
※ 심장질환은 허혈성 심장질환과 기타 심장질환을 포함. 만성하기도질환은 기관지염, 천식, 폐기종 등 만성적으로 호흡에 장애를 주는 폐질환의 총칭

3) 노인인구의 경제적 특성

노년기에 취업을 통한 경제활동은 생계유지의 기본적 욕구 충족, 건강 유지, 여가선용 등을 증가시켜 노인의 신체적 · 심리적 만족감을 유지시키고 성공적인 노년기의 삶을 살아가는데 큰 역할을 담당한다. 특히 노인들은 의료비 부담이 증가하므로 이에 따른 추가적 수입이 필요하며, 경제적 자립이라는 측면뿐만 아니라 사회적 지위와도 밀접한 관련이 있다.

실제로, 한국 노인들의 노후에 대한 사회적 관심사 중 가장 많은 비중을 차지하는 것이 '노후소득지원'으로 나타났는데(통계청, 2018), 노인에게 당면한 가장 큰 문제는 노인들의 생계가 얼마나 보장되어 있는가?하는 점이었다. 통계청의 「2018년 사회조사 결과」를 통해 노부모의 생활비를 누가 주로 제공하는지를 알아본 결과, "부모 스스로 해결하고 있다"는 비율이 55.5%로 조사되어 2008년 46.6%에 비해 8.9%p 증가한 것으로 나타났다(그림 1-5). 또한, 국

민들의 부모 부양에 대한 의식에서 가족이 돌보아야 한다는 생각은 지속적으로 감소하고 있는 반면, 가족, 정부, 사회가 함께 돌보아야 한다는 생각은 증가하는 추세이다(통계청, 2020)(그림 1-6). 이처럼, 가족에 의한 부모 부양 인식이 감소됨에 따라 노후 준비는 더욱 중요한 문제가 되고 있다. 노후를 준비하는 노인의 비중은 계속 증가하여 2019년 65세 이상 노인 2명 중 1명(48.6%)이 국민연금, 예금 · 적금 · 저축성 보험, 부동산 등의 방법으로 노후를 준비하고 있었다(통계청, 2020).

그럼에도 한국 노인의 경제상황은 갈수록 악화되고 있으며, 노인의 상대적 빈곤율은 2000

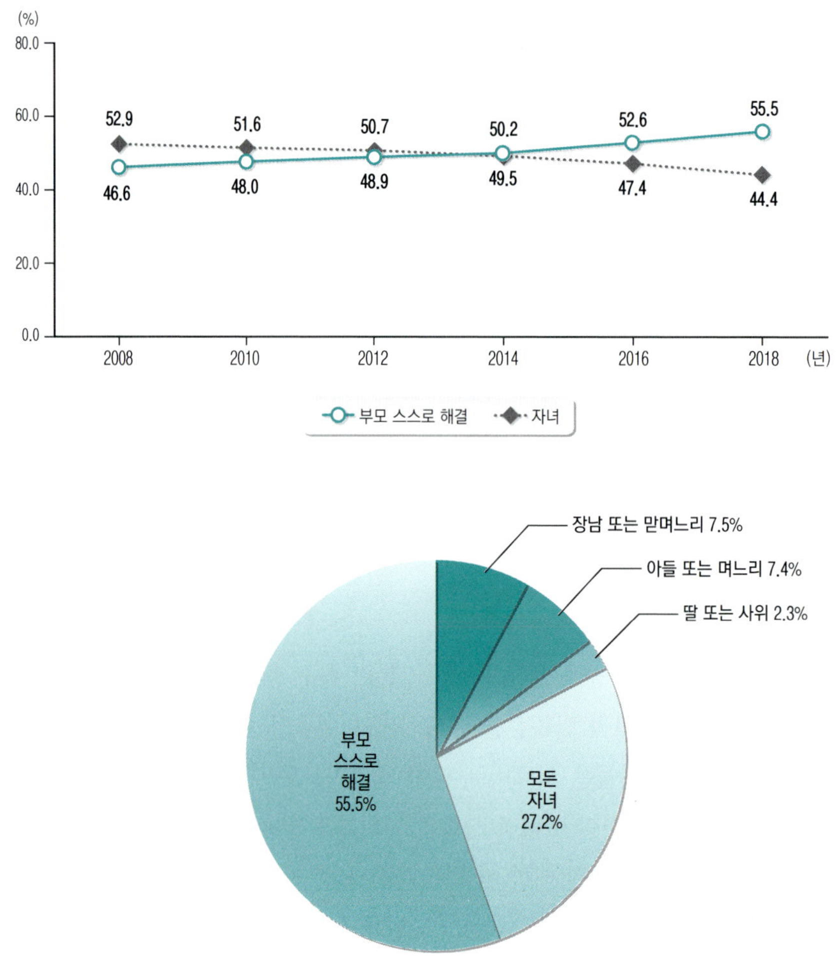

그림 1-5 **부모 생활비 주 제공자(2018년)**

출처: 통계청(2018). 2018년 사회조사 결과.

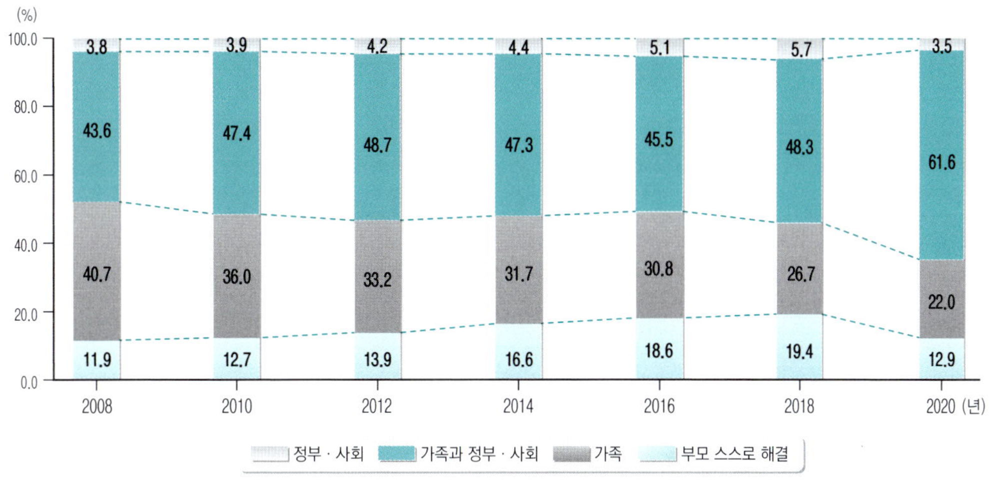

그림 1-6 부모 부양에 대한 견해

출처: 통계청(2018). 2018년 사회조사 결과.

년대 들어 계속 증가하는 추세이다. 상대적 빈곤율이란, 소득이 중위소득의 50% 미만인 계층이 전체 인구에서 차지하는 비율을 뜻한다. 2018년 우리나라 66세 이상 노인인구의 상대적 빈곤율은 43.4%로, 2016년 이후 지표가 개선되고는 있으나, OECD 가입국 중 가장 높은 상대적 빈곤율을 보이고 있다.

이는 노인 대상 공적제도 지원이 강화되어야 함과 동시에 한국의 노인이 이제는 노년기에도 자신들의 생계를 위한 활동을 계속해야 한다는 의미이기도 하다. 이를 방증하는 것으로 통계청(2021)에 의하면, 55~79세의 노인들 중 장래에 일하기를 원하는 비율은 2008년 57.1%에서 2021년 68.1%로 11.0%p 증가되었다. 노인들이 일하기를 희망하는 이유로는 '생활비 보탬'이 가장 많고, 그 다음은 '일하는 즐거움'으로 나타났는데, 최근 5년 동안 '생활비 보탬'은 증가 추세에 있고, '일하는 즐거움'은 감소하고 있는 추세이다.

현재 일하고 있는 65세 이상 노인들의 직업은 단순노무종사자, 농림어업숙련종사자, 서비스 · 판매종사자 순으로 나타났다(표 1-9). 60대에서는 생활비 마련방법으로 '본인 및 배우자 부담'이 가장 많은 비중을 차지하였고, 연령이 증가할수록 '자녀 또는 친척 지원'과 '정부 및 사회단체'의 비중이 증가하였다.

표 1-9 노인 취업자의 직업별[1] 분포(55~79세) (단위: 천 명, %)

연도	취업자	소계	관리자·전문가	사무종사자	서비스·판매종사자	농림어업 숙련종사자	기능·기계조작 종사자	단순 노무종사자
2015	1,985	100.0	4.9	2.5	16.0	28.7	12.4	35.5
2016	2,068	100.0	4.5	2.6	16.8	26.8	12.8	36.5
2017	2,166	100.0	4.8	2.5	17.0	25.9	12.7	37.0
2018	2,311	100.0	5.1	3.0	17.0	26.0	13.2	35.7
2019	2,538	100.0	5.5	3.0	17.7	24.6	13.5	35.8
전체[2] (2019년)	27,123	100.0	22.0	17.5	22.7	4.9	19.9	13.0

출처: 통계청(2020). 2020 고령자 통계.
1) 한국표준직업분류 7차 개정(2018년) 기준임
2) 15세 이상 전체 취업자 대상임

4) 노인인구의 사회문화적 특성

(1) 가족 구조

한국 노인의 가족구성은 3세대가 같이 사는 가구가 1990년 12.5%에서 2015년 5.4%로 낮아졌으며, 2045년에는 2.9%까지 감소될 것으로 전망된다(표 1-10). 또한 2017년 65세 이상 노인의 72.4%가 현재 자녀와 따로 살고 있으며, 노부부만 따로 사는 비율은 점차 늘어나고 있는 추세이다(표 1-11).

현재 65세 이상 인구는 출산율이 높았던 세대로 자녀 수가 많음에도 불구하고, 자녀와 동거하지 않는 노인이 증가하였다는 것은 세대 관계의 변화가 크다는 것을 의미한다. 과거 산업화 초기에는 자녀의 도시 이주로 인해 농촌 노인 가족을 중심으로 비자발적 별거 현상이 나타났다. 그러나 「2018년 고령자 통계」 결과에서 노인들이 자녀와 따로 사는 이유로 "따로 사는 것이 편해서"가 가장 많았고, "독립생활이 가능해서"가 뒤를 이은 것에서 알 수 있듯이, 거주유형에 대한 규범과 태도 변화로 인한 자발적 별거가 늘고 있는 추세이다. 반면, 주거의 독립에 필요한 건강이나 자원이 없는 노인이 자녀와 같이 사는 비중이 가장 높았다(표 1-11). 같이 사는 가족 중에는 장남(맏며느리)과 사는 비율이 가장 높았으나, 점점 줄어들고 있으며, 딸과의 동거 비율은 증가하는 추세이다.

노인의 가족 구조에서 주목해야 할 것은 1인 가구가 늘어나고 있다는 점이다. 이는 1세대 가구를 구성하고 살던 노인층이 배우자 사별 후에도 혼자 거주하는 경우가 많아 노인 1인 가구가 늘어난 것으로 보인다. 「2020 인구주택총조사」(통계청, 2021)에서 1인 가구 중

표 1-10 일반가구의 평균 가구원 수와 세대구성(1990~2045년)

연도	평균 가구원 수(명)	세대별 구성비율(%)				
		1인 가구	1세대 가구[1]	2세대 가구[2]	3세대 이상 가구[3]	비혈연 가구
1990[5]	3.8	9.0	10.7	66.3	12.5	1.5
1995[5]	3.4	12.7	12.7	63.3	10.0	1.4
2000[5]	3.1	15.5	14.2	60.8	8.4	1.1
2005[5]	2.9	20.0	16.2	55.4	7.0	1.4
2010[5]	2.7	23.9	17.5	51.3	6.2	1.2
2015[5]	2.5	27.2	17.4	48.8	5.4	1.1
2017	2.5	28.5	17.9	47.4	5.1	1.2
2025[4]	2.3	31.9	20.2	42.5	4.1	1.3
2035[4]	2.2	34.6	22.6	38.3	3.4	1.2
2045[4]	2.1	36.6	23.1	36.4	2.9	1.3

출처: 통계청(2017). 〈인구주택총조사〉 1990~2015; 「장래가구추계」.
1) 1세대 가구는 부부, 부부+기타 친인척 등 동일 세대로 이루어진 가구임
2) 2세대 가구는 부부+자녀, 부+자녀, 모+자녀 등 2개의 세대로 이루어진 가구임
3) 3세대 이상 가구는 부부+미혼 자녀+양친 등 3개 이상의 세대로 구성된 가구임
4) 2017년 이후 자료는 추계치임
5) 〈인구주책총조사〉의 1990~2010년 자료는 현장조사 방식의 전수조사 자료이며, 2015년 자료는 행정자료를 활용한 등록센서스의 집계 결과임

표 1-11 65세 이상 노인의 자녀와의 동거 여부와 동거 여부에 따른 이유

(단위: %)

	같이 살고 있음	이유				
		소계	본인의 독립 생활 불가능	손자·손녀 양육 및 가사 도움	같이 살고 싶어서	기타[1]
2011년	31.4	100.0	44.3	12.7	15.2	5.2
2013년	28.4	100.0	46.9	10.7	14.0	3.3
2015년	28.2	100.0	40.5	12.9	17.6	1.2
2017년	27.6	100.0	37.5	11.9	23.3	2.2
남자	24.3	100.0	20.1	9.8	32.8	4.0
여자	30.1	100.0	47.9	13.1	17.6	1.2

	같이 살고 있지 않음	이유					
		소계	독립 생활 가능	자녀에게 부담 될까봐	따로 사는 것이 편해서	자녀의 직장, 학업 때문에	기타[2]
2011년	68.6	100.0	18.8	24.0	34.7	18.3	4.2
2013년	71.6	100.0	25.5	22.6	32.5	15.5	3.8
2015년	71.8	100.0	22.9	22.0	34.5	15.4	5.2
2017년	72.4	100.0	28.2	21.0	30.7	17.3	2.7
남자	75.7	100.0	34.8	17.8	28.6	16.4	2.4
여자	69.9	100.0	23.0	23.5	32.6	18.0	3.0

출처: 통계청, 「사회조사」 각년도.
1) '자녀가 학생 또는 미성년자이므로' 포함
2) '자녀와의 관계가 불편하여' 포함

70대 이상 여성 가구주 비율이 가장 높게 나타난 것(27.5%)은 남성보다 여성의 수명이 길기 때문이며, 이는 여성 노인의 독거와도 관련된다. 이러한 노인층에서의 1인 가구 증가는 독립성이 유지되는 노인이 늘어난 반면, 전통적인 가족 규범이 약화된 데 기인한다. 70대 이상 노인층은 건강 악화에 따른 돌봄의 필요성이 큰 집단이므로 노인 1인 가구에 대한 특별한 관심이 요구된다.

(2) 이혼과 재혼

이혼율은 형성된 가족의 해체와 불안정성을 나타내는 지표이다. 우리나라 전체 이혼율과 이혼 건수는 감소하는 경향을 보이고 있으나, 65세 이상 남녀의 이혼 건수는 증가하는 추세이다. 이는 수명연장으로 노년기가 길어지면서 앞으로 남은 생애를 위하여 불행한 결혼에서 벗어나려는 선택을 하는 사람들이 증가하였을 가능성이 있다. 또한 이혼억제 요인인 자녀들이 독립을 하고 난 후에 이혼을 선택하는 사례가 늘어난 것으로 해석해 볼 수 있다.

65세 이상 남녀 모두에서 이혼 건수가 많아지면서 재혼 건수도 늘고 있다. 2018년 각각 2,759건, 1,347건으로, 전체 재혼 건수는 2017년보다 모두 감소한 반면, 65세 이상 남녀의 재혼 건수는 각각 2.8%, 12.1% 증가하였다. 남녀 노인 모두 이혼 후 재혼이 사별 후 재혼보다 많은 것으로 나타났다. 성별로는 2018년 자료 기준, 남성노인이 여성노인에 비해 이혼 건수와 재혼 건수 모두 2배 정도 많았다(표 1-12).

표 1-12 노인인구의 이혼과 재혼 (단위: 건, %)

연도	이혼			재혼							
				남자				여자			
	전체	65세 이상		전체	65세 이상			전체	65세 이상		
		남자	여자			사별 후	이혼 후			사별 후	이혼 후
2000	119,455	1,321	423	43,370	971	607	364	48,132	202	109	93
2005	128,035	2,589	916	59,662	1,566	687	879	66,587	413	171	242
2008	116,535	4,409	1,738	57,217	1,855	606	1,249	62,758	548	169	379
2010	116,858	4,346	1,734	53,043	2,099	624	1,475	57,451	702	186	516
2015	109,153	3,852	2,655	46,088	2,672	501	2,171	52,747	1,069	184	885
2016	107,328	6,101	2,910	43,286	2,568	436	2,132	48,899	1,109	184	925
2017	106,032	6,883	3,427	41,712	2,684	461	2,223	47,374	1,202	173	1,029
2018	108,684	8,032	4,148	41,115	2,759	444	2,315	46,747	1,347	213	1,134
증감	2.5	16.7	21.0	−1.4	2.8	−3.7	4.1	−1.3	12.1	23.1	10.2

출처: 통계청(2019). 2019 고령자통계.

(3) 여가와 사회활동

가족생활의 변화와 은퇴 등으로 여유시간이 늘어나는 노년기에는 여가생활과 사회활동이 삶의 중요한 부분을 차지한다. 기대수명이 80세를 넘어 소위 '100세 시대'를 맞이하고 있는 상황에서 은퇴 후, 노년기의 많은 시간을 어떻게 활용하는지가 중요해졌다. 또한 효과적인 여가시간 활용과 적극적인 사회활동 참여가 노년기 적응과 삶의 만족도를 결정하는 매우 중요한 요인이 되고 있다.

2020년 발표된 「노인실태조사」(한국보건사회연구원)에 의하면, 65세 이상 노인의 대부분(96.6%)이 TV 시청 또는 라디오 청취를 하는 것으로 나타났다. 1일 평균 시청시간은 4.2시간으로 5시간 이상의 장시간 시청율이 39.0%로 가장 많았으며, 연령이 높은 집단에서 1일 평균 시청시간이 높게 나타나는 특성을 보였다. TV 시청 또는 라디오 청취를 제외한 여가문화활동으로는 휴식활동(산책, 음악감상 등)(52.7%), 취미오락활동(49.8%), 사회 및

표 1-13 노인의 여가활동

(단위: %, 명)

특성	전체[1]	연령[2]				
		65~69세	70~74세	75~79세	80~84세	85세 이상
여가문화활동 참여율[1]	80.3	85.4	82.4	78.7	73.2	68.1
주된 여가활동[2]						
문화예술 관람활동	3.5	6.0	2.7	2.0	2.2	0.2
영화 보기	2.4	4.5	1.5	1.5	1.0	0.0
기타[3]	1.1	1.6	1.3	0.5	1.2	0.2
문화예술 참여활동	5.1	5.7	6.0	4.9	3.8	2.4
악기연주, 노래교실	3.3	3.6	3.9	3.1	2.5	1.7
미술활동(그림, 서예 등)	0.9	0.9	1.1	0.9	0.6	0.4
춤, 무용	0.3	0.5	0.3	0.2	0.3	0.0
기타[4]	0.6	0.7	0.6	0.8	0.4	0.2
스포츠 관람활동	2.9	2.8	3.7	2.5	2.6	1.7
스포츠 참여활동	8.1	10.1	10.2	6.1	4.8	1.5
취미오락활동	49.8	56.3	51.1	43.3	44.1	43.8
화투, 고스톱 등	5.4	4.9	5.5	5.9	5.2	6.7
등산	14.1	19.6	15.2	9.7	7.4	8.1
화초, 텃밭 가꾸기	11.3	11.8	11.5	10.5	10.5	11.5
독서, 만화책, 종교서적 보기	2.4	2.6	2.0	2.7	1.6	3.0
낚시	2.8	4.2	3.3	1.7	1.2	0.3
바둑, 장기, 윷놀이 등	5.1	4.7	5.9	4.9	5.9	2.9
교양 강좌, 노인교실 등	3.2	2.5	2.5	2.9	5.3	6.7
기타[5]	5.6	5.9	5.1	5.0	7.0	4.5

표 1-13 노인의 여가활동(계속)

(단위: %, 명)

특성	전체[1]	연령[2]				
		65~69세	70~74세	75~79세	80~84세	85세 이상
휴식활동	52.7	25.5	52.9	57.2	47.3	47.7
산책	34.1	32.9	34.8	38.6	30.5	30.2
음악감상	5.2	5.9	5.2	5.3	3.0	5.4
기타[6]	13.4	13.8	12.9	13.4	13.8	12.2
사회 및 기타활동	44.4	41.2	43.7	45.6	49.4	50.9
종교활동	19.0	15.7	16.7	21.1	23.7	30.8
그 외 사회활동[7]	21.1	21.9	22.3	20.6	19.8	16.8
기타활동[8]	4.3	3.7	4.7	4.0	5.9	3.3
계	100.0	100.0	100	100	100.0	100.0
(명)	(8,111)	(2,857)	(1,930)	(1,804)	(1,080)	(439)

출처: 통계청(2019). 2019 고령자통계.
1) 전체 응답자를 대상으로 한 분석 결과임
2) 전체 응답자 10,097명 중 지난 1년간 여가문화활동에 참여한 8,111명을 대상으로 함
3) 문화예술 관람활동의 기타는 전시회, 박물관 관람, 음악연주회 및 전통예술공연 관람 등이 포함됨
4) 문화예술참여활동의 기타에는 문학행사 참여, 문예창작/독서토론, 전통예술 배우기, 사진촬영이 포함됨
5) 휴식활동의 기타에는 목욕/사우나/찜질방, 낮잠, 라디오 청취, 신문 · 잡지 보기 등이 포함됨
6) 그 외 활동에는 사회봉사활동, 가족 및 친지방문, 잡담/통화하기/문자 보내기, 단체활동 모임 등이 포함됨
8) 기타활동에는 위에서 분류되지 않은 기타 여가활동이 포함됨

기타 활동(44.4%) 순으로 나타났다(표 1-13). 65세 이상 노인 대상자 중 2.8%가 2019년 조사 당시 자원봉사활동을 하고 있었으며, 활동 분야로는 사회복지분야(48.8%), 교통질서(19.9%), 환경보호(14.4%) 순이었다. 65세 이상 노인 대상자들 중 사회단체활동의 참여율은 친목단체활동 44.1%, 동호회 활동 4.7%, 정치사회단체활동 1.2% 순이었다. 이 결과에서 알 수 있듯이 자원봉사단체나 정치사회단체 참여는 상대적으로 저조한 편이다.

여성의 경제활동이 증가하면서 가사노동, 자녀양육 등에 있어 부모의 도움을 받는 경우가 증가하고 있다. 2017년 65세 이상 노인 중 10세 미만의 손자 · 손녀를 직접 돌본 적이 있다는 비율이 4.4%로 나타났고, 돌봄 경험이 있는 노인들 중 1명의 손자 · 손녀를 돌보는 비율이 56.7%, 2명 37.7%, 3명 이상 5.6% 순이었다(통계청, 2018).

노인이 평생교육에 참여하는 비율은 지난 10년간 두 배 이상 늘어났다. 정보화로 인한 변화는 노인의 일상생활에서도 나타났다. 2016년 기준 55세 이상 장 · 노년 스마트폰 보유율은 57.2%로, 일반 국민 스마트폰 보유율 85.0%보다 27.8%p 낮은 수준이지만, 노인의 인터넷 이용이 증가하면서 정보통신기술을 이용한 여가활동이나 사회활동도 늘어나고 있는 추세이다(한국정보화진흥원, 2016). 또한 60대 연령층의 컴퓨터 및 인터넷 이용률은 2015년 59.6%에서 2018년 88.8%로 증가하였고, 대부분이 하루에 1회 이상 인터넷을 이용

표 1-14 인터넷 이용율(60~70대)

(단위: %)

		인터넷 이용률	계	하루 1회 이상	일주일 1회 이상	한 달 1회 이상	한 달 1회 미만
2015	60대	59.6	100.0	76.8	17.9	5.0	0.3
	70대 이상	17.9	100.0	45.5	32.6	21.6	0.2
2016	60대	74.5	100.0	73.2	23.0	3.6	0.1
	70대 이상	25.9	100.0	50.8	37.3	11.6	0.3
2017	60대	82.5	100.0	93.1	1.2	5.6	0.0
	70대 이상	31.8	100.0	81.0	8.5	10.1	0.3
2018	60대	88.8	100.0	88.6	7.3	4.1	0.0
	70대 이상	38.6	100.0	72.6	17.1	10.1	0.1

출처: 과학기술정보통신부. 인터넷이용실태조사 각년도.

한다고 응답하였다(표 1-14). 그러나 노인의 디지털정보화 역량이 향상되었다 해도 다른 연령층과 비교했을 때는 여전히 낮은 수준을 나타내고 있다(그림 1-7).

이는 정보화의 진전이 젊은 세대를 중심으로 전개되고 있고, 노인은 학습 속도가 느리다는 편견과 함께 실제 노인에게는 정보화 교육의 기회도 상대적으로 적었기 때문으로 생각된다. 현대인의 일상생활에서 정보의 접근과 습득이 점점 더 중요해질 것이라는 점을 고려한다면, 세대 간 정보격차 현상은 노인의 삶의 질에 부정적인 영향을 미치게 될 것으로 예상된다.

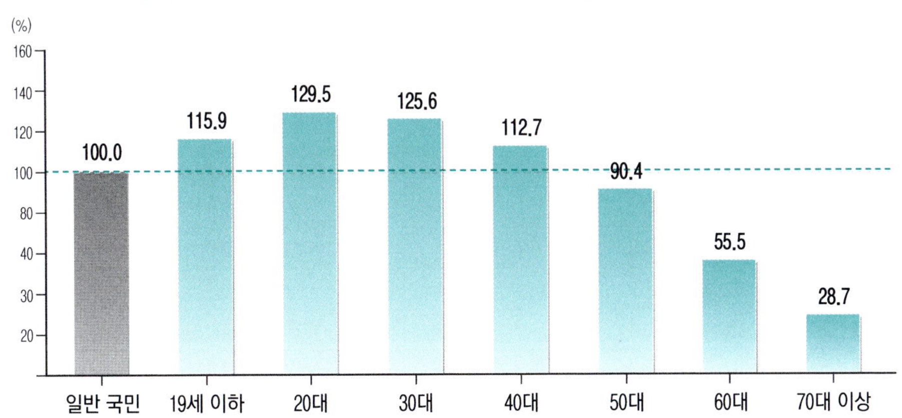

그림 1-7 연령별 디지털정보화* 수준

출처: 한국정보화진흥원(2017). 2016 정보격차지수 및 실태 조사.

※ 디지털정보화란, 디지털매체에 대한 접근·역량·활용 부문을 종합한 정보화 수준을 의미하며, 일반 국민의 디지털정보화 수준을 100으로 할 때 일반 국민 대비 각 계층의 디지털정보화 수준을 측정한다.

4) 삶의 만족도와 자살률

주관적 삶의 만족(subjective wellbeing)은 삶의 질에 대한 주관적 평가를 보여준다. 삶의 질이 다차원적이고 사람들의 경험에 대한 주관적 판단이 중요하기 때문에 주관적 삶의 만족은 사회의 구성원들이 얼마나 행복한 삶을 누리고 있는지를 나타낸다. 통계청의 「2020년 고령자

표 1-15 삶에 대한 만족도(65세 이상) (단위: %)

		만족			보통	불만족		
			매우 만족	약간 만족			약간 불만족	매우 불만족
2015년		21.8	5.0	16.8	52.9	25.2	19.7	5.5
2016년		31.2	6.8	24.4	49.7	19.1	16.0	3.1
2017년		19.3	3.2	16.1	52.0	28.7	22.3	6.4
2018년		29.9	6.1	23.8	47.7	22.4	18.5	3.9
2019년		25.0	6.2	18.8	50.3	24.7	19.5	5.3
	65~69세	28.6	7.7	20.9	49.0	22.4	17.6	4.8
	70~74세	26.1	5.9	20.2	50.6	23.3	18.5	4.8
	75~79세	22.1	5.5	16.6	51.4	26.4	20.7	5.7
	80세 이상	21.0	5.1	15.9	50.6	28.4	22.3	6.1
전체(2019년)[1]		39.1	14.1	25.0	44.2	16.7	12.7	4.0

표 1-16 자살에 대한 충동 여부와 이유 (단위: %)

	있다	소계	경제적 어려움	질환·장애	외로움·고독	가정 불화	직장 문제	연애 문제[1]	성적·진학 문제	친구 불화 따돌림	기타
2018년	5.1	100.0	37.3	15.2	12.3	14.1	9.4	3.8	3.1	1.4	3.5
2020년	5.2	100.0	38.2	19.0	13.4	11.9	8.7	3.1	2.3	1.7	1.7
남자	4.5	100.0	43.0	20.2	12.8	6.3	11.0	3.4	1.3	0.8	1.4
여자	6.0	100.0	34.6	18.1	13.9	16.1	7.1	3.0	3.0	2.3	1.9
13~19세	3.9	100.0	9.3	12.4	14.4	11.2	3.0	8.2	29.7	11.0	0.8
20~29세	5.5	100.0	23.4	12.2	14.8	13.4	23.6	4.2	3.7	2.4	2.3
30~39세	6.1	100.0	37.3	10.8	15.9	12.9	12.3	4.4	0.5	2.7	3.3
40~49세	5.0	100.0	49.0	9.8	11.4	16.5	7.5	3.2	−	1.0	1.8
50~59세	5.2	100.0	51.9	19.2	11.3	10.4	4.3	2.3	−	0.2	0.5
60세 이상	5.1	100.0	36.5	36.8	13.6	8.5	2.5	1.1	−	−	1.0

출처: 통계청(2020). 2020년 사회조사 결과 보도자료.
1) 2020년부터 '이성 문제' → '연애 상대와의 관계'로 명칭 변경

통계」에 따르면, 2019년 65세 이상 인구에서 자신의 삶에 만족하고 있는 비율이 25.0%로 전 연령대의 39.1%보다 더 낮은 삶의 만족도를 나타냈으며, 연령대가 높을수록 삶에 대한 만족도가 낮은 경향을 보였다(표 1-15).

한편, 삶의 만족도와 밀접히 관련된 것이 자살률의 추이이다. 대체로 낮은 삶의 만족도와 높은 자살률은 서로 상관관계가 있다. 한국의 자살률은 2000년대 들어 2배 가까이 증가하였는데, 2019년 기준, 인구 10만 명당 26.9명으로 OECD 평균(11.2명)에 비해 2배 이상 높고, 특히 노인 인구 10만 명당 자살률은 60대 33.7명, 70대 46.2명, 80대 67.4명으로, 연령이 높아짐에 따라 자살률도 높은 추세를 보였다(보건복지부 · 한국생명존중희망재단, 2021). 60세 이상의 인구에서 자살하고 싶은 충동이 드는 이유를 살펴보면, 질환이나 장애, 경제적 어려움이 큰 비중을 차지하고 외로움과 가정불화가 뒤를 잇고 있다(표 1-16). 이러한 결과는 한국의 노인이 노년기에 들어서 각종 질환에 시달리면서 빈곤과 고립으로 스스로 생을 마감하는 상황에 처할 만큼 사회적 지지가 부족하다는 사실을 우회적으로 보여준다.

CHAPTER 2

노인복지법과 제도

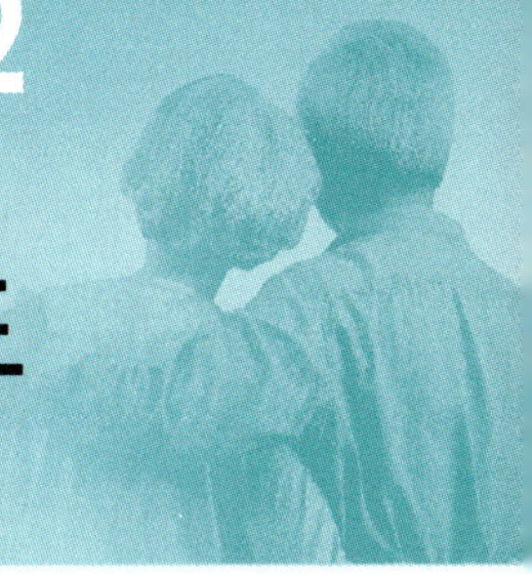

학습목표

1. 노인복지 관련 정책에 대해 기술한다.
2. 노인복지법과 제도 개념에 대해 설명한다.
3. 노인장기요양보험법과 제도를 설명한다.
4. 노인복지 관련법에 대해 열거한다.

핵심용어

노인건강진단 Elderly health examination

노인복지 Welfare for elderly

노인복지정책 Welfare policy for the elderly

노인장기요양보험 Long-term care insurance

노인 인구의 증가는 노인의 욕구와 결핍을 증가시키고 사회문제가 발생할 수 있는 요인이 되므로 사회 전체의 이해와 관심 그리고 실천이 필요하다. 노인의 욕구와 경제적 결핍에 대한 사회적 관심과 대처 노력은 소득, 주거, 건강과 관련된 고용복지서비스와 의료 및 요양보호서비스로 노인의 인간다운 생활을 위한 법 제정과 제도에 의해 이루어지고 있다.

1 노인복지정책

우리나라는 경제적 풍요와 의료기술의 획기적인 개선으로 인해 노인 인구의 양적 증가가 나타났다. 노인의 기대수명은 길어지고 노인복지서비스에 대한 욕구와 관심이 더 증가하고 다양해지고 있다. 헌법 제34조에 노인은 사회보장과 사회복지로 인간의 존엄성과 가치를 충분히 보장받아야 한다고 명시하고 있다.

1) 노인복지정책의 개념

노인복지정책이란 노인의 기본적 욕구 충족을 사회적으로 보장하는 일반적인 대책이다. 노인복지를 위한 정책적 접근방법은 각종 노인 문제 발생이 노인 개인이 아닌 사회 구조적인 모순에서 발생한다는 인식으로 국가나 사회가 주체가 되어 대처 방안을 마련하는 것을 말한다.

노인복지정책의 목표는 아래와 같이 세 가지로 요약된다.

① **최적 수준의 생활 보장**: 노인의 사회통합을 위한 적극적 생활 보장의 제도적 기준이 있어야 한다.

② **자아실현 욕구 충족**: 기본적인 결핍에 대한 욕구의 충족만이 아니라 성장에 대한 욕구도 함께 충족되어야 노인문제를 예방할 수 있다.

③ **사회통합의 유지**: 노인은 사회적으로 소외되어 주류사회의 주변인으로 머무는 것이 아니라, 가족체계와 사회체계 내에서 적응하고 사회적으로도 통합된 삶을 살 수 있어야 한다.

2) 노인복지의 정의

노인복지란 노인이 노년기의 삶에 있어 최소한의 인간다운 생활을 영위하면서 가족과 사회에 적응하고 통합될 수 있도록 필요한 자원과 서비스를 제공하는 정부와 민간 차원의 조직적인 전문 활동을 말한다. 즉, 신체적 · 정신적 · 사회적으로 행복한 노년을 보낼 수 있도록 도와주는 활동이며 노인에게 흔한 빈곤, 질병, 고독, 무료함의 4중고를 해결하고, 경제적 · 심리적 · 사회적 욕구에 대응하여 경제적인 안정과 심신의 건강유지, 사회활동 참여와 역할수행을 돕는

원조활동을 말한다.

3) 노인복지의 필요성

고령화 추세에 따라 노인복지는 미래사회를 위한 준비로 중요하게 대두되었다. 다음은 노인복지의 필요성에 대해 살펴본 내용이다.

(1) 사회의 고령화와 노인인구의 증가

건강 · 보건 기술의 발달로 인한 평균수명의 연장은 노인인구의 증가, 사회의 고령화, 노인문제의 발생 그리고 노인복지에 대한 욕구의 증가를 불러왔다. 특히 우리나라는 짧은 기간에 다른 선진국에 비해 아주 빠른 속도로 고령화가 진행되고 있으며, 노인인구의 증가는 결국 주 보호 대상인 노인의 증가를 의미하므로 이로 인한 노인복지 서비스의 필요성이 증가하고 있다.

(2) 가족 구조의 변화와 사회적 가치관의 변화

산업화와 핵가족화는 가족부양 기능을 약화시켜 노인들이 만성질환이나 기능장애로 도움이 필요할 때 어떻게 보호받을 것인가에 대한 문제를 일으켰다. 또한 저출산으로 생산인구와 노인부양인구가 감소하므로 노인복지가 필수적인 문제로 대두되고 있다.

(3) 사회공헌에 대한 보상

노인은 젊은 시절에 사회 발전을 위해 직 · 간접적으로 노동력을 제공하였으며, 자녀 양육과 사회의 유지 기반인 가정을 이끌어온 세대이다. 열악한 환경에서 사회 이익과 공헌을 위해 이바지했던 대부분의 노인들은 자녀 양육과 생계유지를 위해 노년기 준비가 안 된 상태에서 은퇴를 맞이하게 되었다. 고령화에 따라 사회와 국가 주체로 은퇴 이후의 노년기 삶에 대한 노인복지 서비스 즉, 노인 재취업 기회의 확대, 다양한 여가프로그램 개발 등이 필요하다.

2 노인복지법과 제도

노인복지법은 노인에 대한 사회보장 및 기타 사항에 대해 규율하는 법제를 말한다. 노인에 대한 사회보장은 크게 '노인의 소득에 대한 보장'과 '노인의 의료에 대한 보장'으로 나눌 수 있다. 노인은 생산과 소득이 중단되고, 신체 · 정신적 노화에 따른 의료문제가 발생하는 특징을 가지고 있으므로 복지법과 보장제도가 필요하다.

1) 노인복지법

(1) 목적

노인복지법은 1981년 6월 5일 제정된 후 여러차례 개정되었다. 이 법은 노인의 질환을 예방 또는 조기발견하고 질환상태에 따른 적절한 치료 · 요양으로 심신의 건강을 유지하고, 노후의 생활안정을 위하여 필요한 조치를 강구함으로써 노인의 보건복지증진에 기여함을 목적으로 한다.

(2) 기본이념

이 법은 노인이 후손의 양육과 국가 및 사회의 발전에 기여하여 온 자로서 존경받으며 건전하고 안정된 생활을 보장하며, 노인의 능력에 따라 적당한 일에 종사하고 사회적 활동에 참여할 기회를 보장하며, 노령에 따르는 심신의 변화를 자각하여 항상 심신의 건강을 유지하고, 그 지식과 경험을 활용하여 사회의 발전에 기여하도록 보장하기 위함이다.

국가와 지방자치단체는 노인의 보건 및 복지증진의 책임이 있으며, 3년마다 노인실태조사를 실시하고, 10월 2일을 노인의 날로 지정하고 있다. 이 밖에 보건 · 복지와 관련된 내용을 살펴보면 노인 일자리 전담기관의 설치 · 운영, 경로우대, 건강진단, 홀로 사는 노인에 대한 지원, 노인복지시설의 설치 · 운영, 요양보호사 자격 및 요양보호사교육기관의 지정, 노인보호전문기관의 설치, 노인학대 신고 등에 대한 내용을 규정하고 있다.

(3) 노인복지시설의 종류

노인복지법(제31조)에 의거한 노인복지시설에는 노인주거복지시설, 노인의료복지시설, 노인여가복지시설, 재가노인복지시설, 노인보호전문기관, 노인일자리지원기관, 학대피해노인 전용쉼터가 있다. 2008년도 노인장기요양보험의 시행 이후 노인의료복지시설의 수가 큰 폭으로 증가하였으며, 치매노인을 위한 전문화된 장기요양 인프라 구축을 위해 치매전담형 장기요양기관(노인요양시설 내 치매전담실, 치매전담형 노인요양공동생활가정, 주야간보호시설 내 치매전담실)이 도입되었다. 특히 재가노인복지시설이 2019년 4,494개소에서 2020년 7,212개소로 증가하였다(통계청, 2021)(부록 4 참조).

① 노인주거복지시설

노인주거복지시설은 일상생활에 지장이 없는 노인을 대상으로 급식과 그 밖에 일상생활에 필요한 편의를 제공하여 노후의 안정된 생활을 도모하기 위한 시설로써, 양로시설, 노인공동생활가정, 노인복지주택이 있다.

- **양로시설**: 노인을 입소시켜 급식과 그 밖에 일상생활에 필요한 편의를 제공함을 목적으로 하는 입소정원 10명 이상의 시설이다.

- **노인공동생활가정:** 노인들에게 가정과 같은 주거여건과 급식, 그 밖에 일상생활에 필요한 편의를 제공함을 목적으로 하는 입소정원 5명 이상 9명 이하의 시설이다.
- **노인복지주택:** 노인에게 주거시설을 임대하고 주거의 편의 · 생활지도 · 상담 및 안전관리 등 일상생활에 필요한 편의를 제공함을 목적으로 하는 30세대 이상의 시설이다.

② 노인의료복지시설

노인의료복지시설에 입소할 수 있는 대상자는 「노인장기요양보험법」 제 15조에 의한 장기요양 1~2등급이나 3~5등급자 중 불가피한 사유, 치매 등으로 등급판정위원회에서 시설급여 대상자로 판정받은 자이다. 노인의료복지시설에는 노인요양시설, 노인요양공동생활가정이 있다.

- **노인요양시설:** 치매 · 중풍 등의 노인성질환으로 심신에 상당한 장애가 발생하여 도움이 필요한 노인을 입소시켜 급식 · 요양과 그 밖에 일상생활에 필요한 편의를 제공함을 목적으로 하는 입소정원 10명 이상의 시설이다. 다만, 노인요양시설 안에 치매전담실을 둘 때는 치매전담실 1실당 정원을 16명 이하로 한다.
- **노인요양공동생활가정:** 치매 · 중풍 등의 노인성질환으로 심신에 상당한 장애가 발생하여 도움이 필요한 노인에게 가정과 같은 주거여건과 급식 · 요양, 그 밖에 일상생활에 필요한 편의를 제공함을 목적으로 하는 입소정원 5명 이상 9명 이하의 시설이다.
- 노인요양시설과 노인의료복지시설에서 제외된 노인요양병원과의 차이는 표 2-1과 같다.

표 2-1 노인요양병원과 노인요양시설의 비교

구분	노인요양병원	노인요양시설
보험적용	국민건강보험	장기요양보험
시설설치 기준	의료법 시행규칙 제34조	노인복지법시행규칙 제22조
입소 대상 자격	노인성 질환자, 만성질환자, 외과적 수술 후 또는 상해 후 회복기간에 있는 자(감염성질환자, 정신질환자는 제외)	장기요양인정등급(1등급~3등급: 시설입소 가능)
설치자	국가 및 지방자치단체, 의료법인, 의사, 한의사	사회복지법인, 비영리 국가기관 및 지방자치단체, 개인, 영리법인
시설의 장	의사, 한의사	의사, 한의사, 간호사, 사회복지사
의사	연평균 1일 입원환자 80명까지 2명, 80명 초과하면 입원환자 40명마다 1명	계약 의사(의사, 한의사, 치과의사) 또는 의료기관의 의사가 한 달에 1회 이상 방문
간호(조무)사	연평균 1일 입원환자 6명당 1인(2/3은 간호조무사로 대체가능) 외래환자 12명은 입원환자 1인으로 환산	입소자 25명 당 1인

표 2-1 노인요양병원과 노인요양시설의 비교(계속)

구분	노인요양병원	노인요양시설
요양보호사	가족간병 가능 간병비 개인이 별도 지급	입소자 2.5명당 1인 (치매전담실은 2명당 1명)
사회복지사	병원당 1명	입소자 100명당 1명
물리치료사	입원환자 100명당 1명	입소자 100명당 1명
입소(입원)비용	본인부담- 병원비 비급여부분: 식대(50%), 기저귀비, 간식 및 이미용비, 간병비 등.	본인부담 시설급여: 20% 재가급여: 15% 비급여부분: 식자재비, 미용비, 간식비, 상급 침실이용료, 약재료 등

③ 노인여가복지시설

노인여가복지시설에는 노인복지관, 경로당, 노인교실이 있다.

- **노인복지관:** 노인의 교양 · 취미생활 및 사회참여활동 등에 대한 각종 정보와 서비스를 제공하고, 건강증진 및 질병예방과 소득보장 · 재가복지, 그 밖에 노인의 복지증진에 필요한 서비스를 제공함을 목적으로 하는 시설이다.
- **경로당:** 지역노인들이 자율적으로 친목도모 · 취미활동 · 공동작업장 운영 및 각종 정보교환과 기타 여가활동을 할 수 있도록 하는 장소를 제공함을 목적으로 하는 시설이다.
- **노인교실:** 노인들의 사회활동 참여욕구를 충족시키기 위하여 건전한 취미생활 · 노인건강유지 · 소득보장 및 기타 일상생활과 관련한 학습프로그램 제공을 목적으로 하는 시설이다.

④ 재가노인복지시설

재가노인복지시설은 정신적 · 신체적인 이유로 독립적인 일상생활을 수행하기 곤란한 노인과 노인부양가정에 필요한 각종 서비스를 제공함으로써 노인이 가족 및 친지와 더불어 건강하고 안정된 노후생활을 영위할 수 있도록 함과 동시에 노인부양으로 인한 가족의 부담을 덜어주기 위한 시설이다.

- **방문요양서비스:** 가정에서 일상생활을 영위하고 있는 노인으로서 신체적 · 정신적 장애로 어려움을 겪고 있는 노인에게 필요한 각종 편의를 제공하여 지역사회 안에서 건전하고 안정된 노후를 영위하도록 하는 서비스를 제공하는 것이다.
- **주 · 야간보호서비스:** 부득이한 사유로 가족의 보호를 받을 수 없는 심신이 허약한 노인과 장애노인을 주간 또는 야간 동안 보호시설에 입소시켜 필요한 각종 편의를 제공한다.

이들의 생활안정과 심신기능의 유지·향상을 도모하고, 그 가족의 신체적·정신적 부담을 덜어주기 위한 서비스이다.

- **단기보호서비스:** 부득이한 사유로 가족의 보호를 받을 수 없어 일시적으로 보호가 필요한 심신허약노인과 장애노인을 보호시설에 단기간 입소시켜 보호한다. 노인 및 노인가정의 복지증진을 도모하기 위한 서비스로 월 9일 이하 단기간의 보호가 필요한 자로 한다.
- **방문목욕서비스:** 목욕 장비를 갖추고 재가노인을 방문하여 목욕을 제공하는 서비스이다.
- **재가노인지원서비스:** 재가노인지원서비스는 경제적·신체적·정신적·사회적 이유로 일상생활유지가 어려운 복지 사각지대에 놓여 있는 취약 및 위기노인에게 전문사례관리를 비롯한 상담, 자원연계, 일상생활지원 등의 서비스를 통합적·연속적으로 제공하여 지역사회에서 건강하고 안정된 노후생활을 영위하도록 예방적 복지의 실현과 사회안전망의 구축을 목적으로 한다.
- **방문간호서비스:** 간호사 등이 의사, 한의사 또는 치과의사의 지시서에 따라 재가노인의 가정 등을 방문하여 간호, 진료의 보조, 요양에 관한 상담 또는 구강위생을 제공하는 것이다.
- **복지용구지원서비스:** 수급권자의 일상생활, 신체활동 지원 및 인지기능의 유지·향상에 필요한 용구를 제공하는 것이다(표 2-2, 부록 3 참조).

표 2-2 복지용구 지원서비스 종류와 사용가능 햇수

	품목명	제품수	사용가능 햇수
구입품목(10종)	이동변기	18	5년
	목욕의자	14	5년
	성인용보행기	48	5년
	안전손잡이	69	-
	미끄럼방지용품	86	-
	간이변기	9	-
	지팡이	40	2년
	욕창예방방석	14	3년
	자세변환용구	16	-
	요실금팬티	27	-
대여품목(6종)	수동휠체어	63	5년
	전동침대	78	10년
	수동침대	15	10년
	이동욕조	5	5년

표 2-2 복지용구 지원서비스 종류와 사용가능 햇수(계속)

	품목명	제품수	사용가능 햇수
대여품목(6종)	목욕리프트	1	3년
	배회감지기	9	5년
구입 또는 대여품목 (1종)	욕창예방 매트리스	34	3년
	경사로(실내용)	11	2년
	경사로(실외용)	5	8년

급여품목 외에 새로운 복지용구 품목의 급여를 원하는 자는 국민건강보험공단(이하 '공단'이라 한다) 이사장에게 해당 복지용구의 급여품목 선정을 신청할 수 있다.

⑤ 노인보호전문기관

가족 간 갈등 및 노인부양부담 증대 등으로 인해 노인학대 사례가 계속 증가하고 있다. 노인보호전문기관은 이를 전문적으로 대처하여 노인인권을 보호하고 노인학대 예방 및 노인 인식개선 등을 통한 노인의 삶의 질 향상을 도모하는 것이다. 국가는 지역 간의 연계체계를 구축하기 위해 중앙노인보호전문기관을 설치 · 운영하고 있으며 지역마다 지역노인보호전문기관이 있다.

주요업무는 노인인권보호사업과 노인학대예방사업으로 노인인식 개선 교육(경로효친교육 등 포함), 노인자살 예방교육, 사업 시설 내 노인권리보호 및 노인의 권익보호 사업을 실시하는 것이다(노인복지법 제39조 5항).

⑥ 노인일자리지원기관

노인일자리지원기관은 활기차고 건강한 노후생활을 영위할 수 있도록 다양한 노인의 능력과 적성에 맞는 일자리지원사업을 전문적 · 체계적으로 지원하여 노인복지 향상에 기여한다. 국가나 지방자치단체는 노인일자리전담기관을 설치 · 운영하거나 그 운영의 전부 또는 일부를 법인 · 단체 등에 위탁할 수 있다.

- **노인인력개발기관:** 노인일자리 개발 · 보급사업, 조사사업, 교육 · 홍보 및 협력사업, 프로그램인증 · 평가사업 등을 지원하는 기관이다.
- **노인일자리지원기관:** 지역사회 등에서 노인일자리의 개발 · 지원, 창업 · 육성 및 노인에 의한 재화의 생산 · 판매 등을 직접 담당하는 기관이다.
- **노인취업알선기관:** 노인에게 취업 상담 및 정보를 제공하거나 노인일자리를 알선하는 기관이다.

⑦ 학대피해노인 전용쉼터

학대피해노인에 대한 일정기간 보호조치 및 심신 치유 프로그램 제공을 통한 학대피해노인 보호를 강화하며 학대행위자 및 그 가족들에 대해 전문 상담 서비스를 제공함으로써 재학대 발생 예방 및 원가정 회복 지원에 목적이 있다. 국가와 지방자치단체는 학대피해노인을 일정기간 보호하고 심신 치유 프로그램을 제공하기 위하여 학대피해노인 전용쉼터(이하 '쉼터')를 설치 · 운영할 수 있다. 쉼터의 업무는 다음과 같다.

- 학대피해노인의 보호와 숙식제공 등의 쉼터 생활 지원
- 학대피해노인의 심리적 안정을 위한 전문심리상담 등 치유프로그램 제공
- 노인학대 행위자에 대한 고소 · 고발 등 법률적 사항의 자문 요청
- 학대피해노인에게 학대로 인한 신체적 · 정신적 치료를 위한 기본적인 의료비 지원
- 학대 재발 방지와 원가정 회복을 위하여 노인학대행위자 등에게 전문상담서비스 제공
- 그 밖에 쉼터에 입소하거나 쉼터를 이용하는 학대피해노인을 위하여 보건복지부령으로 정하는 사항

2) 소득보장제도

(1) 목적

노인소득보장제도란 노인들의 빈곤에 대한 사회나 국가적 차원의 대책으로 노인이 빈곤 상태를 벗어 날 수 있도록 사회나 국가가 최소한의 정기적인 소득을 제공해 주기 위함이다.

(2) 기본이념

고령화 사회에 대한 대책으로 길어진 노후에 대비하여 기초연금, 장기요양보험 등 고령자의 삶의 질 향상을 위한 노후 소득보장과 활기찬 노년을 위한 토대를 마련하는 것이 기본이념이다.

(3) 직접 소득보장제도의 종류

① 국민연금과 특수직역연금

공적연금제도는 국민연금(노령연금, 조기노령연금, 분할연금, 유족연금, 장애연금, 반환일시금, 사망일시금)과 특수직역연금(special occupational pension; 공무원연금, 사립학교 교원연금, 군인연금, 별정우체국직원연금)으로 구성되어 있다. 국민연금은 사회보험의 방식으로 1988년부터 시행되었으며 18세 이상 60세 이하의 전체 국민을 적용 대상으로 한다. 노령연금은 가입기간이 10년 이상이면 60세 생일부터 지급 받을 수 있고 65세 미만이면 소득이 없는 경우에 가능하다. 조기노령연금은 55세 이상인 자가 소득이 있는 업무에

종사하지 아니하고 60세 전에 신청할 수 있으며 청구일로부터 받을 수 있다.

노령연금 수급사유발생일은 1953~1956년생은 61세, 1957~1960년생은 62세, 1961~1964년생은 63세, 1965~1968년생은 64세, 1969년생 이후는 65세 생일부터 발생한다.

② 국민기초생활보장제도

저소득 노인층의 최저생활을 보장하는 국민기초생활보장제도는 저소득층에 대한 국가의 책임을 강화하는 복지정책으로 보호가 필요한 절대 빈곤층의 기초생활을 국가가 보장하되 종합적 자립, 자활 서비스 제공으로 생산적인 복지를 구현하기 위한 제도이다. 국민기초생활보장제도의 수급자격은 개별 가구의 소득평가액과 재산의 소득환산액을 합산한 소득인정액으로 최저생계비를 초과하지 않아야 하며, 부양의무자가 없거나, 부양의무자가 있어도 부양능력이 없는 경우에 지급받는다. 수급권자와 그 친족, 그 밖의 관계인은 관할 특별자치시장 · 시장 · 군수 · 구청장에게 수급권자에 대한 급여를 신청할 수 있다.

③ 기초연금

어르신들의 안정된 노후생활을 위해 1988년부터 국민연금 제도가 시행되었지만, 제도가 시행된 지 오래되지 않아 국민연금에 가입하지 못하고, 가입을 하였더라도 그 기간이 짧아 충분한 연금을 받지 못하는 노인을 위한 제도이다. 기초연금 신청 자격은 만 65세 이상, 대한민국 국적을 가진 자로 가구의 소득인정액이 선정기준액 이하인 노인이다. 만 65세 생일이 속하는 달의 1개월 전부터 주소지 관할 동 주민센터 또는 가까운 국민연금공단 지사에 급여를 신청할 수 있다.

④ 퇴직연금제도

퇴직연금제도는 퇴직금제도 및 민간기업의 사적 보험(개인연금 등)제도이다. 기업이 근로자의 노후소득보장과 생활안정을 위해 재직기간 중 퇴직금 지급 재원을 외부의 금융기관에 적립하고 이를 기업 또는 근로자의 지시에 따라 운용하여 근로자 퇴직 시 연금 또는 일시금으로 지급하도록 하는 일종의 기업복지제도이다. 우리나라 퇴직연금제도는 근로자가 받을 연금급여가 사전에 확정되는 확정급여형과 사용자의 기여방식에 따라 사용자부담금이 사전에 확정되고 근로자의 연금급여는 적립금 운용결과에 따라 변동되는 확정기여형이 있다.

⑤ 주택연금

집을 소유하고 있지만, 소득이 부족한 노인이 평생 또는 일정기간에 안정적인 수입을 얻을 수 있도록 집을 담보로 맡기고 집에 살면서 매달 국가가 보증하는 연금을 받는 제도이다.

한국주택금융공사에서 시행하는 제도로 신청자격은 다음과 같다.

- 부부 중 1명이 만 55세 이상, 부부기준 공시가격이 9억 이하인 주택 소유자

- 다주택자는 합산가격의 공시가격 등이 9억 원 이하인 자
- 공시가격 등이 9억 원을 초과하는 2주택자는 3년 이내 1주택을 팔면 신청 가능

(4) 간접 소득보장제도의 종류

① 경로우대제도

노인복지법 제26조에는 65세 이상의 노인이 고궁 · 능원 · 박물관 · 공원, 국공립 미술관, 국악원 등의 공공시설을 무료로 또는 할인된 요금으로 이용 가능하다. 경로우대시설의 이용요금을 할인하여 이용하고자 하는 때에는 당해 시설의 관리자에게 주민등록증이나 기타 나이를 확인할 수 있는 신분증을 보여야 함을 규정하고 있다. 공영 경로우대제도에서는 철도비를 30% 할인, 지하철 승차비는 무료로 해주며, 민영 경로우대제도에서는 국내 항공기 운임의 10%를 할인해주고, 타 경로우대업종(목욕, 이발, 버스 등)은 자율적으로 실시하고 있다.

② 노인 일자리 및 사회활동 지원

노인이 활기차고 건강한 노후생활을 영위할 수 있도록 다양한 일자리 사회활동을 지원하여 노인복지 향상에 기여하기 위한 목적으로 시행하고 있다. 참여신청서는 시 · 군 · 구 또는 한국노인인력개발원, 노인복지관, 시니어클럽 등에 신청한다. 사업내용은 공공활동(노노케어, 취약계층 지원, 공공시설 봉사, 경륜전수 활동, 지역상생활동), 재능나눔활동(노인안전예방, 상담안내, 학습지도, 문화예술 등), 사회서비스형(가정 및 세대 간 서비스, 취약계층 전문서비스, 공공전문서비스 등), 시장형사업(식품제조 및 판매, 공산품제작 및 판매, 매장운영, 지역영농, 운송 등), 취업알선, 시니어인턴십, 고령자친화기업지원 등이 있다.

③ 각종 세제혜택

노인을 부양하는 가족의 세금 부담을 경감해주는 제도로 간접적인 소득보장 효과를 내도록 하는 제도이다. 상속세 공제는 상속세 인적공제로 상속인 및 동거가족 중 65세 이상인 자에 대하여 공제해주는 제도이다. 소득세 공제는 부양가족 중 70세 이상인 노인과 생계를 같이 하는 자에게 세제 혜택을 주는 것이다. 그리고 양도소득세 면제는 부모와 자녀가 각각 주택을 소유하고 따로 살다가 세대를 합친 경우 양도소득세를 면제해주는 것이다. 또한 비과세 종합저축형은 65세 이상 노인에게 1인당 종합저축에 대한 이자소득 또는 배당소득에 대해 비과세 혜택을 주는 제도이다.

3) 노인의료보장제도

(1) 목적

노인의료보장은 노화에 따른 신체적인 기능 쇠퇴와 질병으로 인한 건강상의 문제를 해결하기 위해 국가적인 차원에서 건강보호에 필요한 의료서비스를 제공함으로써 노인의 삶의 질 향상이 목적이다. 노인의료보장제도는 국민건강보험제도와 의료급여제도, 노인건강지원사업에 의해 운영된다.

(2) 기본이념

2011년 9월, UN 총회는 노인들의 알츠하이머병 등의 치매 질환과 심혈관계 질환 등의 노인성 질병이 인구 고령화와 함께 세계적으로 증가하는 추세에 있다고 발표하였다. 이는 건강이나 질병 문제가 더 이상 개인적 차원의 문제가 아닌 사회적 문제로 노인의료보장의 필요성이 증대되고 있음을 시사한다. 노인의료보장의 기본이념은 다음과 같다.

첫 번째, 질병이라는 사회적 위험에 대하여 예방급여와 적정수준의 치료를 제공하여 건강하고 문화적인 생활 수준을 유지하도록 급여 수준의 적정성 원리에 충실히 한다.

두 번째, 전체 노인에게 공평한 기회를 제공한다.

세 번째, 보장수단과 방법 면에서 집단을 조직하고 능력에 비례하는 재원부담을 하도록 상호주의와 공동체적 연대성의 원리에 따라 재원부담의 형평성에 적절해야 한다. 마지막으로 예방적 · 재활적 전문의와 간호, 노인장기요양을 중심으로 한 제반 사회적 서비스와 병행한다.

(3) 종류

① 노인건강진단

노인복지법 제27조에 따라 노인건강진단이 무료로 시행되고 있다. 이 제도는 질병의 조기 발견 및 조기 치료로 건강 유지 및 증진을 도모하고, 노인의 건강수준 향상으로 노인복지에 기여하기 위함이다. 1983년에는 국민기초생활보장 수급 노인만이 무료검진 대상이었으나, 2005년부터는 국민기초생활보장 수급 노인과 차상위계층의 저소득 노인도 대상이 되었다. 2007년부터 전 국민을 대상으로 16세, 40세, 66세에 맞춰 무상으로 건강검진을 하는 생애전환기 건강진단 사업과 연계하여 시행하고 있다.

건강진단은 1차 및 2차 진단으로 구분하여 실시하는데, 단, 전년도 진단결과 유질환 판정자는 1 · 2차 건강진단을 동시에 실시한다(표 2-3). 건강진단실시 기관장은 1차 성 매개 감염병의 경우 반드시 본인이 희망할 때만 실시하며 의료기관은 매독 검사만을, 보건소는 매독, 임질, 클라미디아감염증을 검사한다.

표 2-3 노인건강진단 항목

구분			진단 항목
1차	기본진료		1. 진찰(시진, 청진, 촉진, 문진) 2. 체위검사(신장, 체중, 근거리 및 원거리 시력, 청력, 혈압) 3. 치과검사(우식증, 결손치, 치주질환)
	혈액검사		1. 혈색소 2. 총콜레스테롤 3. 혈청지오티 4. 혈청지피티 5. 혈당 6. 매독주[1)]
	기타검사		1. 요검사(요당, 요단백, 요잠혈, 임질, 클라미디아감염증주[2)]) 2. 안검사(정밀안저검사, 양측) 3. 간이인지기능검사(MMSE)(인지선별검사(CIST)로 대체 가능) 4. 흉부 X선 간접촬영
2차	기본진료		1. 진찰(시진, 청진, 촉진, 문진)
	흉부질환	기타	1. 흉부X선 직접촬영 2. 결핵균 집균도말검사
	순환계 질환	고혈압	1. 혈압 2. 정밀 안저 검사(양측) 3. 심전도 검사
		고지혈증	1. 혈압 2. 트리글리세라이드 3. HDL 콜레스테롤
	간질환		1. 총단백 2. 알부민 3. 알카라인포스파타제 4. 총빌리루빈(총 · 직접) 5. 유산탈수효소(LDH) 6. 알파휘토단백
	신장질환		1. 요침사 현미경 검사 2. 요산 3. 크레아티닌 4. 요소 · 질소
	빈혈		1. 헤마토크리트 2. 백혈구수 3. 적혈구수
	당뇨질환		1. 식전혈당(FBS) 2. 식후 혈당(PPS)
	안질환		1. 안압검사 2. 각막곡률 검사 3. 굴절 및 조절검사
	치매		1. 치매척도검사(GDS 또는 CDR)
	골다공증 검사		1. 양방사선(광자) 골밀도검사
	낙상검사		1. 하지기능, 평형성

출처: 보건복지부(2021). 노인보건복지사업 안내(Ⅰ).
1) 매독, 임질, 클라미디아감염증의 경우 희망자에 한해 실시
2) 임질과 클라미디아감염증의 경우 소변검체 검사가 가능한 보건소에서만 실시

② 노인의 치매 및 건강보장

현행 노인복지법에 따른 지원사업은 노인의 안검진 및 개안수술, 치매상담센터, 결식 우려 노인 무료급식사업, 전국 노인건강축제 등이 있고 의료법에 의한 지원사업은 공립치매요

양병원과 노인건강증진 허브보건소 운영이 있다. 또한, 노인건강 지원사업은 치매의 예방, 치료 및 이에 필요한 이용 안내 등을 제공하는 치매상담센터를 관할보건소에 두어 치매환자 등록, 관리 및 조기검진을 하고 있으며(치매관리법 제17조), 심신의 자립이 어렵고 활동이 불편한 노인에게 재활치료를 제공하는 사업을 지원하고, 노인의 인간다운 생활을 확보해 주려는 의료보장사업이다.

노인 무릎 인공관절수술 지원은 만 60세 이상 저소득층 노인을 대상으로 본인부담금에 해당하는 검사비, 진료비 및 수술비를 한쪽 무릎 기준 120만 원 한도 내에서 실비를 지원한다. 노인틀니 건강보험 보장성 사업으로 만 65세 이상 노인의 틀니, 임플란트 진료비를 보조해 준다(의료급여사업 안내, 2021). 또한, 노인실명예방사업으로 보건복지부와 한국실명예방관리재단이 60세 이상 기초생활보장 수급자 또는 차상위계층, 한부모 가족 노인이 백내장, 망막질환, 녹내장 등의 수술이 필요할 경우 개안 수술비를 보건소에 신청하면 지원받을 수 있다(노인보건복지 사업안내, 2021).

3 노인장기요양보험법과 제도

만성질환은 연령이 높아질수록 유병률이 증가하는 특성이 있는데, 우리나라 노인의 만성질환 유병률은 80%가 넘는 것으로 나타났다. 일상생활에 필요한 기능이 상실되면서 점차 타인에게 의존해야 하는 노인에게는 장기요양에 대한 요구가 발생하였고 사회적으로 출산율의 급격한 저하와 급속한 고령화 문제에 직면하면서 장기요양에 대안이 필요하게 되었다. 이러한 사회변화에 따른 새로운 복지수요를 충족하기 위해 장기요양보장제도가 시작되었다.

1) 노인장기요양보험법

(1) 목적

노인장기요양보험법은 2007년 4월 제정되어 고령이나 노인성질환 등의 사유로 일상생활을 혼자서 수행하기 어려운 노인 등에게 제공하는 신체활동 또는 가사활동 지원 등의 장기요양급여에 관한 사항을 규정하여 노후의 건강증진 및 생활안정을 도모하여 가족의 부담을 덜어주는 것이다.

(2) 기본이념

국가 및 지방자치 단체는 노인성질환 예방사업을 실시하는 「지방자치단체 또는 국민건강보험법」에 따른 국민건강보험공단(이하 '공단'이라 한다)에 대하여 이에 소요되는 비용을 지원할 수 있다. 장기요양인정, 등급판정, 장기요양급여의 종류, 장기요양급여제공, 장기요양기관, 재가 및 시설급여비용 등을 정하고 있다.

2) 노인장기요양보험제도

(1) 노인장기요양보험제도의 도입 목적

노인장기요양보험제도는 고령이나 노인성질환 등으로 일상생활을 혼자서 수행하기 어려운 노인의 신체활동 및 일상생활 지원 등의 서비스를 제공하여 노후 생활의 안정과 가족들의 부담을 덜어주기 위한 사회보험제도이다. 구체적인 목적은 다음과 같다.

① 노인의 삶의 질 향상

국가 차원의 계획적이고 전문적인 요양과 간호서비스를 받아 노인의 신체기능이 호전되고 사망률이 감소하여 노인의 삶의 질이 향상됨은 물론, 가족의 수발부담을 감소시켜 궁극적으로 국민의 삶의 질이 향상된다.

② 가족의 경제적 비용부담 경감

보험제도는 요양시설 입소 시 급여비용의 20%, 재가서비스 이용 시 15%만 본인이 부담함(의료급여수급권자 및 저소득층은 1/2로 경감, 기초생활수급권자는 무료)으로써 경제적 부담이 감소한다.

③ 여성 등 비공식적 수발자의 경제활동 증가와 사회서비스 일자리 확대

요양보호사의 공급으로 인해 노인의 수발로 사회참여를 하지 못하던 가족 수발자의 경제활동 참여가 가능해진다.

④ 고령친화사업의 활성화

복지용구와 재활용품 산업의 활성화 및 지역요양시설의 확대로 지역경제 활성화에 일조하며 노인장기요양보험제도와 수반된 시설에 고용될 전문인력의 일자리 창출이 가능해진다.

⑤ 노인의료비 사용 효율화

급성기 병상에서 요양병원으로, 요양병원에서 요양시설 서비스로 이용체계가 전환됨으로써 급증하는 노인의료비의 효율적 사용이 가능해진다.

(2) 노인장기요양보험제도의 내용

① 장기요양대상자

노인장기요양 인정의 신청 자격은 65세 이상의 노인 및 65세 미만으로 노인성질환(치매, 뇌혈관질환, 파킨슨병 등 보건복지부장관이 정하여 고시한 질병)을 가진 자를 대상으로 한다.

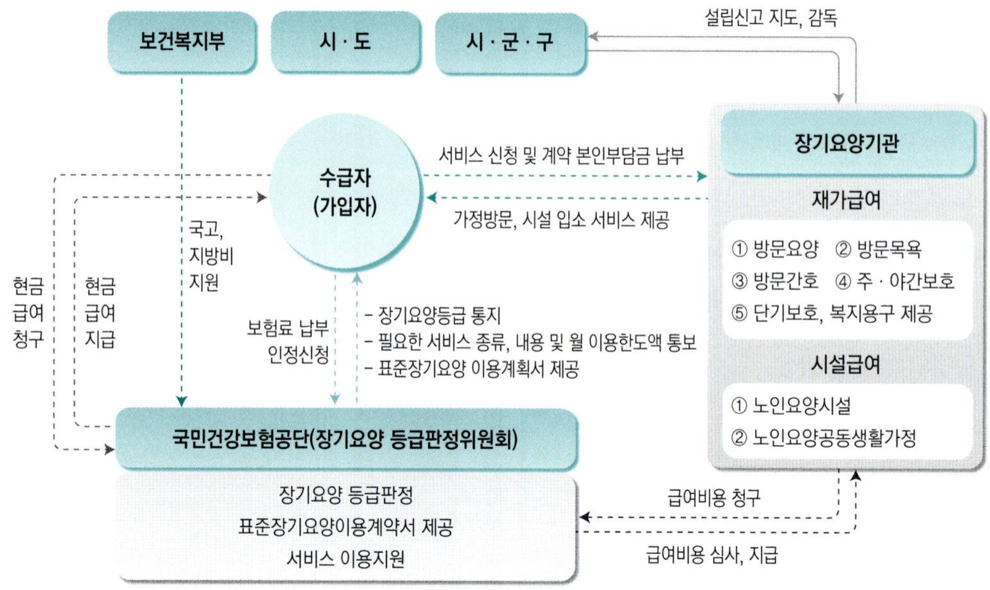

그림 2-1 노인장기요양보험제도 관리운영체계

출처: 보건복지부(http://www.mohw.go.kr).

② 이용절차

장기요양을 신청하고자 하는 자는 국민건강보험공단에 있는 장기요양센터에 방문, 우편, 팩스 및 인터넷 신청이 가능하다. 신청 후 국민건강보험공단 직원(소정의 교육을 이수한 간호사, 사회복지사 등)이 직접 현장을 방문하여 기본적 일상생활활동(activities of daily living, ADL), 인지기능, 행동변화, 간호처치, 재활영역 등의 요양욕구 5영역(52개 항목)의 기능 상태와 환경적 상태, 서비스 욕구 등을 종합적으로 조사한다. 노인장기요양보험제도 관리운영체계는 다음과 같다(그림 2-1).

③ 등급판정

등급판정위원회는 6개월 이상 일상생활을 혼자서 수행하기 어렵다고 인정되는 경우, 장기요양을 받을 자(수급자)로 결정하고 심신상태 및 요양이 필요한 정도에 따라 등급을 판정한다. 장기요양 인정 및 등급판정 심의기구는 지역단위(시 · 군 · 구)로 설치되며, 15인 이내의 위원(시장 · 군수 · 구청장이 추천한 위원은 7인), 의사 또는 한의사 각각 1인을 포함하여 구성한다. 재정부담은 장기요양보험료, 국가 · 지방부담, 본인부담으로 충당되는데 장기요양보험료는 건강보험료액에 장기요양보험료율을 곱하여 산정하며 본인부담액은 시설

표 2-4 노인장기요양서비스 이용절차와 장기요양 등급판정기준

장기요양 인정 및 서비스 이용절차	신청(공단 및 지사별 장기요양센터) → 방문조사(공단직원) → 장기요양 인정 및 등급판정(등급판정위원회) → 장기요양인정서 및 표준장기요양 이용계획서 통보(장기요양센터) → 서비스 이용(장기요양기관)
장기요양등급	**심신의 기능상태**
1등급	심신의 기능상태 장애로 일상생활에서 전적으로 다른 사람의 도움이 필요한 자로서 장기요양 인정 점수가 95점 이상인 자
2등급	심신의 기능상태 장애로 일상생활에서 상당 부분 다른 사람의 도움이 필요한 자로서 장기요양 인정 점수가 75점 이상 95점 미만인 자
3등급	심신의 기능상태 장애로 일상생활에서 부분적으로 다른 사람의 도움이 필요한 자로서 장기요양인정 점수가 60점 이상 75점 미만인 자
4등급	심신의 기능상태 장애로 일상생활에서 일정 부분 다른 사람의 도움이 필요한 자로서 장기요양 인정 점수가 51점 이상 60점 미만인 자
5등급	치매환자로서(노인장기요양보험법 시행령 제2조에 따른 노인성 질병으로 한정) 장기요양인정 점수가 45점 이상 51점 미만인 자
인지지원등급	치매환자로서(노인장기요양보험법 시행령 제2조에 따른 노인성 질병으로 한정) 장기요양인정 점수가 45점 미만인 자

출처: 국민건강보험공단(2021).

급여 20%, 재가급여 15%이고, 기초수급자의 경우 전액무료, 기타 의료급여수급권자의 경우 시설급여 10%, 재가급여 7.5%를 부담한다(보건복지부, 2021). 노인 장기요양 인정 및 서비스 이용절차와 장기요양 등급판정 기준은 표 2-4, 부록 5와 같다.

▪ 재가급여

일상생활을 혼자서 수행하기 어려운 노인의 가정을 방문하여 신체활동, 가사활동, 목욕, 간호 등을 제공하고 주간보호센터 이용, 복지용구 구매 또는 대여 등을 돕는 것으로 방문간호, 방문요양, 인지활동형 방문요양, 방문목욕, 주야간보호, 단기보호, 기타 재가급여가 있다(표 2-5).

▪ 시설급여

노인의료복지시설(노인요양시설, 노인요양공동생활가정)에 장기간 입소하여 신체활동 지원, 심신 기능의 유지 · 향상을 위한 교육 등을 제공하는 요양급여이다.

▪ 특별현금급여

가족요양비로 거주할 수 있는 장기요양기관이 현저히 부족한 지역(도서, 벽지)에 거주하는

표 2-5 재가급여의 종류

재가급여의 종류	내용
방문간호	장기요양요원인 간호사 등이 의사, 한의사 또는 치과의사의 지시서(이하 '방문간호지시서'라 한다)에 따라 수급자의 가정 등을 방문하여 간호, 진료의 보조, 요양에 관한 상담 또는 구강위생 등을 제공하는 장기요양급여
방문요양	장기요양요원이 수급자의 가정 등을 방문하여 신체활동 및 가사활동 등을 지원하는 장기요양급여
인지활동형 방문요양	1~5등급 치매 수급자에게 인지자극활동 및 잔존기능 유지 · 향상을 위한 일상생활 함께하기 훈련을 제공하는 장기요양급여이다. 기존의 방문요양과는 달리 빨래, 식사준비 등의 가사지원은 제공할 수 없으나, 잔존기능 유지 · 향상을 위해 수급자와 함께 옷 개기, 요리하기 등은 가능하다.
방문목욕	장기요양요원이 목욕설비를 갖춘 장비를 이용하여 수급자의 가정 등을 방문하여 목욕을 제공하는 장기요양급여
주야간보호	수급자를 하루 중 일정한 시간 동안 장기요양기관에 보호하여 신체활동 지원 및 심신기능의 유지 · 향상을 위한 교육 · 훈련 등을 제공하는 장기요양급여
단기보호	수급자를 보건복지부령으로 정하는 범위 안에서 일정 기간 동안 장기요양기관에 보호하여 신체활동 지원 및 심신기능의 유지 · 향상을 위한 교육 · 훈련 등을 제공하는 장기요양급여 - 단기보호 급여를 받을 수 있는 기간은 월 9일 이내로 한다. 다만, 보건복지부장관이 정하여 고시하는 사유에 해당하는 경우에는 1회 9일 이내의 범위에서 연간 4회까지 연장할 수 있다(시행규칙 11조).
기타재가급여 (복지용구)	수급자의 일상생활 · 신체활동 지원 및 인지기능의 유지 · 향상에 필요한 용구를 제공하거나 가정을 방문하여 재활에 관한 지원 등을 제공하는 장기요양급여

자, 천재지변 등으로 장기요양기관이 실시하는 장기요양급여를 이용하기 어렵다고 인정되는 경우에 지급한다.

(3) 노인장기요양 간호인력

① 방문간호사

'간호업무경력이 2년 이상 있는 간호사'로 방문간호, 주 · 야간보호, 단기보호 및 장기요양기관에 입소한 수급자에게 신체활동 지원 및 심신기능의 유지 · 향상을 위한 교육 · 훈련 등을 한다.

② 방문간호조무사

'최근 10년 이내 3년 이상의 간호보조업무' 경력을 갖추고 보건복지부 장관이 지정한 간호학과가 있는 대학, 산업대학, 전문대학에서 이론 360시간, 실습 340시간 총 700시간의 교육을 받고, 방문간호 간호조무사 자격을 취득한 자이다.

③ 요양보호사

요양보호사 교육기관에서 소정의 교육과정을 이수한 자로서 노인들의 신체활동, 가사활동 지원 등의 업무를 전문적으로 수행하게 되는 노인장기요양요원이다. 2008년 7월 노인장기요양보험에 대비하여 생활지도원과 가정봉사원 등이 '요양보호사'로 일원화되었다. 자격증은 시 · 도의 요양보호사 교육기관으로 신고된 곳에서 학력이나 연령과 관계없이 누구나 소정의 교육을 받고, 국가시험을 거쳐 자격을 취득할 수 있다. 주로 생활 복지시설 또는 재가서비스를 통해 방문한 가정에서 고령이나 노인성 질환 등을 사유로 일상생활을 혼자서 수행하기 어려운 성인에게 신체활동 및 일상생활을 지원하는 자를 말한다.

④ 기타인력

「사회복지사업법」 따른 사회복지사(방문요양, 주 · 야간보호, 단기보호 등), 「의료기사 등에 관한 법률」에 따른 치과위생사(구강위생 업무 방문간호), 물리치료사(주 · 야간보호, 단기보호 등), 작업치료사(주 · 야간보호, 단기보호 등)가 있다.

4 노인복지 관련 기타 법

1) 저출산 · 고령 사회기본법

이 법은 2005년에 제정되었고 저출산 및 인구의 고령화에 따른 변화에 대응하는 저출산 · 고령사회정책의 기본방향과 그 수립 및 추진체계에 관한 사항을 규정함으로써 국가의 경쟁력을 높이고 국민의 삶의 질 향상과 국가의 지속적인 발전에 이바지함을 목적으로 한다. 내용은 노인의 고용과 소득보장, 건강증진과 의료제공, 생활환경과 안전보장, 여가 · 문화 및 사회활동의 장려, 평생교육과 정보화, 노후설계, 취약계층노인 관리, 고령친화적 산업의 육성 등에 대한 규정이다.

2) 치매관리법

치매의 예방, 치매환자에 대한 보호와 지원 및 치매퇴치를 위한 연구 등에 관한 정책을 종합적으로 수립 · 시행함으로써 치매로 인한 개인적 고통과 피해 및 사회적 부담을 줄이고 국민건강증진에 이바지함을 목적으로 한다. 2011년 제정되었고 내용은 치매관리종합계획 및 치매연구사업, 치매환자의 의료비 및 가족지원 사업 등의 규정이다.

3) 기초연금법

노인에게 기초연금을 지급하여 안정적인 소득기반을 제공함으로써 노인의 생활안정을 지원하고 복지를 증진함을 목적으로 한다. 2014년 제정되었고 노인의 기초연금 산정 및 신청, 지급 결정에 대한 규정이다.

4) 고독사예방 및 관리에 관한 법률(고독사예방법)

이 법은 고독사예방 및 관리에 필요한 사항을 규정함으로써 고독사로 인한 개인적 · 사회적 피해를 방지하고 국민의 복지 증진에 기여함을 목적으로 한다. 2020년 제정되었으며 주요 내용은 국가 및 지방자치단체는 고독사위험자(독거노인 및 1인 가구)의 고독사예방을 위해 5년마다 고독사 실태조사 및 노인복지시설에서 고독사예방을 위한 정기적인 상담 · 교육을 한다.

CHAPTER 3

노인간호사의 역할

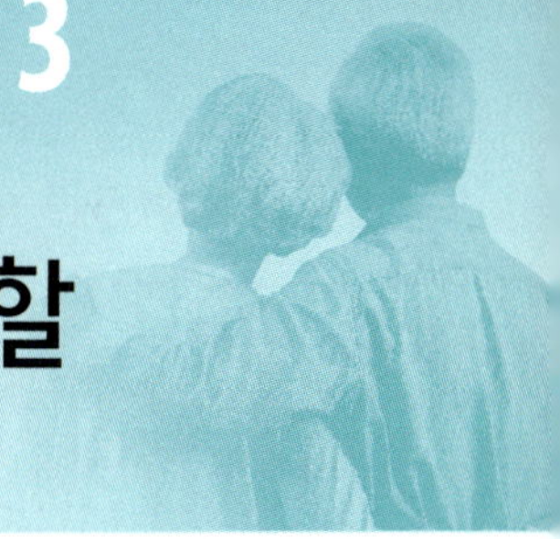

학습목표

1. 노인간호의 개념을 설명한다.
2. 노인간호의 역사를 파악한다.
3. 노인간호 관련 종사자의 유형을 설명한다.
4. 노인간호 종사자의 기능과 역할을 설명한다.

핵심용어

고령 사회 Aged society

고령화 사회 Aging society

초고령 사회 Super-aged society, post-aged society

노화 Aging

노년학 Gerontology

노쇠 Senescence

노인 Elderly

노인간호학 Gerotological nursing

노인병학 Geriatrics

노년공포증 Gerontophobia

노인편견 Ageism

노인차별 Age discrimination

본 장에서는 노인간호 실무에서 주로 사용되는 용어들의 의미를 살펴보고자 한다. 또한 노인간호의 역사를 통한 노인간호의 발전과정을 소개하며, 노인 관련기관에서 활동하는 다양한 노인간호 종사자들의 유형 및 역할에 대하여 설명하고자 한다.

1 용어정의

현재 노인과 관련된 용어는 많이 혼재되어 사용되고 있다. 이 장에서는 학문적 · 사회문화적 · 정책적 차원에서 사용되어지고 있는 노인과 관련된 용어의 정의를 구분하고, 일상생활에서 사용되어지고 있는 용어에 대해 알아보고자 한다.

1) 노인 및 노화 관련용어

(1) 노인

노인(老人, elderly)이라는 용어는 '늙은 사람'을 뜻한다. 늙어간다는 것은 생물학적 · 심리적 · 사회적 기능이 쇠퇴되어가는 것이다. 노인은 시간이 경과함에 따라 나타나는 인간의 신체적 · 심리사회적 변화를 지니고 있다. 노인은 노년, 고령자, 어르신 등의 용어로도 사용되며, 나이든 사람을 총칭하여 부르는 용어이다. 노인의 범위는 각 나라의 법규에 따라 정해진다. 그러나 인구지표 및 국가 간의 통계자료를 비교해볼 때, 대부분 65세를 기준으로 하고 있다. 우리나라도 노인복지법에 따라서 65세 이상인 자를 노인으로 정의하고 있다. 노인 인구가 증가함에 따라 노인과 고령화 사회를 다음과 같이 세분하여 구분하기도 한다.

① 노인의 구분

- **연소노인(young old)**: 60~74세
- **중노인(middle old)**: 75~84세
- **고령노인(old old)**: 85세 이상

② UN의 고령화 사회분류

- **고령화 사회(aging society)**: 65세 이상 노인 인구가 전체 인구의 7% 이상을 차지하는 사회이다.
- **고령 사회(aged society)**: 65세 이상 노인 인구가 전체 인구의 14% 이상을 차지하는 사회이다.
- **초고령 사회(super-aged society, post-aged society)**: 전체 인구 중 65세 이상 고령 인구 비율이 20% 이상인 사회이다.

(2) 노화

노화(aging)란 시간이 경과하면서 유기체가 변화되는 과정을 말한다. 질병과 관계없이 나이가 들어감에 따라 신체적 · 정신적 기능이 쇠약해지는 것으로, 인간이 태어나 성장하고 발달함에 따라 발생하는 자연스러운 현상이며 비가역적인 퇴행성 변화이다. 노화는 개인에 따라 차이가 있으며 생물학적 노화, 심리적 노화, 사회적 노화의 복합적인 발달영역을 내포하고 있다. 노화의 정의를 크게 광의적 노화와 협의적 노화로 구분하면 다음과 같다.

① 광의적 노화는 '수정에서 죽음에 이르기까지 일어나는 생체의 변화'로 넓은 의미의 노화이며 가령(加齡)현상' 또는 노화(aging)라고 한다.

② 협의적 노화(senescence)는 '성숙기 이후의 생체 변화'를 뜻하며 대체로 다음과 같은 5가지의 특성을 가지고 있다.

- 모든 유기체는 공통성을 지니고 있다.
- 시간의 경과에 따라 진행된다.
- 노화의 속도는 개인마다 다르다.
- 노화는 막을 수 없고 역행할 수도 없다.
- 노화는 결국 사망에 이른다.

(3) 노쇠

노쇠(senescence)는 생체의 온전한 기관과 조직 등에 나타나는 노인성 퇴행 변화가 진행된 상태이다. 보통 노화과정 중에서 급격히 쇠퇴하는 마지막 단계이다.

(4) 노인병 증후군

노년기에 발생하는 질병과 장애가 서로 연관되어 나타나는 증후군을 말한다. 유발 위험요인으로는 고령, 인지장애, 기능장애, 기동성장애, 그 외에 탈수와 식욕부진, 영양불량 등을 들 수 있으며, 욕창, 실금, 낙상, 섬망 등의 증상이 나타날 수 있다.

2) 노인과 관련된 학문

(1) 노년학

노년학(gerontology)은 노인의 임상적 · 심리적 · 경제적 · 사회적 문제를 포함하는 노화과정의 모든 측면과 이들 문제가 노인과 사회에 미치는 결과를 종합적으로 탐구하는 학문이다. 노년학은 간호, 건강관리, 주거와 교육, 사회 및 정치 등을 총 망라하며, 사회와 모든 영역에 영향을 미친다.

(2) 노인병학

노인병학(geriatrics)은 노인에게 다발하는 질병을 다루는 학문을 일컫는다. 즉, 노화의 생리와 노인들에게 영향을 미치는 질병의 진단과 치료를 다루는 학문이다.

(3) 노인간호학

노인간호학(gerontological nursing)은 노년학의 지식을 간호에 적용하는 학문이며, 노인의 건강을 유지하고 증진시키기 위해 노인에게 필요한 돌봄과 안위를 제공하고 통합적으로 접근하는 학문이다.

3) 노인에 대한 사회적 인식

(1) 노년공포증

노년공포증(gerontophobia)이란 외모가 노인의 모습으로 변화되는 것을 싫어하거나 두려워하는 것을 말한다. 노인을 보면 혐오감을 느끼는 증상이며, 노년기가 가까이 다가온 사람들에게 더 심하게 나타나기도 한다.

(2) 노인편견

노인편견(ageism)이란 노년공포증의 극단적인 현상으로 노인에 대해 부정적인 사회적 편견과 시각으로 바라보는 정서와 태도를 의미한다. 노인편견은 노인을 사회적으로 소외시키려는 경향을 나타낸다.

(3) 노인차별

노인차별(age discrimination)이란 노인편견에 그치지 않고 행동으로 이어지는 것을 의미한다. 예를 들면, 노인고용을 거부하거나 노인이 받는 건강관리의 유형과 양을 제한하는 것으로, 노인집단 또는 노인 개인에게 노인이라는 이유로 부당하게 취급하는 행동을 의미한다. 노인차별의 유형으로는 노인집단에 대해 무시하거나 배제하고 그들의 욕구를 덜 반영하는 행위, 노인집단에 대해 방어적이고 동정적인 행위, 노인에게 부정적이거나 치명적인 해를 주는 행위 등을 말한다.

2 노인간호의 역사

인간 수명 증가로 인한 노인 인구의 증가는 노인에 대한 역사적 관점을 바꾸어 놓는 계기가 되었으며, 이러한 사회문화적 변화는 노인간호에 대한 필요성을 더욱 부각시키는 계기가 되었다.

1) 국외

Hippocrates는 노화현상에 대하여 '노화의 원인은 불가역적으로 일어나는 현상으로 신체열의 감소로 인해 발생'한다고 하였다. 학자들은 인간의 노화에 대해 많은 연구와 관심을 기울여 왔다. 대가족 사회에서는 아픈 노인을 가정 내의 여성들이 주로 간호하였으나 산업화시대가 되면서 핵가족화와 여성의 사회 진출로 인해 노인환자의 수발은 병원이나 복지기관, 종교단체 등의 도움을 받게 되었다. 영국에서는 1864년 Agnes Jones가 빈민노인을 대상으로 노인간호를 시작하였는데, 이것이 노인간호의 효시라고 알려져 있다.

미국에서는 1900년대 초부터 은퇴한 독신 간호사들이 가난하고 외로운 노인들을 돌보기 시작하여 1950년대까지 양로원들이 생기기 시작하였다. 1906년 「미국간호학회지(America Journal of Nursing, AJN)」에 Lavina Dock과 간호지도자들이 빈민구호소에 있는 만성질환 노인에 대한 간호의 필요성을 강조하였다. 1935년에는 연방노인보험법이 제정되었으며, 노인을 위한 공공지원을 제공하였다. 구호시설을 지어 간호사가 노인을 관리하였으며, 이후 노인요양병원으로 발전하게 되었다. 2차 세계대전 이후부터 의학이 발전되면서 노년학과 노인병학도 더욱 발전하였다. 노인간호학은 1950년 Newton과 Anderson에 의해 노인간호학 교과서가 발간되면서 학문으로 발전할 수 있는 계기가 마련되었다. 1968년에는 미국간호협회(American Nurses Association, ANA)에서 노인간호 표준지침이 발간되었고, 노인간호 자격이 부여되었다. 또한 1984년에는 노인전문간호사와 노인임상 전문간호사가 탄생하게 되었다.

2) 국내

우리나라는 1980년도에 한국노년학회 발족 이후, 노년학 창간호가 발간되었으며 노인복지나 노인간호와 관련된 많은 논문들이 발표되고 있다. 노인문제 등이 사회문제로 이슈화되면서 1981년에는 한국노인복지법이 제정되었다. 1985년에는 노인간호 교과목을 개설한 대학이 6개교로 늘어났으며, 1998년에는 노인간호학회가 발족되어 다양한 연구가 진행되고 있다.

표 3-1 노인간호학의 발전

년도	내용
BC 1세기	Hippocrates는 노화의 원인은 불가역적으로 일어나는 현상으로 신체열의 감소로 발생한다고 주장
AD 1세기	Galen은 노년기의 운동, 영양의 조절에 대하여 연구
1450년 대	Leonardo Da Vinci는 노인과 어린이를 부검하여 노화와 관련된 생리적 변화를 처음으로 규명. 그 후 Santorio는 노화는 인체 구성 성분의 점진적인 경화를 통해 일어난다고 주장
1864년	Agnes Jones는 Nightingale에게서 교육을 받은 후 영국에서 처음으로 빈민노인을 대상으로 체계적인 노인간호를 실시
1945년	미국 노년학회 발족
1950년	Newton & Anderson에 의해 최초의 노인간호학 교과서 발간
1964년	Schwartz 등 노인간호의 Landy mark study 발표
1966년	미국간호협회에서 Geriatric Nursing을 전문분야로 인정 미국 Duke University 대학원 과정에서 노인간호학 전공
1968년	미국간호협회에서 Standard Geriatric Nursing Practice 제정
1980년	한국 노년학 창간호 발간. 노인간호 관련 논문 발표
1981년	한국 노인복지법 선포
1985년	한국 노인간호 교과목을 분리하여 6개교 간호대학에서 교육 실시
1998년	한국의 노인간호학회 발족

3 노인간호 관련 종사자의 유형

1) 노인전문간호사

노인전문간호사란 보건복지부령 제778호에 의해 인정되어진 13개 전문간호사 중 하나이다. 노인을 위한 간호를 제공하고 옹호자 역할을 하며, 노인들의 기능적 능력을 최대화시켜 건강을 유지 · 증진시키며 장애를 예방하거나 최소화하는데 노력하고, 다양한 기관의 노인에게 건강간호를 제공한다. 주로 독립적으로 혹은 다른 건강 전문직 팀과 협동적으로 실무를 수행하는 역할을 한다.

(1) 필요성

의료 환경의 전문화와 고령화로 인한 노인성 질환 증가 및 만성퇴행성 질병의 변화는 간호의 질 향상에 대한 국민들의 요구도를 증가시키고 있다.

(2) 자격조건

간호사 자격을 갖추고 최근 10년 내에 해당분야의 기관에서 3년 이상 실무경력이 있어야 하며 간호 교육기관에서 노인간호학 석사과정을 이수하고 자격시험에 합격한 사람이어야 한다.

(3) 업무

노인전문간호사는 다양한 기관에서 생활하고 있는 노인에게 일차 건강간호를 제공한다. 노인의 건강관리와 간호를 위한 간호사정, 간호계획, 간호중재 등의 간호과정을 적용하고 프로그램의 진행을 돕는다. 또한 노인의 건강유지 및 증진, 간호제공, 재활치료 및 교육, 응급처치, 질병예방 및 존엄성을 유지하고 죽음을 맞이할 수 있도록 돕는 역할을 담당하고 있다. 또한 사례관리, 연구, 행정에도 관여한다. 노인의 일생생활을 편안하게 유지 및 증진하기 위하여 상담을 통한 문제해결 및 지역사회기관과의 연계 및 의뢰, 여가활동, 간병, 사회활동 대행업무 등을 조율하기도 한다.

2) 가정전문간호사

(1) 정의

가정전문간호사는 의사의 처방에 의하여 의뢰된 환자에게 가정에서의 의료서비스를 제공하는 간호사이다.

(2) 자격조건

가정전문간호사가 되기 위한 조건으로는 간호사 자격을 갖추고 최근 10년 이내에 3년 이상

간호사로 근무한 경력과 함께 간호교육기관에서 가정간호사 석사과정을 이수하고 자격시험에 합격한 사람이어야 한다. 가정간호사업을 하는 의료기관에서는 2인 이상의 가정전문간호사를 두어야 한다.

(3) 업무

가정전문간호사는 개인과 가족의 건강관리 능력 향상과 환자의 건강 유지 및 증진을 위한 전문적인 간호활동을 실시하며, 이를 위하여 전문적 지식, 기술, 태도 등과 윤리의식이 투철해야 한다.

가정간호의 범위는 간호, 검체의 채취 및 운반, 투약, 주사, 응급처치에 대한 교육 및 훈련, 상담, 다른 보건의료기관에 건강관리에 관한 의뢰 등으로 설명할 수 있다. 즉, 가정전문간호사는 검체의 채취 및 운반, 투약, 주사, 치료적 의료행위인 간호를 할 경우, 의사의 처방에 따라 집으로 방문하여 의료서비스를 제공하고, 재가환자의 자료를 수집 · 분석하여 간호를 계획하고, 환자교육, 관찰, 감시 등을 포함한 환자간호를 직접 수행하며, 다른 의료인, 의료기관 혹은 사회기관에 의뢰, 협조, 상담하여 환자와 그 가족의 문제를 우선순위별로 해결하며, 효율적인 환자교육을 통하여 건강관리에 대한 기술을 습득시킬 수 있다. 가정간호에서의 의사처방의 유효기간은 처방일로부터 90일까지로 하며, 가정전문간호사 1인당 1일 방문횟수는 월 또는 주평균 1일 7회로 한다.

3) 방문간호 전담공무원(보건소, 보건지소, 보건진료소)

(1) 정의

지역사회통합건강증진사업으로 지역사회 내의 기초생활수급자, 다문화가족, 북한이탈주민, 독거노인 등 건강취약계층의 건강보호를 위한 방문건강관리사업으로 취약계층의 가정을 방문하여 방문건강관리서비스를 제공한다.

(2) 자격조건

간호사 면허증을 소지해야 하며, 보건복지부령이 정하는 방문건강관리 전문인력으로 보건소 및 보건지소, 보건진료소에서 근무한다.

(3) 업무

대상자의 건강문제를 스크리닝하고 방문 관련 업무를 계획한다. 또한 지역사회 내 건강위험요인이 있는 대상가구 및 집단을 발굴하며 등록 관리의 업무를 진행한다. 건강관리서비스의 제공과 보건소 내 · 외의 자원을 연계하며, 혈압이나 혈당 등의 전반적인 건강 체크와 고혈압, 당뇨, 관절염, 뇌졸중, 암 등의 질병증상 등을 관리하고 합병증 예방에도 관여한다. 각종 의료에 대한 상담서비스를 실시하며, 다문화가정에 대한 지원서비스와 영유아와 임산부에 대한 건강관리 업무도 담당한다. 또한 필요한 경우 의료연계서비스도 제공한다.

4) 방문간호 종사자

재가노인복지시설 내의 방문간호로 의사, 한의사 또는 치과의사의 지시에 따라 간호사, 간호조무사 또는 치위생사가 수급자의 가정 등을 방문하여 간호, 진료의 보조, 요양에 관한 상담 또는 구강위생 등을 제공하는 것이다.

(1) 자격요건

장기요양법상 방문간호사는 2년 이상의 경력 간호사이거나, 3년 이상의 경력과 700시간 이상의 방문간호조무사 교육을 마친 간호조무사가 방문할 수 있다.

(2) 업무

방문간호는 노인장기요양법 시행으로 가정을 방문하여 전문적인 간호를 시행한다는 것은 가정간호사와 유사하나, 지불자가 의료보험이 아닌 장기요양보험이라는 점에 차이가 있으며 장기요양 재원에서 등급 판정(1~5등급)을 받은 어르신을 대상으로 월 한도액 내에서 기본 건강관리, 처치, 교육 등을 제공하므로 본인 부담금 외의 비용 발생은 없다.

2017년 9월 18일 발표된 치매국가책임제 추진 계획의 장기요양서비스 확대 영역으로 새롭게 등급을 받는 치매 노인의 신체기능 유지와 증상악화 방지를 위해 치매대상자는 등급을 받은 날부터 60일 이내에 월 한도액과 관계없이 방문간호 급여를 총 4회 범위 내에서 월 2회까지 이용할 수 있다. 치매대상자의 방문간호사는 복약지도와 건강관리 등을 실시한다.

4 노인간호 종사자의 기능과 역할

1) 급성기 병원

최근 급성기 병원에서는 담당 의사가 적합하다고 판단한 입원환자를 대상으로 간호 · 간병통합서비스제공인력에 의해 24시간 환자를 돌봐주는 간호간병통합서비스를 실시하고 있다. 간호간병통합서비스를 받기 위해서는 의사의 의견서 및 환자, 보호자의 동의서 등이 필요하다. 노인환자가 급증하고 있는 상황에서 간호간병통합서비스를 통해 입원서비스의 질을 향상시키고 환자 및 가족의 간병 부담을 경감시킬 수 있도록 간호사와 간병제공인력에게 전인간호를 제공받을 수 있는 환자 중심의 의료서비스이다. 2013년 7월 '포괄간호서비스'라는 명칭으로 시

범사업을 시작하였고 2016년 4월에 '간호 · 간병통합서비스'로 변경되어 시행하고 있다. 간호 간병통합서비스를 실시하는 병동에서는 다학제 간 인력으로 간호사, 노인전문간호사, 노인병 전문의, 약사, 사회복지사, 재활치료사 등이 포함된다. 급성기병원에서의 노인간호사의 역할은 노인을 사정하고 중재를 제공하며, 리더십, 교육 및 상담, 전문가적 간호실무 제공, 연구, 자문 및 협동, 자원관리 및 활용 등이 있다.

2) 노인요양병원

노인요양병원 입원대상은 '노인성 질환이나 치매, 중풍 등 만성질환 및 외과적 수술 후 또는 상해 후 회복이 필요한 자'인 경우에 입원할 수 있다. 주요 의료서비스는 진료, 처치, 간호, 재활, 상담, 호스피스, 인지프로그램 등을 실시한다. 입원환자의 상태에 따라 환자분류군은 의료최고도, 의료고도, 의료중도, 의료경도, 선택입원군 5개군으로 나누어 진료비가 책정된다.

노인요양병원에서 노인전문간호사들의 전문가적인 간호실무 및 교육자, 협동자로서 노인의 건강문제를 해결할 수 있는 역할이 무엇보다 중요하다. 노인전문간호사는 질병을 비롯한 여러 가지 잠재된 건강 문제를 사정하여 간호진단, 중재, 교육, 상담, 프로그램 진행 등의 역할을 하고 있으며 기관 내의 다양한 전문직 종사자들과의 협업을 통하여 노인들의 건강증진을 위한 치료, 재활, 인지기능의 향상을 도모하고 있다.

3) 노인요양시설

치매 · 중풍 등의 노인성 질환으로 심신에 상당한 장애가 발생하여 도움을 필요로 하는 자를 입소시켜 급식, 요양과 그 밖에 일상생활에 필요한 편의를 제공하는 시설이다. 간호사는 요양원에서 유일한 의료 인력으로 지정되어 있지만, 간호조무사가 간호사 인력으로 대치할 수 있는 실정이다. 간호사는 노인들의 건강을 책임지는 역할로 노인대상자의 건강요구에 대한 사정, 중재, 평가, 교육, 상담, 건강검진, 프로그램 진행 등을 수행한다. 또한 간호조무사, 요양보호사 등 여러 인력의 관리에도 참여한다. 이밖에도 의료인이면 노인의료복지시설의 시설장이 될 수 있으므로 기본적인 기준을 갖춘다면, 간호사도 충분히 시설을 운영할 수 있다. 추후 노인의 다양한 욕구와 건강문제를 해결하고 다 직종 간의 업무를 조율하기 위한 노인전문간호사의 역할이나 기능이 더욱 필요해질 것이다.

4) 재가노인복지시설

노인장기요양보험법의 시행으로 장기요양이 필요한 65세 이상 노인 및 치매 등의 노인성질병을 가진 65세 미만인 수급자에게 필요한 서비스를 제공하는 곳으로 재가노인복지시설인 방문요양서비스, 방문목욕서비스, 주 · 야간보호서비스, 단기보호서비스 등을 시행하는 곳이다.

(1) 주 · 야간보호서비스

주 · 야간보호서비스는 치매나 뇌졸중 등 건강의 기능장애가 있는 노인의 가족이 낮 또는 밤 동안 직장이나 다른 업무 등으로 노인을 돌볼 수 없는 경우 가족의 부담을 덜어주기 위하여 시행되는 서비스이다. 즉, 적절한 재활프로그램이나 여가프로그램을 제공함으로써 노인기능장애를 회복시키거나 퇴행을 예방하기 위한 것으로 가족의 신체적 · 정신적 부담을 덜어주기 위한 가족지원 프로그램이다. 간호인력은 수급자들에게 하루 중 일정한 시간 동안 장기요양기관에서 목욕, 식사, 기본간호, 치매관리, 응급서비스 등 심신기능의 유지 · 향상을 위한 교육과 훈련 등을 제공한다. 현재는 많은 재가시설에서 간호사 없이 운영되고 있으나 대상자들이 다양한 건강문제를 가지고 있기 때문에 간호사가 반드시 간호에 참여할 필요성이 있다. 또한 간호사는 재가노인복지시설을 운영할 수 있는 요건을 갖춘 의료인으로서 센터장의 역할을 감당한다.

(2) 단기보호서비스

재가노인복시설의 하나로 심신이 허약한 노인이나 장애가 있는 노인을 일시적으로 단기간 보호시설에 입소시켜 보호함으로써 노인 및 노인가정의 복지증진을 도모하기 위한 서비스이다. 단기보호서비스는 수급자를 월 9일 이내 기간 동안 장기요양기관에 보호하여 신체활동 지원 및 심신기능 유지 및 향상을 위한 교육, 훈련 등 그 밖에 일상생활에 필요한 편의를 제공하는 프로그램이다.

간호사는 대상자의 신체상황과 욕구를 파악하여 간호계획을 수립하고 그에 따른 식사, 목욕 등의 개인위생관리와 일상생활 활동지원, 물리치료 및 프로그램의 참여여부 판단, 약물관리, 활력징후 및 혈당측정 및 상처관리 등의 업무를 수행한다.

5) 재가서비스

가정에서 이루어지는 간호 및 처치를 말한다, 주로 방문간호사에 의한 것으로 재가환자의 건강을 돌보고 재활시키는 것을 목적으로 한다. 간호사의 역할에는 간호, 보건교육, 가족상담 등이 있다.

(1) 장기요양등급에 따른 방문간호

노인장기요양기관에서 제공되는 서비스를 말한다. 65세 이상 노인 또는 65세 미만의 노인성질환을 가진 자로 6개월 이상 혼자서는 일상생활이 어려워 장기요양 등급판정위원회에서 장기요양 1~5등급 판정을 받은 대상자를 간호사, 간호조무사 또는 치위생사가 의사, 한의사 또는 치과의사의 지시서에 따라 재가노인의 가정 등을 방문하여 간호, 진료의 보조, 요양에 관한 상담 또는 구강위생 등을 제공하는 서비스이다. 방문간호서비스의 내용은 다음과 같다.

① **의사, 한의사, 치과의사의 방문간호 지시서에 따른 간호, 진료의 보조 또는 구강위생**
② **기본관리:** 건강상태 확인, 활력징후(혈압, 체온, 맥박, 호흡) 및 혈당 측정, 지남력(시간, 장소, 사람 등에 관한 인지능력) 평가 등
③ **교육 및 상담:** 통증, 식이, 감염, 구강, 투약관리에 관한 교육 및 상담 등
④ **신체훈련:** 관절 구축 예방 및 근력 강화, 이동장애 개선, 낙상 예방, 운동기능 향상 훈련 등
⑤ **의료연계 및 검사:** 의료기관의 진료 의뢰, 장기요양기관 연계, 기초검사 등

(2) 보건소의 방문간호

보건소를 중심으로 제공되는 방문건강관리사업은 의료 사각지대 해소 및 취약계층의 건강 형평성 제고에 목적을 둔 공공보건의료사업이다. 간호사 외 전문 인력이 기초생활수급자, 차상위 계층, 독거노인, 장애인 등 건강 취약 가정을 방문하여 질병의 예방, 처치, 교육, 상담 등의 서비스를 제공한다.

6) 가정간호

의료기관에서 의사나 한의사가 가정전문간호사에게 치료나 관리를 의뢰한 대상자를 관리하는 역할을 한다. 2명 이상의 가정전문간호사가 가정을 방문하여 재가에서 처치를 필요로 하는 환자에게 기본간호, 치료적 간호 등을 제공한다. 이에 따른 기본방문료나 진료행위별수가(치료, 재료비) 등이 발생한다.

7) 지역사회 통합돌봄

지역사회 통합돌봄(커뮤니티케어; community care)은 돌봄(care)을 필요로 하는 주민들이 자택이나 그룹 홈 등의 지역사회(community)에 거주하면서 개개인의 욕구에 맞는 복지급여와 서비스를 받고, 지역사회에서 지속적으로 활동을 할 수 있도록 돕는다. 통합돌봄은 병원과 시설 중심의 서비스를 지역사회 중심의 서비스로, 국가 중심에서 지역사회 중심으로 수요자의 선택권을 확대하는 방식이다.

지역사회 통합돌봄이 성공적으로 정착되기 위해서는 보건의료, 요양, 복지서비스 간 원활한 연계를 통해 통합적 · 연속적인 돌봄서비스를 제공해야 한다.

간호사는 상담과 교육을 통해 주민이 주체가 되어 삶의 보람을 찾고, 건강증진, 자아실현 등의 활동을 할 수 있게 하는 중요한 역할을 수행한다.

CHAPTER 4

노화 원인 가설과 건강관리

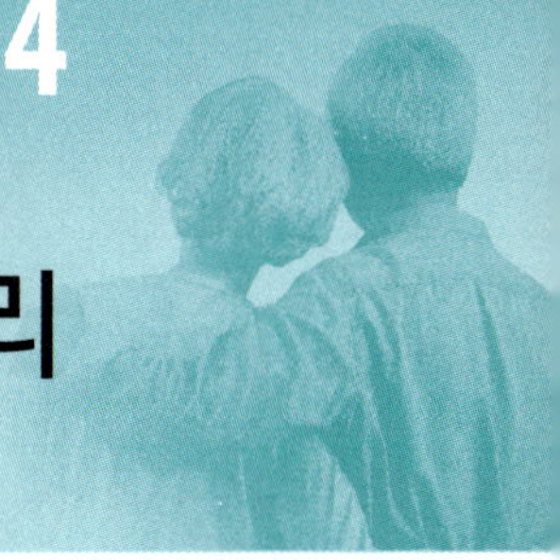

학습목표

1. 일차 노화 원인 가설에 대해 설명한다.
2. 이차 노화 원인 가설에 대해 설명한다.
3. 삼차 노화 원인 가설에 대해 설명한다.
4. 성공적인 노화에 대한 사회학적 연구 가설을 열거한다.
5. 노화과정을 늦추는 일상생활 간호방법을 서술한다.

핵심용어

교차연결 Cross-connection

변이 Modification

오류 Error

유전체 Genome

줄기세포 Stem cell

텔로미어 Telomere

활성산소 Active oxygen

후성유전 Epigenetics

성공적인 노화이론 Successful aging theory

사회유리이론 Disengagement theory

활동이론 Activity theory

인간을 비롯한 모든 유기체는 시간이 지나면 죽음을 맞이하게 된다. 오랫동안 다양한 분야의 학자들은 유기체를 구성하는 세포, 조직, 기관, 체계 등 생리적인 여러 수준에서 노화현상과 원인을 규명하기 위한 연구를 계속하고 있다. 연구결과들이 축적되면서 생리적인 노화에 대한 이해가 증진되고 있다.

지금까지 생리적인 노화이론에서 주장하는 주요 가설들은 우선 세포 내 유전자와 관련이 있다고 주장하는 유전자설, 유전자 오류설, 체세포변이설, 프로그램설, 텔로미어설 등이 있다. 다음으로는 손상된 유전자를 복구하기 위해 대응하는 과정과 관련이 있다고 주장하는 활성산소설, 교차연결설, 마모설, 세포막설이 있다. 또한 우리 몸의 신경체계나 호르몬체계의 혼란 때문에 항상성이 파괴되고 비정상적인 면역계 반응으로 인해 감염성 질환이 증가하고 특이증상이 발현되면서 노화한다고 주장하는 신경내분비설, 면역저하설 그리고 염증설 등이 있다.

이런 다양한 생리적인 노화 원인 가설들을 종합해서 살펴볼 때, 노화는 우리 몸을 구성하는 가장 기본 단위인 세포가 손상되어 비정상적인 활동을 하거나 비정상적인 세포가 제거되지 못하고 계속 축적되면서 더 큰 손상이 나타나거나, 세포의 비정상적인 활동이 지속되면서 나타나는 현상이라 할 수 있다. 최근에는 손상된 세포를 비정상적인 세포활동을 일으키는 근본원인으로 보고, 세포손상을 일으키는 원인을 발견하려는 연구들이 진행되고 있다. 또한 사회과학연구에서도 성공적인 노화요인들을 파악하기 위한 연구들이 꾸준히 진행되고 있다.

이 장에서는 그 동안 알려진 생리적인 노화 가설들을 토대로 세포손상에 근본적인 원인을 제공하는 일차 노화 원인 가설, 일차 노화 원인들의 영향으로 나타나는 이차 노화 원인 가설 그리고 일차와 이차 노화 원인들이 종합적으로 작용하여 원인이 되는 삼차 노화 원인 가설 및 성공적인 노화를 위한 사회학적인 이론들을 소개한다. 그리고 생리적 노화를 늦출 수 있는 일상생활 간호에 대해 탐구할 점을 기술한다.

1 일차 노화 원인 가설

가장 근본적인 노화 원인은 세포 내의 유전자와 관련이 있다. 각 세포는 정상의 범위 안에서 세포활동을 하는데, 세포분열도 이에 포함된다. 세포분열 과정에서 모든 유전정보가 안정적으로 새로운 세포로 전달된다면 세포의 비정상적인 활동은 나타나지 않겠지만, 모든 유전정보가 담긴 유전자(DNA)에 어떠한 변형이 생기게 되면 세포손상이 일어날 수 있다. 이러한 이유로 유전체의 불안정성, 텔로미어의 감소, 후성유전학적 변화 등은 유전자와 관련된 일차 노화 원인이 될 수 있다고 가정한다. 또한 단백질이 유전자와 세포를 구성하는 기본적인 물질이기 때문에 세포 내 단백질의 균형상실도 일차 노화의 원인으로 가정한다.

1) 유전체의 불안정성

유전체(genome)의 불안정성이란, 정상적인 비율보다 높게 발생하는 돌연변이 비율을 의미하며, DNA 손상 복구와 밀접한 관련이 있다. 유전적 다양성과 자연선택의 원천이 되기도 하는 유전체의 불안정성인 돌연변이는 진화에는 유익하지만, 암을 비롯해 노화에 따른 질병을 일으키는 치명적인 결과를 가져올 수도 있다. 유전체에 돌연변이를 일으키는 원인은 X-ray, 자외선, 각종 화합물, 활성산소, DNA 복제 과정의 실수 등 다양하며, 이로 인한 유전체의 손상은 노화를 수반한다는 많은 연구결과가 있다.

유전자 변이이론이나 유전자 오류이론 등은 단백질 합성의 오류가 축적되어 시간이 지나면서 RNA 합성기능이 약해져 결함세포가 생성되고, RNA의 오류가 DNA의 오류로 이어진다고 가정한다. 또한 DNA의 오류가 복구되지 않으면 영구적인 변화가 일어날 수 있다고 주장한다. 유전자의 변이나 차이의 원인은 다양하다. 1,000만 개의 유전자 복제마다 한 번 정도 오류가 나타나기도 하고, 복제 후에도 외부의 물리적 · 화학적 요인에 의해 돌연변이가 일어나기도 한다. 외부적 요인으로는 방사선 또는 자외선을 받거나 불에 탄 고기를 먹었을 때 화학물질로 인한 변이가 생길 수도 있다. 이런 오류는 대부분 세포 자체적으로 복구가 되지만, 만일 복구가 되지 못하고 생식 세포에서 오류가 일어나게 되면 자손들에게 전달되기도 한다.

반면, 세포분열 과정에서 유전체의 변형 없이 염색체들이 잘 분리되는 경우에는 포유동물의 수명을 연장시킬 수 있다는 유전적인 근거가 있다. 예를 들면, 더운 여름날 야외 활동을 통해 직사광선을 쏘였다면 DNA에 손상을 줄 수 있다. 만일 일상 수준의 DNA 손상이거나 정상적인 세포라면 DNA 손상이 복구되어 변형을 바로잡기 때문에 유전체의 불안정성이 제거된다. 그러나 만일 과다한 DNA 손상이나 DNA 손상 복구에 관여하는 단백질에 문제가 있다면, 변형된 DNA는 그대로 유지된다. 따라서 정상세포와는 다른(유전체의 불안정성을 내포한) 모습을 보이게 되므로, 이런 관점에서 유전체의 불안정성은 세포의 변형을 유발하는 노화의 근본적인 원인 가설이 될 수 있다.

2) 텔로미어의 감소

텔로미어(telomere)는 유전정보를 담고 있는 염색체 말단의 염기서열 부위이며, 특정 서열(6개의 뉴클레오티드, AATCCC, TTAGGG 등)이 수천 번 반복해 배열되는 특징을 지니고 있다(그림 4-1). 텔로미어는 DNA 묶음의 끝에서 DNA 묶음 전체를 보호하지만 세포분열 과정이 반복되면(노화가 진행될수록), 그 길이가 줄어들게 된다. 나중에는 매듭만 남게 되고 세포복제가 멈추어 결국 세포는 사멸한다. 이러한 연구결과가 나타나면서 텔로미어의 감소가 노화와 수명을 결정하는 원인으로 추정되고 있다.

일반적인 DNA 복제효소(DNA polymerase)는 텔로미어가 있는 DNA의 선형 말단을 복제할 수가 없다. 다만 텔로머라아제(telomerase)라는 특수한 DNA 복제효소에 의해서만 복제가 가능하다. 그런데 대부분의 체세포는 텔로머라아제를 발현하지 못하므로 텔로미어의 서열이 지속적으로 누적되어 손실된다. 텔로미어의 길이와 노화는 매우 밀접한 관계가 있는 것으로 나타나고 있다. 그러나 체세포를 제외한 생식세포와 암세포는 텔로미어가 줄어들지 않아 무한 증식이 가능하다. 그러므로 암세포가 증식할 때마다 텔로미어를 계속 생성하는 것은 텔로머라아제라는 효소 때문인 것으로 밝혀졌다.

유전자(DNA) 손상과 노화의 관점에서 보면, 유전체의 불안정성은 불규칙적으로 작용하지만, 텔로미어의 감소는 노화에 더 민감하며, 직접적으로 나타나는 것으로 알려져 있다. 세계 최초로 체세포 복제된 돌리(Dolly)의 경우, 양들의 평균수명인 11~12년의 절반인 6.5년을 살다 죽었다. 돌리에게 체세포의 DNA를 전달한 양의 나이가 약 6세쯤이었고, 체세포는 텔로머라아제를 발현하지 못하기 때문에 돌리 복제에 이용된 DNA의 텔로미어는 이미 6세만큼 짧아졌으므로 6.5년(6년+6.5년=12.5년) 밖에 살지 못한 것이다.

프로그램된 생체시계 이론을 뒷받침하는 연구에 따르면, 텔로미어의 분열횟수는 종의 수명에 비례하며, 인간의 경우 약 40~60회 분열하는 것으로 알려져 있다. 즉, 장수유전자를 가지고 태어난 사람은 오래 살고, 그렇지 않은 사람은 일찍 죽는다는 것이다. 주변의 예를 들면, 매일 술을 마시고 담배를 피워도 오래 사는 사람이 있는가 하면 술과 담배를 전혀 하지 않고 건강관

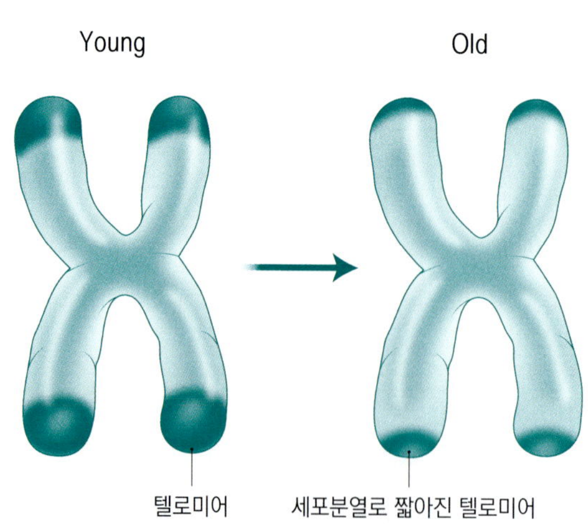

그림 4-1 텔로미어의 노화로 인한 변화

리를 꾸준히 하는 사람이 일찍 죽는 경우를 볼 수 있다. 또한 부모나 조부모의 수명에 따라 자손의 수명이 비슷하게 나타나는 경우도 관찰할 수 있다.

3) 후성유전학적 변화

후성유전학적 변화란 염색체 염기서열의 직접적인 변화가 아니라 유전자의 발현 양상과 활성 여부의 변화로 유전적 변형을 일으키고 다음 세대로 유전되는 현상이다. 진핵생물 안에서 뉴클레오솜을 구성하는 히스톤 단백질은 DNA를 감싸는 실패 역할을 하면서 유전자 발현의 조절에 중요하게 작용하는데, 가장 잘 알려져 있는 것은 DNA 메틸화 같은 변형이다. 그 결과로 유전자의 활성이 억제된다. 히스톤 단백질은 음식이나 약에서 유입된 화합물이나 중금속과 결합하여 변형이 가능하고, 이를 통해 유전자의 발현 양상이 조절되거나 변형된다.

예를 들어, 같은 유전적 정보를 가진 일란성 쌍둥이의 경우, 어릴 적에는 똑같이 생겨 구분하기가 어렵지만 나이가 들면서 조금씩 차이가 생긴다. 이런 차이는 단순히 머리 모양이나 패션의 차이로 인한 것이 아니라 모습에서의 차이가 서서히 뚜렷하게 구분되어 나타난다. 즉, 같은 유전적 정보를 가지고 있더라도, 외부요인에 의해 특정 유전정보가 한쪽은 확대 재생산되고, 다른 한쪽은 생산되지 않는 경우에 그 차이가 극명하게 나타난다. 이러한 원인에 의한 변화를 후성유전학적 변화라고 한다.

후성유전학적 변화는 환경, 식습관, 약물, 운동, 감정 등의 영향을 많이 받는다. 예를 들어, 우리가 처방을 받은 약들도 DNA에 결합하는 방식으로 유전정보가 해석되는 과정에서 원치 않는 관여를 할 수 있다. 특히 태아 초기에 세포분열은 한 인간이 개체로 성장하는 데 큰 영향을 줄 수 있으므로 임신 중 감기약이나 기타 약물은 삼가해야 한다. 최근에는 환경오염(특히 미세먼지에 있는 많은 양의 중금속)의 결과로 후성유전학적인 변화가 일어날 수 있다고 알려져 있다.

후성유전학적 변화는 DNA가 동일한 쌍둥이의 경우라도 각 유전자의 발현 여부와 정도의 차이로 인해 표현형의 변화와 차이를 보일 수 있다. 반대의 예를 들면, 다른 유전정보를 가진 부부가 같은 생활환경에서 같은 음식을 섭취하는 시간이 오래되면 닮아간다. 이는 각 유전자가 비슷한 패턴으로 발현된 결과의 누적 현상이라고 할 수 있다. 만일 이런 과정에서 매우 비정상적인 유전자 발현이 있거나 발현이 안 되는 일이 있으면, 세포의 심각한 변형을 유도할 수 있으며 곧 세포가 노화되기 시작할 수도 있다.

4) 단백질 균형의 상실

단백질은 세포 내에서 DNA를 복사하고 세포손상을 복구하는 일을 하므로 단백질 균형의 상실은 세포에 손상을 일으키는 원인으로 추정될 수 있다. 정상적인 세포활동이 지속되려면 단백질이 제 기능을 할 수 있는, 일정한 수준의 농도가 유지되어야 한다. 그러나 단백질은 열이나 스트레스 혹은 활성산소의 영향에 의해 구조가 변형되기도 하고, 적절한 단백질 구조의 유지가 헝클어지기도 한다. 따라서 세포는 여러 가지 방법을 동원하여 모든 단백질의 기능을 유지하려고 한다.

세포 내의 단백질균형 유지는 샤페론(chaperone), 단백질 분해 시스템인 유비퀴틴 프로테아좀 시스템(ubiquitin proteasome system, UPS) 그리고 자가포식(autophagy)이 담당한다. 불안정한 단백질이 생기면 샤페론이 결합하여 단백질을 도와주어 안정적인 구조를 유지하도록 한다. 그러나 단백질이 잘못 만들어진 경우에는 빠르게 분쇄하여 새로운 단백질을 만드는 재료로 사용하게도 한다. 즉, 단백질에 문제가 있는 경우에 유비퀴틴이라는 스티커를 붙여 이 스티커를 인식하는 프로테아좀(쓰레기 분쇄함)을 통해 제거하고, 분쇄된 단백질을 재료로 새 단백질을 만든다. 이 방법을 통하여 비정상적인 혹은 기능을 할 수 없는 단백질을 선별적으로 분쇄함으로써 세포의 손상을 막을 수 있다.

이에 비해 자가포식은 더 적극적으로 세포 내의 소기관이나 세포들을 라이소좀이라는 소기관을 통해 분쇄하는 방법이다. 자가포식과 노화의 관계에 대한 연구를 통해 세포들이 바이러스나 박테리아 또는 손상된 세포 내 물질을 제거하기 위해 분쇄되어 만들어진 재료를 재활용하는 것으로 알려졌다.

그러나 이런 기능을 담당하는 자가포식에 결함이 생기면 암, 심장병, 퇴행성 뇌질환 같은 노화 관련 질병의 발생에 직접 영향을 주게 된다. 즉, 세포는 다양한 방법으로 정상적인 구조와 형태를 가진 각 단백질의 균형을 유지하고자 노력하는데, 이런 과정에 문제가 생겨 잘못된 구조의 단백질이 쌓여간다면, 그 단백질들의 역할에 공백이 생겨서 세포 손상을 받게 되며, 그 결과로 세포노화가 진행된다.

2 이차 노화 원인 가설

일차 노화 원인에 대한 대응적 반응으로 나타나는 영양소 감수성 저하, 미토콘드리아 기능장애, 그리고 세포의 노화현상은 이차 노화 원인으로 분류되고 있다. 유전자와 관련된 일차 노화 원인으로 초래된 세포의 손상을 복구하거나 제거하기 위한 대응적 반응이 세포차원에서 일어나게 된다. 그러나 이런 대응과정에서 상보적인 반응이 지속되어 만성화되고 악화되면서 특징적인 세포 간의 소통장애가 나타난다.

1) 영양소 감수성 저하

세포의 영양소에 대한 감수성이 저하된다는 의미는 반응센서가 둔해진다는 것이다. 혈당조절의 예를 들자면, 정상세포는 인슐린을 이용해 포도당을 세포 내부로 받아들여 혈당을 감소시키는 '인슐린 저항성'이라는 기제를 작동시킨다. 즉, 정상인 경우에는 외부에서 흡수된 영양소에 대해 정상 범위의 농도를 인지하고 반응을 한다.

그러나 반응에 대한 감수성이 떨어지면 적절한 대응을 하지 못하게 된다. 쉬운 예로 영양과다섭취나 비만 등에 의해 유발되는 제2형 당뇨병의 경우, 영양소 감수성이 저하되어 인슐린 치료를 받게 된다.

영양소 감수성이 저하되는 상황은 세포 안에서 작동하는 여러 가지 반응 기전과 다양한 이유로 인해 문제가 생겨 발생한다. 예를 들면, 당뇨병의 경우, 인슐린 신호전달 과정에 문제가 생겨 발생한다. 인슐린 신호전달 과정은 진화과정에서 가장 잘 보존된 노화 통제 기전으로 알려져 있다. 그리고 식이 제한(dietary restriction, DR)이나 칼로리 제한은 비인간 영장류를 포함해 조사된 모든 진핵 생물종의 수명이나 건강 상태를 증가시킨다고 알려져 있다. 현재까지 확인된 근거들을 통해 영양소 대사 신호전달 과정에 문제가 생기면, 노화를 가속화시키는 것을 알 수 있다.

2) 미토콘드리아 기능장애

40여 년 전부터 미토콘드리아가 노화에 기여한다는 주장이 제기되어 왔다. 그동안 인간을 포함한 많은 생물체 실험에서 미토콘드리아의 기능 손상이 노화와 질병에 영향을 주는 것으로 확인되어왔다. 즉, 미토콘드리아의 건강성과 활동의 감소가 정상적인 노화와 연관되어 있으며, 다양한 연령관련 질환의 발달과도 관련이 있다. 미토콘드리아의 주된 기능은 세포 내에서 에너지(ATP)를 생성하고, 세포 내 발전소 같은 역할을 하며, 세포사멸이나 지방산의 베타산화, 철-황 클러스터 합성 같은 다양한 역할이다. 에너지 생성과정에서는 활성산소가 만들어진다. 이 활성산소는 반응성이 높으므로 유전자나 단백질에 손상을 줄 수 있어, 활성산소에 의한 세포손상이 노화의 원인 중 하나라고 오랫동안 주장(mitochondrial free radical theory)되어 왔다.

활성산소이론(free radical theory)을 주장하는 연구자들은 미토콘드리아와 관련된 노화의 원인을 주로 산화 손상에 의한 미토콘드리아 DNA(mtDNA)의 돌연변이에서 찾았으나, 최근 대부분 포유류의 mtDNA 돌연변이가 mtDNA 중합 효소에 의한 '복제 오류'에서 비롯되었다고 주장하는 연구결과가 나오고 있다. 정상 미토콘드리아는 DNA 손상과 같은 핵의 손상 신호가 전달되면, 미토콘드리아가 다시 핵으로 상보적인 신호를 보내지만, 미토콘드리아의 기능장애로 원활한 신호전달이 되지 않을 경우에는 미토콘드리아가 핵의 손상에 적절하게 대응하지 못해 세포가 노화하게 된다는 것이다.

노화과정에서 미토콘드리아의 생체에너지 생산의 효율성은 감소한다. 이런 현상은 DNA의 말단 부위인 텔로미어를 복원하는 효소인 텔로머라아제와 관련이 있다. 즉, 미토콘드리아 기능이 감소하더라도 텔로머라아제를 활성화하면 그 기능이 복원될 수도 있다. 예를 들어, 시르투인 1(sirtuin 1)이라는 단백질 효소는 손상된 DNA의 복구, 전사조절 도움 인자와 관련된 과정 및 자가포식에 의해 손상된 미토콘드리아의 제거 과정 등을 통해 미토콘드리아의 생체에너지 생산을 조절한다고 알려져 있다.

3) 세포의 노화

젊은 개체에서 세포의 노화는 손상된 세포의 증식을 막아 암으로부터 보호하고, 조직의 항상성을 유지하는 데 기여한다. 그러나 늙은 개체에서 세포의 노화는 세포의 전반적인 손상과 노화된 세포의 제거부족으로 축적되어 노화에 기여하는 조직 항상성에 여러 가지 해로운 영향을 미친다. 노화가 진행되면 노화 세포의 수가 증가한다는 사실로 인해 세포의 노화가 몸 전체의 노화에 영향을 줄 것이라고 추정되어 왔다. 전통적으로 노화는 산발적으로 발생되는 세포손상이 조직의 손상으로 연결되지 않도록 예방하는 불가역적인 세포주기 정지 메커니즘(이를 통해 손상된 세포들이 증식하지 못하게 하는)으로 여겨져 왔다.

그러나 세포의 노화는 단순히 세포주기가 정지된 형태의 세포 단계가 아니라, 세포주기의 정지 이후에 추가로 획득된 다양한 표현형의 세포 상태를 포괄적으로 나타내는 현상이며, 다양한 메커니즘을 통해 노화와 관련된 조직 및 기관의 기능 장애 등 다양한 만성 질병에 관여하는 것으로 알려지고 있다. 세포의 노화는 또한 줄기세포(stem cell)와 전구세포(progenitor cell) 등의 순환 세포들을 고갈시키는 역할을 하고, 그 결과로 조직의 항상성과 재생을 저해한다.

세포의 노화는 또한 노화와 관련되는 여러 종류의 분비표현형 단백질들이 분비되도록 유도하여 주변 세포들의 비정상적인 세포 분화를 유도한다. 더 나아가 다양한 조직기능의 장애를 촉진시킬 수 있다. 손상을 복구하는 능력이 떨어지는 늙은 개체에서는 세포의 노화가 조직의 재생 능력을 소진하고 만성염증을 유발할 수 있다. 즉, 노화를 유도하는 종양 억제 경로의 적당한 향상은 수명을 연장시킬 수 있지만, 만성이 되면 오히려 불리하게 작용한다고 볼 수 있다.

3 삼차 노화 원인 가설

삼차 노화 원인 가설은 일차 노화 원인과 이차 노화 원인이 미치는 영향에 대항하여 종합적으로 나타나는 결과가 원인이 된다. 즉, 노화가 진행되면서 다양한 만성질환이나 노쇠현상 그리고 감염의 증가가 나타난다.

1) 줄기세포 고갈

줄기세포는 여러 가지 모습의 말단세포로 분화하는 능력을 갖추고 있어, 노화와 관련해 받은 손상을 쉽게 해결할 수 있는 해결사이지만, 줄기세포 수는 나이가 들면서 감소하는 것으로 알려져 있다. 줄기세포의 고갈은 앞에서 언급한 7가지 노화 원인의 종합적인 결과로 나타난다. 또한 이로 인해 노화의 역전은 점차 더 어렵게 된다.

최근 연구결과에서는 뇌의 시상하부에 있는 줄기세포가 몸의 노화 속도를 관리하거나 통제하는 것으로 알려졌다. 시상하부의 신경 줄기세포 수는 나이가 들면서 자연적으로 감소하며, 이런 감소 결과는 노화를 가속화한다. 그렇지만 줄기세포 또는 이들이 생산하는 분자를 보충해 줌으로써 줄기세포 수의 손실을 역전시킬 수 있는데, 시상하부 줄기세포가 유전자 발현을 조절하여 몸 전체의 노화속도를 늦추고 노화를 막는 역할을 한다.

2) 세포 간의 소통 변화

세포 간의 소통 변화란, 일차 노화 원인 4가지와 이차 노화 원인 3가지 등 7가지의 세포 노화 원인과 이에 따른 상보적 반응에 의해 정밀하게 소통되어야 하는 신체의 시스템에 문제가 생기면서 노화가 진행되는 것을 의미한다. 외부에서 침입한 병원체에 대응하는 면역세포의 활동 결과로 나타나는 염증은 환경에 따른 엄밀한 세포 간 소통의 좋은 예라고 할 수 있다.

염증은 감염, 자가면역, 암을 비롯한 많은 질병의 시작이며 노화 관련 질환의 주요 원인이

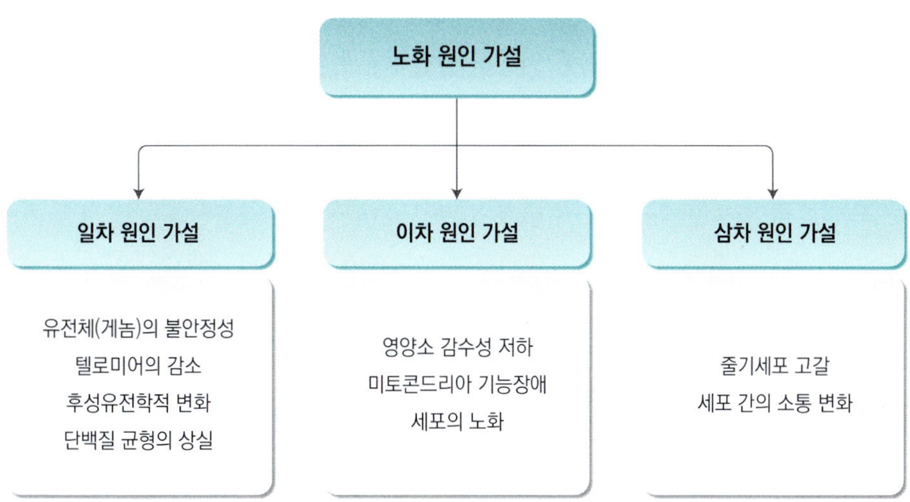

그림 4-2 노화 원인 가설의 종류

다. 염증은 병원균 침입 등의 외인성 신호와 세포손상 등의 내인성 신호에 의해 자극되는 개체 보호 반응이라고 정의할 수 있다. 그런데 염증 반응을 통해 초기 원인의 제거와 손상된 조직의 복구가 진행되는데, 염증의 시작과 끝을 위해 필요한 동시 다발적인 분자적 · 면역학적 · 생리학적 과정의 복잡함 때문에 간단하게 설명하기는 어려운 현상이다.

세포들 간의 소통이 변화하면 시간적 · 공간적으로 복잡하고 정교하게 조절되는 세포 간 소통에 변화가 일어나면서 정확한 시간과 장소에 정확한 염증 반응이 나타나거나 사라지지 않는다. 이런 경우, 감염의 확산이나 만성적인 염증으로 인해 세포와 조직의 주변은 손상을 받게 되며 노화가 진행된다는 것이다.

4 성공적인 노화에 대한 사회학 연구 가설

노화에 대한 사회과학 연구에서 가장 오랫동안 지속적으로 연구되어 온 이슈는 노화와 성공적인 적응이었다(Maddox & Campbell, 1985). 처음에 성공적인 노화에 대한 관심은 사회유리이론과 활동이론 간의 논쟁에서 비롯되었다.

사회유리이론(disengagement theory)은 노인이 심리적 · 행동적으로 사회의 주요역할에서 움츠려드는 현상은 노년기 동안 삶의 만족도를 적정화하기 위함(Cumming & Henry, 1961)이라는 주장에 초점을 두고 있다. 또한 사회구성원들도 노인을 분리시켜 개입을 허용하지 않고, 노인도 스스로 사회에서 멀어지는 것을 원하므로 사회유리현상은 노인이나 사회적으로 모두에게 이롭다고 주장하고 있다. 그러나 사회유리이론의 약점은 노화과정을 너무 단순화시키므로 노년기 노인의 복잡하고 다양한 현상을 적절히 설명하지 못한다는 비판을 받아오고 있다.

활동이론(activity theory)은 안녕상태에 대한 노인의 지각이 사회적인 통합과 참여로 극대화될 수 있으므로 적정수준의 사회활동을 유지해야 한다는 주장(Havighurst, 1972)에 초점을 두고 있다. 즉, 좀 더 활동적인 노인들이 덜 활동적인 노인에 비해 생활만족도가 더 높고 적응도가 뛰어날 것이라고 가정하므로 사회유리이론과는 반대적인 입장을 취하고 있다. 특히 노인의 지속적인 활동참여와 친교유지는 노인의 기능을 유지하게 하고 자아개념을 강화시켜 노년기 생의 만족감과 건강유지에 중요한 영향을 준다고 강조한다.

그러나 활동이론의 약점은 모든 노인들이 사회활동 참여를 원하고 있다는 기본 가정에 대해 어떤 노인들은 비활동적이고 소극적인 삶을 살면서 행복해 한다고 비판한다. 즉, 활동유형, 개인의 성격, 노인이 처한 상황에 따라 활동참여와 만족도 간의 관계가 변화되는 것을 간과한다는 한계점을 지니고 있다.

성공적인 노화이론(successful aging theory)은 사회유리이론과 활동이론의 공통적인 문제점이 성공적인 노화를 단일한 유형으로 가정하고 개인의 차이를 크게 고려하지 않은 점에 착안하였다. Neugarten(1968)과 동료들은 성공적인 노화는 노인 개인의 성격과 연관시켜 이해해야 더 효과적인 설명을 할 수 있다고 가정하고, 개인의 성격유형을 고려하지 않은 성공적인 노화이론은 가치가 없다고 주장한다. 그러므로 노인이 사회로부터 유리되거나 사회적 활동을 지속하는 것이 성공적인 노화가 아니며 개인의 성격유형과 균형을 이룰 때를 성공적인 노화라고 보는 관점을 지니고 있다.

노년기 삶을 긍정적이고 생산적인 관점으로 본 성공적인 노화이론(Rowe & Hahn, 1997)도 개발되어 널리 보급되었다. 이 이론에서 성공적인 노화는 질병이나 장애가 발생할 확률이 낮고, 신체와 인지기능이 유지되는 상태에서 적극적인 사회적 생산활동에 참여하는 것이라고 주장한다. 긍정적이고 생산적 · 성공적인 노화모형의 개념은 질병과 장애예방, 신체와 인지활동 유지, 적극적인 사회활동참여, 그리고 긍정적 영성 4가지로 구성되어 있으며 서로 밀접한 연관성을 갖고 있다(그림 4-3).

성공적인 노화를 경험하는 노인의 예를 들자면, 현재 질병이나 장애발생의 위험이 적은 신체적으로 건강한 상태이고, 신체활동과 인지활동을 유지하는 상태이며, 적극적인 사회참여를 통해 생산적인 활동을 하는 상태이고 삶에 대한 의미와 초월자와의 관계에 대해 긍정적인 영성을 통해 고독감이나 스트레스에 잘 대처하고 질병에 대한 통제감을 증가시킬 수 있는 상태를 말한다.

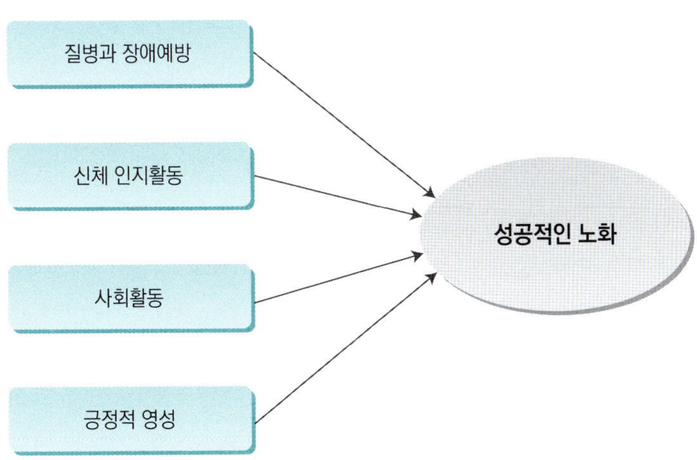

그림 4-3 성공적인 노화에 영향을 주는 요인

5 성공적인 노화를 위한 일상생활 실천전략

지금까지 인간의 노화 원인 가설에 대해 살펴보았다. 인간의 수명이 연장되고는 있으나 출생 후부터 노화과정은 계속되어 누구나 죽음을 맞이한다는 사실을 알게 되었다. 그렇다면 노화과정에서 만성질환을 예방하고 건강증진을 통해 행복한 노년기를 지낼 수 있는 방안은 무엇일까?

1) 생체리듬 유지

일주기 생체리듬(circadian rhythm)은 24시간 동안 생명체에서 관찰되는 세포 및 생리의 리듬을 의미한다. 대체로 24시간에 맞춰 움직이는 일주기 생체리듬을 생체시계라고 정의한다. 생체리듬은 생체에 내재된 현상이지만 빛, 온도, 산화와 환원 사이클 등의 외부환경에 의해 조정되기도 한다. 생체시계를 구성하는 단백질에 의한 음성되먹임(negative feedback) 조절은 해당 생체리듬 관련 단백질의 진동(oscillation) 형태를 만들며, 시간마다 일주기성 생체시계 유전자 산물의 상대적인 양은 다른 유전자들의 발현을 조절하여 생체리듬을 유도하게 된다. 수면 주기나 신진대사, 호르몬 분비 같은 많은 생리적 과정은 이런 생체리듬에 의해 조절되는 것으로 알려져 있는데, 생체리듬의 기능 장애는 이러한 생리 장애뿐만 아니라 노화와도 관련되어 있다.

우리 주변에는 일상생활의 일주기성이 무너진 채 생활하는 사람들이 많다. 특히 근무여건상 밤에 일을 하는 경우, 정상적인 일주기성에 따른 유전자들의 발현에 변화가 나타날 수 있다. 이런 경우, 정상적인 일주기성에 근거한 유전자들의 발현도 여전히 일부 존재하지만, 일주기성 변화(스트레스)를 포함한 유전자 증폭의 재프로그래밍(노화변화)이 진행되어 일반인과는 다른 유전자 발현의 일주기성을 보일 수 있다. 동물 실험에서 늙은 마우스의 예가 바로 야간 근무자들의 예와 같이 노화 과정에서 변형된 유전자들의 일주기성이 상당 수 포함된 모습으로 변형되는 것으로 나타났다.

일상적인 생체리듬을 잘 유지하는 습관을 형성하는 것은 노화를 늦추는 중요한 방안이다. 특히 노인들의 수면양상이 변화되기 쉽고, 수면의 양과 질을 유지하기 어려우므로 잠자는 시간과 일어나는 시간을 정해 놓고 실천하는 것이 중요하며, 수면위생에 유념하여 스스로 관리할 수 있도록 교육하는 것이 중요하다. 간호사는 노인이 생체리듬을 잘 유지할 수 있도록 규칙적인 일상생활활동을 제공하고, 적절한 수면환경을 조성해 주며, 이해수준에 맞는 지식을 전달하여, 수면습관 형성을 돕는다.

2) 항상성 유지

항상성(homeostasis)은 외부환경의 변화에 대하여 생체 내부환경을 안정적이고 상대적으로 일정하게 유지하려는 유기체의 특성을 말한다. 항상성은 생명의 단순한 단세포 유기체에서부터 가장 복잡한 식물과 동물에 이르기까지 내부의 메커니즘이 작동하여 대사활동이 이루어질 수 있도록 일정한 환경을 유지하는 것을 말한다.

항상성 작동은 세포, 조직, 기관, 유기체 전체 수준에서 일어난다. 예를 들어, 열을 생산하거나 방출하여 체온을 36.8℃로 조절하며, 혈중 이온 농도를 조절하여 혈중 pH를 7.35~7.45로 유지한다. 또한 혈당이 올라가면 인슐린 호르몬을 분비하고, 혈당이 내려가면 글루카곤 호르몬을 분비하여 혈당을 조절하고, 혈압이 높으면 심장 박동을 천천히 하고 혈압이 낮으면 심장 박동을 빨리하여 혈압을 조절한다. 또한 체내 수분이 부족하면 바소프레신 호르몬을 분비하여 세포 내에 수분이 들어오도록 한다. 혈중 칼슘농도가 떨어지면 부갑상샘 호르몬의 분비가 증가하여 파골세포를 활성화하고, 뼈로부터 칼슘을 뽑아내 혈중 칼슘농도를 조절한다. 또한 바이러스가 침투하면 면역 B세포가 항체를 만들어 바이러스를 제거하여 건강한 몸을 유지한다.

이처럼 인간의 신경계와 내분비계는 인간의 내적 또는 외적인 스트레스와 변화에 대해 반응하여 적응하도록 하는 기능을 가지고 있다. 내분비계는 시상하부에서 뇌하수체로 그리고 각각의 내분비기관에 연결되는 신호체계로 연결되어 생체의 기능을 조절하고 형평성을 유지한다. 이러한 체계의 연결에 변화가 있거나 질병의 영향을 받아 각 기관과 조직의 기능이 감퇴되면 병리적 현상이 일어나고 노화가 급진전된다.

노년기에는 호르몬 분비가 원활하도록 적절한 운동, 질 좋은 음식, 충분한 휴식으로 신체를 자극해야 하며, 또한 호르몬 분비를 자연스럽게 촉진시키는 간호가 중요하다. 그러나 자연스런 호르몬 분비가 되지 않을 때, 의사들은 인공호르몬 보충요법을 처방한다. 인공호르몬 요법을 받는 노인에게는 포괄적인 신체사정을 통해 호르몬 요법으로 인한 부작용이 나타나는지, 내분비기능이 잘 유지되는지 등을 상세하게 사정해야 한다. 노인의 스트레스를 줄일 수 있도록 신체적 · 정서적인 간호를 제공한다.

3) 균형잡힌 저 칼로리 식이요법

연구자들은 쥐의 간에서 일주기성 전사체를 분석하여 칼로리 제한의 효과를 분석한 결과, 칼로리 제한은 젊은 쥐, 늙은 쥐, 칼로리 제한 식이를 한 늙은 쥐 등 모든 쥐에게서 생체리듬 유전자의 수와 진폭을 증가시킨 것으로 나타나 24시간의 밤과 낮 구별에 관여하는 유전자들의 발현 정도가 급격히 증가된 것으로 나타났다.

그런데 생체시계의 핵심 유전자들과 생체시계에 의해 제어되는 유전자들의 발현은 칼로리 제한으로 크게 증폭되었고, 정상 식이요법을 받은 젊은 쥐와 칼로리 제한을 받은 늙은 쥐에서 모두 자가포식, RNA 처리 그리고 표적 단백질의 신호전달에 관여하는 공통적인 일주기 유전자들이 확인되어, 칼로리 제한이 노화과정에서 나타나는 간 기능의 노화변화를 방지할 수 있는 것으로 나타났다.

또한 칼로리 제한으로 성인 줄기세포의 생체 주기적인 항상성이 복원되고 유지되며, 실제로 칼로리의 제한은 생체시계를 젊어지도록 작동하는 강력한 도구이며, 조직의 노화를 방지하고, 줄기세포들의 유전자 발현 일주기의 노화상태를 방지하는 것으로 나타났다. 기타 일주기 발현 효소 단백질의 대사경로를 분석하는 연구에서도 칼로리를 제한하면 효소가 민감하게 작동하여, 유익한 효과에 기여한다고 알려져 있다.

최근 우리나라 사람들의 식이섭취 양상이 서구식으로 변화하면서 고칼로리, 고지방, 고단백질의 과량식사가 비만을 초래하고 있다. 또한 당뇨병이나 고혈압 등 대사성 만성질환이 노년층뿐 아니라 젊은 층에서도 급증하고 있어 노년기 만성질환을 예방하고 노화를 늦추는 간호방법으로 균형 잡힌 저칼로리 식단 작성과 저칼로리 식이섭취 습관의 형성을 도울 수 있는 보건교육을 제공해야 한다.

또한 활성산소는 피부와 관절, 건, 인대, 근육을 부드럽고 탄력 있게 유지하는 콜라겐과 섬유질을 공격한다. 그 결과, 피부가 처지고, 주름살이 생기는 피부노화가 일어나며, 관절이 뻣뻣해지면서 몸의 유연성도 감소하므로 소량의 식사와 더불어 싱싱한 채소와 과일 및 비타민 C와 E를 섭취하도록 돕고, 산소요구량이 높은 과잉운동을 피하도록 돕는다.

4) 안전한 환경유지 및 물질남용 관리

돌연변이는 DNA가 복제되는 과정에서 발생하는 오류로 인해 유전자 자체가 변형되는 유전자 돌연변이와 DNA의 실타래인 염색체의 일부가 소실, 중복복제, 뒤집힘 또는 서로 자리바꿈을 하는 동안 일어나는 비교적 큰 규모의 염색체 돌연변이의 형태로 나타난다. 세포 염색사의 DNA 변이는 자연적인 가수분해나 방사선 노출 등에 의해 발생된다. 자연적인 가수분해에 의한 변이는 쉽게 복구되지만 방사선에 의한 변이는 복구가 잘 되지 않는다.

노인들이 세포의 변이에 영향을 주는 방사선이나 유해한 화학물질에 노출되지 않도록 돕는 간호는 매우 중요하다. 불필요한 방사선 검사를 줄이고, 화학물질에의 과다한 노출을 차단해야 한다. 특히 노년기에 여러 가지 약물을 많이 복용하게 되는데 꼭 치료에 필요한 약물 이외에는 철저한 일상생활활동을 통해 건강을 유지하고 증진하도록 돕는다.

건강유지에 필요한 안전한 환경유지와 약물이나 물질남용을 피하도록 보건교육을 제공해야 한다. 예를 들어, 자외선이 강할 때는 외출을 삼가거나 외출 시 피부에 자외선을 차단하는 선크림을 바르거나 햇빛을 가리는 긴소매 착용, 선글라스나 또는 챙이 넓은 모자 착용 등 구체적인 간호방법을 제공해야 한다.

5) 위생청결 및 감염예방관리

노년기에 나타나는 면역계 퇴화현상은 흉선의 퇴화로 나타난다. 흉선의 퇴화로 인해 자기세포와 이물질을 구별하는 기능이 감소하고, T세포와 B세포의 반응기능이 감소한다. 노년기에는 불필요한 면역반응이 일어나며 높은 알부민혈증, 항체양성반응, 감염, 자가면역, 암, 아밀로이드증, 당뇨병, 죽상경화증, 고혈압, 혈전 및 색전증, 알레르기성 동맥염, 류마티스성 심장질환 등의 원인이 되기도 한다. 노인성 폐렴이나 감기백신 등 외부항원에 대한 항체반응도 현저히 감소된다.

감염으로 인한 염증발생 조절이 원활하지 않을 때 인체 내의 조직이 손상되어 질병을 일으킨다. 노년기에 염증유발인자와 염증억제인자 간의 균형이 깨져 낮은 정도의 염증이 만성적으로 지속되면서 근위축, 골밀도 감소, 빈혈, 응고의 증가와 같은 소견이 나타난다. 또한 허약감이나 암, 심혈관질환, 알츠하이머병, 파킨슨병, 골다공증, 우울장애 등 다양한 질병이나 장애 발생과 관련이 있다고 알려져 있다.

노화를 늦추고 비정상적인 면역기능을 억제하기 위해 중등도의 단백질 제한 식이요법을 적용한다. 이 식이는 세포를 완벽하게 유지하면서 체액성 면역을 억제할 수 있다고 알려져 있다. 하지만 영양결핍을 초래하지 않도록 주의해야 한다. 지나친 단백질 제한 식이는 체액성 또는 세포성 면역세포의 성숙과 세포활동을 지연시키기 때문이다. 고지방 식이는 자가면역을 증강하므로 자가면역질환을 유발하고 세포매개면역을 저하시키며, 생명을 단축시킬 수 있다. 또한 체온조절에 있어서는 약간의 저체온을 유지하는 것이 면역양상을 변화시키고 수명을 연장시키는 것으로 알려져 있다.

노년기 일상생활에서 중요하게 다루어야 하는 간호는 위생청결 간호와 감염예방 간호를 제공하는 것이다. 면역기능의 저하에 따른 깨끗한 공기, 적절한 습도와 온도 유지, 균형 잡힌 영양섭취, 적절한 신체활동, 충분한 휴식 및 수면, 스트레스 감소 등 면역을 증강시키는 간호를 적극적으로 제공해야 한다. 만일 인지기능이 감소하거나 활동이 감소한 경우, 감염증상이 있는지 사정하고, 즉시 의학적 치료를 받을 수 있도록 돕는다.

6) 적절한 운동과 휴식

간, 위, 콩팥, 피부 등의 기관은 과도한 지방, 당분, 카페인, 알코올, 니코틴, 태양자외선, 극도의 스트레스 등에 의해 마모된다고 알려져 있다. 과도한 운동도 신체의 마모속도를 빠르게 한다. 예를 들어, 올림픽 금메달리스트의 평균수명이 가장 짧다는 연구결과가 있다. 또한 기온이 높은 환경에 사는 동물은 수명이 단축된다고 알려져 있는데, 동물의 신진대사 증가가 생체의 마모속도를 가중시킨다고 알려져 있다.

젊은 시기에는 어느 정도 마모가 되어도 정상적으로 회복될 수 있지만, 노년기에는 손상을 회복시키는 능력이 저하되어 질병을 유발하고 사망에 이르게 될 수 있다. 그러므로 인체 마모에 대한 노년기 간호는 과다한 운동으로 인한 신체의 무리를 제한하도록 교육하고, 규칙적이고 절제된 운동을 꾸준히 하도록 돕는 것이다. 매일 가벼운 유산소 운동으로 30분씩 걷게 하고, 일상생활에서 수시로 움직이도록 교육한다. 운동 전 준비를 하도록 돕고 운동 후에는 충분한 휴식을 취하도록 돕는다. 또한 장시간 앉아 있지 않도록 교육한다. 특히 책상다리를 하고 오래 앉아있는 자세는 혈액순환을 저해하고, 근육경직을 초래하며, 관절에도 좋지 않은 영향을 미치므로 의자에 편하게 앉는 좌식생활을 권유한다. 또한 항상 바른 자세를 유지할 수 있도록 보건교육을 제공한다.

7) 성공적인 노화를 위한 일상생활

간호사는 노인 대상자가 질병과 장애를 스스로 예방하는 신체적 · 인지적 활동을 적극적으로 해 나가도록 돕는다.

- 신체적인 면에서 특히 근육량, 근력 그리고 활력 증강을 위해 꾸준히 운동한다.
- 표준체중을 유지하기 위해 탄수화물과 지방의 섭취는 줄이고 적정 단백질량을 섭취한다.
- 피로감을 예방하고 충분한 휴식과 수면을 취하도록 일상생활을 계획하고 환경을 조성한다.
- 고혈압, 당뇨병, 치매예방을 위해 부적절한 생활습관을 적극적으로 변화시킨다.
- 인지기능을 활성화시키기 위해 새로운 지식과 기술을 꾸준히 향상시킨다.
- 정서적인 면에서 불안, 무력감, 우울감 등을 관리하고 필요시 조기치료를 받는다.
  - 신체 · 정신적으로 가능한 범위에서 사회봉사활동이나 경제적인 활동을 할 수 있도록 돕는다.
  - 자신이나 타인의 죽음에 대해 충분히 의사소통하고 경청을 통해 심리적 안정을 도모한다.
  - 영적인 면에서 대상자의 삶의 철학에 적합한 긍정적이고 초월적인 영성을 지지한다.

노인간호사는 노인 대상자가 성공적인 노화를 성취해 나갈 수 있도록 기타 사회심리학적 관점에서 개발된 성공적인 노화 개념들을 인식해야 한다. 또한 노인 대상자의 관점을 중시하고 신뢰를 기반으로 대상자의 요구를 파악하여 적용해 나가야 할 것이다.

UNIT 2

신체계통별 노화의 이해와 간호

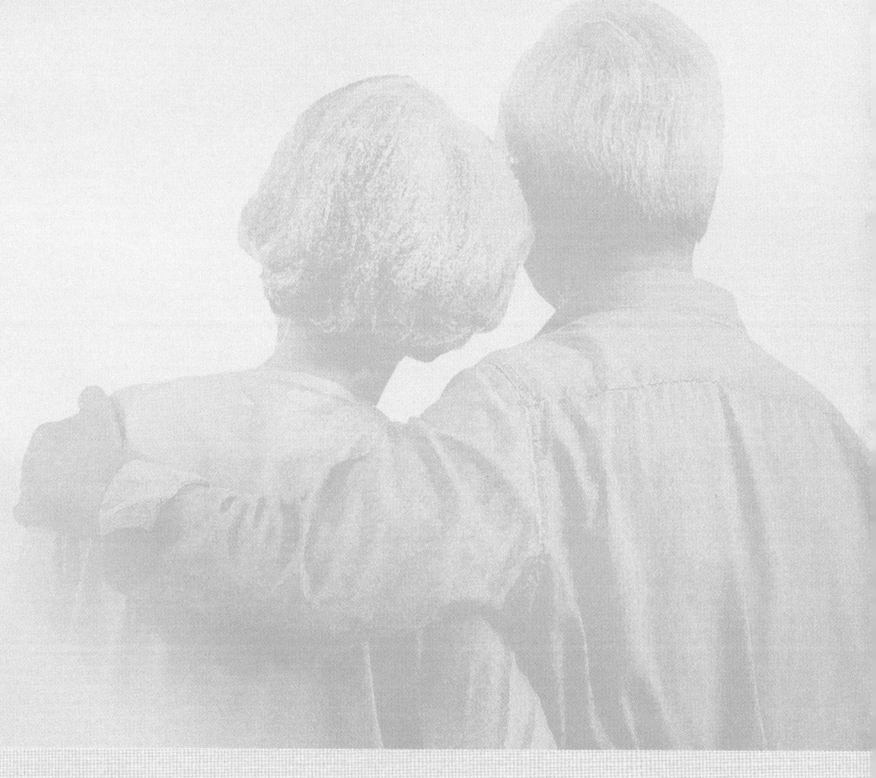

CHAPTER 5

호흡기계 노화

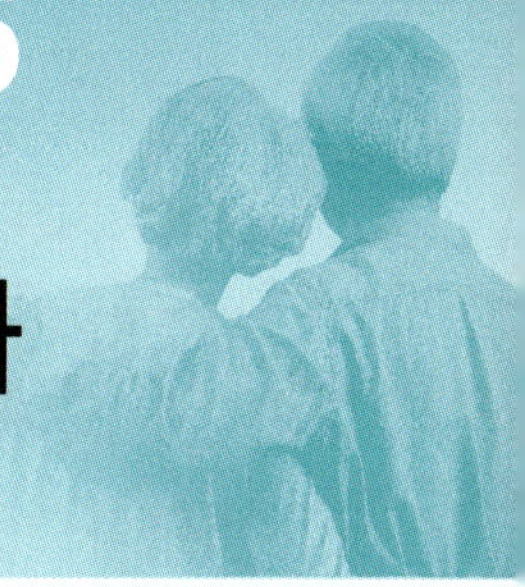

학습목표

1. 노화에 따른 호흡기계의 구조적 변화에 대해 설명한다.
2. 노화에 따른 호흡기계의 기능적 변화에 대해 서술한다.
3. 호흡기계의 구조와 기능의 변화에 따른 일상생활 간호방법을 설명한다.

핵심용어

기관지음 Bronchial breathing sound

기관지폐포음 Bronchovesicular sound

섬모 Cilia

1초간 노력 호기량 Forced expiratory volume$_1$, FEV$_1$

총폐활량 Total lung capacity

탄력적 반동 Elastic recoil

폐포음 Vesicle sounds

호흡기계는 생명에 필요한 산소를 신체에 공급하고 이산화탄소를 내보내어 생명을 유지하는 기능을 한다. 노화와 관련하여 폐에 구조적 · 생리적인 변화가 생기게 되고, 이로 인하여 만성호흡기계 질환이 자주 발생하는데, 이는 노인의 사망률을 높이는 원인 중 하나가 된다. 간호사는 노화에 따른 호흡기계 변화를 알고, 이에 호흡기질환을 예방할 수 있어야 하며 노인의 건강증진을 위해 노력해야 한다.

1 구조적 변화

1) 흉곽

노화에 따라 추간판의 골다공증과 퇴행성 변화에 의해 척주후만증(kyphosis)이 발생한다. 늑연골 및 늑골에는 석회화가 진행되어 흉곽의 전후 직경이 증가된다. 흉곽은 통(barrel) 형태로 변화하게 된다. 흉곽이 경화되면서 흉곽의 탄성(compliance)이 감소하고, 흉곽의 경직성은 증가한다. 횡격막은 평편해져 횡격막운동의 효율이 감소한다.

2) 호흡근

근육의 노화와 근육량의 감소로 인해 호흡근이 약화된다. 노인은 호흡기 질환에 노출되기 쉬우며, 복근, 흉쇄유돌근, 승모근 등의 보조 호흡근 사용으로 비효율적인 호흡 패턴이 나타나기도 한다.

3) 상부호흡기계

상부호흡기계는 코, 인두, 후두로 구성되어 있으며, 흡입한 공기의 이물질을 걸러내고, 온도와 습도를 조절한다.

(1) 비공

노년기에 비공점막은 위축되어 건조해지기 쉽다. 그러므로 점막에 상처가 나기 쉽고 출혈이 일어나기 쉽다. 또한 코털은 빳빳하게 경직되어 자란다. 이로 인해 외부 공기의 여과작용이 감소되어 코딱지가 생기기 쉽고, 코막힘 증상이 발생되기 쉽다.

(2) 비인두 및 후두

노인의 비인두와 후두의 변화는 근육이 위축되어 상기도 폐쇄가 쉽게 일어난다. 또한 감각이 저하되고 기침반사가 느려진다. 이런 노화 변화는 노인에게 무증상 기도흡인을 일으키기 쉽고, 체내 환기에 장애를 초래해 호흡기계 관련 질병의 위험을 증가시킨다. 식도 상부의 기능부전이나 불량한 구강 위생으로 흡인물의 양과 그 속에 있는 박테리아 양이 증가되면 치매나 뇌졸중 등 신경계 질환의 유발에 영향을 주기도 한다. 노년기 연하곤란이나 기도반사 작용의 둔화는 흡인성 폐렴에 노출될 위험을 높인다.

4) 하부호흡기계

하부호흡기계는 흉강 내의 기관, 기관지, 세기관지, 폐포관 그리고 폐포로 이루어져 있다.

(1) 기관

노화와 더불어 기관은 크기나 저항력이 감소한다. 또한 강도나 탄성 반동이 감소하게 된다.

(2) 기관지와 세기관지

기관지와 세기관지의 지름이 좁아져, 기류에 대한 저항이 커지게 된다. 또한 기관지 내의 섬모 수와 운동성이 감소하여 이물질이나 불순물을 걸러내는 기관지 청소력이 감소한다. 구토반사와 기침반사의 감소 또한 분비물 배출을 감소시킨다. 그리고 기도와 폐포의 탄성도 감소하여 폐포를 둘러싼 많은 섬모에서 가스교환을 방해한다.

(3) 폐포

노화가 진행되면서 폐포관과 폐포낭의 크기는 증가하나 폐포면은 감소한다. 폐포벽의 조직이나 탄성조직의 탄력성과 폐포 수도 감소한다. 차츰 폐포의 지지구조가 퇴화되면서 폐포 내 중격도 점차적으로 상실된다. 폐포는 근위 세기관지가 확장됨에 따라 크기가 더 커지면서 가스교환의 표면적은 감소된다. 폐포의 탄력성 저하로 폐활량은 감소하고 잔기량은 증가한다. 폐용적당 표면적이 감소하게 되는데, 70세에는 약 15%, 90대에는 25~30%가 감소하게 된다. 하부 폐엽과 폐포의 탄력조직이 감소하면서 가스교환이 감소하여 정체된 분비물의 양은 증가하게 된다.

(4) 폐 모세혈관

폐 모세혈관의 수는 감소하게 되므로 폐포의 혈류가 감소하여 호흡기계의 산소와 이산화탄소 변화에 대한 화학수용기와 말초수용기의 반응이 저하된다. 폐포의 모세혈관 수도 감소하여 가스교환이 감소하게 된다.

5) 면역반응

대식세포는 폐포에 도달한 박테리아와 이물질에 식균작용을 함으로써 폐포를 보호한다. 노년기에는 대식세포 활동이 감소한다. 또한 노년기에 비강점막 표면은 바이러스 감염을 방어하는 IgA가 감소된다.

2 기능적 변화

1) 폐용량

노인의 최대 흡기 후 폐에 있는 총 공기량인 전체폐용량(total lung capacity, TLC)은 성인 평균(TV, 6,000mL)과 차이가 없다. 그러나 노인의 최대 흡기 후 호기할 수 있는 최대 공기량인 폐활량(vital capacity, VC)은 성인 평균(VC, 4,500mL)보다 감소한다. 매 호흡 시 흡기 및 호기하는 공기량[일회호흡량(tidal volume, TV)]도 성인(TV, 500mL)보다 감소한다. 그리고 흡기 후 더 흡기할 수 있는 공기량인 흡기예비량(inspiratory reserve volume, IRV)도 성인 평균(IRV, 3,000mL)보다 감소한다. 정상적인 호기 후 더 내쉴 수 있는 공기량인 호기예비량(expiratory reserve volume, ERV) 또한 성인(ERV, 1,000mL) 평균보다 감소한다. 하지만 잔기량(residual volume, RV)은 성인 평균(RV, 1,500mL)보다 증가하며, 기능적 잔기용량(fuctional residual capacity, FRC)은 성인 평균(FRC, 2500mL)보다 약간 증가하게 된다(그림 5-1).

노화가 진행됨에 따라 심호흡 능력이 감소되고 노력 환기량(forced ventilation capacity, FVC)과 1초간 노력 호기량(forced expiratory volume$_1$, FEV$_1$)이 감소한다(그림 5-2).

노력 폐활량(forced vital capacity, FVC)이 감소하고, 특히 노력 호기중간유량(forced expiratory flow during the middle half of FVC, FEF 25~75%)이 뚜렷한 감소는 흡연과 관련된다.

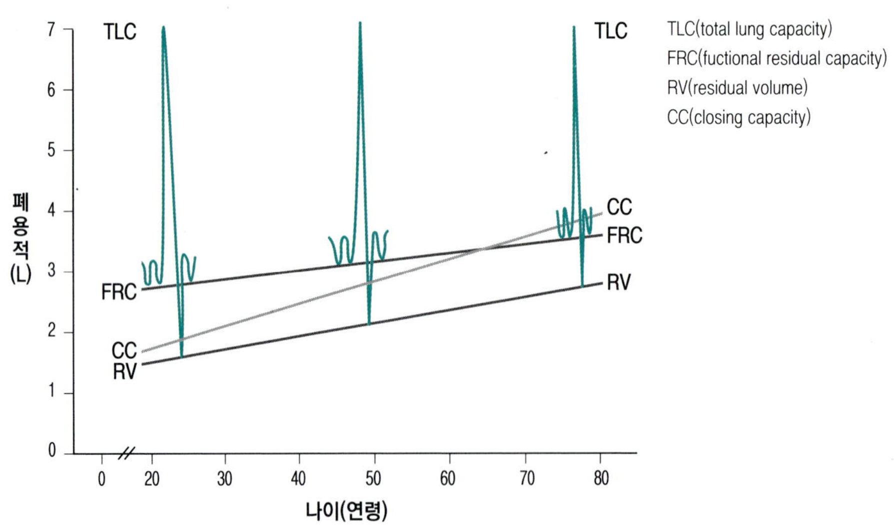

그림 5-1 좌위에서 측정한 폐용적의 연령에 따른 변화

출처: 노인병학(2015). 대한노인병학회.

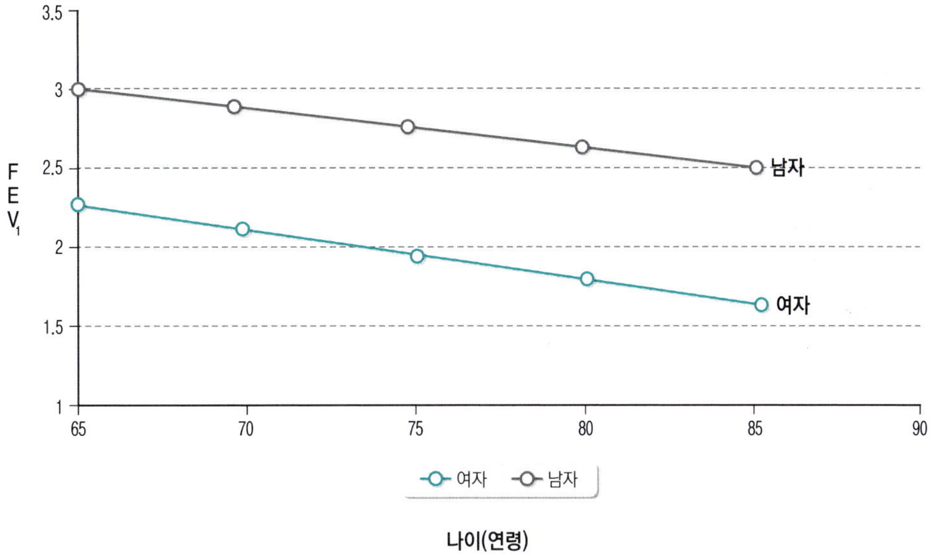

그림 5-2 노화에 따른 1초간 노력 호기량 감소

출처: 김귀분 등(2006). 노인질환관리 I.

2) 가스교환

호흡기의 일차적인 기능은 가스교환이다. 건강한 성인의 동맥혈 산소분압(PaO_2)은 80~100 mmHg이지만, 60세 이후부터 1년에 1mmHg씩 감소하게 되는데, 이는 일회호흡량 감소, 폐포의 표면적 감소 및 잔기량이 증가하기 때문이다. 혈액의 산소운반 능력은 헤모글로빈의 감소로 연령이 증가함에 따라 감소한다. 동맥혈가스는 산화상태와 산염기 균형을 측정하는데, 연령의 증가와 더불어 폐포 산소분압은 일정하지만 동맥혈 산소분압이 감소하므로 폐포-동맥혈 산소분압차(alveolar-arterial oxygen gradient)가 증가한다. 그러나 이산화탄소 분압($PaCO_2$)은 변화 없이 젊은 성인의 수치와 같다.

3 일상생활 간호

1) 감염 예방

노인은 호흡기질환이 일어날 위험성이 높기 때문에 인플루엔자 및 폐렴 백신을 접종해야 한다. 또한 호흡기 감염에 대한 노출을 최대한 피하도록 주의한다(표 5-1). 미세먼지가 많은 날에 마스크를 착용하는 습관과 외출 후 손씻기 습관으로 감염을 예방해야 한다.

미세먼지가 노인호흡기에 미치는 영향

대기오염, 특히 미세먼지 노출은 폐기능 감소와 관련되어 있고, 노인에게 폐기능 감퇴속도의 증가를 유발한다. 미세먼지는 다양한 크기, 구성 그리고 발생원을 가지고 있는 대기오염물질로, 공기 중의 총 부유분진 중 보통 직경 10μm 이하의 먼지(particulate matter less than 10 μm in diameter, PM10)를 의미한다. 크기에 따라 2.5μm 이하의 먼지를 초미세먼지(particulate matter less than 2.5μm in diameter, PM2.5), 0.1μm 이하의 먼지를 극미세먼지(particulate matter less than 0.1μm in diameter, PM0.1)라고 한다. 미세먼지의 발생원은 크게 석탄이나 석유의 배기가스와 같이 화석연료의 연소과정에서 배출되는 인위적인 발생원과 황사처럼 자연환경 자체에 의한 발생원으로 나눌 수 있다. 우리나라에서 발생하는 미세먼지의 구성은 30~50%가 중국에서 시작되며, 여기에 국내에서 발생하는 대기오염물질이 섞이면서 국내 미세먼지를 구성하는 것으로 알려져 있다. 세계보건기구에서는 미세먼지 노출에 의한 단기 및 장기 건강에 미치는 영향을 발표했는데, 단기적으로 폐 염증반응 및 호흡기증상의 증가와 약 사용 증가, 심혈관계의 부정적 영향, 병원 입원 및 사망률 증가를 초래할 수 있으며, 장기적으로 미세먼지 노출 시에는 하기도 감염증상 증가, 노인의 폐기능 감소, 만성폐쇄성폐질환(chronic obstructive pulmonary disease, COPD) 노인 증가, 성인 폐기능 감퇴속도 증가, 폐암 발생 증가가 있을 수 있다고 보고하고 있다.

표 5-1 노인의 인플루엔자와 폐렴 예방접종

구분	내용
인플루엔자	• 65세 이상 노인은 우선접종 권장대상이다. • 불활성화 바이러스(inactive influenza vaccine) 1년에 1회 10~12월경 예방접종을 권장한다. • 접종 주의사항은 계란 알레르기나 인플루엔자 백신 접종 후 6주 이내 길랭-바레 증후군 과거력, 중등도 또는 중증 급성노인은 증상이 호전될 때까지 접종을 연기한다.
폐렴	• 폐렴구균성 백신(pneumococcal vaccination)은 보통 1회 접종한다. • 65세 이상 노인에게 보건소에서 연중 무료 접종한다. • 65세 이후에 폐렴구균 23가 다당질 백신(PPSV23)을 접종한 경우, 추가접종이 불필요하다. • 65세 이전에 폐렴구균 23가 다당질 백신(PPSV23)을 접종한 경우, 이전 접종으로부터 5년 경과 및 65세 이후 1회 접종한다. • 폐렴 백신의 부작용은 미열, 주사부위의 통증, 발적과 압통이 있으나 백신 부작용은 48시간 이내에 사라진다.

출처: 국가예방접종사업 관리지침(2022).

2) 심호흡 운동

기초 건강 운동과 더불어 심호흡 운동을 하루에 여러 차례 수행한다. 노인은 최대로 숨을 내쉬는 것이 들이 마시는 것보다 더 어렵다는 것을 인식하고 흡기 대 호기의 비율이 1:3이 되도록 훈련한다. 호흡운동을 일상화하기 위해 다른 일상적인 일과 운동을 연결시켜 규칙적으로 수행한다(표 5-2).

부동은 폐 건강의 위험요인이며, 노인의 운동성을 감소시키므로 노인과 돌봄 제공자 모두에게 부동과 관련된 위험성을 교육하여야 한다. 치료적 차원의 부동이 필요한 경우에는 체위변경, 기침 및 심호흡을 증진시키며 병 불기, 풍선 불기 등을 한다. 또한 골절, 통증, 허약, 우울 등으로 인해 활동이 악화되므로 이를 예방해야 한다.

3) 금연

흡연은 호흡기 질환의 주된 원인이 된다. 흡연은 1초간 노력 호기량(FEV_1)의 정상 노화의 감소보다 9배 더 감소하게 한다. 니코틴은 섬모를 마모시켜 폐의 청결유지를 어렵게 하며, 기관지를 수축시켜 기도저항을 증가시킨다. 간접흡연도 폐와 기도에 손상을 입히는 것으로 나타났다. 흡연은 헤모글로빈이 운반하는 산소를 일산화가스로 대치하여 가스교환을 방해한다. 간호사는 노인의 건강증진을 위해 금연을 격려하고 교육해야 한다. 많은 노인 흡연가들은 흡연

표 5-2 노인의 호흡 운동

흡기(inhalation)	호기(exhalation)
• 한손을 복부(늑골 밑)에 놓고 다른 손은 전흉부 중간 부분에 놓아 숫자 1을 셀 동안 숨을 들이마셔야 한다. • 복부에 올리고 있는 손은 횡격막과 위가 하방으로 움직일 때 밖으로 움직여야 한다. • 흉부에 있는 손은 움직이지 않아야 한다.	• 숫자 3을 셀 동안 숨을 내쉰다. • 횡격막과 위가 상방으로 움직이면서 위에 있는 손이 몸통 쪽으로 당겨지게 한다. • 흉부에 있는 손은 움직이지 않아야 한다.

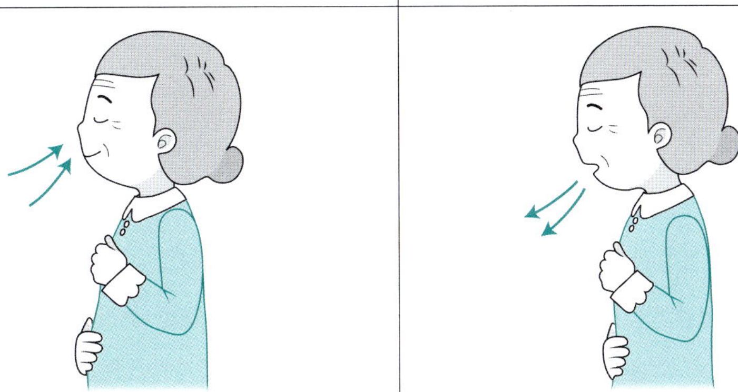

과 관련된 건강의 위험성을 모르는 상태에서 습관이 된 경우가 많다. 흡연과 관련된 건강의 위험성을 인식하더라도 습관을 고치기는 매우 어렵다. 전국 보건소에서 금연 프로그램을 운영하고 있으며, 병원 및 의원에서 금연 클리닉과 온라인 금연 검색 프로그램도 운영되고 있다(Box 5-1).

Box 5-1 온라인 금연 검색 프로그램

- 금연길라잡이(http://www.nosmokeguide.or.kr/)
- 금연나라(http://www.nosmokingnara.org/)
- 금연 콜센터(ARS 1544-9030)

4) 금주

술을 자주 마시거나 취한 경우가 많으면 흡인성 폐렴에 이환될 수 있다. 특히 알코올 중독증인 경우에는 폐렴구균(pneumococcal)이나 클레브시엘라(klebsiella) 폐렴이 유발되기 쉽다.

5) 환경 관리

직접환기의 찬바람이 노인의 폐섬유증을 악화시킬 수 있으므로 노인이 거주하는 방은 간접환기를 해준다. 실내는 오존, 미세먼지, 플라스틱 건물 자재의 가스, 반려동물의 털, 진드기, 꽃가루, 집먼지 등이 존재할 수 있고, 담배 연기는 실내 공기에 일산화탄소와 카드뮴을 증가시키므로 실내 공기 개선을 위해 다음을 실천한다.

- 난방 또는 에어컨 시스템에 공기 여과기를 설치하고 관리한다.
- 공기 청정기를 사용한다.
- 물수건으로 가구의 먼지를 제거한다.
- 창문을 열고 방 안 공기를 환기시킨다.
- 실내용 화초를 키운다.

6) 약물 관리

투약하는 약물이 호흡을 감소시키거나 빠르고 얕은 호흡을 유발할 수 있다. 진통제, 항우울제, 항히스타민제, 항파킨슨제, 진정제, 신경안정제는 호흡에 영향을 주므로 약물 사용에 주의한다. 노인은 스스로 호흡문제가 있을 때 일반의약품인 종합감기약으로 치료하는 경우가 있는데, 이는 호흡기질환의 조기진단과 치료를 지연시키고 심각한 문제가 발생될 수 있음을 교육해야 한다.

7) 구강 관리

구강 감염은 노인의 호흡기 감염으로 이어지기 쉽다. 또한 노인의 식욕을 저하시켜 저항력을 떨어뜨린다. 치아가 부서지거나 빠지면 폐농양, 감염, 흡인을 일으킬수 있으므로 올바른 칫솔질에 대해 교육하고, 1년에 한 번씩 정기적인 치아점검을 받도록 돕는다.

8) 비만 관리

비만은 흉벽의 신장력 감소와 기능적 잔기량(FRC), 폐활량(VC), 예비호기량(ERV)의 감소를 초래한다. 이미 흉벽의 활동과 강직성의 감소가 있는 노인은 현저하게 폐기능이 감소하고 호흡하기가 힘들어진다. 또한 심호흡을 할 수 없으므로 폐 기저부 환기가 잘 되지 않는다. 적정한 체중을 유지하며 나이가 들수록 근감소성 비만이 증가하므로 적절한 운동과 단백질 섭취를 하도록 한다.

9) 수면 관리

노인의 고혈압과 수면장애는 수면무호흡증을 일으킬 수 있다. 수술 후의 노인은 후두반사 소실로 흡인의 위험성이 높으며 수술로 인한 무기폐가 발생할 수 있다. 수면무호흡을 일으키는 원인을 제거하고 수술 후 심호흡, 기침, 빠른 활동을 하도록 한다.

8) 여행지 확인

인체면역결핍바이러스(HIV), 히스토플라스마, 중증급성호흡기증후군(SARS), 중동호흡기증후군(MERS), 코로나바이러스감염증-19(COVID-19) 감염이 의심되는 지역의 여행을 자제한다.

9) 신종 호흡기 감염병에 대한 개인 방역

- 손씻기: 코를 풀거나 기침을 했을 때, 공공장소를 방문하고 돌아온 경우에는 비누물로 최소 20초 이상 손을 씻는다. 비누가 없는 경우 60% 이상 농도의 알코올 소독제를 사용한다.
- 얼굴, 코, 눈을 손으로 만지는 일을 피한다.
- 외출을 삼가하고 사람이 많이 모이는 장소, 특히 환기가 잘 되지 않는 밀폐된 장소를 피한다.
- 마스크 착용: 외출을 해야할 때에는 본인과 타인의 안전을 위하여 마스크를 착용한다.
- 가급적 집에서 생활하되 간단한 운동과 규칙적인 식사, 채광으로 건강을 유지하도록 한다.
- 만성질환으로 복용 중이던 약물이 떨어진 경우, 임의로 약을 중단하지 말고 건강한 보호자에게 대리처방을 받을 수 있는지 해당 병의원과 상의한다.
- 해당 질병의 백신이 있다면 접종하도록 한다.

CHAPTER 6

심혈관계 노화

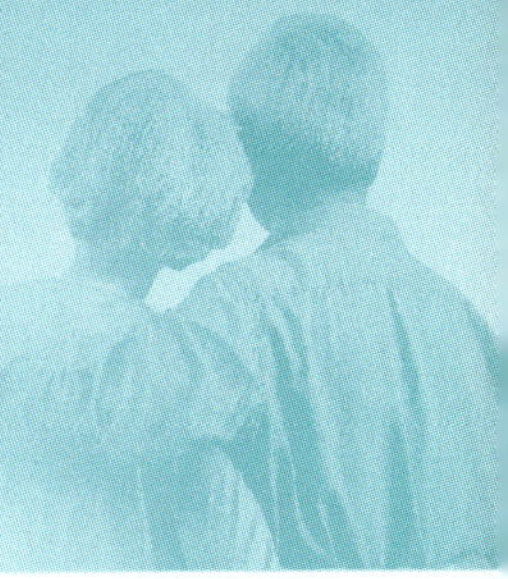

학습목표

1. 노화에 따른 심혈관계의 구조적 변화를 설명한다.
2. 노화에 따른 심혈관계의 기능적 변화를 설명한다.
3. 심혈관계 구조와 기능의 변화에 따른 일상생활 간호방법을 기술한다.

핵심용어

관상동맥 Coronary artery

동맥경화증 Arteriosclerosis

부정맥 Arrythmia

심박출량 Cardiac output

죽상경화증 Atherosclerosis

심혈관계는 심장계와 동맥, 정맥, 말초혈관계로 이루어져, 인체의 모든 조직과 세포에 영양분과 산소를 공급하고 노폐물인 이산화탄소를 폐로 운반하는 주된 역할을 한다. 노화에 따른 심장 구조 및 기능의 변화와 혈관구조 및 기능의 변화로 노년기에는 심혈관계의 장애가 나타나기 쉽게 된다. 본 장에서는 노화에 따른 정상적인 심혈관계의 구조와 기능의 변화에 대해 알아보고 적절한 간호방법을 살펴보고자 한다.

1 구조적 변화

1) 심장

(1) 심장근육

노화에 따라 심장의 근육은 두꺼워진다. 특히 심장의 좌심실 벽이 두꺼워진다. 심장의 근육은 두꺼워지지만 신경세포의 수는 세포의 괴사로 인해 감소한다. 심장의 질량이 증가하고, 심근의 콜라겐과 결합조직이 증가한다. 심방과 심실중격은 비대해지고 심실벽의 긴장도는 감소한다. 심내막의 하부에는 지방이 축적되고 섬유화되며, 두꺼워지므로 탄력성은 감소된다. 노인의 심음 청진에서는 정상적으로 제 4심음이 들릴 수 있는데 좌심실벽의 탄력성 감소로 인해 나타나게 된다.

(2) 판막

노화가 진행되면서 심장 내의 대동맥판막, 폐동맥판막, 삼천판, 이첨판의 판막은 섬유화가 일어나 경화되며 판막의 두께가 증가한다. 또한 말초 부위의 정맥혈관의 판막이 섬유화되면서 전신순환을 통해 심장으로 귀환하는 정맥혈이 감소한다. 판막의 변화로 노인에게 대동맥판막이나 폐동맥판막, 삼첨판이나 이첨판의 판막의 폐쇄부전이 흔히 나타날 수 있다.

(3) 심전도 체계

동방결절의 탄력섬유가 비후되고, 심박조절 세포 수는 60대부터 감소하기 시작하며 75세경에는 젊은 성인기에 비해 10% 정도 감소한다. 심박조절 세포가 감소되더라도 심장 기능은 정상으로 유지된다. 방실결절의 세포 수도 감소하게 되고, 방실결절 주위에 지방이 축적된다. 심전도계 전체의 섬유화 조직이 증가되면서 방실결절로 전달되는 시간이 지연되면 심박수는 감소하게 되고 심장의 리듬에 변화가 나타난다. 노인의 심전도에서는 PR, QRS, QT 간격이 다소 감소한다.

2) 혈관

(1) 심장혈관

관상동맥은 탄력성이 감소하고 두꺼워지며 동맥경화가 진행된다. 이런 변화로 인해 혈류량도 감소하게 된다.

(2) 동맥

동맥혈관은 내막과 중막의 두께가 증가하고 탄력성이 감소되며 섬유화가 증가한다. 대동맥과 같은 큰 혈관의 경화가 증가하면 좌심실의 후부하(after load)가 증가하게 된다. 노화에 따라 동맥 내벽의 지질 함유량이 증가되기 쉬우므로 죽상경화의 위험성이 높아진다. 대동맥과 동맥은 늘어지거나 구불구불하게 변화되기도 한다. 말초동맥의 섬유화는 저항을 증가시키고 탄력성 저하로 인해 동맥류가 발생할 위험이 높다.

(3) 정맥

노화에 따라 정맥의 탄력성과 정맥 내 판막의 탄력성이 감소한다. 또한 정맥이 비후되며, 혈류가 완만해지는 변화가 나타난다. 정맥의 꼬임현상도 심해지며 혈액 저장능력이 감소하고 압력을 심하게 받는 하체부분에 흔히 정맥류가 발생한다.

(4) 말초혈관

조직과 모세혈관의 순환이 감소하나 모세혈관과 조직 사이의 확산 농도 차는 모세혈관 막의 두께나 밀도의 변화 때문에 증가한다. 하지만 노인의 경우에 산소요구량이 증가되지 않거나 외상이나 질환으로 인한 혈류의 흐름이 방해를 받지 않으면 조직의 손상은 일어나지 않는다.

2 기능적 변화

1) 심장계

(1) 심박출량 감소

노년기에는 젊은 성인기에 비해 심장박출량이 25~40%로 감소한다. 일회 박출량(stroke volume) 또한 60세 이후부터 매년 1%씩 감소한다. 정상적인 노화인 경우, 휴식하는 동안에 심장박동 수, 좌심실 분출률(ejection fraction), 심장박출량은 안정적이다. 심혈관계의 항상성을 유지하기 위해 노화된 심장과 혈관의 보상기전이 이루어지기 때문이다. 하지만 노인들은 항상성 협착(homeostenosis)과 같은 스트레스 상황에 적절히 대응하기가 어렵다. 그러므로 노화와 관련된 심혈관계 변화를 확인하기 위해서는 휴식을 취할 때와 운동을 할 때의 모든 상황에서 검사가 시행되어야 한다.

(2) 최대 심박동수 감소

노화에 따른 심박동수는 변함이 거의 없으나, 최대 심박동수는 점차 감소한다. 이는 아드레날린호르몬의 자극에 의해 주기성(chronotrope) 반응이 감소되기 때문이다. 따라서 정상활동에서는 적합하나 심한 운동, 스트레스, 질병상태에서는 부가적인 요구를 충족시키기가 어렵다. 운동하는 동안에 최대로 상승할 수 있는 심박동수인 최대 심박동수는 '220−연령'으로 계산할 수 있다. 노인은 최대 심박동수를 회복하는데 성인보다 시간이 더 걸린다.

(3) 압력수용체 기능 감소

노년기에는 누운 상태에서 일어선 상태로 변화될 때에 반사성 빈맥이 감소한다. 이는 혈청 내의 레닌이나 안지오텐신 II 등의 승압제 작용이 둔감해지기 때문이다. 이런 이유로 인해 체위성 저혈압이나 실신하는 빈도가 증가할 수 있다. 혈압에 대한 압력수용기 조절의 민감도가 감소한다.

2) 혈관계

(1) 혈압 상승

노화에 따라 동맥의 탄력성이 감소하여 혈압이 점진적으로 상승하게 된다. 노화에 의한 혈관내피 세포의 기능저하로 대동맥의 경화가 증가하여 수축기압을 높이고, 이완기압을 낮추어 맥압(pulse pressure)이 증가한다. 이는 정상적인 노화과정의 결과로 나타나기도 하지만, 방치하게 되면 심혈관과 뇌혈관의 장애를 초래하는 질환의 위험요인이 된다.

(2) 맥박 수 감소

성인의 정상 맥박 수는 60~100회/min이다. 노화에 따라 맥박수가 감소하는 경향이 있으므로 노인은 그보다 낮은 50~80회/min까지를 정상으로 간주한다. 노년기에는 심장의 변화로 심방조기 수축과 심방세동, 심방의 부정맥이 발생하기 쉬운데, 심근세포가 섬유의 길이를 안정적으로 유지하지 못하기 때문이다. 또한 아드레날린 자극에 대한 반응이 감소되면서 심박동수가 저하하거나 심계항진이 일어날 수 있다.

(3) 말초저항 증가

노화로 인해 동맥벽의 탄력이 감소되고, 직경이 감소하고 두꺼워지며, 단단해져 말초혈관의 저항력이 증가된다. 이는 수축기 혈압을 상승시키고 혈관 내 혈액의 흐름을 방해한다.

(4) 정맥류 증가

노화와 더불어 압력감수체 반응저하, 정맥의 비후, 섬유화가 진행되면서 정맥기능부전이 되면 정맥류, 혈전성 정맥염, 말초 부종 등이 발생하기 쉽다.

(5) 신장 혈류량 감소

수축기압의 상승과 이완기압의 감소는 심장의 후부하를 증가시키고 심실비대와 심근허혈을 초래한다. 이에 따라 신장혈관의 저항이 증가하여 신장혈류량이 감소한다. 젊은 성인에 비해 운동력이 저하된 노인은 심장으로의 정맥귀환이 용이하지 않을 수 있다.

3 일상생활 간호

1) 적절한 영양 섭취

- 표준 몸무게를 유지하기 위해 1일 섭취할 열량만 섭취하도록 돕는다.
- 콜레스테롤 수치를 확인하고 정상범위 유지를 위해 지방조절 식이를 하도록 돕는다(표 6-1).

표 6-1 심혈관 건강을 위한 식이요법지침과 영양보충제

식이요법지침	영양보충제
• 지방은 권장량보다 10% 정도 적게 그리고 포화지방 식이 감소시키기 • 섬유질 섭취하기 • 수분 섭취하기 • 무지방 우유와 요거트 외의 모든 오일과 동물성 제품 제외하기 • 카페인과 그 외 자극제 제외하기 • 복합 탄수화물과 섬유질의 섭취 늘리기: 통밀, 귀리와 오트밀, 호밀, 보리, 옥수수, 현미, 쌀, 메밀, 기장, 수수와 같은 정제되지 않은 전곡식품 사용하기 • 이상적인 범위 안에서 칼로리 섭취 유지하기, 영양불량 식품의 소비 줄이기 • 단일 불포화 오일(예: 카놀라유, 올리브유)과 오메가-6 오일 사용하기 • 일주일에 최소 두 번 오메가-3 지방산이 가득한 생선(예: 연어, 송어, 청어) 섭취하기 • 붉은 고기, 설탕, 고도 가공식품의 섭취 줄이기 • 술은 하루 한 잔보다 적게 먹거나 권장하지 않기	• 비타민 B6: 콜레스테롤의 호모시스테인 유발 산화를 예방하고 심장발작과 뇌졸중의 예방에 도움을 줌 • 비타민 B12: 호모시스테인 수치 감소시키기 • 엽산: 호모시스테인의 적절한 대사를 위해 필수적임 • 비타민 C: 옥시스테롤의 형성을 예방하고 동맥벽의 통합성을 유지하기 • 셀레늄: 혈소판 응집을 감소시키기 • 마그네슘: 동맥 확장과 순환 촉진을 돕고, 혈관의 석회화를 예방, 총콜레스테롤을 낮추고, 고밀도 지질 콜레스테롤을 높이고 혈소판 응집 예방하기 • 칼슘: 총콜레스테롤을 감소시키고 혈소판 응집을 방지하기 • 크롬: 총콜레스테롤과 중성지방을 낮추고(특히 니아신과 결합했을 때), 고밀도 지질 콜레스테롤을 높이기 • 칼륨: 혈압강하제와 이뇨제에 대한 의존 낮추기 • 생선 기름: 관상동맥질환과 고혈압 발생 낮추기

※ 식이를 통해 필요한 비타민과 미네랄을 섭취하는 것이 선호됨
출처: Ornish, D.(2010). *Dr. Dean Ornish's program for reversing heart disease: The only system scientifically proven to reverse heart disease without drugs or surgery*. Ivy Books.

- 균형 잡힌 영양소를 골고루 섭취하도록 돕고, 특히 고섬유질식이를 하도록 돕는다.
- 1일 섭취할 양의 충분한 수분을 섭취하도록 돕는다.
- 지방식이는 불포화지방인 식물성 기름을 섭취하도록 교육한다.
- 1일 염분섭취량을 교육하고 저염분식이를 권장한다.
- 젓갈이나 김치 등 소금에 절인음식, 패스트푸드나 깡통에 담긴 음식을 줄이도록 돕는다.
- 절주와 적절량의 카페인 섭취를 권유한다.
- 심혈관에 유익한 생선류, 살코기, 견과류, 녹색채소, 싱싱한 과일을 자주 섭취하도록 돕는다.

2) 적절한 운동

- 1주일에 최소 5일간 30분 정도 중등도의 신체활동을 지속하도록 돕는다.
- 스트레칭 운동이나 걷기, 고정식 자전거타기, 수영 같은 안전한 유산소성 운동을 권한다.
- 심혈관계에 문제가 있는 경우에는 스트레스 완화를 위해 2~5분 동안 걸은 후 상태에 따라 서서히 증가시켜 1주일 단위로 1~2분씩 활동량을 증가시키도록 돕는다.
- 운동하는 동안에 흉통, 심한 호흡곤란, 피로, 현기증, 빠르거나 불규칙한 맥박, 심한 발한 등의 증상이 나타나면 즉시 활동을 중지시킨다.
- 신체를 조이는 의복착용은 피하도록 교육하고 장시간 앉아 있거나 서 있지 않도록 권유한다.
- 바닥에 쭈그리고 앉거나 의자에 다리를 꼬고 앉는 자세를 피하고 수시로 다리를 뻗거나 약간 올리고 앉도록 교육한다.

3) 금연과 금주

- 흡연 시 일산화탄소는 혈관 내에 산소부족을 유발하므로 금연하도록 교육한다.
- 흡연 시 니코틴 성분은 혈관계의 손상을 초래하므로 금연하도록 교육한다.
- 흡연 시 타르 성분은 호흡을 방해하므로 금연하도록 교육한다.
- 간접흡연에 노출되는 동안에도 심혈관계와 호흡에 악영향을 받으므로 피하도록 돕는다.
- 술은 심장의 기능을 저하시키고 심부정맥을 발생시킬 수 있으므로 금주하도록 교육한다.
- 심부정맥은 술 금단증상으로 나타나므로 서서히 양을 줄여가며 금주하도록 교육한다.

4) 스트레스 관리

- 스트레스는 혈압을 상승시키므로 스트레스의 원인을 확인하고 교육한다.
- 스트레스 대처양상을 확인하고 교육한다.
- 스트레스 대처방안을 확인하고 이완 운동, 요가, 명상 등을 경험하도록 돕는다.

6) 만성질환 및 약물관리(표 20-5 참조)

- 심장질환을 유발하는 만성질환인 당뇨병, 고지혈증, 고혈압을 적절히 관리한다.
- 정상범위의 혈압 수치를 유지하도록 약물복용을 돕는다(140/90mmHg 미만).
- 정상범위의 혈당 수치를 유지하도록 약물복용을 돕는다(공복 시 70~130mg/dL).
- 정상범위의 콜레스테롤 수치를 유지하도록 약물복용을 돕는다(200mg/dL 이하).
- 정상범위의 중성지방 수치를 유지하는 식생활습관을 유지하도록 돕는다(150mg/dL 미만).

7) 자세 변경

- 체위성 저혈압 사고를 예방하도록 누운 자세에서 앉은 자세, 앉은 자세에서 선자세로 서서히 단계적으로 일어나도록 교육한다.
- 새벽이나 아침에 일어날 때, 누운 자세에서 몸을 충분히 움직인 후 일어나도록 교육한다.

8) 구강 청결

- 외출 시 마스크 착용을 하도록 돕는다.
- 치아우식증이나 구내염으로 인한 심혈관계 염증이 생기지 않도록 구강청결을 돕는다.
- 외출 후 반드시 손씻기와 구강청결을 유지하도록 돕는다.

CHAPTER 7

위장관계 노화

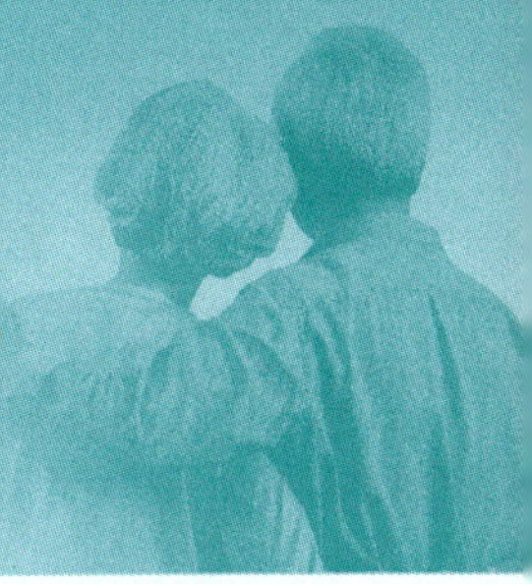

학습목표

1. 노화에 따른 위장관계의 구조적 변화를 설명한다.
2. 노화에 따른 위장관계의 기능적 변화를 설명한다.
3. 위장관계의 구조와 기능 변화에 따른 일상생활 간호를 설명한다.

핵심용어

대장통과시간 Colonic transit time

변비 Constipation

연하곤란 Dysphagia

하제 Laxatives

노인은 주로 위장관계 문제와 관련되는 증상을 많이 호소한다. 노화로 인해 발생되는 것으로 알려져 있지만, 일반적으로 나이가 들어도 위장관계의 구조와 기능은 비교적 안정적으로 유지되는 경향을 보인다. 이 장에서는 노화에 따른 위장관계의 구조적 · 기능적 변화를 기술하고, 위장관계의 구조와 기능 변화에 따른 일상생활에서의 간호방법을 제시한다.

1 구조적 변화

1) 구강

구강 내 치아는 음식을 씹고, 타액은 음식물을 촉촉하게 하고, 타액 속의 아밀라제 효소는 탄수화물을 소화되기 쉬운 형태로 바꾼다. 혀는 음식물을 잘 섞어 인두와 식도로 음식덩이가 잘 넘어갈 수 있게 해준다. 그런데 65세 이상 노인의 약 50%는 치아 소실을 보인다. 나이가 들수록 치아 소실이 많아지며, 남아 있는 치아도 질환을 가지고 있는 경우가 많다. 치아의 색은 누렇게 변하거나 거무칙칙해지며, 범랑질 내의 수분 함유량은 감소된다. 치아의 사이가 벌어지고, 치조골의 퇴축이 일어나면서 치아의 뿌리가 점점 노출된다. 치근은 칫솔질에 의해 파이거나 치아우식증으로 이환되기 쉽다.

2) 식도

70세 이상 고령에서 식도근육신경총(myenteric plexus)의 신경세포 수가 현저히 감소한다. 그리고 각각의 신경세포 크기는 비대해진다. 그러므로 젊은 층에 비해 노인들은 연하곤란증이 발생하기 쉽다. 연동운동의 힘도 약해진다.

3) 위

노화에 따라 내장신경계가 퇴화되고, 특히 콜린성 신경의 세포 사멸(cell death)이 두드러지게 나타난다. 60세 이상 노인에게는 가스트린(gastrin, 위액분비 촉진 호르몬)을 분비하는 세포와 소마토스타틴(somatostatin, 가스트린 분비억제 호르몬)을 분비하는 세포 간의 비율이 변화되어 위산 분비가 줄고 저산증이 되므로 위축성 위염의 빈도도 높게 나타난다. 위 점막세포의 특성은 빠른 증식과 분화를 들 수 있는데, 노화가 진행될수록 각종 위장관 호르몬들의 분비와 호르몬들에 대한 반응성에 변화가 일어난다. 위 전정부의 경우, 소마토스타틴 분비 세포(D-cell) 감소에 비해 가스트린 분비 세포(G-cell)의 감소가 두드러져 가스트린 분비가 줄어들어 결과적으로 위산 분비는 감소하게 된다. 그뿐만 아니라 가스트린에 대한 위점막의 반응성 역시 감소하여 점막의 위산 분비 및 성장 촉진이 제한받게 되므로 위산의 산도는 알칼리화가 된다. 위의 연동운동력도 약해지는 경향이 있다. 위의 분문부와 위문부의 괄약근력이 약화되는 경향이 있다.

4) 간

간은 노화에 따라 크기와 무게가 감소한다. 간으로 가는 혈류와 순환 정도는 30~40% 정도 감소할 수 있다. 이외에도 간세포의 구조적인 변화가 나타나기도 한다.

5) 담낭

노화에 따른 담낭의 전반적인 구조적 변화는 없다. 그러나 담관은 나이가 증가함에 따라 넓어진다. 그 결과, 담석이 더 쉽게 지나갈 수 있게 되지만, 소장 개구부에 가까운 관은 좁아지므로 담석이 쌓이거나 막히는 비정상적인 변화가 발생되기 쉽다.

6) 췌장

췌장은 나이가 들어 갈수록 무게가 감소한다. 일부에서는 섬유화나 세포 위축이 나타나기도 한다. 따라서 췌장에서 분비되는 인슐린이나 리파아제, 아밀라아제, 펩타아제 등의 양이 감소하는 경향이 나타나기도 한다.

7) 대장과 항문

노화가 진행됨에 따라 대장 내 평활근력이 약화된다. 장점막하 신경총과 근육층 신경총의 신경세포 수가 현저히 줄어드는 것으로 알려져 있다. 직장은 나이의 증가에 따라 섬유성 조직으로 대치된다. 항문의 외항문괄약근은 나이가 들수록 괄약근 조절을 책임지는 운동신경이 감소하고 얇아진다. 반면, 내항문괄약근은 보상기전의 일환으로 나이가 들수록 섬유성 조직으로 변하고 두꺼워진다. 그러나 수축 능력은 감소한다.

2 기능적 변화

1) 구강

많은 노인은 치아가 손상되고 소실되면서, 음식을 씹어 식도로 넘기는 것에 어려움을 경험한다. 나이 들수록, 턱뼈와 주위 근육이 위축되면서 저작기능이 감소되는 변화가 생긴다. 그래서 노인들은 음식물을 씹기가 어려워진다. 골격근 약화는 구강 내 신경에 변화를 일으키며 근육의 기능조정 능력에도 영향을 준다. 그리고 턱 근육이나 뼈의 약화와 크기의 감소로 인해 씹는 작업에 에너지가 소모되므로 음식물 섭취와 관련된 피로가 증가한다.

노화가 진행되면서 침의 분비량은 다소 감소된다. 그러나 주요 침샘에서 많은 양의 침을 보유할 수 있기 때문에 침샘 기능은 비교적 안정적으로 유지된다. 전분 분해기능도 크게 감소되지 않으므로 음식 소화에는 큰 영향을 주지 않는다. 노인들 중 40%는 구강건조를 호소한다. 주요 유발원인으로는 비처방약물, 영양 결핍, 질병, 항암화학요법과 같은 치료 등이다.

2) 식도

식도운동 기능은 주로 80세 이후에 변화가 된다. 주로 상부 식도괄약근의 압력이 감소하고, 상부 식도괄약근이 이완하는데 걸리는 시간이 증가한다. 식도의 수축 강도가 감소하게 되며, 식도근육의 기능과 신경 감각능력이 감퇴된다. 하부 식도괄약근의 기능은 실제적인 변화가 없는 것으로 밝혀지고 있다.

연하기능은 뇌의 연수 중추에 의해 조절되며, 미주신경 말단이 식도의 평활근에 연결되어 동작이 이루어진다. 식도 평활근과 골격근의 변화에 따라 고령노인들은 식도 내벽의 경화와 감각의 저하, 그리고 통증이 동반되므로 연하곤란이 발생할 수 있다. 건강한 노인의 약 40%에서 구역질반사(gag reflex)가 사라지기도 한다. 연하곤란(dysphagia)은 인두와 식도의 변화로 흔히 역류, 가슴부위 쓰림, 흉통 등이 나타난다. 식도 연동파의 수축력이 감소하고 역류된 산이 제거되는 시간이 길어짐에 따라 위식도역류 질환도 흔히 발생된다.

3) 위

노화에 따라 위의 연동운동이 감소하고 소화된 음식물의 배출(gastric emptying) 시간이 느려진다. 노화가 진행함에 따라 펩신, 중탄산염(bicarbonate), 나트륨이온(sodium ion)의 분비량과 프로스타글란딘(prostaglandin)의 양이 감소한다. 그러므로 위의 방어체계 기능이 감퇴하며 위 점막이 쉽게 손상받을 가능성이 높다. 위 내벽의 염산분비량이 감소되고, 위산이 알칼리화가 되므로 소화력이 감소하게 된다.

4) 간

간의 기본 용적은 크다. 그리고 손상 후 재생되는 간세포의 능력이 좋으므로 구조적 변화로 나타나는 기능적 변화는 거의 없다. 그러나 노인의 약물 제거율은 감소된다. 이는 나이 증가에 따른 간의 크기와 혈류량의 감소, 신장의 변화 때문으로 알려져 있으며, 개인마다 차이가 있다.

5) 담낭

노화가 진행됨에 따라 음식이 소화될 때 담낭에서 소장으로 분비되는 담즙의 비워지는 속도가 느려지게 된다. 따라서 담낭 내 담즙 양이 증가되면서 노인 연령층에서 담석이 잘 형성되는 경향을 보인다. 특히 여성 노인에게서 더 흔하게 나타난다.

6) 췌장

나이가 들면서 췌장의 무게가 감소하고, 세포가 위축되지만, 췌장이 지닌 예비능력 덕분에 위산 중화와 소화를 돕는 효소에서의 변화는 적은 편이다. 노화에 따른 전반적인 췌장 기능은 저하되지 않는다.

7) 소장

영양소 소화와 흡수에 필요한 소장의 운동력은 거의 변화가 없으나, 수축강도가 다소 약해진다고 알려져 있다. 나이가 들어가면서 위 배출이 지연되는 이유는 위산 분비의 감소와 관련되어 있다. 소장의 운동력이 저하되고, 소장에서 박테리아의 성장이 촉진된다. 그러므로 노년기에는 흡수장애와 영양불량이 흔히 발생한다. 영양소의 흡수는 큰 변화를 보이지 않으나 비타민 D, 아연, 칼슘의 흡수는 감소하고, 비타민 A의 흡수율은 증가한다. 비타민 B1, B12, C, 철분의 흡수율은 나이에 따라 변화하지 않는다.

8) 대장과 항문

나이가 들어감에 따라 장내 신경계 뉴런과 수용체 소실, 장내 증가된 섬유증(fibrosis)으로 인해 대변의 대장통과시간(긴 대장을 따라 수분이 흡수되고 대변이 빠져나가는데 소요되는 시간)이 길어진다. 일반적으로 상행결장 및 횡행결장이 주로 높은 팽창성으로 대변의 저장소 역할을 하는 반면, 하행결장과 S상결장은 대변의 이동 통로 역할을 한다. 노화가 진행될수록 근위부 결장에 비해 원위부 결장의 팽창도가 약해지므로 게실이 잘 발생한다. 장 내강 압력은 나이가 들수록 증가하므로 섬유소의 충분한 섭취로 압력을 줄일 수 있다. 골반저근육과 항문괄약근의 조합이 배변과정에 필수적인 작용을 하는데, 노화가 진행되면서 항문괄약근의 기능이 감소하면서 항문 배출기능에 어려움이 발생한다.

9) 기타

위장관의 적응 능력(adaptive response)은 노화에 따라 감소한다. 젊은 연령층에 비해 고령의 노인들은 음식물 제한, 갑작스런 입원 등의 스트레스 상황에 처할 때 영양상태가 급격히 악화되며, 회복하는 시간이 오래 걸린다.

3 일상생활 간호

위장관계 질병을 예방하고 건강을 유지 · 증진하기 위해 일상생활 간호가 중요하다. 노인대상자에게 다음과 같이 위장관계 변화에 따른 일상생활 간호를 교육하고 권장한다.

1) 영양섭취를 위한 간호

- 미뢰 수의 감소에 따라 맛을 잘 느끼지 못하고 식욕부진이 되기 쉬우므로 인공감미료나 인공소금을 사용하여 맛을 적절하게 느끼도록 돕는다.
- 음식 조리 시에 맵거나 신 강한 양념을 사용하기보다는 양념류 대신 약초나 향신료를 사용하도록 돕는다.
- 침의 분비량이 감소한 경우에는 음식을 충분히 오랫동안 씹도록 교육한다.
- 인공치아를 사용하는 경우에 반드시 식사 전에 인공치아를 꼭 맞게 착용하도록 돕는다.
- 식도의 연동운동이 감소되므로 음식의 크기를 작은 크기로 잘게 썰거나 나누어 먹도록 돕는다.
- 위의 소화력이 감소하므로 한꺼번에 많은 식사를 하는 습관을 수정하여 식사량을 소량으로 나누어 식사 횟수를 늘리도록 돕는다.
- 세 끼 식사만으로 적절한 영양의 보충이 어려울 경우, 식사 간에 다양한 형태의 영양죽 또는 간식을 섭취하도록 돕는다.
- 저작 능력이 감소한 노인들에게는 충분한 시간적 여유를 가지고 식사를 할 수 있도록 한다.
- 섬유질은 잘게 썰거나 살짝 물에 데쳐서 부드럽게 조리한 후에 섭취하도록 돕는다.
- 과도한 지방식이나 육류 섭취를 줄이고, 고열량이나 고콜레스테롤 음식을 줄인다.
- 위점막이 퇴행적 변화를 보이고 위산 분비가 줄어들게 되면서 철분, 엽산, 비타민 B12 등의 흡수장애와 영양불량 상태가 발생할 수 있다. 특히, 비타민 B군의 결핍은 대개 동물성 식품의 부족으로 인해 발생되므로, 단백질 섭취를 장려할 필요가 있다. 살코기, 생선, 콩류, 저지방 우유 등 질 좋은 단백질 식품을 비롯하여 영양이 풍부한 음식을 섭취하고 필요 시 식이 보충제를 복용한다.

2) 구강청결 간호

- 침 생산의 감소로 구강 건조증이 발생할 수 있으므로, 수분섭취를 권장한다.
- 1년에 1~2회 이상 치과 정기검진을 받도록 하고 부드러운 칫솔로 식후마다 3분 정도 충분히 양치질을 하도록 돕는다.
- 치아 사이의 찌꺼기를 제거하기 위해 치간 칫솔이나 치실의 사용을 권장한다.

- 양치질을 할 때 반드시 혀의 칫솔질을 하여 혀의 청결을 유지하도록 돕는다.

3) 연하기능 향상과 식도역류 예방 간호

- 기침이 있는 경우 식사를 중단하고, 충분히 심호흡을 하도록 돕고, 목구멍에 음식이 남아있는지 확인한다.
- 사레가 들리는 것을 예방하기 위해 식탁에 90°로 똑바로 앉은 자세를 유지하도록 돕는다.
- 입안에 음식물을 소량씩 넣도록 돕는다.
- 음식물을 섭취하기 전에 구토반사의 유무를 확인한다.
- 표준체중을 유지하도록 식이요법을 교육하고 야식을 피하도록 한다.
- 식후에 편안한 반좌위 자세를 취하게 돕는다.
- 어떤 식품이 증상을 악화시키는지 모니터링하고 그 식품을 섭취하지 않도록 교육시킨다.

(1) 단계별 연하곤란 식사의 형태

- **1단계(연하곤란 시작)**: 모든 음식을 완전하게 갈아서 걸쭉한 상태로 제공한다. 농후제를 사용하여 걸쭉하게 만든다.
- **2단계(씹기 쉬운 음식을 소량씩만 씹을 수 있는 단계)**: 묽은 액체를 섭취할 수 없는 환자에게 제공되는 식사로 갈아서 부드러운 형태로 제공한다. 갈은 흰죽, 갈은 사과, 갈은 두부로 만든 음식 등이 허용된다.
- **3단계(소량의 국물을 섭취할 수 있는 단계)**: 음식을 갈지 않고 곱게 다지거나 잘게 잘라서 제공한다. 갈지 않은 흰죽, 잘게 썬 사과, 잘게 다진 두부요리 등이 허용된다.
- **4단계(부드러운 음식을 씹고, 모든 종류의 액체를 마실 수 있는 단계)**: 모든 음식을 씹기 쉽게 부드럽게 만들거나 부드러운 식품으로 제공한다. 수분이 많은 진밥, 걸쭉한 토마토 주스, 부드러운 과일통조림, 두부 찜, 바나나 등이 허용된다.

밀도가 균일하고, 적당한 점도를 유지하여 분리되지 않으며, 구강이나 인두를 통과할 때 부드럽고, 끈적거리지 않아 점막에 붙지 않으며 되직한 액체음식으로 섭취하는데 편하고 용이한 식품은 허용한다. 그러나 밀도가 불규칙적이고 딱딱하며, 구강 내에서 분리되거나 건조하고 끈적거려 점막에 잘 달라붙으며, 너무 묽은 형태로 섭취하기 어려운 식품은 피한다.

(2) 대상자 준비

- 대상자를 의자에 깊숙이 앉히고, 허리를 똑바로 펴고 앉은 자세를 취하게 돕는다.
- 턱은 아래로 15° 정도 약간 내리게 하고, 머리가 뒤로 젖히지 않게 한다.
- 침대에서도 발을 굽혀 앞으로 몸을 일으켜 앉는 자세를 취하며, 와상인 경우 상체를 높

이거나 옆으로 누운 자세를 취해 준다.

- 발뒤꿈치가 바닥에 닿아 안정된 자세를 취하게 한다.
- 의자는 등받이나 팔꿈치 받침이 있는 것이 좋다.
- 식탁을 충분히 당기고 밥상은 가까운 곳에 둔다.
- 음식을 흘리는 대상자에게는 앞치마를 준비한다.
- 천천히 차분하게 여유를 갖도록 돕는다.
- 필요한 물품을 한곳에 정돈하고 기분 좋은 환경을 조성한다.
- 가능하면 대소변 배설을 마친 후 식사하도록 돕는다.

(3) 대상자 식사보조 시 유의사항

- 따뜻한 액체로 입을 헹구도록 하고, 너무 차거나 뜨거운 것은 피한다.
- 연하곤란 단계에 맞는 음식을 노인의 먹는 속도에 맞추어 소량씩 제공한다.
- 1회의 양을 파악하고 음식을 삼켰는지 반드시 확인한 후 음식을 넣어준다.
- 편마비인 경우, 마비가 없는 쪽 입 안에 음식물을 넣어주고, 음식물을 삼킨 후 닦아준다.
- 부드럽고, 수분이 많은 젤라틴 종류가 삼키기에 좋고, 물 종류는 기도로 흡인되기 쉽다.
- 가능하면 대상자가 손으로 먹게 도와주고, 젓가락 대신 수저를 사용하게 한다.
- 음식의 색과 향을 느끼게 해 식욕을 자극하고, 식사 중에는 식사에만 집중하도록 돕는다.
- 음식을 입속에 담고만 있는 경우, 손가락으로 부드럽게 볼을 안쪽으로 밀어준다.
- 식사 전과 후에 음식 잔여물을 확인하고, 식후에 젖은 거즈로 닦아 준다.
- 식사내용물의 역류를 예방하기 위해 식사 전후 15~30분간 식사 자세를 유지하게 한다.

4) 영양흡수 증진 간호

- 음주를 제한하도록 교육한다.
- 약물의 부작용과 독성작용을 설명하고 모니터링 하도록 돕는다.
- 비타민 A와 같은 영양소도 간의 기능이 저하되면 그 독성이 나타나므로 영양제 섭취 시 주의하도록 교육한다.
- 췌장관의 섬유화로 당내성이 저하되기 쉬우므로 포도당 음식을 과도하게 섭취하지 않도록 교육한다.
- 췌장의 분비효소가 감소하게 되면, 지방 소화와 흡수에 장애가 발생할 수 있으므로, 저지방 식이를 섭취하도록 돕는다.

5) 변비예방 간호

- 변비예방을 위해 충분한 수분(체중 kg당 30mL 또는 열량 kcal당 1mL)을 섭취하도록 돕는다.
- 항문괄약근의 조절 기능이 감소되므로 배변충동을 느낄 때 즉시 변을 보도록 돕는다.
- 1일 약 20~35g의 식이섬유(과일, 채소, 곡류)를 섭취하도록 한다.
- 규칙적인 운동을 권장한다.
- 무분별한 완화제의 사용을 금하도록 교육한다.

노인의 연령에 따른 1일 영양소 섭취기준은 다음과 같다(표 7-1).

표 7-1 노인의 연령에 따른 1일 영양소 섭취기준

연령(세)		체중 (kg)	에너지 (kcal) 평균 필요량	식이섬유 (g) 충분 섭취량	단백질 (g) 평균 필요량	단백질 (g) 권장 섭취량	수분 (ml) 충분 섭취량	칼슘 (mg) 권장 섭취량	철 (mg) 권장 섭취량
남자	65~74	59.2	2,000	25	40	50	2,100	700	9
	75 이상	59.2	2,000	25	40	50	2,100	700	9
여자	65~74	50.2	1,600	20	35	45	1,800	700	8
	75 이상	50.2	1,600	20	35	45	1,800	700	8

출처: 대한영양사협회. 우리가족 영양관리-노년기. Retrieved from November, 04, 2021. https://www.dietitian.or.kr/work/business/kb_c_family_elderly.do

CHAPTER 8

비뇨생식계 노화

학습목표

1. 노화에 따른 비뇨생식계의 구조적 변화를 설명한다.
2. 노화에 따른 비뇨생식계의 기능적 변화를 설명한다.
3. 비뇨생식계의 구조와 기능 변화에 따른 일상생활 간호를 설명한다.

핵심용어

계획배뇨 Timed voiding, prompted voiding

난포자극호르몬 Follicle stimulating hormone, FSH

남성갱년기 Andropause

배뇨근 Detrusor

비방사성 아이오탈라메이트 Non-radio-iothalamate

사구체여과율 Glomerular filtration rate, GFR

생식선자극호르몬 Gonadotropins

생식선자극호르몬분비호르몬 Gonadotropin-releasing hormone, GnRH

양성 전립선비대 Benign prostatic hyperplasia, BPH

요실금 Urinary incontinence

인슐린 청소율 Insulin clearance

인히빈 B Inhibin B

크레아티닌 청소율 Creatinine clearance

폐경 Menopause

황체호르몬 Luteinizing hormone, LH

비뇨생식기계의 노화는 생식기 구조, 배뇨 행동, 독소와 약물 청소율, 호르몬 수준과 전반적인 체내의 생리적 항상성에 변화를 초래한다. 전반적인 구조와 기능 변화는 나이에 따라 다양할 수 있으며, 이런 변화들은 대상자의 신체적 · 정신적 · 사회적 측면에 영향을 준다. 특히 배뇨기능 쇠퇴나 요실금 등의 문제가 있을 때 더욱 많은 영향을 준다. 신장의 노화에 따라 사구체여과율의 변화가 흔히 나타나므로 노인의 일상간호 시 특히 고려해야 한다.

1 비뇨기계의 구조적 변화

1) 신장

노화가 진행되면서, 신장의 길이와 무게가 감소한다. 30세 때, 평균 신장 무게는 150~200g인데, 90세가 되면 110~150g으로 줄어든다. 사구체의 경화가 진행되면서 90세가 될 때까지 사구체 수는 30~40%씩 감소한다. 잔여 사구체의 크기도 감소하나 기저막 두께는 증가한다. 네프론의 크기와 수 또한 나이가 증가함에 따라 감소한다. 신장으로 가는 혈류는 평균 20세를 기준으로 했을 때 10년마다 10%씩 감소한다. 젊은 성인(20세)은 평균 600mL/분의 혈액 흐름 속도를 보이나, 80세 노인은 300mL/분으로 감소한다.

신장동맥과 모세혈관의 변화에 따라 혈류가 감소한다. 신장피질 영역에서 혈액의 흐름은 평균 신장 혈류 속도와 비교하여 더 빠르게 감소를 보이는데, 피질 네프론이 노화의 영향을 많이 받는다는 것을 의미한다. 혈류가 감소하면서 사구체여과율(glomerular filtration rate, GFR)이 감소하며, 이러한 사구체여과율의 변화가 노년기 신장기능장애의 대부분을 차지하는 주된 요인이 된다. 사구체여과율은 크레아티닌 청소율(creatinine clearance) 또는 인슐린 청소율(insulin clearance)에 의해 측정되며, 사구체, 모세혈관 또는 신장 혈류 속도 변화의 결과로 인해 30대부터 주로 감소하기 시작한다. 신세뇨관(renal tubules)은 나이가 들면서 수와 길이가 감소한다. 또한 나이와 연관된 간질 사이의 섬유화증(interstitial fibrosis)이 나타나고, 신세뇨관의 두께가 두꺼워지면서 재흡수와 분비에 영향을 준다. 노화에 따른 구조적인 변화가 있으나, 신장은 충분한 예비능력을 소지하고 있으므로, 스트레스 상황이 아니면 상대적으로 안정적인 기능이 유지된다.

2) 방광

노화에 따라, 방광의 크기가 감소한다. 방광 내벽이 섬유성 물질로 변화하며, 확장과 수축 능력이 감소된다. 또한 배뇨를 지연시키는 능력(소변을 참는 능력)이 감소하면서, 방광을 채우는 기능도 감소한다. 배뇨근(detrusor)의 수축능력이 감소하며, 배뇨근 과다활동의 빈도가 증가하는 등 불안정한 상태가 된다. 이런 현상은 남성 노인과 여성 노인 모두에서 나타난다. 특히 여성 노인의 경우 골반근육이 이완되면서 실금이 나타나는 경우가 많다. 또한 남성 노인의 약 50%에서 양성 전립선비대(benign prostatic hyperplasia, BPH)가 나타나는데, 전립선비대는 방광의 출구를 폐쇄시키고, 배뇨기능장애를 유발시킨다. 방광 출구가 폐쇄되면, 기능 감퇴를 보상하기 위해 방광 벽이 점점 두꺼워지고 강해진다.

3) 요관과 요도

노화에 따라 여성은 요도의 길이가 더 짧아지고, 폐경(menopause)에 따른 에스트로겐 감소로 요도가 얇아지게 된다. 괄약근을 조절하는 횡문근육이 얇아지면서 근력이 약해진다. 외괄약근을 구성하는 횡문근육의 약화와 상실은 요도구를 폐쇄할 압력의 감소로 이어져 요실금을 유발한다. 남성은 근육이 얇아지지는 않으나, 방광 바로 아래에 위치해 요도 주변을 감싸고 있는 전립선이 비대되면서 배뇨기능장애를 유발시킨다.

2 비뇨기계의 기능적 변화

1) 배뇨

배뇨는 중추신경계와 말초신경계 모두에 관여하며, 방광수축과 요도이완이 동시에 발생하면서 이루어진다. 체내로부터 배출된 소변량은 나이가 들면서 감소하며, 잔뇨량은 약 50~100mL 정도로 증가한다. 신장의 변화는 요를 농축하고 희석하는 능력에 영향을 주어 전해질 불균형을 일으킨다. 노인의 요비중은 젊은 성인의 절반 정도로, 노인 연령대의 수분상실 증가로 이어진다. 또한 노인들은 야간뇨가 증가하거나 밤 동안 소변을 보는 횟수가 증가하여 수면 장애를 경험할 수 있다.

남성 노인의 전립선 용적은 증가한다. 수명이 연장되면서 모든 남성이 양성 전립선비대를 겪는 현상이 나타날 확률이 높아졌다. 양성 전립선비대는 하부 요로 기능에 영향을 줄 뿐만 아니라 발기와 사정에도 문제를 발생시킨다. 요도와 방광을 침식할 정도로 비대된 전립선은 요정체의 원인이 되며, 배뇨를 어렵게 만들고, 요로감염을 일으키며, 더 진전되어 신부전이 발생하기도 한다.

2) 사구체여과율

사구체여과율은 흔히 크레아티닌 청소율로 측정된다. 사구체여과율은 노화에 따라 유의하게 감소하며, 체내의 요산 등 노폐물이나 약물의 독소 등을 제거하는 능력이 감소한다. 그러나 노인의 혈중 크레아티닌 농도의 증가로 이어지지는 않는다. 크레아티닌 청소율은 다음과 같은 Cockcroft-Gault 공식에 의해 계산하는데, 크레아티닌 청소율 계산값이 아주 정확한 농도율은 아니므로 참고만 해야 한다. 왜냐하면 크레아티닌 생산율이 다양하고, 신세뇨관에서도 크레아티닌을 분비하며, 노인은 근육량이 감소되기 때문에 정확성이 약화되기 때문이다.

일반적으로 크레아티닌 청소율 계산 값은 크레아티닌 수준의 약 20~30%를 과대측정하는 경향이 있다. 따라서 Cockcroft-Gault 공식은 신장질환의 예측에는 사용될 수 있으나, 일반적인 노화과정을 반영하지는 못한다. 그러므로 이 계산 값을 사용하여 건강한 노인에게 적은용량의 약물을 투여하고, 신장기능에 문제가 있는 노인에게 많은 용량의 약물을 투여하는 투약오류가 발생될 수 있다. 실제 사구체여과율에 가장 근접하게 계산할 수 있는 지표는 인슐린 청소율이나 비방사성 아이오탈라메이트(non-radio-iothalamate)이다.

노인 연령층에서 약물 부작용이 성인에 비해 3~10배 이상 많이 발생하는 것은 신장의 변화, 특히 사구체여과율과 신장 청소율의 변화에서 기인한다. 또한 약물 부작용은 신세뇨관 여과의 변화로 인해 발생한다.

3) 항상성 변화

노인도 일반적으로 신장 기능인 수분의 수준과 전해질 농도의 균형을 잘 유지한다. 그러나 탈수나 고온과 같은 스트레스 환경에 처하게 되면, 나이와 관련된 변화가 더 쉽게 확인된다. 나이와 관련된 신장의 구조적 변화는 일반적인 환경에서 나트륨(sodium) 농도를 조절하는 능력이 감소된 것과 같이 일부 기능을 쇠퇴시킨다. 또한 스트레스 상황에서 나트륨과 포타슘의 항상성을 유지시키는 능력과 수분을 보유하는 능력이 감소한다. 나트륨을 적절하게 조절하는데 실패하는 것은 상행 헨레고리(Henle's loop)의 프로스타글란딘 수준을 상승시키는 능력이 기능하지 않고 알도스테론에 대한 신세뇨관의 무반응으로 이어질 수 있다. 나이가 증가함에 따라 체내 포타슘 수준이 전반적으로 감소되는 것은 신세뇨관에서 알도스테론에 대한 반응이 감소되므로 나타나게 된다.

노인들은 수분의 재흡수 능력이 감소되고, 갈증을 느끼는 감각도 감소하므로 탈수가 빠르게 진행되기 쉽다. 보통 노인들의 산-염기 항상성은 비교적 안정적(pH 6.9~7.7)이다. 그러나 산이 과도하게 많은 상황에서는 젊은 성인에 비해 빠르게 배출하기가 어렵다. 네프론의 기능은 나트륨과 수분의 균형을 맞추고 혈류로부터 과도한 수분을 제거한다. 나이가 들어가면서, 네프론의 크기가 위축되고 수가 감소하며, 사구체로 가는 혈류가 감소하고, 용질의 수준이 증가되어 결국 네프론이 기능하지 못하게 된다. 항상성의 변화는 비뇨기계의 구조와 기능 모두에 부정적인 영향을 줄 수 있다.

3 여성 생식기계의 구조적 변화

1) 난소

나이가 들수록, 난소는 점점 위축되어 크기가 감소한다. 신체검진 시 대부분 촉진이 되지 않는다. 난포 수는 30~40대에 줄어들기 시작하여 나이가 들어 갈수록 감소한다. 35세 이후에는 빠른 속도로 감소하여 임신 능력이 쇠퇴하게 되는데 이 시기에 남아 있는 난포는 미성숙한 상태가 많고 단지 일부 난포만이 배란하고 황체를 형성한다. 50~65세가 되면, 남아있는 난포가 거의 사라진다.

45세 전후에는 생식능력이 감소하고, 인히빈 B(Inhibin B)의 분비가 감소된다. 난포기 때 난포자극호르몬 수치는 더 일찍 증가하는 경향을 보인다. 인히빈 B는 난소에서 합성되는 당단백질로 난포자극호르몬을 억제하는 기능이 있는데, 여성 노인에서 줄어든다. 노화에 따라 난소에서 가장 초기에 발생되는 변화는 인히빈 B의 감소와 난포자극호르몬 증가이다. 또한 프로게스테론의 감소가 발생한다. 여성에서 분비되는 테스토스테론은 그 수치가 남성의 약 1/10 정도인데, 25%가 난소에서 생산되고 나머지는 부신(adrenal gland)과 테스토스테론의 전구물질인 안드로스텐디온의 전환에 의해 공급된다. 난소의 위축은 이러한 난소의 기능 부전과 난자 고갈로 이어져 결국 폐경에 이르게 한다.

2) 자궁

노화와 관련된 자궁의 변화는 에스트로겐과 프로게스테론 감소에 따라 자궁내막의 두께가 얇아지는 것이다. 그리고 월경량이 감소하며, 월경주기가 불규칙해지고 배란과 월경이 영구적으로 중단된다. 자궁을 지지하는 인대는 나이가 들수록 약해져 자궁이 후방으로 굴곡되는 후굴, 그리고 전방으로 굴곡되는 전굴 또는 자궁탈출이 발생되기도 한다. 폐경기 이후의 자궁은 크기가 약 50% 정도 줄어들게 되며 75세 이상 여성에서는 촉진이 안 될 정도로 작아지기도 한다. 자궁경부는 경화되고, 함몰되기도 한다.

3) 질

질은 나이가 들수록 길이가 감소하고 내경이 감소한다. 질벽은 얇아지고 약해지며 탄력성이 감소한다. 노인 여성의 질은 손상받기 쉬운 구조로 변화된다. 질의 점막층이 점차 소실되고 분비물은 감소한다. 또한 질이 매우 건조한 상태로 변화되어 성관계 시에 통증이 발생한다. 질의 산도(pH)는 이전에 pH 3.8~4.2 정도의 산성에서 pH 6.5~7.5의 알칼리성 환경으로 변화한다. 질 점막 조직의 글리코겐이 감소하며, 미생물의 번식이 증가하게 된다. 대음순은 위축되어 음순이 서로 분리되며, 외부에 노출되는 표면이 커져 미생물과 감염원의 침투가 용이하게 된다.

4 여성 생식기계의 기능적 변화

1) 신경-호르몬 변화

생식기계는 시상하부, 뇌하수체, 생식선(난소)을 통칭한다. 시상하부는 생식선자극호르몬분비호르몬(gonadotropin-releasing hormone, GnRH)을 분비하고, 뇌하수체에 있는 생식선자극수용체(gonadotrope receptors)와 결합하여 난포자극호르몬(follicle stimulating hormone, FSH)과 황체호르몬(luteinizing hormone, LH)의 합성과 분비를 자극한다. 난포자극호르몬은 난포의 성숙과 안드로스텐디온(androstenedione)의 에스트로겐 전환을 조절한다. 황체호르몬은 배란을 조절하고, 황체를 지지하고, 안드로겐을 합성한다. 이 밖에도 생식기 기능은 난소가 시상하부와 뇌하수체에 보내는 호르몬 신호에 크게 의존한다.

나이의 증가와 관련되는 신경내분비 기능의 변화는 생식선자극호르몬의 수준 변화를 포함한다. 나이가 들수록, 난포자극호르몬은 폐경이 발생하기 전에 증가하기 시작하여 폐경기와 폐경 후에 지속적으로 증가한다. 에스트라디올(estradiol)의 수준은 폐경 직전까지 증가하다가 폐경기에 급격하게 감소한다.

난포자극호르몬을 억제하는 기능이 있는 인히빈 B는 여성 노인에서 줄어든다. 그러므로 폐경기 여성에서 난포자극호르몬이 증가한다. 에스트로겐과 프로게스테론의 변화는 시상하부와 뇌하수체가 호르몬 피드백시스템에 반응하게 하는데 큰 영향을 준다. 노화에 따른 변화는 뇌에 있는 에스트로겐 수용체와 프로게스테론 수용체에서 발생하며, 체내에서 순환하는 호르몬 수준의 변화와는 별개로 발생한다.

나이가 들수록 에스트로겐이 감소하는 것은 뇌에 영향을 주어 인지기능 변화, 불면증 또는 우울에 영향을 준다. 에스트로겐 감소는 에스트로겐 수용체와 에스트로겐에 의존하는 조직이 있는 신체 다른 영역에도 영향을 준다. 예를 들어, 에스트로겐 감소로 피부 내 콜라겐이 줄어들어 피부가 얇아지고, 땀샘과 피지선이 건조해지면서 모공이 건조해지기 시작하고, 뼈의 칼슘이 줄고 재흡수가 늘어난다. 또한 유방의 결체조직이 지방조직으로 대체되고, 저밀도콜레스테롤과 지질단백질이 증가하기 쉽다. 방광 기능은 감소하며, 심혈관기능과 혈압 수치가 변화되기 쉽다. 또한 영양소 흡수와 대사의 효율성이 떨어진다. 에스트로겐의 감소는 신경세포의 사망과 뇌 손상을 방어하는 역할의 감소로 이어져 알츠하이머병과 파킨슨병의 발생을 용이하게 한다.

2) 폐경

평균적으로 51세 전후에 폐경이 시작되지만, 생식 기능은 더 일찍 변화한다. 35세 전후에 인히빈 B와 프로게스테론의 감소, 에스트라디올의 상승 및 난포자극호르몬의 상승으로 임신 능력이 감소하게 된다. 폐경 이행과정 초기에는 월경 주기가 불규칙해지고 에스트라디올 분비가 감소되며, 폐경 이행과정의 후반부에는 무월경이 계속 된다.

마지막 월경 후 1년 동안 월경이 없으면 폐경이 되었다고 한다. 폐경 이후부터는 난소호르몬의 기능이 급격히 감소하고, 뼈의 형성이나 재흡수와 같은 호르몬 관련 기능의 변화가 발생한다. 폐경기 이후 에스트로겐 수치는 80% 감소하고, 프로게스테론은 60% 정도 감소한다. 폐경기 동안, 난소는 안드로스텐디온의 생산이 절반까지 줄게 되면서 성욕 감퇴현상이 나타난다.

폐경 여성에서 나타나는 신체적 증상은 얼굴 화끈거림, 정서 장애, 체중 증가, 질 건조, 방광 감염, 성욕 감퇴, 피로, 불면, 인지기능 저하, 탈모, 요통과 관절통이 있다. 폐경 단계별로 연관된 호르몬과 체내 변화들을 분류한 것을 표 8-1에 제시하였다.

표 8-1 폐경 단계별 연관된 호르몬과 체내 변화

단계	생식후기	폐경 이행과정 초기/후기	폐경	폐경 이후 초기/후기
체내 변화	• 다양한 증상들: 혈관확장(화끈거림), 가슴압통, 불면, 두통, 월경 전 불안, 우울	• 초기: 월경 주기 기간이 다양해짐 • 후기: 월경 주기가 2번 이상 건너뛰고 무월경이 있음	• 마지막 월경 후 12개월 경과	• 초기(마지막 월경 후 5년): 난소호르몬 기능 감소, 뼈소실 증가 • 후기(마지막 월경 후 5년 경과~사망)
연관 호르몬	• 난포자극호르몬 상승 시작 • 인히빈 B 감소 • 에스트라디올 약간 상승 • 프로게스테론 감소	• 난포자극호르몬과 황체호르몬 상승 • 인히빈 B 감소 • 에스트라디올 감소	• 난포자극호르몬과 황체호르몬 상승 • 인히빈 B 감소 • 에스트라디올 감소	• 난포자극호르몬과 황체호르몬 상승 • 인히빈 B 감소 • 에스트라디올 감소 • 생식선자극호르몬 분비 호르몬 증가

출처: Mauk, Kristen L.(2014). eChapter 29, *Review of aging of physiological systems. Gerontological nursing-competency for care*, 3th edition. Jones & Bartlett Learning, MA, USA.

5 남성 생식기계의 구조적 변화

1) 고환

개인차가 있으나, 노화에 따라 일반적으로 고환의 크기와 무게가 감소한다. 라이디히세포(Leydig cells)의 구조는 유지되지만 숫자가 줄어들어 테스토스테론의 생산은 감소하게 된다. 그러나 고환에서 분비되는 에스트로겐은 나이가 들어도 감소하지 않는다. 결과적으로 남성 노인의 테스토스테론에 대한 에스트로겐의 비는 증가된다. 정세관(seminiferous tubules)의 벽은 얇아지고 내강은 좁아지며, 경화증이 발생되기 쉽다. 내강이 점점 좁아지면 폐쇄가 될 수도 있다. 혈류의 감소와 테스토스테론의 분비량이 감소하는 것도 정세관의 노화에 일조한다. 남성 노인들의 정자 생산은 감소되지만, 생산이 중단되지는 않으며 생식능력은 유지된다.

2) 전립선

정낭(seminal vesicles)과 요도구선(bulbourethral glands)은 나이와 관련한 변화를 보이지 않는다. 그러나 남성 노인에서 가장 큰 변화는 전립선(prostate gland)이다. 전립선의 내부와 근육층은 나이가 들면서 점점 얇아지게 되는데, 이는 그곳으로 향하는 혈류의 감소에서 기인한 것으로 보인다. 양성 전립선비대(benign prostatic hyperplasia, BPH)는 나이와 안드로겐 생산과 관계가 있다. 60세 남성의 50%, 그리고 85세 남성의 90%에서 결절이 나타난다.

60세 남성의 약 13%는 약물치료를 받아야 하며, 85세 남성에서는 23%가 약물치료를 받아야 한다. 양성 전립선비대는 전립선이 커지는 것으로, 요도폐쇄를 유발할 수 있다. 양성 전립선비대의 흔한 합병증은 빈뇨, 배뇨통, 방광과 신장의 감염, 발기부전 그리고 정액사정기능의 장애 등이 있다.

3) 음경

음경은 30~40대에 요도 주변의 발기 조직에서 섬유화가 진행되기 시작한다. 55~60세 때에는 모든 발기 조직에서 섬유증이 발견된다. 섬유증은 남성 노인의 발기되는 시간을 지연시키나 발기능력은 고령의 나이에도 유지된다. 그러나 발기유지에 필요한 자극이 더 요구되며, 오르가즘과 정액사정의 강도는 약해지고, 사정되는 정액양도 감소된다. 남성 노인이 재사정할 수 있을 때까지 걸리는 시간은 증가된다.

6 남성 생식기계의 기능적 변화

1) 신경-호르몬 변화

남성 생식기계는 시상하부, 뇌하수체와 함께 남성 생식선인 고환(testes)이 포함된다. 여성 생식기계와 유사하게, 시상하부는 생식선자극호르몬분비호르몬(GnRH)을 분비하고, 이 호르몬은 뇌하수체에 있는 생식선자극수용체와 결합하여 생식선자극호르몬(gonadotropins)인 난포자극호르몬(FSH)과 황체호르몬(LH) 분비를 자극한다. 생식선자극호르몬은 고환으로 가서, 각각 표적기관에 영향을 준다. 즉, 난포자극호르몬은 정자 생산을 시작하고 지속하기 위해 세르톨리세포를 자극하고, 황체호르몬은 테스토스테론을 생산하는 라이디히세포를 자극한다. 그러나 세르톨리세포는 인히빈 B를 통해 난포자극호르몬 분비를 억제하는 능력이 있다.

남성에서, 고환, 시상하부, 뇌하수체 간의 음성 피드백시스템은 정자 생산 횟수와 테스토스테론 분비를 조절한다. 이것은 난포자극호르몬과 세르톨리세포의 관계, 생식선자극호르몬분비호르몬과 생식선자극호르몬에 대한 테스토스테론 효과에 의해 설명된다. 테스토스테론은 남성 생식기계에서 가장 유용한 안드로겐이며, 하루 약 6번 분출된다. 또한 테스토스테론은 뇌와 척수 안에 위치한 안드로겐 수용체와 결합하여 안드로겐에 의존하는 조직에 영향을 준다.

2) 남성 갱년기

남성 갱년기(andropause)는 테스토스테론 수치가 임상적 증상을 유발할 정도로 유의하게 감소한 것을 의미한다. 폐경과 달리, 남성 갱년기는 서서히 발생하며 모든 남성 노인에게 발생하지는 않는다. 전반적인 생식기계의 기능적 쇠퇴로 남성 노인에서 테스토스테론 분비는 감소하게 된다. 남성에서 생산되는 테스토스테론은 생식선자극호르몬분비호르몬, 난포자극호르몬, 황체호르몬의 분비를 자극하는데, 노인에서 이러한 음성 피드백 체계가 증가한다. 남성 갱년기 동안, 테스토스테론 분비가 극도로 작아지면, 난포자극호르몬과 황체호르몬에서 테스토스테론 수치를 상승시키려는 복구 기전이 작동한다.

남성 노인에서 안드로겐이 결핍되면, 성욕 감퇴, 에너지와 힘, 스테미너의 감소, 안절부절못함, 인지 변화 증상을 경험할 수 있다. 이러한 대상자의 신체적 증상으로는 발기부전, 골감소증, 골다공증, 여성형 유방, 근육량 감소, 고환 위축, 지방 침착 등이 있다. 남성 갱년기 진단은 대체로 총 혈청 테스토스테론 수치 측정을 통해 이루어지나, 정확한 테스토스테론 수치 측정은 총 테스토스테론과 테스토스테론 대사산물, 안드로겐 수용체 활동에 근거하여 이루어진다.

7 일상생활 간호

비뇨생식기계 질병을 예방하고 건강을 유지·증진하기 위해서는 일상생활 간호가 중요하다. 노인대상자에게 다음과 같이 비뇨생식기계 변화에 따른 일상생활 간호를 교육하고 권장한다.

1) 탈수 예방

- 약물의 배설이 지연되므로 노인의 투약용량, 약물배설, 부작용 등을 모니터링한다.
- 탈수와 치명적인 고나트륨혈증 등을 예방하기 위해 수분과 전해질 균형을 관찰한다.
- 탈수 증상을 관찰한다(기립성 저혈압, 구강 점막 건조 및 움푹 패인 눈과 혀고랑, 상지 근력 약화, 맥박 상승 등의 비특이적 임상 양상).
- 탈수로 인한 변비를 예방하기 위해 수분섭취를 충분히 하도록 돕는다.
- 탈수로 인한 낙상을 예방하기 위해 안전한 장소와 관리를 제공한다.
- 요로 감염이나 호흡기 감염을 예방하기 위해 위생청결을 돕는다.
- 섬망, 신부전, 전해질 이상 및 경련, 고체온증 등의 증상을 모니터링한다.
- 피부건조와 피부손상을 예방하기 위해 충분한 수분과 적절한 단백질, 비타민 C 등을 섭취하도록 돕는다.
- 심부전, 신부전 및 다음증이 있어 수분제한이 필수적인 경우에는 적정섭취량을 교육시킨다.
- 수분섭취는 물이 가장 좋으며, 필요에 따라 좋아하는 과일 주스나 저염 수프, 디카페인 커피나 차, 수분이 풍부한 과일 및 채소 등을 섭취하도록 돕는다.
- 고나트륨혈증은 보통 혈청 나트륨 농도가 145mEq/L를 초과한 경우이며, 용질(solutes)에 비해 수분(water)이 지나치게 소실되었을 때 나타나므로 적절한 수분공급으로 예방한다.
- 혈청 나트륨 농도가 150mEq/L 이상으로 빠르게 상승할 경우 과민성, 안절부절, 기면, 근육 단일수축, 경련, 과다반사, 혼수와 같은 중추 신경계 증상이 나타날 수 있으므로 증상을 관찰한다.
- 탈수는 뇌세포 수분함량 감소인 뇌실질 위축을 발생시키므로 검사결과를 확인한다.
- 만성적으로 서서히 진행되는 고나트륨혈증은 뇌의 적응 과정을 통해 신경계 증상이 잘 나타나지 않으며 탈수에 의해 이차적으로 발생하므로 탈수의 증상 및 징후와 적혈구용적율(hematocrit) 상승 등의 검사 상 이상 소견을 확인한다.
- 노인의 경우 신장의 요농축 능력의 감소로 요 삼투압은 생각만큼 상승하지 않을 수 있으므로 유념해야 한다.
- 노화에 따른 신세뇨관 기능 변화, 레닌-안지오텐신-알도스테론 분비 감소 등으로 소변 희

석능력 및 나트륨 보유 능력이 저하되므로 저나트륨혈증의 임상증상을 모니터링한다.

- 혈청 나트륨 농도가 125mEq/L 미만인 경우 무력증, 피곤, 식욕 저하, 오심, 근육 경련 등이 나타날 수 있고, 급성으로 악화될 경우 중추 신경계 증상이 뚜렷해져 혼동, 혼수, 발작이 나타날 수 있으므로 증상을 모니터링하고, 수치를 확인한다.
- 과다 수분보충(overhydration)으로 인한 부작용을 예방하기 위해 체중 증가, 발의 부종, 경정맥 확장, 호흡곤란 등의 발현 여부를 주의 깊게 관찰해야 한다.
- 신장의 스트레스 적응기능이 저하되므로, 스트레스 유발 요인을 확인하고 완화 방법을 찾을 수 있도록 돕는다.

2) 배뇨 간호

- 빈뇨, 긴박뇨 또는 소변 배출 시간 등을 기록하고 관찰한다.
- 야뇨를 예방하기 위해 수분을 낮 동안에 충분히 섭취하도록 돕는다.
- 빈뇨, 긴박뇨가 있는 노인은 화장실과 가까운 곳의 방을 배정한다.
- 외출 시 기저귀를 휴대할 수 있도록 교육한다.
- 소변기 옆에 손잡이를 설치하여 낙상사고를 예방한다.
- 취침 전 수분, 알코올, 커피 등을 제한한다.
- 밤 동안에는 복도에 은은한 조명등을 켜놓도록 한다.
- 복압성 요실금을 예방하기 위해 골반저근운동을 교육한다.
- 복압을 높이지 않도록 기침과 재채기 방법을 훈련시킨다.

3) 남성 노인의 전립선비대 예방

- 섬유질, 채소, 과일, 생선 등의 섭취를 늘리고, 비계가 많이 있는 육류와 같은 고지방식이를 피한다.
- 체중을 조절하고 특히 내장 지방의 양을 줄이려는 노력을 한다.
- 소변을 너무 오래 참지 않는다.
- 과음하지 않으며, 카페인이 든 음료와 커피는 최대한 섭취를 금한다.
- 야뇨를 예방하기 위해 저녁에 수분섭취를 줄인다.
- 감기약을 복용할 때는 반드시 주치의와 상의한다.
- 자극적이고 매운 음식은 장을 과대 자극하여 전립선에 영향을 주므로 제한한다.
- 지나치게 찬 음식은 하복부의 순환에 악영향을 주므로 제한한다.
- 복근을 강화시키는 운동을 교육한다.

CHAPTER 9

피부계 노화

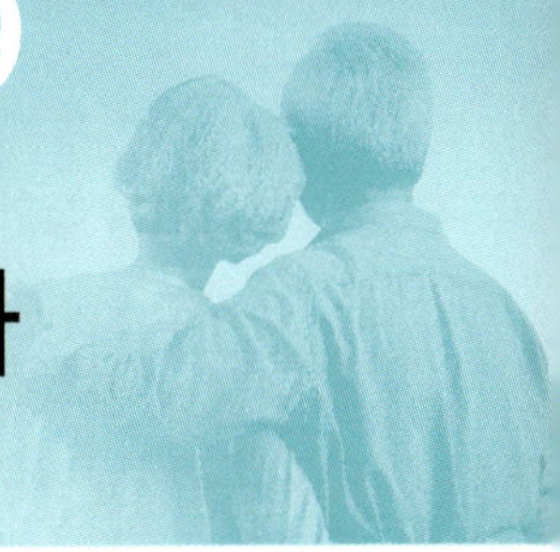

학습목표

1. 노화에 따른 피부계의 구조적 변화를 설명한다.
2. 노화에 따른 피부계의 기능적 변화를 설명한다.
3. 노인대상자의 피부계의 구조적 · 기능적 변화에 따른 일상생활 간호를 파악한다.

핵심용어

광노화 Photoaging

노인성 반점 Senile plaque

멜라닌세포 Melanocyte

표피 Epidermis

진피 Dermis

피하조직 Subcutaneous tissue

피지선 Sebaceous gland

소양증 Pruritus

욕창 Decubitus ulcer, pressure ulcer, bed sore

인간의 노화과정에서 가장 눈에 띄게 나타나는 신체적 변화는 피부의 노화이다. 피부는 몸 전체를 둘러싸고 있다. 피부는 탄력이 있고 스스로 복구하는 능력을 가지고 있다. 피부의 기능 중 일차적인 기능은 보호기능으로 세균과 이물질, 작은 외상으로부터 인체를 보호한다. 또한 체액과 전해질을 관리하며 감각정보를 제공하고, 체온조절, 비타민 D 생산, 땀, 요소, 젖산 배출, 감정표현의 기능도 있다. 피부는 서로 연관되어 있으며 표피, 진피, 피하조직으로 구성된다. 노화로 인하여 피부는 두꺼워지고, 탄력성이 저하되며, 얼굴, 목, 팔 등에 주름이 생긴다. 피부 노화는 외인성 노화와 내인성 노화로 구분할 수 있다. 외인성 노화는 자외선 노출에 의한 광노화가 주 원인이고 내인성 노화는 유전적이거나 다른 신체적인 변화와 관련이 있다. 햇빛에 노출된 피부와 노출되지 않은 피부의 차이는 크게 나타난다. 또한 피부는 유전적 성향, 종족, 정서적 상태와 연관이 깊다. 노화로 인한 피부의 변화는 젊은 층과 확연하게 구별되므로 개인의 자아개념에 많은 영향을 미친다. 간호사는 노화로 인한 다양한 피부계 변화를 파악하고 간호중재를 할 수 있어야 한다.

1 구조적 변화

1) 표피

표피는 피부의 가장 바깥 부분으로 혈액이 공급되지 않는다. 외부로부터의 이물질이 침입되는 것을 방어하는 보호기능과 수분손실을 조절한다. 새롭게 만들어진 세포는 기존 세포를 바깥쪽으로 밀어내며 지속적으로 탈락시키는데, 이에 걸리는 기간은 약 30일 정도이다. 표피의 기저층의 멜라닌세포(melanocyte)는 색소과립을 분비하여 피부색과 체모의 색소를 결정한다. 멜라닌 생성은 유전, 호르몬, 외부환경의 영향을 받으며, 멜라닌 생성의 양과 속도에 따라 사람의 피부색에 차이가 나타난다. 노인성 반점은 피부에 색소가 침착된 것으로 멜라닌 생성의 균형이 맞지 않아 생성된 것이다. 노화로 인하여 표피의 수분이 감소되어 50대 이후에는 표피의 수분이 약 30% 정도 감소하여 세포재생 속도가 떨어진다. 피부가 건조해지고 표피가 얇아져 탄력성이 감소하고 쉽게 손상을 받는다.

2) 진피

진피는 혈관, 신경, 모낭 및 피지선 등으로 구성되어 있으며, 79% 정도의 콜라겐으로 되어 있다. 나이가 들면 콜라겐과 탄력성 섬유 지방조직이 감소하고 피부강도와 탄력성이 감소한다. 혈관은 열과 냉의 외부자극과 불안, 출혈 등의 내부자극에 반응하여 수축과 이완으로 체온과 혈압을 조절한다. 또한 단백질과 콜라겐의 합성을 담당하는 섬유아세포의 수도 감소하며 이때 햇빛의 노출을 많이 받을 경우에는 피부가 두꺼워지고 그을린 피부가 된다. 진피는 표피에 영양공급, 보호기능, 수분저장, 체온조절, 감각기능, 피부재생기능, 상처치유를 촉진하고, 통증, 온도, 촉각을 감지하는 기능을 가지고 있다. 노화는 혈관분포를 감소시켜 혈관의 취약성으로 인해 잦은 출혈성향을 보이며 버찌혈관종이나 귀, 안면, 입술, 목에 정맥울혈 등이 발생한다. 세포와 혈관이 얇아져 욕창 발생률은 증가하나 피부재생력은 떨어진다.

3) 피하조직

피하조직은 피하지방으로 구성되어 있으며 단열, 충격 흡수, 영양저장 기능으로 우리 몸의 칼로리를 보존하고 체온을 조절한다. 노화로 인한 피하지방이 감소하고 저체온, 오한, 압박에 대한 손상의 위험이 높아진다. 피하지방은 줄어들고 수분은 소실되어 건조하고 주름살이 생기며 눈꺼풀이 늘어진다.

4) 피지선 및 한선

피지선은 손바닥과 발바닥을 제외한 전신피부에 분포되어 있으며 호르몬 조절에 의하여 지방성 물질인 피지를 분비한다. 피지(sebum)는 pH 4.2~5.6인 산성산도로 연쇄상 구균, 진균, 기타 세균증식의 억제 기능을 가지고 있으며, 피부가 건조하지 않고 촉촉하며 부드러운 윤활제 역할을 하고 주로 얼굴과 두피에 분포한다. 피지선은 성호르몬의 활동에 영향을 받는 사춘기에 증가하고 생애 전반에 걸쳐 다양하게 분비된다. 노화로 인한 피지선의 감소는 노인의 피부를 건조하고 거친 피부를 만든다.

소한선은 피부표면으로 수분을 배출하여 체온을 조절하며 인체에서 가장 많이 분포되어 있는 땀샘으로 그 중 손바닥, 발바닥, 이마에 가장 많이 분포되어 있으며 신경계에 의해 조절된다. 대한선은 액와, 유두, 유륜, 음부, 항문주위, 눈꺼풀, 외이에 분포되어 있으며 단백질, 탄수화물 등의 성분을 배출하나 땀이 분해되면서 채취가 만들어진다. 한선은 노화가 진행되면 크기와 수 및 기능이 감소한다. 노화가 진행되면서 소한선의 분비 선륜(coil)은 섬유조직으로 대치되며 땀 분비 능력이 현저히 저하되며 대한선 역시 기능이 저하된다. 리포푸신 축적이 대한선에 나타나고 노인에게서 땀 분비 기능의 감소는 체온 항상상 유지 능력에 장애를 초래한다.

5) 모발

모발은 진피안의 표피세포에서 만들어지고 모근, 모간, 모낭으로 구성된다. 모낭 아래에 위치한 모세혈관인 모낭유두가 있어 체모 성장에 필요한 영양공급을 한다. 모발의 색깔은 멜라닌세포에 의하여 결정되며 연령, 성별, 인종, 유전에 따라 모발의 색이나 밀도, 분포 패턴이 결정된다. 노화로 인하여 머리카락은 전반적으로 양과 분포가 가늘어지고 모근의 멜라닌생성 세포가 감소되어 회색 또는 흰색으로 탈색이 된다. 또한 여성노인의 경우 머리, 겨드랑이 음부의 털은 줄지만 입가와 빰 등 얼굴의 털은 증가하며, 남성노인의 경우 머리털과 수염이 줄어드는 탈모증이 발생하기도 하고 입가나 빰에는 털이 많아진다.

6) 손 · 발톱

손 · 발톱은 표피세포가 변형된 단단한 각질판으로 물건을 잡거나 외상으로부터 피부를 보호한다. 손톱 밑의 하얀 초승달 모양은 새로운 손톱이 자라나는 부분으로 조반월(paronychium)이라고 하며, 조판(nail body) 아래 조직에는 혈관이 많이 분포되어 있어 산소포화도와 혈액관류의 단서가 된다. 감염으로 인하여 두꺼워진 발톱은 미관상 좋지 않아 미용적인 측면에서 영향을 미치며 자아존중감을 떨어뜨린다. 맨발을 드러내놓기 싫어하며 발톱을 자를 때도 어려움이 있어 2차 감염증 예방과 함께 지속적인 치료와 발 관리에도 신경을 기울여야 한다.

2 기능적 변화

1) 표피

자외선에 노출되면 멜라닌세포가 증식되고 활성화되어 세포의 분화와 크기를 증가시키므로 색소침착이 나타난다. 흔히 60대 이상에서 손등과 전완의 배측 부위에 피부가 검게 되는 노인성 반점을 볼 수 있다. 또한 세포분열이 불규칙적으로 배열되어 진피층과 분리되기 쉽다. 표피는 수분이 감소되면서 얇아지고 주름이 생기며 거칠어진다. 세포의 재생능력과 보호막의 기능이 느려져 상처가 발생하면 젊은 사람들보다 상처의 회복능력이 저하된다. 또한 면역력 저하로 감염의 위험이 증가하고 악성종양의 발생률도 증가한다. 총체적으로 인체를 방어하는 표피의 기능이 감퇴된다.

2) 진피

진피층이 얇아지며, 노화로 인한 콜라겐과 탄력섬유의 기능이 감소하여 탄력섬유변성을 초래하기도 한다. 진피층에 분포해 있는 한선과 분비선의 기능이 감소하면서 체온조절 능력이 감소한다. 또한 혈관분포의 감소와 탄력저하로 작은 충격에도 자반증과 정맥울혈 등이 쉽게 나타난다. 세포와 혈관분포가 감소하면서 세포재생이 느려지며, 손상 받은 피부부위의 회복이 느려지기도 한다. 콜라겐과 피지의 저하 및 땀샘의 크기와 수가 감소한다.

3) 피하조직

중년기에 증가하던 피하조직은 노년기에 계속 감소되면서 체온조절 능력이 감소하게 된다. 또한 피부의 주름이 계속 증가되고 겹쳐지면서 감염위험이 증가한다. 특히 피하조직의 감소는 쿠션역할의 기능이 감소되면서 낙상 시 쉽게 골절이 나타난다. 피하조직 감소와 관련하여 노년기 특징은 팔과 다리는 가늘어지지만 복부의 피하지방은 증가하는 경향을 보인다. 이런 현상은 혈관분포를 감소시켜 약물의 흡수를 느리게 하여 약의 반감기를 연장시키는데 영향을 준다. 진피층의 탄력성 저하와 피하지방의 감소로 외관상 주름이 많이 발생하고 피부가 늘어져 처지기 시작하면서 외모에 대한 자존감을 저하시킨다.

4) 피지선 및 한선

나이가 들수록 피지선의 크기는 증가하나 분비 기능은 감소하므로 피부가 건조하게 되어 가려움증을 유발한다. 즉 피부건조증과 소양증(pruritus)이 증가한다. 노년기에는 가려움증, 통증, 지각이상 등의 증상이 흔히 발생하며 특별한 원인적 요인이 없이 지속되기도 한다. 노인의 각질층에는 수분 함유량이 적기 때문에 소양증은 밤과 겨울철에 더욱 심해진다. 한선의 크기와 수가 서서히 감소하면서 땀 분비 기능이 감소되어, 체온조절에 대한 항상성 유지 기능에 장애를 일으킨다.

5) 모발

모발은 멜라닌세포의 기능저하로 모발의 양, 색깔, 굵기가 변화된다. 노인의 모발은 흔히 회색이나 은색으로 변하며 개인차이가 있다. 여성과 남성 모두에게서 모발, 음모 그리고 액와와 몸에 나는 체모의 양이 소실되고 색은 옅어지고 가늘어진다. 특히 모발의 소실은 보온기능을 감소시키며 탈모로 인해 미관상의 변화가 나타난다. 특히 남성은 50대 전후로 남성형 탈모증(mail pattern baldness)인 M자형 탈모나 정수리 탈모가 진행되기도 한다. 또한 귀와 코, 눈썹은 거친 털이 증가하고 양이 많아져 불편함을 느끼게 하기도 한다.

6) 손 · 발톱

혈액순환 감소의 영향으로 손 · 발톱은 다양한 분홍색을 띠게 된다. 조갑의 투명성이 감소하고 두꺼워지고 부서지기 쉬우며, 딱딱하게 변화한다. 손 · 발톱의 두께가 두꺼워지고 누렇게 변화하는 것은 영양장애와 외상, 감염 등의 원인으로 발생할 수 있다. 손톱에 세로 줄이 증가하는 현상은 손톱기질(matrix)의 손상을 의미하며 손톱표면에 분열이 발생하면서 나타난다. 손톱의 성장률은 30~50% 정도 감소하므로 천천히 자란다. 손톱에 비하여 발톱은 신발 착용이나 압박, 외상이나 혈액순환 감소 등의 원인으로 두꺼워지는 경향이 있다. 발톱 색깔도 서서히 변화되며 감염이 되면 쉽게 부서지기도 한다.

7) 피부세포

재생속도가 감소되면서 피부가 손상되었을 때 치유기능이 감소된다. 또한 피부 면역기능의 저하, 비타민 D 합성과 항산화 방어기능 등이 감소한다.

3 일상생활 간호

1) 피부변화 관찰

노인에게 가장 흔한 피부변화 및 병변의 양상은 피부건조, 소양증, 피부각화증, 피부염증, 곰팡이균 증식, 건선 등이다. 병적으로 진전되면 탄력섬유변성 증후군, 기저세포 상피암, 편평상피암, 악성흑생종 등이 발생된다.

외견상 나타나는 변화 중 연령이 증가할수록 면포반(black head), 무피지증(scaling), 버찌혈관종, 모반(skin tags), 노인성 반점(liver spots), 노인성 사마귀(유두종) 등은 불편감은 적으나 미관상 보기 좋지 않아 심적인 불편감을 유발한다.

2) 소양증

노인에게 나타나는 소양증은 주로 건조증이 원인이나 옴, 습진, 약물사용으로 인해 나타나기도 하고 간이나 신장질환, 고혈당, 갑상샘 질환, 대상포진의 전구증상, 빈혈 등 만성질환으로 발생되기도 한다. 또한 갑작스러운 온도의 변화, 땀이 밴 의복, 비누 사용 등 생활습관으로 오기도 하고 피로, 정서적 스트레스 등의 원인으로 나타난다. 예방을 위한 간호는 다음과 같다.

- 소양증의 발병 부위, 빈도, 강도, 양상 등을 평가한다.
- 피부 병변의 종류, 경결의 정도, 긴장도 및 결절 유무 등을 확인한다.
- 알레르기 병력, 복용약물 종류, 피부 로션 사용제품, 비누종류, 목욕양상 등을 파악하고 인식하도록 돕는다.
- 불안이나 스트레스요인을 파악하고 인식하도록 돕는다.
- 환경적 요인, 마찰 등도 파악한다.
- 피부건조를 예방하기 위해 완화제를 바른다. 로션보다 라놀린과 오일이 함유되어 있는 제품이 효과적이며 심할 경우에는 피부과의 처방을 받아 항히스타민제의 약물을 사용할 수 있다.
- 항콜린성 제제를 사용 시에는 혼돈, 요정체, 변비 등의 부작용을 모니터링하도록 돕는다.

3) 목욕

피부의 위생청결과 혈액순환을 위해 목욕하는 것을 돕는다. 목욕물의 온도는 뜨거운 물보다는 따뜻한 물을 사용한다. 주당 1~2회 정도 하는 것이 적절하다. 목욕세재는 중성비누 또는 라놀린이나 크림이 함유된 비방향성 비누를 사용한다. 알코올이 함유된 제제는 피부를 더 건조하게 하므로 사용하지 않는다. 피부의 건조를 방지하고 소양증을 완화하기 위하여 완화크림이나 로션을 자주 바르는데, 목욕 후 즉시 피부가 습윤할 때 바른다. 와상노인 또는 기저귀를 착용하는 노인은 목욕 후 피부가 겹치는 부위, 뼈 돌출 부위와 엉덩이 부위를 관찰하여 피부 손상 유무를 확인한다. 목욕 후 피부의 물기는 수건으로 문질러 닦는 방법보다는 가볍게 두드리며 제거하는 방법이 도움이 된다.

4) 옷

노인의 의복은 가벼운 것이 좋다. 또한 땀을 신속하게 흡수하는 부드러운 면 종류가 피부청결에 도움이 된다. 추운 환경에 노출되는 때는 한 겹의 두꺼운 옷보다는 얇은 옷을 여러 겹으로 착용하는 방법이 더 효과적이다. 외출 시 날씨에 대한 정보를 충분히 인지하고 준비하도록 교육한다.

5) 외출 시 주의사항

외출시간은 가능하면 자외선으로부터 피부를 보호하기 위해 자외선이 강한 때는 피하고 자외선이 약해지는 때로 정하도록 돕는다. 대개 오전 11시부터 오후 3시 사이에는 자외선이 강하므로 외출이나 실외활동 시간을 줄인다. 외출이나 실외활동을 하는 경우에는 자외선 차단제인 선크림을 사용하게 한다. 자외선에 피부노출을 피하기 위해 얇은 긴팔 옷을 준비하도록 돕는다. 자외선으로부터 눈을 보호하기 위해 선글라스 착용 또는 챙이 넓은 모자를 착용하도록 돕는다.

6) 안전하고 쾌적한 실내 환경 유지

실내의 환경은 안전하고 쾌적하게 유지하도록 돕는다. 가구배치를 여유 있게 하여 가구나 다른 물건에 부딪혀 피부손상을 입지 않도록 돕는다. 실내습도는 40~60% 정도로 유지하고, 여름과 겨울에도 적정온도(여름 26~28℃, 겨울 18~20℃)를 유지하도록 돕는다.

7) 영양 및 수분섭취

피부의 건조함을 예방하고 탄력성을 증가시키기 위해 균형 잡힌 영양과 수분 섭취가 매우 중요하다. 특히 단백질 식품을 매일 적정량 섭취하도록 식단 작성을 돕는다. 또한 수분을 하루에 충분히 섭취할 수 있도록 돕는다. 노인이 하루에 섭취할 총 수분량을 오전과 오후에 적절하게 배치하여 마실 수 있도록 돕는다. 보통 노인이 약물을 섭취하므로 1,500~2,000mL 정도의 물을 매일 섭취하도록 돕는다. 또한 상처치유 등에 영향을 주는 비타민을 식품이나 영양제를 통해 공급하도록 돕는다.

8) 손 · 발톱 관리

노인들의 손 · 발톱 관리는 어려운 부분이다. 노인의 조갑은 건조하여 부러지기 쉬우므로 습기를 충분히 머금게 한 후에 자른다. 두꺼워진 발톱은 목욕 후 부드러워졌을 때 자르고 발톱 아래에 쌓인 물질을 제거하도록 돕는다. 또한 발톱이 살을 파고들지 않도록 충분히 여유 있게 일자로 자르도록 돕는다. 발의 보온을 위해 양말을 착용하도록 하고, 혈액순환을 증진시키는 발가락 운동을 수시로 실시하게 돕는다.

9) 욕창예방

욕창은 신체의 일정부위에 압력 또는 마찰력과 전단력(shearing force) 등을 동반한 압력이 지속적으로 가해져 모세혈관의 순환장애를 초래하면서 피부 및 피하 심부조직에 괴사가 일어나는 것을 말한다. 주로 압박, 습기, 불결, 마찰이나 마비, 심장병, 신장병 등 순환계 질환으로 부종, 당뇨질환, 탈수, 석고붕대, 요실금, 감각상실, 영양불량 등이 주요 원인이다. 호발부위는 뼈가 돌출된 부위인 천골부, 대전자부, 좌골부, 견갑골부의 순으로 체중의 압박을 받는 곳이다. 장기간 와상 상태에 있는 노인들에게 욕창이 발생하기 쉽다. 노화로 인해 나타나는 수분감소, 탄력성 저하, 체지방의 감소, 주름진 피부, 얇은 표피 등의 피부변화로 노인은 욕창(decubitus ulcer, pressure ulcer, bed sore)이 훨씬 발생하기 쉬운 상태이므로 예방이 최선이다. 욕창예방 및 치료를 위한 일상간호는 다음과 같다.

- 피부를 건조하고 청결하게 유지하도록 돕는다.
- 침대보는 청결 · 건조하며 팽팽하게 유지하며 구김살이나 부스러기가 없도록 돕는다.
- 규칙적으로 몸을 움직여 혈액순환을 촉진하도록 돕고, 수동적 · 능동적 관절운동을 돕는다.
- 균형 잡힌 식사를 섭취하도록 돕는다. 충분한 단백질, 비타민, 수분을 섭취하도록 돕는다.
- 욕창이 발생하여 치료를 하는 경우에는 욕창이 더 커지거나 악화되지 않도록 돕는다.
- 매일 피부를 관찰하고 결과를 기록한다.
- 욕창 특성에 대한 사정과 내용을 정확히 기록한다.
- 초기 합병증, 치료계획 변경의 필요성 여부 등의 조기판단을 위해 초기 욕창 사정 후 주마다 재 사정한다.
- 드레싱 교환 시 매번 욕창의 치료와 변화 등을 관찰하고 기록하며 가능한 한 일자별 사진

촬영을 해놓는다.

- 건열(dry heat)을 사용하여 혈행을 돕고 건조시킨다.
- 신체의 지지 표면에 쿠션, 베개 등을 이용하여 압력받는 신체표면의 전달된 압력을 최소화하기 위하여 접촉 면적을 넓게 한다.
- 최소 2시간마다 체위변경을 실시하며, 압력을 방지하기 위한 보조기를 이용(압박 부위에 베개, 방석, 공기침대 적용)한다.

CHAPTER 10

감각기계 노화

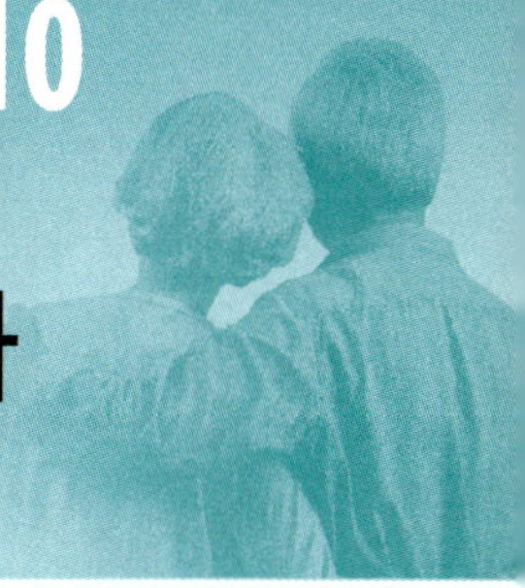

학습목표

1. 노화에 따른 감각기계의 구조적 변화를 설명한다.
2. 노화에 따른 감각기계의 기능적 변화를 설명한다.
3. 노인대상자의 감각기계의 구조적 · 기능적 변화에 따른 일상생활 간호를 파악한다.

핵심용어

노안 Presbyopia

노인성 난청 Presbycusis

노인환 Arcus senilis

드루젠 Drusen

백내장 Cataract

독순술 Speech reading

청력상실 Hearing loss

감각기계는 시각, 청각, 미각, 후각, 촉각 등으로 뇌신경을 통하여 중추신경계에 연결되어 있으며 주변의 환경을 파악하여 정보를 수집하는 기능을 한다. 노화로 인한 감각기계의 변화는 시력과 청력의 저하가 두드러지게 나타난다. 시각과 청각의 저하로 노인은 교통사고 등의 위험한 상황에 처하게 할 수 있으며, 정보수집에도 영향을 줄 수 있다. 미각과 후각의 변화는 영양섭취의 결핍으로 연결될 수 있고, 건강상태에 악영향을 주어 노인의 삶의 질에 많은 영향을 준다. 특히 청각소실 등의 변화는 의사소통 문제를 발생시켜 사회생활에서 고립을 초래할 수 있다. 간호사는 노인의 감각기계 변화와 원인요인을 파악하고 노인이 독립적으로 안전한 생활을 영위할 수 있도록 적절한 간호와 관리를 제공하는 것이 중요하다.

1 구조적 변화

1) 시각

(1) 외부

노화로 인한 눈의 구조적 변화는 뚜렷하게 나타난다. 상안검과 하안검의 탄력성 저하와 지방조직의 위축으로 외형적인 변화가 나타난다. 상안검이 처져서 동공을 덮는 경우도 있으며, 눈이 속으로 더 들어가 보인다. 이런 경우에 시력과 시야가 감소되므로 사고로 연결될 수 있다. 눈썹의 양은 줄어들고 회색이나 희게 변화하고 속눈썹 수도 줄어든다.

(2) 결막, 공막, 각막, 동공

결막은 얇아지고 누렇게 색이 변화한다. 눈물샘에서 눈비되는 누액은 감소하여 안구건조증에 영향을 준다. 안구의 공막은 약간 미색으로 변화되기도 하고 각막과 연접되는 주변에 퇴행성 지방침전물이 축적되기도 한다. 정상적으로 회백색의 둥근 원 모양의 노인환(arcus senilis)이 발생하지만 시력에는 영향을 주지 않는다. 각막은 내피세포의 감소로 민감성이 감소되고 손상이나 감염 시 둔해지고 각막반사가 느려진다. 모양체 길이는 근육의 위축으로 짧아진다. 이로 인해 수정체의 두께를 조절하는 기능이 감소된다. 동공 크기가 감소하면 수축력과 눈으로 들어오는 빛의 양이 감소하고, 수정체가 탄력성을 잃게 되어 단단해지고 유리처럼 변해 가까운 물체를 볼 때 렌즈의 투명섬유가 두꺼워지고 노랗게 변하기 시작하는데, 이는 백내장의 시초가 된다. 황색종이 내안각쪽 안검에 생기며 부드럽고 볼록하게 올라온 노란 반점으로 주로 50대에 발생하고 여성들에게 많으며, 이는 콜레스테롤이 높은 경우에 발생하는 경향이 있다.

(3) 망막

망막에 상이 맺히는 눈의 조절작용이 감소되어 노안(presbyopia)이 될 수 있다. 드루젠(drusen)은 망막표면에 정상적으로 발생하는 초자성 침착물이다. 망막에 작고 둥근 형태의 노란점들이 불규칙하게 흩어져 나타나는데, 양안에 대칭적으로 나타난다. 50세 이상에서 많이 발생하는 황반변성은 물체가 휘어 보이고 중심부분이 검게 보이는 등 드루젠으로 인해 황반에 있는 시세포가 파괴되면서 시력이 서서히 감소한다.

2) 청각

(1) 외이, 외이도

피부 탄력성의 저하와 연골의 형성으로 이개가 커지고 늘어지게 된다. 이도 내의 섬모가 뻣뻣해져 고막으로 가는 음파를 방해하며, 귀지가 축적되면서 청력이 감퇴될 수 있다. 외이도선의 위축으로 외이도벽이 더욱 건조해지면 외이도의 가려움증이 심화되므로 외이도 손상이 오기 쉽다.

(2) 중이

중이에서는 고막이 두꺼워져 소리의 전달이 둔탁해진다. 이소골들은 딱딱해지고 섬유화되어 음의 전달이 느려지고 둔탁하게 된다. 목의 잦은 감염으로 중이염이 발생하기 쉬우며, 소리의 전달 능력을 감소시킨다.

(3) 내이

노화과정에 따라 내이는 소리의 감수성이 저하된다. 전도성 장애나 청신경의 퇴행으로 감각신경성 장애가 자주 발생하기 쉽다. 노년기에는 고음에 대한 청력이 감퇴된다. 또한 전정기관의 감수성이 감소하게 되어 신체의 균형이나 평형감각이 감퇴하게 된다.

3) 미각

노화로 인하여 구강 내 볼과 혀의 연조직 위축으로 상피세포가 얇아진다. 성인은 약 1만개의 미뢰세포를 가지고 있으나, 여성은 40~50대부터 남성은 50~60대 사이에 감소하기 시작하여 평균 75세가 되면 20세 때의 절반이 된다. 미뢰와 유두 변화에 의해 미각이 감소하며 미각의 역치는 점점 더 높아진다. 미뢰는 에스트로겐, 아연, 단백질이 부족할수록 재생이 더 느려진다. 입과 입술 근육의 탄력성이 떨어지며, 위축된 조직은 쉽게 궤양의 발생을 초래하여 구강 모닐리아증 같은 감염의 위험이 높아지고 악성구강 병변의 위험도 증가한다.

4) 후각

코는 피하지방 감소로 인해 노화가 더 두드러지게 보인다. 노화로 인한 뇌의 후각신경세포 감소와 구강점막의 후각수용기 위축은 60세 이후부터 발생하며, 이로 인해 후각신경의 민감성 감소로 냄새 감지력의 저하와 냄새 구별능력이 떨어진다. 또한 코털은 거칠고 딱딱하게 자라고 여과작용이 감소한다.

5) 촉각

전반적으로 통각, 압각, 가벼운 촉각, 냉각이나 온각을 느끼는 세포 수가 감소한다. 감각수용세포의 수가 감소하면서 손상을 입어도 즉각적인 대처가 어려워 피부에 손상을 당하는 경우가 흔히 발생한다.

2 기능적 변화

1) 시각

눈물샘에서 생성되는 누액이 감소되면서 눈이 건조해지고 따끔거린다. 시력은 40~50대 이후부터 점차적으로 감소하기 시작하며, 70대 이후는 더욱 심해진다. 수정체의 두께를 조절하는 모양체의 기능이 감소되면서 근거리 시력이 감소되고 사물에 초점을 맞추기가 어려워진다. 또한 수정체의 탄력성이 저하되면서 조절능력이 감소되면 원시와 비슷한 노안이 발생하게 된다. 수정체가 노랗고 불투명해지는 황화현상이 나타나게 되고, 동공 크기의 감소로 빛의 투과량이 감소되면서 파랑, 초록, 보라 등의 단파색깔 구분에 어려움이 생긴다. 노안(presbyopia)이 시작되면 독서에 불편함이 가중될 수 있다. 밝고 어두운 곳에 적응이 느려져 갑작스런 명암의 변화가 어려워진다. 야간운전도 어려움이 나타난다. 빛이 너무 많은 경우에는 눈부심이 증가하고 빛의 순응에 어려움이 있다. 노년기에는 시력저하나 백내장, 녹내장의 발병 위험이 증가한다. 황반의 노란 침전물과 새로운 혈관형성으로 인하여 중심시야의 결손인 황반변성이 발생하기도 한다. 또한 만성질환이 있는 경우 고혈압이나 당뇨병으로 망막증상이 증가되어 시력상실의 원인이 되기도 한다. 노안으로 인한 시력의 변화는 노인의 낙상사고 위험을 증가시켜 독립적인 생활능력에 악영향을 줄 수 있다.

2) 청각

65세 이상 노인의 약 60%에서 노인성 난청(presbycusis)이 발생한다. 노인성 난청은 내이의 청신경 퇴화와 전정기관의 감수성 저하, 음파를 신경충격으로 전환시키는 코르티기관의 섬모세포 감소로 나타나는 감각신경성 난청이다. 양측성 감각신경성 청력상실로 고음이나 대화내용을 잘 듣지 못할 수 있다. 노인성 난청은 불분명하나 소음이 있는 환경에서 더 악화된다. 또한 귀 내의 감염이나 뇌손상, 대사성 질환 등이 있는 경우에도 발생되므로 원인을 잘 구별해야 한다. 노인성 난청은 처음에 스, 츠, 크, 트, 프 등의 고음을 듣는데 어려움을 느끼고 점차 중음과 저음의 감지가 감퇴된다. 심화되면 단어의 혼동과 소리의 위치 확인에도 점차 영향을 받게 된다. 장기간의 고음이나 소음에 노출되는 것이 청각기능을 저하시키는 주요원인 중 하나이다.

3) 미각

노화가 진행되면서 노인의 혀 앞쪽에 위치하는 단맛과 짠맛을 감지하는 미뢰의 기능이 점차 감소된다. 그러나 혀 뒤쪽의 신맛과 쓴맛을 감지하는 미뢰의 기능은 더욱 증가한다. 이러한 감지능력의 저하로 노인들은 더 많은 양의 설탕과 소금을 섭취하기 쉽고 조미료의 사용이 증가하기도 한다. 또한 노년기 구강의 변화로 인해 씹는 기능이 약해지고 침 분비가 감소되면서 미각이 더 감소하게 되고 식욕이 감소하는 변화가 발생한다.

4) 후각

후각세포가 감소되므로 냄새를 식별하는 기능이 감퇴한다. 악취와 오염된 식품의 구별이 안 되는 경우에 상한 음식을 섭취하게 되면 건강에 위험을 초래할 수 있다. 노인의 후각 장애는 치매의 적신호라는 연구결과의 보고도 있다. 뇌의 노화현상으로 인한 후각의 감각기능이 쇠퇴하는 것으로 추정하기도 한다. 후각기능의 감퇴는 식욕의 감퇴로 연결되기도 한다. 또한 독극물이나 음식물이 타는 위험한 환경에서 냄새를 맡지 못하므로 대처능력이 감퇴되기도 한다.

5) 촉각

노화로 인한 신경계의 둔화로 접촉 강도가 강해져야 접촉기능이 나타난다. 그러므로 화상이나 동상, 상처가 발생할 가능성이 많다. 통증이 나타나는 손상이나 압력을 받는 상태에서도 지각하는 강도가 낮고 민감성이 감소되어 둔감한 반응을 보인다.

3 일상생활 간호

1) 시각

- 과일이나 녹황색 채소 등 비타민 A가 풍부한 영양가 있는 식품을 섭취하도록 돕는다.
- 평상시 선글라스, 챙이 넓은 모자, 비반사성 안경을 착용하는 습관을 갖도록 돕는다.

- 조명을 적절히 밝게 하고, 장시간 컴퓨터 작업 또는 달리는 차 안에서의 독서는 피하도록 돕는다.
- 계단의 처음과 끝, 가장자리를 구별할 수 있게 밝은 색으로 구분한다.
- 욕실과 복도에 야간 등을 설치하여 보이지 않아 낙상하는 것을 예방한다.
- 가능하면 야간에 외출하는 것과 운전하는 일을 피하고 안전에 주의를 기울이도록 교육한다.
- 눈이 건조하여 불편할 때 인공눈물을 점적하여 자극을 완화시키도록 돕는다.
- 안과에서 처방된 안약은 점적방법과 횟수, 시간 등을 잘 숙지하여 사용하도록 돕는다.
- 안경 착용 전과 후의 시력측정, 안압측정 등 규칙적인 안과 검사를 받도록 돕는다.
- 눈의 합병증 발생을 예방하고 돋보기나 독서용 안경 등을 적절하게 사용하도록 돕는다.
- 공막확장밴드, 노안교정 라식, 조절인공수정체 시술, 엑시머레이저 시술 등 노안 교정 수술에 대한 정확한 정보를 제공한다.

2) 청각

- 노인과 대화 시 청력상태를 사정하고 상대방의 말을 잘 들을 수 있는 거리에서 말한다.
- 반복적인 질문을 하거나 다른 사람의 말에 반응을 하지 않으면 잘 들리는 귀에 대고 말한다.
- 청력상실이 의심되면 정확한 진단을 받고 알맞는 보청기를 처방받아 사용하도록 돕는다.
- 보청기를 사용하고 있는 경우에는 보청기 청결 및 사용방법에 대해 주의할 점을 안내한다.
- 보조기구를 사용한 청각재활치료, 의사소통 재활방법 등 여러 방법에 대한 정보를 제공한다.
- 청각장애로 인해 사회적인 고립이 발생할 수 있으므로 지지체계를 활성화하도록 돕는다.

① 청력사정 시 고려할 점

- 상대방이 말하는 것을 이해하지 못해 반복적인 질문을 하는지 여부를 관찰한다.
- 라디오나 TV 소리의 볼륨을 최대로 크게 올리는지 관찰한다.
- 상대방의 말소리가 정확하게 들리지 않고 우물거리는 것처럼 들리는지 확인한다.
- 외이도에 귀지가 축적되었는지 사정한다.
- 고음과 저음의 청취에 차이가 있는지 사정한다.
- 현재 귀에 염증이나 압박감, 통증, 이명, 현기증 등의 증상이 있는지 확인한다.
- 복용약물을 사정하고 귀에 독성이 있는 약물을 복용하는지 확인한다.

② 청력을 상실한 노인과 의사소통 시 고려할 점

- 대화 시 대상자와 눈을 마주본다.
- 대화자의 얼굴표정과 입술을 보면서 비언어적 의사소통에 관심을 갖게 한다.
- 조명이 밝고, 그림자가 없으며 눈부심이 없는 곳에서 대화하도록 한다.

- 주변 소음이 최대한도로 소거된 조용한 환경에서 대화를 하도록 한다.
- 말을 너무 빠르거나 느리게 하지 않고 정상적인 속도와 음량으로 정확하게 말한다.
- 과장된 큰 목소리와 과도한 몸짓은 피하고 중저음으로 명확히 말한다.
- 단순하고 짧은 문장을 사용하며 문장이 끝나면 쉰다.
- 글을 읽을 수 있는 대상자에게 종이와 연필을 활용하여 대화한다.
- 대상자가 이해하였는지 파악하고 중요한 내용에 대하여 반복한다.
- 예의를 갖추어 대화하고 짜증나거나 좌절된 모습을 표현하지 않는다.
- 대화 주제에 대하여 사전에 정보를 제공한다.

다음은 청력장애가 의심되거나 청력상실을 경험한 노인 간호에 대한 사항이다.

③ 청력을 상실한 노인의 간호관리

- 난청에 영향을 미칠 수 있는 술, 담배, 커피, 초콜릿, 콜라 등을 제한한다.
- 청력재활에 적극적으로 참여하도록 돕는다.
- 독순술(speech reading)은 입술의 모양과 움직임, 얼굴표정, 환경적인 단서들을 종합적으로 통합하는 언어적 의사소통이다.
- 청각훈련은 말을 정확하게 알아듣고 소리를 구별하는 훈련이다. 보청기 사용은 소리를 확장 또는 증폭시키지 않는 것을 사용한다.
- 본인에게 알맞는 보청기를 선택하고 보청기 사용 및 관리기술을 습득하도록 보건교육을 실시하고 의사소통을 개선하도록 돕는다. 보청기의 종류에는 고막형, 귀속형, 귀걸이형, 포켓형, 안경형 등 다양하다.

3) 미각

- 적당량의 식초 등 향신료를 사용하여 침의 분비를 자극하도록 돕는다.
- 인체에 해롭지 않은 인공 소금과 설탕을 사용하여 단맛과 짠맛을 느끼도록 돕는다.
- 혀의 손상이나 감염을 예방하기 위해 부드러운 음식을 섭취하도록 돕는다.
- 혀의 건조를 예방하기 위해 수분을 충분히 섭취하도록 돕는다.
- 신선한 채소와 계절음식을 섭취하여 양질의 영양분을 공급하도록 돕는다.
- 양치질을 할 때 반드시 혀의 치솔질을 교육하여 구강청결을 유지하도록 돕는다.
- 적절한 활동과 구강운동을 통하여 침분비를 자극하고 식욕을 촉진시키도록 돕는다.

4) 후각

- 후각소실이 있는 경우 다양한 식품의 색감을 살려 음식을 조리하도록 돕는다.

- 후각소실이 있는 경우 시각적인 식탁차림에 신경을 쓰도록 돕는다.
- 식기의 색상이나 모양을 다양하게 구성하도록 돕는다.
- 다른 사람들과 어울리며, 함께 식사하는 시간을 갖도록 기회를 제공한다.
- 음식의 맛을 잘 느낄 수 있도록 배려하고 냄새는 어떤지 설명을 제공한다.
- 음식물을 태우거나 부패한 음식 섭취를 예방하도록 안전교육을 제공한다.
- 조리 시 시간 측정을 하고, 음식물의 사용기간, 식품의 유통기한을 파악하는 교육을 제공한다.

5) 촉각

- 뜨거운 촉각이 저하된 경우 조리 시에 두꺼운 장갑을 사용하여 화상을 예방하도록 돕는다.
- 전기장판이나 핫팩 등을 사용 시 일정 온도 이상 올라가지 않게 고정하여 세팅하도록 돕는다.
- 목욕 시에 뜨거운 물의 온도를 적정 온도 이상 올라가지 않게 고정하여 세팅하도록 돕는다.
- 차가운 촉각이 저하된 경우 보온장갑이나 양말을 착용하여 동상을 예방하도록 돕는다.
- 아이스팩 등을 사용 시 맨손으로 다루지 않고 고무장갑이나 면장갑을 사용하도록 돕는다.
- 목욕 시 차가운 물이 나오지 않도록 미지근한 물에 온도를 고정하여 세팅하도록 돕는다.
- 칼이나 날카로운 물건을 다룰 때 상처나지 않도록 보호막을 사용하도록 돕는다.

CHAPTER 11

신경계 노화

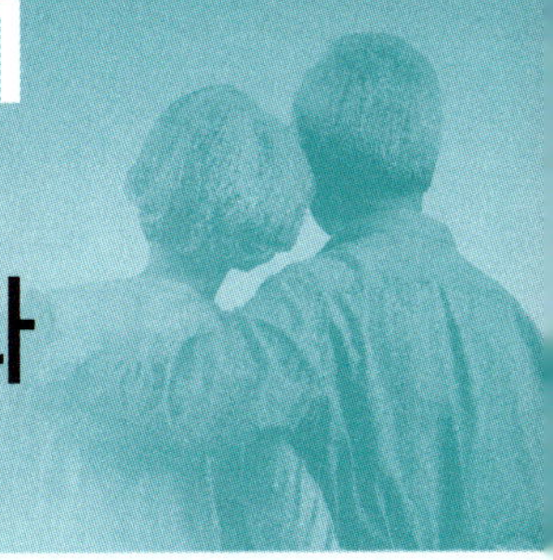

학습목표

1. 노화에 따른 신경계 구조의 변화에 대해 설명한다.
2. 노화에 따른 신경계 기능의 변화에 대해 설명한다.
3. 신경계 구조와 기능의 변화에 따른 일상생활 간호를 기술한다.

핵심용어

간뇌 Diencephalo

기저핵 Basal nuclei

뇌간 Brainstem

뇌신경 Cranial nerve

뇌하수체 Pituitary

대뇌 Cerebrum

말초신경 Peripheral nerve

소뇌 Cerebellum

송과선 Pineal gland

시상 Thalamus

시상하부 Hypothalamus

신경세포 Neuron

전두엽 Frontal lobe

척수 Spinal cord

척수신경 Spinal nerves

노화에 따른 신체변화를 이해하기 위해 신경계의 구조와 기능의 변화를 이해하는 것이 매우 중요하다. 신경계는 인간의 생존에 필수적인 신체적 · 정신적 항상성을 유지하기 위해 신속하게 작동하는 핵심적인 계통이다. 특히 뇌의 노화에 따른 구조와 기능의 변화는 직 · 간접적으로 인체의 모든 기능에 영향을 줄 뿐만 아니라 일상 활동이나 특정행동의 장애 그리고 인지기능의 감소로 인한 정신기능의 장애가 유발되기도 한다. 또한 내분비계와 함께 항상성을 유지하는 핵심적인 역할도 점차 감소되므로 신경계 노화에 따른 변화를 이해하고 질병이 유발되지 않도록 예방간호를 수행하는 것이 중요하다.

1 구조적 변화

1) 두개골의 변화

골밀도의 감소로 인해 두개골이 약해지기 쉽다. 특히 낙상이나 외상으로 인해 안면골이나 두개골 골절이 발생할 가능성이 높다. 골절로 인한 뇌손상으로 신경 및 정신기능의 장애가 발생할 수 있다.

2) 신경세포 소멸

뇌는 신경세포(neuron)로 구성되어 있다. 그런데 신경세포의 특성은 한 번 분열한 후에는 더 이상 분열하지 않는 세포라고 알려져 있다. 즉, 신경세포는 한 번 소멸되면 재생산이 되지 않기 때문에 노화가 진행됨에 따라 뇌세포의 수가 감소된다는 것을 의미한다. 최근 연구에서 발달이 완전히 끝난 원숭이 성체의 뇌에서 새로 분열하는 신경모세포를 발견했다는 보고가 있었으나, 아직까지 신경세포는 한번 분열 후 더 이상 분열하지 않는다는 것이 정설로 받아들여지고 있다.

3) 신경세포 크기의 감소

최근 노인의 뇌에 대한 컴퓨터 영상분석 결과에서 거대신경세포(large neuron)의 약 50% 이상이 소실된 것으로 보고되었다. 그러나 이러한 결과는 거대신경세포의 소멸보다는 신경세포의 크기가 감소된 것과 더 관련이 있으며, 노화에 따른 신경세포의 크기 감소는 거대신경세포에서 특히 많이 일어난다고 알려져 있다. 이러한 연구결과를 근거로 노화에 따른 신경세포 수의 감소는 현재까지 알려진 것보다는 더 적으며, 오히려 신경세포 크기의 감소가 뇌의 무게와 부피의 감소에 영향을 준다는 가설이 제기되고 있다.

4) 신경가소성의 감소

신경세포 수와 부피의 감소와 함께 노화에 따른 또 다른 큰 변화에는 수상돌기(dendrite)의 감소와 시냅스(synapse) 수의 감소가 있다. 이러한 변화는 뇌신경세포들의 연결망이 환경과 상호작용을 하며 변화되는 능력인 신경가소성(neuronalplasticity)의 감소를 의미한다. 주로 대뇌피질의 전두엽 부위에 변화가 일어나는 것으로 알려져 있다. 그러나 정상적인 노화과정에서는 80세까지는 신경가소성이 보존되며, 수상돌기 감소 등의 변화는 병적인 상태에서 나타나는 현상이라는 주장이 제기되고 있다.

5) 뇌의 무게 감소

출생 시 신생아 뇌의 무게는 대략 350g 정도이나 성장함에 따라 점차 발달되어 20세가 되면, 최고로 발달되며 남자 뇌의 무게는 약 1,400g, 여자 뇌의 무게는 약 1,250g에 이르게 된다. 그러나 정상 성인의 경우 60세부터 뇌의 무게가 매년 2~3g씩 감소하며, 90세가 되면 20세 때 뇌무게의 10~20% 정도가 감소되는 것으로 알려져 있다. 뇌 무게의 감소는 주로 백색질(white matter)의 감소가 영향을 미치는 것으로 알려져 있다.

6) 대뇌피질의 위축

뇌의 부피와 무게의 감소는 주로 대뇌피질에서 시작되며 피질 아래의 백색질로 이어진다. 이런 변화는 사이신경세포(interneuron)의 소실을 의미하며 노화에 따른 인지기능의 변화와 관련되어있다. 전두엽, 두정엽, 측두엽, 후두엽 등 여러 대뇌피질 부위에서 뇌세포의 상실이 발생되는 데 주로 전두엽(frontal lobe)의 변화가 영향을 준다. 70세 이후에 특히 전두엽의 피질층에서 뇌세포가 눈에 띄게 감소한다. 소뇌의 신경세포는 약 25% 감소한다.

7) 뇌실의 확대

두개골의 용량은 그대로 유지되지만 뇌의 무게가 감소함에 따라 뇌 표면이 위축됨으로써, 뇌의 회(gyrus) 위축과 더불어 뇌의 구(sulcus)가 넓어져 뇌의 실질과 뇌막(meninges) 사이의 공간이 넓어지게 된다. 60세 이상 성인에서 두개골 용량에 비해 뇌가 차지하는 비율은 95%이며, 100세에 이르면 두개골 용량의 약 80%만을 뇌가 점유한다. 노화에 따른 이런 현상으로 뇌척수액의 적정 압력을 유지하기 위해 뇌실의 크기가 점차 증가하게 된다.

8) 색소체 침착

노화의 진행에 따라 뇌에서 관찰할 수 있는 변화는 색소체(pigment)의 침착이다. 가장 널리 알려져 있는 색소체는 리포퓨신(lipofuscin)이다. 리포퓨신은 세포질 내에 축적되는 불용성

(insoluble) 물질로 점진적으로 축적된다. 산화된 지질과 단백질의 잔기가 서로 융합되어 리포퓨신을 구성한다고 알려져 있다. 그러나 리포퓨신의 정확한 기능은 알 수 없고, 정상적인 세포 대사과정에서 축적되어지는 부산물이라고 알려져 있다. 유아기와 청소년기에 척수신경세포 등에서 리포퓨신이 발견되며, 노화가 진행됨에 따라 점진적으로 중추신경계 전체로 퍼지게 된다.

9) 신경전달물질 분비의 감소

아세틸콜린(acetylcholine), 도파민(dopamine), 세로토닌(serotonin), 가바(gamma-amino butyric acid) 등의 신경전달물질들은 노화에 따라 감소하는 것으로 알려져 있다. 이러한 신경전달물질의 감소 및 신경전달물질과 관련된 효소의 활성변화는 노화에 따른 인지기능 저하, 운동기능 저하 등과 연관이 있을 것으로 예측되고 있다.

10) 신경교세포의 증가

뇌는 신경세포의 수보다 많은 수의 신경교세포(glial cell; astrocyte, microglia, oligodendrocyte)로 이루어져 있다. 특히 세 종류의 신경교세포는 신경계의 대사에 꼭 필요한 중요한 기능을 할 뿐만 아니라, 퇴행성 신경질환이나 뇌손상에 의한 신경세포의 변화에 대응하는 기능을 한다. 그러나 노화에 따라 신경세포의 수와 부피가 감소하는 것에 비해 신경교세포는 그 수가 증가하고 활성화되는 것으로 밝혀졌다.

노화가 진행되면서 성상세포(astrocyte)는 활성화된다고 알려져 있다. 마이크로글리아(microglia)도 노화의 진행에 따라 역시 활성화가 일어난다. 그러나 세포 수가 증가하는 것은 아니고, 활성화됨에 따라 세포 크기가 커지며, 대식작용을 하는 마이크로글리아가 불활성화 상태의 마이크로글리아보다 상대적으로 증가하게 된다.

11) 뇌혈류 감소

노화에 따라 대뇌혈류가 감소된다. 뇌혈류량 감소는 일차적으로 지방침전물이 동맥에 축적되어 발생되며, 혈류량 감소로 인해 대뇌의 대사율이 저하된다.

2 기능적 변화

1) 대뇌기능 변화

대뇌는 감각과 수의운동의 중추이며, 기억이나 판단과 같은 정신활동의 중추이기도 하다. 대뇌의 기능은 신경세포의 세포체가 모여 있는 피질에서 담당하며, 주름이 많고 표면적이 넓다.

각 부위는 감각영역, 운동영역, 연합영역으로 나뉜다. 노화에 따라 특히 신경세포의 상실이 많이 발생하므로 감각기관의 자극을 전달받아 시각, 청각, 후각, 미각, 촉각 등의 감각을 일으키는 감각영역의 기능이 느려진다. 또한 팔과 다리 등 골격근 수축으로 일어나는 수의운동을 조절하는 운동영역의 속도가 느려진다. 그리고 감각영역에 들어온 정보를 종합하고 분석하며, 판단하여 필요한 명령을 운동영역에 전달하고, 기억하고, 계산하고, 언어를 구사하고, 생각하며, 추리를 해보는 등 고도의 정신활동을 담당하는 연합영역의 기능이 느려질 수도 있다.

2) 간뇌기능의 변화

간뇌는 자율신경계의 조절중추로써, 체온 조절, 혈당량 조절, 삼투압 조절 등의 항상성 유지에 중요한 역할을 한다. 시상하부의 끝에는 내분비선의 기능을 조절하는 뇌하수체가 위치하고 있는데, 노화에 따른 큰 변화는 나타나지 않는 것이 정상이나, 신체의 항상성 조절이나 내분비선의 기능 감소가 나타날 수 있다.

3) 변연계 변화

변연계는 기저핵, 편도체, 해마 등으로 구성되며, 아세틸콜린과 도파민 등의 신경전달물질을 생산하고 조절하는 중추이다. 노화에 따라 신경전달물질의 분비가 감소하고 조절기능이 느려질 수 있다. 단기기억 기능을 담당하는 해마와 편도체의 신경세포 상실로 기억력이 감소할 수도 있다.

4) 중뇌기능의 변화

중뇌는 주로 안구의 운동과 빛의 밝기에 따라 홍채의 수축과 이완을 조절하는 동공반사의 중추이다. 노화에 따라 동공반사의 기능이 느려질 수 있다.

5) 연수기능의 변화

연수에서는 대뇌와 연결되는 대부분의 신경이 지나면서 신경의 왼쪽과 오른쪽이 교차하게 된다. 연수는 심장박동, 호흡운동, 소화운동의 조절중추이며, 기침, 재채기, 하품, 침분비 등의 반사중추이다. 노화에 따라 연수의 기능이 서서히 느려지는 변화가 나타날 수 있다.

6) 소뇌기능의 변화

소뇌는 대뇌와 함께 수의운동을 정확하고 원활하게 수행하도록 조절하며, 자세를 바로잡고 신체의 균형을 유지하는 중추이다. 그러나 노화에 따른 신경세포의 상실로 인해 신체의 균형감각이나 자세유지 기능이 저하될 수 있다. 이 밖에도 신체기능의 통합성이 저하될 수 있다.

7) 척수기능의 변화

척수는 뇌와 말초신경 간의 흥분을 전달하는 통로이다. 뒤쪽으로 들어가는 감각신경다발과 앞쪽으로 나오는 운동신경다발이 있다. 척수는 무릎반사와 땀 분비를 조절하는 중추이다. 노화에 따라 척수에서는 감각신경의 전달과 운동신경의 전달이 느려지고, 무릎반사나 땀 분비 조절이 느려질 수 있다.

8) 말초신경계의 반응감소

뇌신경 12쌍과 척수신경 31쌍은 대뇌의 지배를 받으므로 수의적으로 움직이는 반응에 관계한다. 노화가 진행되면서 신경전도속도가 20세에 비해 90세에는 30% 정도 감소한다. 대뇌의 노화에 따라 감각기의 자극을 중추신경계로 보내고 중추의 명령을 반응기로 보내는 노인의 운동반응이 느려지면서 보행속도와 말하는 속도가 느려지고, 협조기능이나 반응도 느려진다.

9) 자율신경계기능의 변화

자율신경계는 몸의 기능을 자율적으로 조절하는 운동신경으로 간뇌와 연수에 의해 조절된다. 내장기관에 함께 분포하는 교감신경과 부교감신경은 노르에피네프린과 아세틸콜린을 분비하여 서로 반대되는 작용을 하는데, 노화에 따라 분비기능이 감소되어 조절작용이 느려질 수 있다.

10) 반사궁기능의 변화

반사궁은 감각신경세포에서 척수로, 척수에서 운동신경세포를 거치는 가장 짧은 신경전달 경로이다. 이 자극은 대뇌까지 가지 않으므로 반응이 빠르게 일어나 몸을 보호하는데 도움이 되지만, 노화에 따라 반응이 느려져 위험한 상황에 처할 수 있다.

11) 기억력 감소

노화에 따라 부호화 과정이 느려지므로 부호화하기 위해 연습횟수가 많아져야 한다. 부호화가 감소하므로 인출을 통한 재생과 회생능력이 저하되는데, 노인에게 기억력 감퇴는 저장문제라기보다는 인출의 문제가 크다. 노화에 따라 기억과정과 단계에서 기억력에 감퇴가 있다. 특히 단기기억은 연령이 증가함에 따라 감퇴되며, 장기기억은 대체로 유지된다.

12) 지능 변화

노화에 따라 인지기능이 느려진다. 특히 특정 기술을 성취한 결정화된 지능은 그대로 유지되지만, 공간지각이나 추상적 추론을 하는 유동적 지능이 저하된다.

13) 수면양상

뇌파검사에서 나타나는 현상은 노화가 진행됨에 따라 서파수면의 폭이 감소된다. 이는 비렘(non-rapid eye movement, NREM) 수면의 양이 감소하며 숙면을 취하기가 어려워지는 것을 의미하며, 특히 3~4단계 수면의 양이 현저히 감소한다. 그러나 총수면시간이 크게 감소하지는 않는다.

3 일상생활 간호

1) 인지기능 유지

노년기 치매예방을 돕기 위해 다음과 같이 매일 사람, 장소, 시간에 대한 오리엔테이션을 제공하고, 기억력을 증진시키는 간호를 제공한다.

- 매일 시간, 장소 그리고 사람을 인식하도록 자극하고, 의식상태가 명료한지 그리고 집중력과 주의력이 유지되는지를 모니터링한다.
- 단기기억력과 장기기억력을 증진시키는 훈련을 하도록 돕고, 읽기, 쓰기, 계산하기 등의 언어학습을 도와준다. 추상력이나 상상력을 증진시키는 다양한 게임이나 활동을 계획하고 참여를 격려한다.
- 다양한 취미활동을 하도록 돕고, 그림 그리기, 악기 활용, 댄스, 바둑, 화투놀이 등 다양한 게임을 준비하고 참여하도록 격려한다.
- 원예 또는 정원 가꾸기, 노래 부르기, 회상요법 등 인지기능 전반의 기능을 유지하도록 돕는다.

2) 정서기능의 유지

노년기 불안증과 우울증 예방을 돕기 위해 다음과 같이 매일 불안감이나 두려움, 우울감을 모니터링하고, 지각이나 감각기능을 사정하여 정서기능을 안정시키는 간호를 제공한다.

(1) 경증 불안상태 유무를 관찰한다

- 대화에 집중하면서 적절하게 반응한다.
- 의식이 더 명료해지고 눈을 많이 대면한다.
- 몸을 앞으로 내밀고 긴장하는 자세를 취한다.
- 높은 음조로 질문을 계속하고 질문에 반응한다.
- 호흡수가 증가되고 발한도 증가한다.

(2) 중증 불안상태 유무를 관찰한다

- 집중력이 제한되거나 집중하지 못한다.
- 부동인 상태로 있거나 극도의 근육긴장으로 경련이 오거나 이상한 움직임을 나타낸다.
- 큰 목소리로 말하는 능력이 저하된다.
- 호흡수가 증가하고 헐떡이며 숨이 막힌다.
- 피부가 차가워지고 창백해진다.
- 심계항진, 현기증, 오한, 빈뇨, 설사, 흉통, 복통 등을 호소한다.

(3) 우울상태 유무를 관찰한다

- 기운이 없고 축 늘어진 자세를 취하며, 신체의 움직임이 저하된다.
- 낮고 단조로운 목소리로 말한다.
- 눈을 응시하지 않고 피하거나 웃지 않는다.
- 한숨을 쉬거나, 눈물을 자주 보이며, 우유부단한 반응을 보이고, 결정을 어려워한다.
- 식욕부진 또는 식욕증가, 체중감소 또는 체중증가 등의 변화를 보인다.
- 일상생활활동에 흥미를 상실한다.
- 불면증이 있는 경우에 아침에 매우 일찍 기상한다.
- 이른 아침시간이 하루 중 가장 힘든 시간임을 호소한다.
- 변비, 지속적인 근육통, 요통 등을 호소한다.
- 자살에 대한 생각을 한다고 표현한다. 과거력이 있거나 지지체계가 없는 상태이며, 자기 파괴에 대한 방법을 생각했거나, 자살 고위험 집단에 속해 있다.

(4) 지각기능의 이상(지각의 왜곡) 상태를 관찰한다

- 이상한 소리가 들리는 경험을 한다고 호소한다.
- 이상한 광경을 본 경험이 있다고 호소한다.
- 이상한 냄새나 맛을 느껴본 경험이 있다고 호소한다.
- 이상한 감각이 피부에 느껴지는 경험을 했다고 호소한다.

(5) 감각기능의 이상(사고내용의 분열) 상태를 관찰한다

- 통제되지 않은 많은 생각이 끊임없이 일어난다고 호소한다.
- 타인으로부터 피해를 당한다거나 남을 의심하는 생각이 과도하게 든다고 호소한다.
- 자신에 대한 죄책감을 너무 많이 느끼거나 또는 전혀 느끼지 않는 상태를 보인다.
- 완전히 소외되어 있다는 느낌이 많이 든다고 호소한다.

(6) 일상생활에서 불안을 자극하는 요인을 파악하고, 완화시킬 수 있는 방법을 찾도록 돕는다

(7) 일상적인 분노감정을 자극하는 요인을 파악하고, 완화방법을 찾도록 돕는다

(8) 일상적인 우울감을 자극하는 요인을 파악하고, 완화방법을 찾도록 돕는다

3) 운동 및 활동기능 유지

신경계의 운동기능을 증진하기 위해 유연성운동, 근력강화운동, 유산소운동, 균형운동 등 4종류의 운동을 개인의 능력에 맞추어 규칙적으로 수행하도록 돕는다.

- 노화에 따른 급격한 신경계 기능의 위축을 예방하기 위해 균형 잡힌 1일 열량 및 영양소 섭취와 적절한 수분섭취를 지속하도록 돕는다.
- 모든 운동은 준비운동, 본운동 그리고 정리운동으로 구성하여 수행하도록 돕는다.
- 탈수예방을 위해 운동 전과 후에 500mL의 물을 충분히 섭취하도록 돕는다.
- 낙상이나 사고를 예방하기 위해서는 넉넉하고, 가볍고, 체온조절에 적절한 체육복과 발에 잘 맞으며 고무창이 미끄러지지 않는 운동화를 착용하도록 돕는다.
- 유연성 운동인 스트레칭 운동과 관절운동을 매일 하도록 돕는다. 약 15초간 충분한 스트레칭운동을 하도록 돕는다.
- 근력강화운동은 지구력을 향상시켜 근력을 키워주는 운동으로 주로 계단오르기, 저항운동 등을 하도록 돕는다. 처음에는 부하를 주지 않고 팔굽혀펴기, 선 자세에서 다리를 굽혔다 폈다하는 등의 근력강화를 하고, 서서히 아령이나 모래주머니, 탄력밴드 등을 이용하여 근지구력을 향상시킬 수 있도록 돕는다. 주에 3~4회 이상, 중등도 이상의 운동을 20~30분 유지한다.
- 유산소운동은 심폐기능을 증진시키기 위해 에어로빅 등을 하도록 돕는다. 주로 걷기나 완만한 언덕 산책하기, 자전거 타기, 수영 등을 하도록 돕는다. 최소 3개월 이상을 유지하도록 하여 산소섭취량을 증가시키도록 돕는다.
- 균형운동은 낙상을 예방하기 위해 균형감각을 향상시키는 운동으로 한발로 서기, 눈 감고 서기, 태극권 등을 하도록 돕는다. 개인의 선호도에 따라 능력에 적절한 종류를 선택하여 운동하도록 돕는다.

CHAPTER 12

근골격계 노화

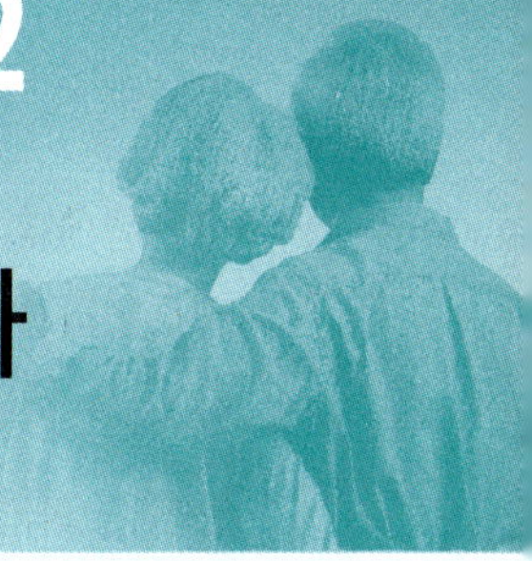

학습목표

1. 노화에 따른 근골격계의 구조적 변화를 설명한다.
2. 노화에 따른 근골격계의 기능적 변화를 설명한다.
3. 노인대상자의 근골격계의 구조적 · 기능적 변화에 따른 일상생활 간호를 파악한다.

핵심용어

골다공증 Osteoporosis

골밀도 검사 Bone Mineral Density, BMD

골절 Fracture

낙상 Fall down

신체 억제대 Physical restraint

퇴행성 관절염 Degenerative arthritis

근골격계는 골, 근육, 연골, 인대와 관절로 구성되어 있으며 신체의 형태를 유지하고 움직임과 자세변화를 가능하게 하며, 여러 조직과 기관을 지지하고 내부장기를 보호하는 역할을 한다. 또한 적혈구를 생성하며 칼슘과 인 등의 무기질을 저장한다. 노화로 인한 근골격계의 구조적 · 기능적 변화의 발생은 병리적 변형을 가져와 기동성의 문제를 초래하고 일상생활의 기능에 악영향을 준다. 따라서 노년기의 근골격계에 따른 변화를 이해하고 이에 대한 안전상의 문제 등이 발생하지 않도록 예방이 필요하다.

1 구조적 변화

1) 골격

(1) 골세포

뼈는 골아세포, 골세포, 파골세포로 구성되어있다. 골아세포는 뼈를 형성하고, 골세포는 뼈의 성장과 오래된 세포를 파괴하며, 파골세포는 손상되었거나 늙은 세포를 흡수한다. 뼈는 끊임없이 조골작용과 파골과정을 통하여 골밀도를 유지하는데 조골과정은 4~5개월이 걸린다. 출생부터 사춘기까지는 파골작용에 비해 조골작용이 더 빠르게 일어나며, 30세까지는 두 과정이 동일하게 일어난다. 30세 이후부터는 조골작용보다 파골작용이 더 빠르게 일어난다. 조골과정의 변화로 골흡수가 골형성 과정보다 더 빠르게 진행하면 무기질과 단백질의 상실로 골밀도(bone mineral density)가 저하된다. 노화의 영향으로 조골세포 활동이 감소되고 골밀도가 감소하면 골다공증이 발생하게 된다. 골밀도 t-score가 −1부터 −2.5 이하이면 골밀도 감소증, −2.5 이하이면 골다공증이라 한다. 뼈는 혈액을 만드는 조혈기관으로 뼈 속의 골수강에서 혈액세포가 형성된다. 혈액세포는 두개골, 척추, 늑골, 흉골, 어깨와 골반에서 만들어진다. 그런데 노화에 따라 조혈과 조골기능을 하는 소주골과 몸의 지지역할을 하는 치밀골의 기능이 감소하기 시작한다. 뼈에는 칼슘, 인 등의 무기질이 저장되어 있어 세포대사에 필요한 무기질이 저장되기도 하고 방출되기도 한다. 혈중 칼슘농도가 감소될 때 부갑상샘호르몬을 방출하여 칼슘을 뼈에서 방출시키고, 신장에서는 칼슘배설을 감소시키며 대신 인의 배설은 증가시킨다. 또한 장에서도 칼슘 흡수를 증가시키기 위해 비타민 D로 대사를 변환하여 증가시킨다. 노화가 진행됨에 따라 뼈의 구성 성분인 무기질 분포는 증가하나, 콜라겐과 단백질 성분이 부족해져 뼈의 탄력성이 저하되면서 작은 충격에도 골절이 발생하기 쉬워진다.

(2) 척추

척추 추간판은 외측 섬유륜과 내측의 수핵으로 구성되며, 체중을 지지해 주는 역할을 한다. 추간판의 수핵은 수분이 감소되어 수핵에 균열과 석회화가 진행된다. 섬유륜의 파열로 인한 추간판의 탈출 가능성은 40~50세 이후에 발생빈도가 올라간다. 영양 및 산소공급의 감소와 지속적인 체중부하로 추간판이 쉽게 변성된다. 추간판은 얇아지고, 위축되어 척추의 간격은 좁아지고 길이가 짧아진다.

(3) 상지와 하지

팔과 다리의 장골길이는 그대로 유지된다. 하지만 척추의 길이는 짧아지고, 팔과 다리의 지방이 소실되면서 사지가 더 길어 보이는 외형의 특징을 나타낸다.

2) 근육

노화의 영향으로 근 섬유의 크기와 근 세포가 감소된다. 그 결과, 근육은 위축되며, 근력과 근긴장도가 감소되고 근육조직 내의 탄력섬유가 소실된다. 또한 근육의 유연성이 감소되어 근육의 강직성은 더욱 증가하게 된다. 근력은 상지근력보다 하지근력에서 더 빠르게 감소된다. 근세포에 리포푸신과 지방이 침착되며, 근조직의 재생능력이 감소한다. 교원섬유와 탄력섬유는 위축되어 근육의 질량이 감소하며, 섬유의 길이는 늘어나므로 근육탄력성이 점차 소실된다.

근육의 혈액순환이 저하되며 모세혈관의 밀도가 감소한다. 근육의 글리코겐 저장능력 또한 감소하며, 근 수축에 이용되는 에너지원이 감소하나 근조직에서 필요한 산소소모량은 변하지 않으므로 근육 활동을 하면 쉽게 피로를 느낀다. 또한 호흡기질환이나 혈액부족 문제로 산소이용에 문제가 생기면 근육에 젖산이나 이산화탄소가 과잉으로 축적되어 가벼운 운동만으로도 근육피로가 발생하며, 근경련이 자주 일어난다. 노화가 진행되면서 신경근육 접합부에서 신경전달물질의 방출이 감소되어 중추신경의 효율성이 감소하게 된다.

3) 관절과 연골

뼈는 관절로 연결되어 있어, 뼈가 움직일 수 있는 범위를 결정한다. 연골(cartilage)은 반고형의 젤 같은 강한 지지조직으로 체중을 지탱하는데 중요한 역할을 한다. 노화로 인하여 관절연골의 수분은 20~30대부터 감소하기 시작하며, 딱딱해지고 커져, 인대나 건과 함께 섬유화가 일어난다. 또한 관절의 활막도 탄력성이 감소되고 관절면은 마모된다. 결체조직의 탄력성이 상실되면 연골표면에 붙어 있는 관절의 가동범위가 제한되며, 근육 길이의 단축이 더욱 심해진다. 전반적으로 어깨는 좁아지고 골반은 넓어지며 흉곽의 전후경이 길어져 술통모양의 흉곽이 된다.

4) 건

건(tendon)은 힘줄이라고도 하며, 섬유 단백질인 콜라겐과 신축성 단백질인 엘라스틴으로 근육과 뼈를 이어준다. 또한 매우 강하고 유연하나 수축성은 없는 치밀한 결합조직으로 되어 있으며, 관절의 운동을 돕는다.

5) 인대

인대(ligament)는 섬유성 결합조직이다. 관절과 뼈를 연결해 주고 관절이 움직이는 동안 안정감을 갖게 한다. 노화에 따라 인대는 딱딱해지면서 손상당하기 쉽게 변한다. 뼈가 많은 팔이나 다리에 주로 분포되어 있으며, 무리하게 힘이 가해질 경우 인대가 쉽게 손상되거나 파열된다.

2 기능적 변화

1) 골격

(1) 골세포

노화로 인한 골대사에 변화가 발생하여 골소실이 증가한다. 이는 골량감소와 골밀도 감소로 이어져 골다공증이 발생하기 쉽다. 뼈의 구성성분은 무기질이 70%까지 증가하고, 뼈의 탄력성과 유기질이 감소하여 작은 충격에도 쉽게 골절이 발생한다. 40세 이후부터 칼슘과 단백질 성분이 감소되면서 골밀도가 감소한다.

남성과 여성의 골대사에는 차이가 있다. 여성의 경우, 폐경 후 5년간 에스트로겐 분비의 감소로 골흡수율이 가속화되며, 골밀도는 35세부터 매년 2%씩 감소한다. 남성은 50세 이후부터 매년 0.5%씩 감소한다. 칼시토닌 분비 감소, 비타민 D의 감소 그리고 혈중 부갑상샘호르몬이 증가하면서 골흡수가 촉진되며 골량은 감소한다. 신체를 지지하는 치밀골은 여성의 경우 45세 이후부터, 남성은 50세 이후부터 소실되기 시작한다. 조혈과 조골기능을 하는 소주골은 30세 이후부터 계속 감소하는데, 남성은 80세까지 27%가 소실되고, 여성은 90세가 되면 42%가 소실된다. 치밀골과 소주골의 비율도 15세에 55:45였던 것이 85세에 이르면 70:30으로 치밀골의 비율이 현저하게 증가한다. 소주골의 비율이 높은 척추, 전완골, 골반골은 노화에 따라 현저히 약화된다.

(2) 척추

노화가 진행됨에 따라 척추 사이의 디스크가 얇아지고 간격은 좁아져 척추의 길이가 감소한다. 외관상으로는 몸체가 짧아 보인다. 이는 노인에게 신장과 자세에서 가장 두드러지게 나타나는 변화이다. 상체는 앞으로 굽어지고, 흉곽의 전후경이 길어지며 척추후만증이 나타난다. 또한 자세가 올바르지 않으면 척추측만증이 나타난다. 노인의 신장은 50세 이후부터 점차 줄어 70세 때는 젊었을 때의 신장보다 약 5~10cm 정도 줄어들 수 있다. 또한 허리를 굽혀 물건을 들어 올리거나, 심한 기침과 재채기 또는 낮은 곳에서의 낙상에도 척추골절이 발생되기 쉽다.

(3) 상지 · 하지

팔과 다리의 장골은 길이가 그대로 유지되나 가늘어진다. 장골의 골밀도 감소로 낙상에 의한 고관절 골절이 가장 흔하게 발생하며, 이로 인해 1년 이내에 약 20%의 사망률을 나타낸다. 또한 노인이 넘어지면서 손으로 땅을 짚을 때 체중이 손목에 전달되면서 요골원위부에 Colle's 골절이 흔히 발생하며, 쇄골골절이 발생한다. 그리고 퇴행성관절염이나 류마티스 관절염으로 손가락의 변형이 나타난다.

2) 근육

(1) 근육의 질량과 탄력성

노화로 인하여 빠른 움직임과 근력운동을 담당하는 II형 근섬유의 크기와 세포 수가 감소하면서 근력이 감소한다. 그러나 지구력을 담당하는 I형 근섬유는 크게 변화하지 않는다. 근육의 탄력성과 근육량의 감소는 근력 저하를 유발한다. 쉽게 피로해지고 통증을 유발시키므로 신체기능의 감소와 장애를 일으켜 독립적인 일상생활활동에 제한을 갖게 된다. 근육의 긴장도는 20~24세경에 최대에 이르고 그 이후부터 매년 2%씩 서서히 감소하다가 60세 이후부터 급격히 감소하고, 80세경에는 20대 중반에 비해 65~85%의 근력이 감소한다. 특히 남성노인에게서 테스토스테론의 분비 저하로 근육의 질량이 현저히 감소한다. 근력은 상지보다 하지가 현저히 저하되어 하지를 이용한 운동을 하는 경우에 빠르게 피로해진다. 근육의 힘이 감소되어 활동 시에 속도가 느려진다. 근육에 지방이 축적되면 근육주사 약물의 흡수율이 감소하고 근육의 글리코겐 저장기능도 저하되어 근 수축 시 활용할 수 있는 에너지원이 감소한다. 이로 인하여 근육세포의 운동단위 수축시간이 지연되고 자극에 대한 반응속도가 10~15% 정도 느려진다.

(2) 관절연골

관절연골은 유연성이 저하되고 관절가동범위의 감소로 이어진다. 활액량의 분비감소로 활액점도가 증가하고 활막의 섬유화로 탄력성의 저하가 진행되고 관절연골의 손상이 초래된다. 관절가장자리에 새로운 뼈가 증식되고 관절 내의 염증이 발생하게 되면, 관절에 통증과 강직으로 관절의 유연성이 저하되고, 기형이 동반되어 관절의 움직임에 제한을 받는다.

특히 체중부하가 심한 무릎에 퇴행성관절염이 가장 많이 발생되어 관절구조가 변형이 되면 O자형의 다리형태로 휘어지고 뒤뚱뒤뚱 걷는 모습 등 외형의 변화로 나타난다.

(3) 건, 인대

노화로 인하여 건(tendone)과 인대(ligament)가 경화되고 위축되면서 반사기능이 저하된다. 아킬레스건은 수축력이 감소하여 운동량이 증가하거나, 반복적인 강한 충격을 가하면 파열과 염증이 발생할 수 있다. 손목 또는 발목 부상이나 반복적인 운동에 의해 인대손상이 올 수 있으며 어깨, 팔꿈치, 발뒤꿈치, 손목에서 주로 많은 손상이 발생한다.

3 일상생활 간호

노화로 인한 근골격계의 변화로 골다공증의 진행을 늦추고 낙상으로 인한 골절의 예방과 경직된 관절의 통증을 경감시키고 유연성을 유지함으로 건강한 일상생활을 이룰 수 있다.

1) 골밀도 유지

- 규칙적으로 1일 30분 이상 햇빛을 쏘인다.
- 우유, 치즈, 요구르트 등의 유제품, 뼈째 먹는 생선(뱅어포, 멸치), 해조류, 시금치, 두부, 콩, 견과류, 오렌지 주스, 시리얼 등이나 비타민 D(생선기름, 새우, 소의 간, 달걀노른자), 녹황색 채소(케일, 브로콜리) 등의 칼슘식품을 섭취한다. 칼슘의 하루 권장량은 폐경 이후에 1,500mg이고, 비타민 D는 400~800IU/일이다.
- 평상시 바른 자세로 생활하여 척추장애를 최소화하고 편안한 신발을 신는다.
- 골밀도를 높일 수 있는 체중부하 운동을 실시하여 골 상실을 예방하고 걷기, 계단 오르기, 조깅, 유산소 운동, 라켓볼 등을 하루에 30~60분간 주 3회 정도 실시한다. 부동 상태는 매일 근력의 5.5%를 상실하며, 둔부 · 무릎 · 발목 관절에 영향을 주어 구축을 초래한다.
- 칼슘, 비타민 D, 칼시토닌, 비스포스포네이트, 선택적 에스트로겐 수용체 조절제, 부갑상샘호르몬 등의 약물을 사용한다. 비스포스포네이트는 생체 흡수율이 낮아 경구 투여시 충분한 물과 함께 공복 시에 복용하며, 약물 복용 후 30분 이상 공복을 유지한다.
- 적절한 수분섭취를 한다.

2) 낙상예방

- 안전한 환경을 위해 문턱을 제거한다.
- 화장실이나 복도에 안전손잡이를 설치한다.

- 실내에서 발에 걸릴 수 있는 전기줄이나 미끄러짐을 방지하기 위해 물기 등을 제거한다.
- 노인의 방은 화장실과 가까운 곳에 위치하거나 그렇지 못할 경우, 야간에는 이동식 변기를 준비한다.
- 발에 잘 맞고 뒤축이 있는 신발을 착용하고 굽이 높지 않은 신발을 권한다.
- 침대에서 일어날 때는 천천히 일어난 후 침상에 잠시 앉아 있다가 침대에서 내려올 때에는 서서히 움직이도록 교육한다.
- 야간에는 간접조명이나 은은한 조명을 켜놓는다.
- 환자에게 필요한 물건은 침대 옆에 가까이 두도록 한다.
- 콜벨은 환자의 손에 닿는 위치에 놓고, 콜벨 사용 방법에 대해 교육한다.
- 실내에서는 미끄럼 방지용 양말을 신는다.
- 침대 옆 바닥이나 욕실, 마루 등에 미끄럼 방지 매트를 깔아 놓는다.
- 침상을 가능한 낮게 유지한다.
- 보행이 불편할 경우, 지팡이나 보조기구를 사용한다.
- 휠체어 사용 시 앉고 내릴 때는 반드시 고정장치를 확인한 후 사용한다.
- 낙상을 초래할 수 있는 약물을 복용하는 경우, 약물 부작용 발생을 감시한다.

3) 관절가동범위 유지

- 부동자세를 피하고 유연성과 균형을 유지하는 운동을 수행하도록 돕는다.
- 무릎관절의 압박을 예방하기 위해 표준체중을 유지하도록 돕는다. 매일 아침, 점심, 저녁시간에 간단한 체조를 수행하도록 돕는다.

CHAPTER 13

내분비계 노화

학습목표

1. 노화에 따른 내분비계 구조의 변화에 대해 설명한다.
2. 노화에 따른 내분비계 기능의 변화에 대해 설명한다.
3. 내분비계의 구조와 기능의 변화에 따른 일상생활 간호를 기술한다.

핵심용어

갑상샘 Thyroid gland

난소 Ovary

노어에피네프린 Norepinephrine

뇌하수체 Pituitary gland

부갑상샘 Parathyroid gland

부신수질 Adrenal medulla

부신피질 Adrenal cortex

시상하부 Hypothalamus

알도스테론 Aldosterone

에스트로겐 Estrogen

에피네프린 Epinephrine

정소 Seminal gland

코르티솔 Cortisol

테스토스테론 Testosterone

프로게스테론 Progesterone

흉선 Thymus gland

인체는 내분비계에 의한 호르몬 분비와 신경계의 전달체계가 상호 보완적으로 작용하여 항상성을 유지한다. 신경계의 전달체계는 외부의 자극과 같이 즉각적이고 신속한 반응을 필요로 할 때 주로 일어나는 반면, 내분비계는 성적인 성숙에 의한 2차 성징의 발현과 같이 지속적이고 완만한 조절에 의해 주로 반응한다. 노화에 따라 내분비계의 작용이 변화되면 인체의 모든 기능에 영향을 줄 뿐만 아니라 일상활동이나 특정 기능의 장애 그리고 인지기능 및 정신기능의 장애가 유발되며, 만성질환이 발생되기 쉽다. 그러므로 간호사는 내분비계의 노화에 따른 변화를 이해하고 내분비계 질병이 유발되지 않도록 일상생활의 예방간호를 제공해야 한다.

1 구조적·기능적 변화

1) 시상하부에서 분비되는 호르몬

시상하부는 간뇌의 일부로 제3뇌실의 측벽에서 아래 벽까지 형성되는 신경핵군이다. 시상하부는 자율신경의 중추이며, 다양한 생명활동을 조절하는 데 핵심적인 역할을 한다. 특히 다음과 같은 시상하부 호르몬과 뇌하수체후엽 호르몬을 생산한다. 노화가 진행되면서 신경원과 시상하부의 용적이 감소하므로 시상하부에서 분비하는 호르몬의 양이 저하될 수 있다. 이로 인해 내분비계와 신경계의 중추신경계 통합기능이 저하되면 회환(feedback) 축의 기능에 지장을 초래하여 말초내분비선의 기능부전이 발생할 수 있다.

- 성장호르몬 방출호르몬(growth hormone releasing hormone, GRH)
- 갑상샘자극호르몬 방출호르몬(thyrotropin releasing hormone, TRH)
- 부신피질자극호르몬 방출호르몬(corticotropin releasing hormone, CRH)
- 생식선자극호르몬 방출호르몬(gonadotropin releasing hormone, GnRH)

2) 뇌하수체에서 분비되는 호르몬

(1) 성장호르몬

뇌하수체전엽에서 분비된다. 근육과 뼈의 발달을 촉진하여 신체의 성장발달을 담당한다. 어린이 성장에 필수적이며, 분비량이 적으면 소인증이 되고, 많으면 거인증이 된다. 성장호르몬(growth hormone)은 내분비선에서 분비하는 것이 아닌 표적기관에서 작용하는 호르몬이다. 노화가 진행됨에 따라 신경원, 시상하부, 뇌하수체의 용적이 감소하고, 성장호르몬의 분비량이 저하되며, 내분비계와 신경계의 중추신경계 통합부전은 회환 축의 기능에 지장을 초래하여 말초내분비선 부전이 일어날 수 있다. 성장호르몬의 분비가 감소되면서 노인의 근육량이 점차 감소되고 영양, 대사, 체온, 일상생활주기, 순환, 수분과 나트륨 균형, 성장, 생식 등에 영향을 주게 된다. 노인에게 성장호르몬을 투여한 연구결과에서는 근육의 양이 증가되는 것으로 나타났다. 그러나 지속적인 성장호르몬 투여로 인한 부작용의 위험성과 높은 가격으로 인한 비용이 단점으로 나타났다.

(2) 갑상샘자극호르몬

뇌하수체전엽에서 분비된다. 갑상샘을 자극하여 티록신과 삼요오드티로닌의 분비를 촉진한다. 노화에 따른 변화는 뇌하수체의 용적이 감소하고, 갑상샘자극호르몬(thyroid stimulating hormone, TSH)의 분비량이 감소되어 갑상샘자극호르몬의 방출량이 감소된다.

(3) 부신피질자극호르몬

뇌하수체전엽에서 분비된다. 부신피질을 자극하여 코르티코이드의 분비를 촉진한다. 노화에 따라 뇌하수체의 용적이 감소하나 부신피질자극호르몬(adrenocortico trophic hormone)의 기능은 큰 변화가 나타나지 않으며, 호르몬 수준이 신체의 요구에 대처하기 위해 적절하게 분비된다.

(4) 난포자극호르몬

뇌하수체전엽에서 분비된다. 난포자극호르몬(follicle stimulating hormone)은 여성에서는 난소의 난포를 성숙시키고, 남성에서는 세정관을 발달시켜 정자의 생산을 촉진한다. 노화에 따라 뇌하수체의 용적이 감소하고, 성선자극호르몬이 감소한다. 남성보다는 여성에서 더 많이 감소되는 경향을 보인다.

(5) 황체형성호르몬

뇌하수체전엽에서 분비된다. 여성에서는 배란을 촉진하여 황체를 발달시키며, 남성에서는 테스토스테론의 분비를 촉진한다. 노화에 따라 뇌하수체 용적이 감소하고 성선자극호르몬이 감소하여 여성의 경우에는 황체형성호르몬(luteinizing homone)이 현저히 감소하며, 남성의 경우 서서히 꾸준히 감소한다.

(6) 젖분비자극 호르몬

젖분비자극 호르몬(prolactin)은 뇌하수체전엽에서 분비된다. 임신 중과 출산 후에 분비되어 외분비선인 젖샘의 발달과 젖의 분비를 촉진한다. 노화가 진행됨에 따라 뇌하수체 용적이 감소하고, 가임기 후에는 급격하게 감소한다.

(7) 항이뇨호르몬

뇌하수체후엽에서 분비된다. 신장의 집합관에서 물의 재흡수를 촉진하여 소변의 양을 줄이고 혈관을 수축시켜 혈압을 높인다. 노년기에 뇌하수체의 용적이 감소하고 부신피질자극호르몬의 분비가 감소하지만 항이뇨호르몬(antidiuretic hormone)의 양은 거의 변화하지 않으며, 수분조절 기능을 적절히 조절하여 항상성을 유지한다.

(8) 자궁수축호르몬

뇌하수체후엽에서 분비된다. 자궁수축호르몬(oxitocine)은 아기를 낳을 때 자궁 근을 수축시켜 분만이 쉽게 일어나게 한다. 노화에 따라 뇌하수체의 용적이 감소하고, 가임기 후에는 분비량이 현저히 감소한다.

3) 갑상샘과 부갑상샘에서 분비되는 호르몬

(1) 티록신과 삼요오드티로닌

요오드를 함유하는 호르몬이며, 세포의 호흡을 자극하여 물질대사를 촉진한다. 체온상승과 심장박동의 증가에 영향을 준다. 노화에 따라 갑상샘은 섬유화되고 위축되며, 결절이 증가하기 쉽다. 갑상샘의 활동이 저하되면 호르몬의 분비가 감소되고 기초대사율이 감소되는 경향을 보인다. 노화에 따라 말초에서는 티록신(thyroxine, T4)에서 삼요오드티로닌(tri-iodothyronine, T3)으로 전환되는 율이 25%가량 감소된다. 노인의 경우 티록신의 분비는 젊은 성인에 비해 약 30% 감소된다. 그러나 조직의 호르몬 이용율이 감소하므로 혈청의 티록신 수준은 정상으로 유지된다. 신체조직의 티록신 이용이 감소되는 것은 노화에 따른 제지방량의 감소와 관련되어 있으며, 이는 갑상샘호르몬의 필요성이 감소되는 결과로 나타나 호르몬 생산이 감소되는 것을 의미한다. 노화가 진행됨에 따라 혈청 삼요오드티로닌(T3) 수준은 서서히 감소하나 평균 혈청 갑상샘자극호르몬의 수준은 거의 변함이 없다. 하지만 갑상샘 기능이 정상적인 노인의 경우에서도 갑상샘자극호르몬의 수치가 감소할 수 있다. 노인의 갑상샘 기능이 현저히 상실되는 경향이 지속되면, 갑상샘기능저하증이 나타난다. 노년기 내분비계 질환으로 흔히 발생하며, 80세 이상 노인에서 약 25%의 발생율을 보인다.

(2) 칼시토닌

혈액 내 칼슘농도가 높을 때 갑상샘에서는 칼시토닌(calcitonin)의 분비가 촉진된다. 칼시토닌의 분비는 뼈에서 칼슘이 방출되는 것을 억제하고, 신장에서 칼슘의 재흡수를 억제함으로써 혈중 칼슘농도를 낮춘다. 노화에 따라 갑상샘이 위축되고 갑상샘자극호르몬이 감소되면서 갑상샘의 활동이 저하될 수 있다. 칼시토닌 분비가 감소되면 뼈에서 칼슘의 방출억제나 신장의 칼슘 재흡수 억제가 감소되어 혈중 칼슘농도를 낮출 수 없게 된다.

(3) 파라토르몬

혈액 내 칼슘 농도가 낮을 때, 부갑상샘에서 파라토르몬(parathormone) 분비가 촉진된다. 파라토르몬은 뼈에서 혈액으로 칼슘이 방출되는 것을 촉진시키고, 신장에서 칼슘의 재흡수를 촉진하며, 소장에서 칼슘의 흡수를 촉진하여 혈액의 칼슘농도를 높인다. 노화에 따라 부갑상샘 호르몬의 분비량이 감소되는 경향이 있는데, 파라토르몬의 분비량이 감소하면 칼슘이 관여하는 혈액응고나 근수축 등이 제대로 이루어지지 않아, 근육의 경련 또는 발작이 일어난다. 일명 테타니(tetany) 증상으로서 혈액 내의 칼슘이 저하되어 말초신경과 근육접합부의 흥분성이 증가하여 가벼운 자극에도 주로 손, 발, 안면의 근육이 수축과 경련을 일으키는 현상이 일어난다. 또한 파라토르몬은 뼈로부터 칼슘이 방출되는 것을 촉진하므로 파라토르몬이 과잉될 경우에는 골다공증이 생길 가능성이 높아진다.

4) 부신에서 분비되는 호르몬

(1) 코르티솔

뇌하수체의 부신피질자극호르몬에 의해 부신피질에서 분비되며, 간세포에 작용하여 지방이나 단백질을 포도당으로 전환시키는 과정을 촉진하여 혈당량을 증가시킨다. 노화에 따라 부신피질자극호로몬이 감소되고 부신의 분비활동이 저하되나, 코르티솔(cortisol)의 분비기능에는 큰 변화가 없으며, 혈당량 증가 및 조절 기능에도 큰 변화가 없다.

(2) 알도스테론

부신피질에서 분비되며, 신장의 세뇨관에서 나트륨의 재흡수를 촉진하고 칼륨의 분비를 촉진하여 혈액 내의 무기질 농도를 조절한다. 노화에 따라 부신피질자극호르몬의 분비량이 감소하며 혈장 레닌수준과 알도스테론(aldosterone)의 양이 감소하나 무기질 코르티코이드의 분비기능, 체액의 나트륨 조절기능 등은 적절하게 조절되며 삼투압조절이 가능하다.

(3) 부신수질호르몬

부신수질호르몬(adrenal medullary hormone)은 교감신경의 조절을 받아 빠른 시간 내에 반응한다. 또한 부신수질호르몬은 에피네프린(epinephrine)과 노르에피네프린(norepinephrine)을 분비하여 간에 저장된 글리코겐을 포도당으로 분해하여 혈당량을 증가시킨다. 또한 심장박동을 촉진하고, 혈압을 상승시키며, 혈관을 수축시키는 현상을 일으킨다. 노화에 따라 부신의 분비 활동이 저하되나, 에피네프린과 노르에피네프린의 분비 기능에는 큰 변화가 없으며, 혈당량 증가 기능에도 별 다른 변화가 나타나지 않는다.

5) 췌장에서 분비되는 호르몬

(1) 인슐린

인슐린(insulin)은 부교감신경의 자극에 의해 췌장의 랑게르한스섬 베타세포에서 분비된다. 혈액 내의 포도당을 세포로 이동시켜 혈당량을 낮추고, 혈액 내 포도당을 글리코겐으로 합성하여 간에 저장하는 것을 촉진한다. 노화가 진행되면서 췌장이 위축되어 크기가 감소하고, 인슐린(insulin) 분비량이 감소하는 경향을 보인다. 또한 포도당 내인성에 변화가 일어나 인슐린에 대한 감수성이 저하된다. 즉, 인슐린과 인슐린 수용기가 결합한 후 세포 내 신호전달과정에서 인슐린 수용기의 수가 감소하게 되어 발생된다. 인슐린 부족으로 인해 간으로의 유입이 감소되므로 당의 신생이 항진되어 간에서 포도당 방출이 증가한다. 이러한 변화로 노년기에 당뇨병 발생률이 가장 높게 나타나는데, 80세 이상 노인 중 50%에서 당뇨병 발생률을 보인다. 그러나 당뇨병적인 증상이 없는 한, 인슐린 분비기능은 적절하게 유지된다.

(2) 글루카곤

글루카곤(glucagon)은 교감신경의 자극에 의해 췌장의 랑게르한스섬 알파세포에서 분비된다. 간에 저장된 글루코겐을 분해하여 포도당이 혈액 내로 방출되는 것을 촉진하며 혈당량을 증가시킨다. 노화에 따라 췌장의 크기가 감소하고 위축되나, 글루카곤의 기능에는 큰 변화가 나타나지 않는다.

6) 생식선 분비 호르몬

(1) 테스토스테론

남성의 경우, 시상하부에서 생식선자극호르몬 방출호르몬에 의해 뇌하수체에서 황체형성호르몬과 난포자극호르몬이 분비된다. 황체형성호르몬의 영향으로 남성의 고환에서 대표적인 안드로겐인 테스토스테론(testosterone)이 분비되어 정자의 생산을 촉진하고, 목소리를 변화시키며, 수염을 나게 하는 남성의 2차 성징이 나타나게 된다. 노화에 따라 시상하부에서 뇌하수체전엽으로 그리고 고환으로 이어지는 체계의 기능이 감소하면서 테스토스테론의 분비량이 점차 감소하고, 일과성 열감, 식은 땀, 우울증, 성기능장애 등의 갱년기 증상이 나타나기 시작한다. 그러나 여성에 비해 급격한 변화라기보다는 서서히 나타나는 경향을 보인다. 남성에서는 황체형성호르몬과 테스토스테론이 매우 중요하다.

(2) 에스트로겐과 프로게스테론

여성의 난포기, 배란기 그리고 황체기에 난소에서 분비된다. 난포기에는 시상하부의 생식선자극호르몬방출호르몬에 의해 뇌하수체에서 황체호르몬과 난포자극호르몬이 분리되면서 난소에서 에스트로겐(estrogen)이 분비되고, 배란기에는 뇌하수체의 황체호르몬 분비에 의해 난소에서 대량의 에스트로겐이 분비된다. 황체기에는 뇌하수체의 황체호르몬 분비에 의해 에스트로겐과 프로게스테론(progesterone)이 분비된다. 에스트로겐은 여성의 2차 성징이 나타나게 하고, 여성의 생식주기에서 자궁내벽의 발달을 촉진한다. 프로게스테론은 배란을 억제하고 자궁벽을 두껍게 유지하도록 촉진한다. 노화에 따라 갱년기에는 시상하부에서 뇌하수체전엽 그리고 난소로 이어지는 체계의 기능이 감소되면서 에스트로겐의 분비량이 현저하게 급감소가 되고 프로게스테론의 분비가 저하되어 일과성 열감, 식은 땀, 우울증, 성기능장애 등의 갱년기 증상이 높게 나타난다. 여성에서는 난포자극호르몬과 에스트로겐이 매우 중요하다.

7) 기타 내분비선 호르몬

(1) 흉선

흉선(thymus gland)은 가슴의 중앙에 위치하는 내분비선에서 분비되며, T-림프구의 성숙을 촉진하며, 생식선의 발육과 성숙을 억제한다. 사춘기 이후에는 서서히 위축되어 노년기에는 면역력이 저하되는 경향을 보인다.

(2) 가스트린

가스트린(gastrin)은 위 점막의 소화관에서 분비되어 위액의 분비를 촉진한다. 노화에 따라 위 점막이 위축되어 분비량이 줄어들어 소화력이 감소하는 경향이 있다.

(3) 세크레틴

세크레틴(secretin)은 십이지장 점막의 소화관에서 분비되어 췌장의 분비를 촉진한다. 노화에 따라 장 점막이 위축되어 분비량이 줄어들어 소화력이 감소하는 경향이 있다.

2 일상생활 간호

1) 성장호르몬 감소에 따른 건강관리

성장호르몬의 분비가 왕성한 출생 시부터 사춘기까지는 근육량의 증가, 뼈의 길이와 두께의 증가 그리고 인체 내 다양한 장기들의 성장을 촉진한다. 또한 사춘기 이후 젊은 성인기까지 면역작용을 촉진하고 손상된 세포를 복구하며 재생시킨다. 그러나 중년기 이후 노년기에는 성장호르몬의 분비가 감소되면서 뼈와 근육량이 감소하고, 체내 수분이 감소하며, 복부비만이 증가한다. 또한 혈관의 탄성이 감소하고 신경조직이 감소하여 다양한 건강문제로 연결이 될 수 있으므로 일상적인 간호가 매우 중요하다.

(1) 표준체중 유지

- 대상자가 자신의 표준체중을 인식하도록 안내하고 비만을 예방하도록 돕는다.
- 대상자가 하루에 섭취할 적정 열량을 계산할 수 있도록 교육한다.
- 표준체중을 유지할 수 있는 적절한 열량을 섭취하도록 식단 작성을 돕는다.
- 대상자가 건강식품과 음식 그리고 피해야 할 식품과 음식을 구분하게 한다.
- 규칙적으로 체중을 측정하고 긍정적으로 실천하도록 지지한다.

(2) 근육량과 골량 유지

- 대상자가 선호하는 운동을 인식하고 규칙적인 운동프로그램을 작성하도록 안내한다.
- 운동하는 동안 안전한 물리적 환경을 조성하도록 안내한다. 실내의 적절한 온도와 습도의 유지, 실외에서 운동 시 안전한 복장을 착용하게 돕는다.
- 관절운동, 스트레칭, 근력강화 그리고 유산소운동 등을 차례로 할 수 있도록 교육한다.
- 심호흡 운동을 충분히 실시하도록 돕는다.

(3) 적절한 수분섭취

- 대상자가 하루 동안 섭취해야 할 적절한 수분량을 계산하여 교육한다.
- 오전 중에 총 섭취량의 2/3, 오후 8시 이전까지 1/3을 섭취하도록 권유한다.
- 찬물보다는 따스한 물을 섭취하도록 돕는다.

(4) 혈관의 탄력성 및 혈류 유지

- 저지방, 저콜레스테롤, 저트랜스지방 음식을 섭취하도록 교육한다.
- 흡연, 음주, 달거나 자극적인 음료, 패스트푸드 등의 기호식품을 피하도록 교육한다.
- 정서적인 스트레스를 인식하도록 돕고, 대처방안을 모색하도록 돕는다.
- 규칙적인 활력징후 체크를 하도록 교육한다.

(5) 충분한 휴식 및 수면

- 밤 11시부터 새벽 4시까지 숙면을 취하도록 교육한다.
- 수면 시 조명, 소음, 온도, 습도 등을 조절하여 편안하게 휴식을 취하게 돕는다.
- 수면위생에 대해 교육하고 실천하도록 돕는다.

2) 갑상샘 호르몬 감소와 관련된 간호

노년기에 대사율 감소가 나타나고 특히 추위에 대한 민감도가 높아진다. 변비, 빈혈 그리고 체중증가가 나타나기도 한다. 겨울철이나 환절기에 그리고 아침과 저녁에 추위를 예방하고, 변비, 빈혈 그리고 비만을 예방하는 간호를 제공한다.

(1) 정상체온 유지

- 대상자의 신체와 말단부위를 따뜻하게 보온하도록 돕는다.
- 외출 시에 모자, 장갑, 양말을 착용하여 머리, 손과 발 등 말단부위를 보온하도록 돕는다.
- 가볍고 보온이 잘 되는 옷을 여러 겹 착용할 수 있도록 돕는다.
- 따뜻한 물을 자주 섭취하도록 돕는다.

(2) 체중증가 및 변비 예방

- 균형잡힌 식사와 고섬유질 식이를 섭취하도록 돕는다.
- 하루수분 섭취량을 증가시키도록 돕는다.
- 콜레스테롤 함유량이 높은 음식을 줄이도록 돕는다.

(3) 빈혈 예방

- 열량이 낮고 단백질이 풍부한 흰 살 생선이나 껍질을 제거한 가금류 살코기 등의 식품을 섭취하도록 돕는다.
- 두부, 콩, 녹황색채소, 신선한 과일, 말린 과일 등을 섭취하도록 돕는다.
- 철의 흡수를 돕는 비타민 C가 풍부한 음식을 섭취하도록 돕는다.
- 일정한 시간에 거르지 않고 세끼의 식사를 하도록 교육한다.
- 편식하지 않고 골고루 다양한 음식을 섭취하도록 돕는다.
- 커피는 줄이거나 피하고 대체음료로 신선한 과일주스를 섭취하도록 돕는다.

3) 인슐린 감소와 관련된 간호

노년기에 췌장기능의 감소로 포도당 내인성 감소가 발생되며, 제2형 당뇨병이 발생되기 쉽다. 특히 인슐린 분비의 감소는 혈당을 강화하므로 일상적인 혈당관리를 할 수 있도록 간호를 제공해야 한다.

(1) 식이관리

- 하루에 섭취할 탄수화물을 적절하게 3회 분량으로 나눈다.
- 탄수화물이 적게 함유된 식품을 선택하도록 교육한다.
- 탄수화물을 6회 정도로 나누어 소량식사를 섭취하고 적정혈당량을 유지하도록 돕는다.

- 단당류 대신 다당류 탄수화물을 섭취하도록 돕는다.
- 공복을 피하도록 교육한다.
- 저밀도지단백과 중성지방이 많은 음식섭취를 줄인다.
- 포화지방이 많은 동물성 식품보다 식물성 식품을 주로 섭취하도록 교육한다.
- 단맛이나 짠맛이 감소하므로 인공감미료나 인공소금을 섭취하도록 교육한다.

(2) 운동량 유지

- 매일 규칙적으로 운동하도록 돕는다.
- 정기적으로 혈압을 측정한다.

(3) 스트레스 관리

- 정신적인 스트레스를 예방하고 대처전략을 모색하도록 돕는다.
- 술과 담배에 의존하거나 약물에 의존하지 않도록 교육한다.
- 충분한 휴식과 수면을 취하도록 돕는다.

4) 부갑상샘 호르몬 증가 및 감소와 관련된 간호

노년기에 부갑상샘 호르몬이 증가하는 경우 뼈에서 칼슘을 혈중으로 방출하는 양이 많아져 혈중 칼슘량이 증가되고, 흔히 골다공증이 초래된다. 특히 여성의 경우에는 갱년기 이후에 에스트로겐의 급감소와 함께 골다공증이 더 심해지고, 신결석이 많이 생기며, 정신적인 혼돈상태를 초래하기 쉽다. 반대로 부갑상샘 호르몬이 감소하는 경우에는 혈중 칼슘농도가 감소되어 경련이나 발작증상이 나타나고 혈액응고 등에 장애가 나타나기 쉽다. 그러므로 대상자에게 낙상예방이나 식이관리에 대한 간호를 제공해야 한다.

(1) 낙상 예방

- 안전한 환경을 조성한다.
- 일상활동 시 적절한 자세를 유지하도록 교육한다.
- 신체적인 손상이나 피부통합성의 장애를 예방하는 간호를 제공한다.

(2) 식이 관리

- 칼슘이 과도한 경우, 칼슘이 적은 식품을 섭취하도록 교육한다.
- 수분을 충분히 섭취하도록 돕는다.
- 칼슘이 부족한 경우, 음식물을 통해 칼슘을 충분히 섭취하도록 권장한다.
- 칼슘 강화 우유나 주스 또는 치즈 등을 자주 섭취하도록 돕는다.

(3) 인지기능과 정서기능 유지

- 지남력을 명확하게 갖도록 돕는다.
- 정서적인 안정감을 유지하도록 돕는다.

5) 성호르몬 감소와 관련된 간호

노년기에 여성과 남성 모두 갱년기 증상이 신체 전반적으로 나타난다. 또한 정신적인 증상으로 흔히 불안이나 우울증이 나타나게 된다. 신속한 조기검진과 적절한 일상적인 간호중재가 중요하다.

(1) 갱년기 신체증상과 관련된 관리

- 일과성 열감을 줄이기 위해 스트레스를 감소시키도록 돕는다.
- 활력징후 측정을 규칙적으로 하도록 교육한다.
- 표준체중을 유지하도록 돕는다.
- 적절한 운동과 휴식 그리고 충분한 수면을 취하도록 교육한다.

(2) 갱년기 정신증상과 관련된 관리

- 노년기 우울증을 예방하기 위해 정서적인 지지를 제공한다.
- 정서적인 교감을 나눌 수 있는 좋은 부부관계 및 인간관계에 대한 지식을 제공한다.
- 원만한 성생활 유지를 위해 필요한 지식을 제공한다.
- 적극적이고 자율적인 사회활동을 위한 정보를 제공하고 지역네트워크 활용을 돕는다.

UNIT 3

노인에게 흔한 건강문제와 간호

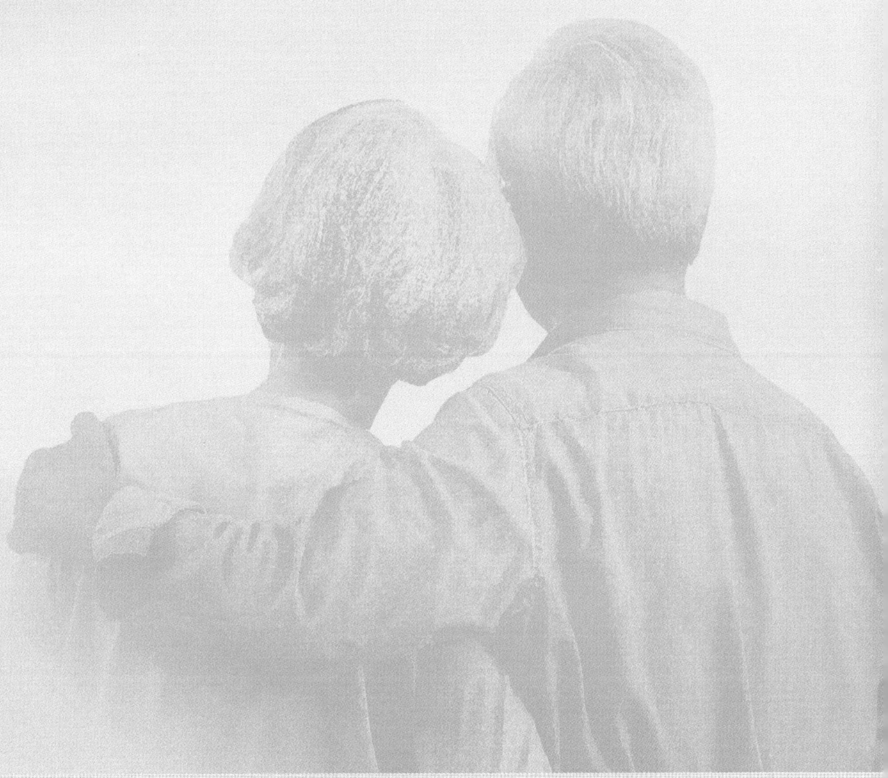

CHAPTER 14

일상적 관리가 요구되는 주요 건강문제

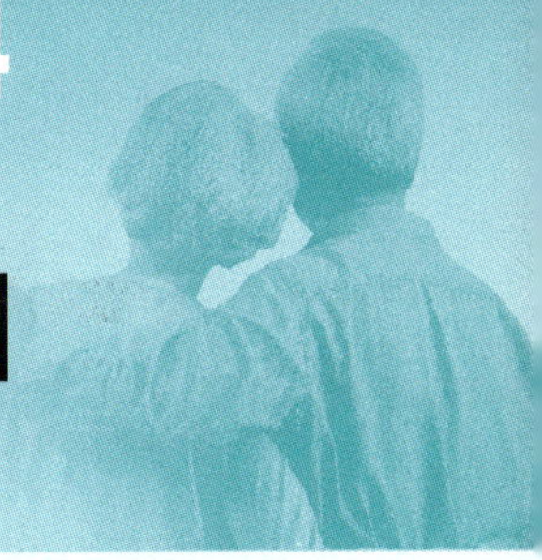

학습목표

1. 체위성 저혈압, 당뇨병, 변비와 요실금의 정의, 원인, 병태생리를 설명한다.
2. 체위성 저혈압, 당뇨병, 변비와 요실금의 증상, 의학적 진단 및 치료를 파악한다.
3. 체위성 저혈압, 당뇨병, 변비와 요실금의 간호사정과 주요 간호문제를 설명한다.
4. 체위성 저혈압, 당뇨병, 변비와 요실금의 일상생활 간호를 계획한다.

핵심용어

체위성 저혈압 Postural hypotension

급성요실금 Acute incontinence

기능적 요실금 Functional incontinence

긴박성요실금 Urge incontinence

당뇨병 Diabetes mellitus

당화혈색소 Hemoglobin A1c (HbA1c)

변비 Constipation

복압성 요실금 Stress incontinence

일류성 요실금 Overflow incontinence

요실금 Incontinence

1 체위성 저혈압

체위성 저혈압(postural hypotension)은 누운 자세에서 갑자기 일어서게 되는 경우 정맥환류(venous return)가 갑자기 감소하기 때문에 심박출량(cardiac output)이 감소하고, 결과적으로 혈압이 감소하게 되는 현상을 말한다. 이 경우 수축기 혈압은 약 5~10mmHg 정도 감소하며, 이완기 혈압은 약 5~10mmHg 정도 증가하게 된다.

1) 정의

체위성 저혈압의 정의는 누운 상태에서 측정한 안정 시 혈압에 비해 일어선 경우에 수축기 혈압이 20mmHg 이상, 또는 이완기 혈압이 10mmHg 이상 떨어지는 경우를 말한다. 이때 혈압 측정은 기립한 후 3분 이내에 이루어져야 한다. 식사 후 1시간 이내에 식후 저혈압이 나타나기도 한다.

2) 원인

체위성 저혈압의 원인 요소는 혈관에 작용하는 약물섭취와 압력수용체 민감성의 감소를 들 수 있다. 압력수용체의 기능은 나이가 들면서 감소한다. 교감신경의 압력수용체 조절은 노화에 따라 감소되고, 정상 · 비정상 자극에 대해 반응하는 적응 속도를 변화시킨다. 체위성 저혈압은 체위 변환 시에 혈압을 조절하는 자율신경 기능에 장애가 생겨 일어나는 저혈압으로, 일어설 때 혈압의 저하가 나타나는 것이 특징이다. 체위성 저혈압에는 원인이 분명한 증후성과 원인불명인 특발성(idiopathic)이 있다. 증후성의 원인이 되는 병으로는 파킨슨병, 뇌혈관장애, 당뇨병 등이 있다.

체위성 저혈압은 정상 혈압인 건강한 노인에서는 흔하지 않다. 건강한 사람은 나이가 들어도 뇌에 충분한 혈액공급이 유지된다.

3) 증상

어지러움증, 현기증, 시력장애, 쇠약감 등의 증상이 나타나며 심한 경우 호흡곤란, 협심증, 실신 등의 증상이 나타나기도 한다. 임상적으로 중요한 점은, 기립 시에 나타나는 저혈압이 낙상의 고위험, 뇌졸중, 관상동맥 합병증을 가진 노인에게 외상의 위험성을 높인다는 것이다.

4) 의학적 진단

- 똑바로 누운 자세에서 5분 동안 휴식을 취한 후, 기립하여 2분에서 5분 내에 수축기 혈압의 최소 20mmHg의 저하 또는 이완기 혈압의 최소 10mmHg의 저하 증상이 하나 이상 나타

나면 체위성 저혈압으로 진단한다.

- 정상적인 기립자세를 유지하는 동안에도 약 300~800mL의 혈액이 하체의 정맥에 몰려있어 심장으로 정맥혈이 감소하게 되어 심박출량이 20~50% 정도 감소한다. 이때 교감신경은 심박수와 근육 수축력을 증가시키고, 정맥수축에 의해서 심장으로 들어오는 혈액량을 증가시켜 혈압의 감소를 막아준다.
- 당뇨병으로 인해 자율신경에 이상이 있는 경우에는 혈관수축과 심박수를 증가시키는 보상능력이 감소되므로 앉았다가 일어날 때에 일시적으로 혈압이 20~30mmHg 정도 감소하게 되어 어지럼증을 느끼게 된다.

5) 의학적 치료

(1) 단순한 혈압의 증가보다는 증상 개선에 1차 목표를 둔다

- 수분을 충분히 섭취한다.
- 취침 시 머리를 약간 높인다.
- 낮 동안에는 허리까지 올라오는 탄력양말을 착용하고, 조이는 짧은 양말의 착용은 피한다.
- 금주, 금연, 적절한 운동을 권장한다.

(2) 약물치료

- 당뇨병 노인에게 체위성 저혈압이 있는 경우에는 체위성 저혈압을 악화시키는 약제(예: 이뇨제, 혈관확장제, 알파차단제 등의 항고혈압약, 인슐린, 안정제 및 항우울제)의 사용을 피해야 한다.
- 드록시도파(droxidopa) 약물은 반감기가 짧기 때문에 야간에 고혈압을 피하기 위해 주간에 투여한다. 초기 용량은 100mg이며 1일 3회 투약하여 증상의 호전 여부를 보면서 3~7일 간격으로 최대 600mg 1일 3회까지 증량한다. 부작용으로는 두통, 어지럼증, 오심, 고혈압의 악화 등이 5~10%에서 나타날 수 있다.
- 미도드린(midodrine) 약물도 반감기가 짧기 때문에 야간 고혈압을 피하기 위해 주간에 투여한다. 투약 1시간 후 평균 기립 시 수축기 혈압이 10~15mmHg 정도 상승된다. 부작용은 배뇨장애나 입모감(piloerection, 立毛)이 10~15%에서 나타날 수 있다. 용량은 5mg 1일 3회 투약에서 시작하여 10mg 1일 3회까지 증량할 수 있다.
- 플루드로코르티손(fludrocortisone) 약물의 시작 용량은 0.1mg이며 1일 1회 복용하고 0.3mg을 넘어서는 안 된다. 부작용은 폐부종, 복수, 저칼륨혈증이 나타날 수 있다. 그러므로 심장질환이 있는 노인은 사용하기 어렵다.

5) 간호사정

(1) 자세변화에 따른 수축기 혈압과 이완기 혈압의 저하, 어지럼증, 균형장애, 불안정, 실신이 있는지 사정한다

(2) 하루의 수분섭취량과 식사여부를 사정한다

(3) 혈압을 저하시키는 약물(이뇨제, 혈압약, 항우울제, 인슐린, 안정제, 혈관확장제 등)을 복용할지 확인한다

6) 가능한 간호문제

(1) 지식 부족

(2) 운동 부족, 좌식생활

(3) 수분 섭취량 부족

7) 간호관리

(1) 대상자의 복용약물 부작용의 여부를 확인한다

- 이뇨제, 교감신경 차단제, 항협심증제, 알파-아드레날린 길항제, 항우울제 등의 복용유무를 확인한다.

(2) 생활습관을 변경한다

- 누운 자세에서 앉은 자세, 앉은 자세에서 선자세로 서서히 단계적으로 일어나도록 교육한다. 특히 새벽이나 아침에 일어날 때 반드시 실천하도록 돕는다.
- 수분을 충분히 섭취하도록 돕는다.
- 취침 시 머리를 10°에서 20° 정도 올리도록 설명한다. 이는 야뇨를 줄이고, 세포외액을 증가시켜 체위성 저혈압을 완화한다.
- 탄력스타킹의 착용은 하반신 및 하복부를 단계적으로 압박해 심장으로 돌아오는 혈액량을 증가시킨다. 심장으로 돌아오는 말초의 혈액은 내장 혈류에서 이루어지기 때문에 스타킹을 허리까지 착용하는 것이 중요하다. 그러나 탄력스타킹은 말초 혈관질환이 있는 노인과 하반신에 광범위한 피부 병변이 있는 노인에게는 금기이다

(3) 염분과 수분 섭취를 증가시킨다

- 수분 섭취의 효과는 섭취 후 한 시간 뒤에 최대로 나타난다. 식사 중의 수분섭취는 식후 혈압저하를 완화할 수 있으며, 운동 전의 수분 섭취는 운동 후 저혈압을 향상시킬 수 있다. 취침 시 근거리에 물을 두고 아침 기상 전에 수분을 섭취하는 것이 좋다. 권고하는

하루 물 섭취량은 1.5~3L이다.

- 고염분식이나 각소금(salt tablets)도 도움이 된다. 최적 섭취량은 개인의 차이가 있으나 일부 의사들은 나트륨 6~10g/day 또는 소변 배설량으로 나트륨 150~200mEq가 되도록 섭취할 것을 제안한다.

(4) 식이를 조절한다

자율신경 실조증 노인에서 식사 후 뚜렷한 혈압의 저하를 보이는 경우가 많은데, 이를 식후 저혈압(postprandial hypotension)이라 하며, 식사를 한 후 1~2시간이 지났을 때 혈압이 떨어지는 것을 말한다. 식후 저혈압을 완화시킬 수 있는 방법은 다음과 같다.

- 1회 많은 양의 식사를 피한다.
- 탄수화물 함량이 낮은 식단을 유지한다.
- 알코올 섭취를 피한다.
- 식사 중에 물을 마신다.
- 식사 후 활동을 자제한다.
- 식사 후 갑자기 일어나지 않는다.
- 식사 후 90분 동안 반좌위 자세로 휴식을 취한다.

(5) 누운 자세에서의 고혈압 유무를 확인한다.

자율신경장애 노인에서는 압력반사작용이 손상되어 혈압변동이 크기 때문에 누운 자세에서의 고혈압(supine hypertension)이 흔히 동반된다.

- 누운 자세에서의 고혈압을 완화하기 위해 노인들은 낮 동안 누워있는 것을 피해야 하며, 피곤하다면 앉은 자세에서 휴식을 취해야 한다. 밤에는 상반신을 45도 일으킨 반좌위로 취침한다. 야간의 누운 자세 고혈압 치료를 위한 투약 전략으로 nitroglycerin 경피 패취제(0.025~0.1mg/hour)가 있다. 이는 아침에 기립하기 전에 제거해야 한다.
- 수축기혈압 160~180mmHg, 이완기혈압 90~100mmHg 이상의 누운 자세 고혈압에서는 개인 특성에 따라 속효성 혈압약을 처방받아 복용할 수 있다. 수축기혈압 180mmHg 또는 이완기혈압 110mmHg 이상의 심한 누운 자세 고혈압에서는 속효성 고혈압 약제를 저녁에 사용할 수 있으며, 이러한 노인에서는 기립저혈압도 심한 경우가 많아 낙상을 방지하기 위하여 밤중에 화장실 가는 것에 대한 주의가 필요하다. 캡토프릴(captopril)이나 히드랄라진(hydralazine)과 같이 단시간 작용하는 항고혈압 약물을 처방받아 사용할 수 있다.

2 당뇨병

당뇨병은 노인에게 흔히 나타나는 대표적인 내분비계 건강문제 중 하나이다. 노인의 당뇨는 노인 특유의 기능장애, 인지장애, 골절 속도 증가 등 여러 가지 동반질병으로 인해 당뇨병의 조기 발견에 어려움이 있다. 노인은 당뇨병을 진단 받은 후 10년 이내에 신경계 합병증이 발생할 가능성이 젊은 성인에 비해 매우 높다. 당뇨병성 근육위축증(diabetic amyotrophy)이나 당뇨병성 신경병증성 악액질증(diabetic neuropathy cachexia)은 노인 당뇨병에서 나타나는 특징적인 증상들이다. 간호사는 노인대상자가 초기에 간단한 혈액검사를 받아 정확한 의학적 진단과 적절한 치료를 받을 수 있도록 도와야 한다.

1) 정의

당뇨병이란 인슐린 분비의 부족이나 분비 장애, 작용의 장애로 인하여 고혈당이 나타나는 대사성 질환이다. 인슐린은 정상적으로 하루 40~50단위로 분비되며, 주로 탄수화물 대사를 적절히 조절한다.

2) 원인

당뇨병은 인슐린의 분비량 부족과 인슐린의 분비량은 정상이나 인슐린이 세포에 작용할 때 기능장애를 보이는 인슐린저항성이 있다. 노인은 세포의 노화에 따라 인슐린저항성이 증가하는 경향이 높다. 또한 공복 혈당이 정상과 당뇨병의 중간인 100~125mg/dL가 나오거나 경구당부하검사 결과가 140~199mg/dL가 나오는 경우가 있는데, 이를 각각 '공복혈당장애'와 '내당능장애'라고 한다. 노인은 인슐린 저항에 대한 고혈당에 적응하지 못하는 내당능장애가 많은데

Box 14-1 노인에게 높은 당뇨병 발생에 기여하는 요인

1. 연령 증가에 따른 인슐린 저항성
2. 연령 증가에 따른 인슐린 분비 감소
3. 비만
4. 유전적 요인
5. 신체활동 저하
6. 동반 질환
7. 약물

출처: 노인병학회(2015). 노인병학(개정판 3판). 범문에듀케이션. p.297.

내당능장애는 포도당대사의 이상으로 정확한 기전은 아직 밝혀져 있지 않다. 노인의 내당능장애는 노화와 관련된 비만, 근육량의 감소, 신체활동 저하, 동반질환 및 여러 가지 약물복용 등이 복합적으로 작용한다. 특히 골격근의 저하로 인해 말초조직의 인슐린수용체 수나 친화성 결함에 의해 영향을 받는다(Box 14-1).

3) 분류

(1) 제1형 당뇨병

세포면역매개성 질환으로 케토산증-당뇨병이라고도 한다. 이는 인슐린 결핍증의 특징이며 모든 연령에서 발생하나 젊은 사람에게 호발되는 특징이 있다. 췌도세포항체, 인슐린 항체 및 췌장베타세포 항체와 같은 자가면역파괴 표식자를 가지고 있으며 조직적합항원과 관련성이 높다.

(2) 제2형 당뇨병

케토산증-저항성 당뇨병은 40세 이상에서 진단되며 인슐린 저항성과 인슐린 부족의 원인이 특징이다. 일부에서 췌장 베타세포가 중증도 감소되어 있는 경우가 많으며 생활양식 및 연령이 높을수록 호발한다. 중심성비만, 고인슐린혈증, 고혈압, 공복 시 중성지방의 상승, 고밀도 지단백 저하, 저밀도 지단백의 정상 혹은 중간 정도 상승, 고요산증, 현미경성 단백뇨증이 나타난다.

(3) 기타 당뇨병

췌장베타세포의 유전적 결함에 의해 상염색체우성유전에 의한 당뇨병이 있다. 임상양상은 일부 경증으로 나타나지만 제2형 당뇨병과 유사한 증상들이 나타난다.

4) 증상과 합병증

흔히 나타나는 당뇨병 증상은 다갈증, 다뇨증, 다식증, 체중감소를 포함한 고혈당이 있다. 그러나 노인에서는 비전형적인 형태로 나타나는 경우가 많으며, 신장의 고혈당에 대한 역치가 증가하여 소변을 통한 당의 배설이 없는 경우도 많다. 초기 증상은 망막변성으로 인한 시력소실, 단백뇨, 말초 신경병, 당뇨성 케톤산증, 당뇨성 고삼투압 그리고 식후 저혈당이 나타난다. 점진적인 발현으로는 고혈당의 장기적인 노출로 인한 포도당과 단백질의 상호작용으로 나타나는 최종당화산물(advanced glycosylation end products, AGE)의 생성이다. AGE는 단백질에 축적되어 콜라겐으로 전환되는 것을 지연시키며 조직에 손상을 일으킨다. 또한 전신성 혹은 국소적인 성기 주변의 소양증, 잦은 감염, 근위축 등의 증상이 나타난다.

신경병증은 하지의 말초다발신경병증, 동안신경의 혈관과 수근관증후군의 단일신경병증,

그리고 자율신경병증 등이 발생된다. 대혈관질환의 증상은 죽상경화증, 동맥경화증, 미세혈관 합병증 등이 발생된다. 신장질환은 사구체경화증으로 만성신장질환이나 요독증 등이 발생된다. 눈의 신경손상은 당뇨성 망막증, 백내장, 녹내장 등이 발생되며, 족부궤양과 근위축증 등이 발생된다. 그리고 노인의 비전형적 증상은 낙상, 요실금, 피로와 혼돈 등이 자주 발생된다.

5) 의학적 진단 및 치료

(1) 진단

① 정상 혈당 기준

정상 혈당은 8시간 이상 공복 후 혈장포도당 100mg/dL 미만, 75g 경구포도당부하 2시간 후 혈장포도당 140mg/dL 미만이다.

② 당뇨병 진단기준

아래 사항들 중 한 가지 이상 해당되는 경우에 진단이 가능하다.

- 당화혈색소 6.5% 이상
- 8시간 이상 공복 후 혈장포도당 126mg/dL 이상
- 75g 경구포도당부하 2시간 후 혈장포도당 200mg/dL 이상
- 당뇨병의 전형적인 증상(다뇨, 다음, 설명되지 않는 체중감소)이 있고, 무작위 혈장포도당 200mg/dL 이상

③ 당뇨병 전 단계 진단기준

- 공복혈당장애: 공복혈장포도당 100~125mg/dL
- 내당능장애: 75g 경구포도당부하 2시간 후 혈장포도당 140~199mg/dL
- 당화혈색소: 5.7~6.4%

(2) 치료

당뇨병 가이드라인 대부분은 일반적인 혈당 목표치를 당화혈색소(Hgb A1C) 6.5~7% 미만으로 권고하고 있다. 그러나 노인에게 있어서는 저혈당, 영양부족, 폐렴, 또는 사망률을 높이는 결과로 나타남에 따라 대한당뇨병학회의 노인당뇨병 진료지침(2021)은 노인의 허약(노쇠) 정도를 기준으로 한 치료 내용을 제공하고 있다. 노인당뇨병 환자는 신체적(동반질환 등), 정신적(인지기능 등), 사회적(일상생활의 독립 등)인 면과 허약정도를 포함하는 포괄적 평가를 해야 하고, 결과를 치료에 반영해야 한다.

① 혈당목표 개별화

혈당조절의 목표는 일반적으로 당화혈색소 7.5% 미만이지만, 기대여명과 허약(노쇠) 정도

표 14-1 노쇠의 정도에 따른 혈당목표 개별화 예시

	K-FRAIL	정상	노쇠 전 단계	노쇠
환자상태	주요 판단항목	1. 인지기능 정상 2. 일상생활 독립 1과 2 모두 충족	1. 경도 인지장애 2. 일상생활 보조 1 또는 2 하나라도 해당	1. 중증도 치매 2. 일상생활 장애 3. 중증 기저질환 4. 요양시설 거주
저혈당위험약물 (인슐린 및 인슐린 분비촉진제)	미사용	< 7.0%	< 7.5%	< 8.0%
	사용	7.0~8.0%	7.0~8.0%	7.5~8.5%

출처: J Korean Med Assoc 2017 Apri; 60(4): 314~320.

를 고려해 개별화한다(표 14-1).

② 노쇠측정도구 적용

표 14-2 FRAIL 측정도구

질문	문항	점수
1. Fatigue(피로) 지난 한 달 동안 피곤하다고 느낀 적이 있습니까?	항상 그렇다	1점
	거의 대부분 그렇다	1점
	종종 그렇다	0점
	가끔씩 그렇다	0점
	전혀 그렇지 않다	0점
2. Resistance(저항) 도움이 없이 혼자서 쉬지 않고 10개의 계단을 오르는데 힘이 듭니까?	예	1점
	아니오	0점
3. Ambulation(이동) 도움이 없이 300m를 혼자서 이동하는데 힘이 듭니까?	예	1점
	아니오	0점
4. Illness(지병) 의사에게 다음 질병이 있다고 들은 적이 있습니까? (고혈압, 당뇨병, 암, 만성 폐질환, 심근경색, 심부전, 협심증, 천식, 관절염, 뇌경색, 신장질환)	0~4개	0점
	5~11개	1점
5. Loss of weight(체중감소) 현재와 1년 전의 체중은 몇 kg이었습니까?	1년간 5% 이상 감소한 경우	1점
	1년간 5% 미만 감소한 경우	0점
총점 판정	3점 이상 = 노쇠 1~2점 = 노쇠 전 단계 0점 = 정상	

③ 노인당뇨의 식이요법

적절한 열량 공급은 정상 혈당을 유지하고 체중을 조절하며 합병증을 예방하고 당뇨병 발병 을 지연시킨다.

- 섬유질이 많은 음식을 섭취한다.
- 염분, 콜레스테롤, 포화지방산의 섭취를 줄인다.
- 자극성 있는 음식은 피하고 가능하면 싱겁게 조리한 음식을 섭취한다.
- 알코올은 영양가가 없고 고열량이므로 제한한다.
- 단순당질(설탕, 꿀, 사탕, 콜라, 주스)은 혈당을 단시간에 급격히 올리므로 제한한다.
- 식품은 만복감이 있는 것으로 선택하고 가능하면 채소군과 섞어서 조리한다.

표준체중과 1일 총 열량 계산법, 활동에 따른 필요 열량

■ BMI 표준체중 산출

남자: 키(m)×키(m)×22

여자: 키(m)×키(m)×21

■ 1일 총 열량 계산법

1일 총 필요 열량(kcal) = 표준 체중×활동에 따른 열량

■ 활동에 따른 필요 열량

열량(kcal)	활동 정도
25~30	가벼운 활동(비만, 거동이 불편한 상태)
30~35	보통 활동(주부, 학생, 사무직, 전문직)
35~40	심한 활동(저체중, 운동선수, 노동자)

④ 노인당뇨의 운동요법

운동은 근육의 당질과 지방이용을 증가시키고 체중을 조절하며 건강을 증진시키고 스트레스를 해소하는 효과가 있다.

노인은 운동 전에 반드시 다음과 같은 사항이 있는지 확인한다.

- 혈압 180/100mmHg 이상인지 확인한다.
- 혈당이 300mg/dL 이상인지 확인한다.
- 눈에 증식성 망막병증이 있거나 최근에 레이저 치료를 받은 병력이 있는지 확인한다.

- 당뇨로 인한 발의 합병증이 있거나 다리에 감각소실이 있는지 확인한다.
- 운동 선택 시, 노인에게 재미있고, 쉽고, 꾸준히 할 수 있는 운동으로 걷기, 산책, 실내 자전거 타기 등을 권장한다.
- 운동 원칙은 식사 후 1시간이 지나 30분 정도, 격일제, 2주에 3일 이상 실시한다.
- 인슐린 주사를 하는 노인은 운동 1시간 전에 주사로 투여한다.
- 저혈당에 대비할 당질식품을 준비한다(사탕, 당질 음료수).
- 혼자 운동하기보다 다른 사람과 함께 운동한다.
- 본 운동 전에는 가벼운 준비운동을 하고, 운동이 끝난 후 가벼운 정리운동을 한다.
- 운동시간이 길어지거나 더운 날씨에 운동한 경우 수분 섭취를 충분히 한다.
- 운동 중에 몸의 상태가 좋지 않으면 즉시 휴식을 취한다.
- 운동 목표는 연령에 따라 최대 심박동의 60~75%까지 20~45분 정도 운동한다(최대 심박수를 계산하는 식= 220−자신의 나이).
- 운동은 식욕을 증진시키고 폭식을 유발할 수 있으므로 노인에게 적절한 양의 운동이 필요하다. 또한 운동만으로 노인당뇨병의 혈당치를 개선하는데 한계가 있으므로 반드시 식이요법과 약물요법을 병행해야 한다.

⑤ 경구용 약물요법

약물요법 시, 저혈당의 위험을 확인하는 것이 중요하다. 약물복용순응도, 약물상호작용, 동반질환, 소화기능, 체중변화, 약제비용 및 사회적 지지 등이 필요하다. 혈당조절을 목적으로 하는 약물에는 췌장을 자극하여 인슐린 분비를 증가시키는 것, 당의 이용을 증가시키는 것, 당의 신생을 감소시키는 것 그리고 당의 흡수를 감소시키는 것 등이 있다.

경구약물 복용을 고려해야 하는 경우는 인슐린 주사를 거부하는 자, 70세 이후에 당뇨병이 발병하고 혈당이 350mg/dL 미만인 자, 제2형 당뇨병이면서 시력불량, 거동불능, 알코올 의존 등 인슐린 주사의 부적응자 등이다(표 14-3).

표 14-3 노인에게 사용하는 경구혈당 강하제

약물 작용	약물 종류 및 주의점
인슐린 분비 촉진제	① Sulfonylureas(아마릴, 다이그린, 다오닐 등): 식전 10~30분에 복용 • 주의 및 금기: S-Cr > 2.0mg/dL, 설파제 과민자 • 부작용: 저혈당, 체중증가
	② Meglitinides(노보넘, 파스틱): 식전 10~30분에 복용 • 약효가 빠르다. 식사를 거르면 투약하지 않는다. • 부작용: 저혈당, 체중증가

표 14-3 노인에게 사용하는 경구혈당 강하제(계속)

약물 작용	약물 종류 및 주의점
	단독 복용 시 저혈당이 거의 없다.
인슐린 감수성 촉진제	① Biguanides-글루코파지(메트포르민): 식사 직후에 복용 • Creatinine clearance를 주기적으로 측정 • 비교적 적은 양을 사용한다. • 급성 질환 발생 시 중단한다. • 비타민 B12와 엽산의 흡수 장애 발생 가능이 있다. • 금기: S-Cr > 1.4mg/dL, 간기능 이상, 알코올 중독, 80세 이상 심부전 환자 • 부작용: 일시적 설사, 구역, 금속 맛
	② Thiazolidinedione(TZD)-아반디아, 액토스: 식사와 무관하게 복용 • 노인 심부전 유발, 골밀도 감소 등의 위험
장에서 탄수화물 흡수의 지연	① α-glucosidease inhibitors - 베이슨, 글루코바이: 식사 도중 혹은 식전 바로 복용 • 식후혈당 높을 때 복용 • 금기: s-Cr > 2.0mg/dL, 장폐색, 간경변 • 부작용: 복부팽만, 방귀, 복통 및 설사(시간이 지나면 완화됨)
DDP-4 억제제	자누비아-1일 1회 투여. GLP-1 수치를 상승시켜 인슐린 분비를 증가시키고 인슐린 작용을 증가시킨다. 90% 이상 신장을 통해 배설되므로 신부전 환자에서는 감량

출처: 가혁 · 원장원(2021). 요양병원 진료지침서 4판, 군자출판사.

⑥ 인슐린주사 요법

노인에게 인슐린 주사투여를 시작하는 것은 어려운 일이지만 제1형 당뇨병, 급성질환과 수술 등 특수한 상황에서 인슐린을 투여한다. 노인에게 인슐린 사용 시에는 시력 감퇴, 미세운동력 감소, 인지능력 감소, 저혈당 대처 등을 세밀하게 관찰하고 가족에 대한 교육이 필요하다.

■ 인슐린 치료의 시작

노인은 인슐린 치료 시 간단한 처방(예: 아침에 한 번)을 하고 환자와 가족을 대상으로 외래에서 당뇨병 교육프로그램과 연계하여 이루어진다. 인슐린 적정용량은 비만도에 따라 중간형 인슐린 10~20units/일이며 저용량으로 시작하여 혈당치를 감시하면서 인슐린 용량을 3~5일마다 3~5unit 증가시킨다. 엄격한 혈당조절은 혈당조절에 대한 동기가 강하고, 거동이 가능하며, 의식이 뚜렷하여 독립적인 자가관리가 가능한 노인에게만 적합하다. 인슐린의 작용시간과 최고 농도시간을 확인하며 저혈당 예방을 위한 보건교육을 제공해야 한다.

■ 인슐린 작용 시간

- **초속효성 인슐린(rapid acting)**: 15분 이내 효과로 3~4시간 지속된다. 따라서 식사 직후나

직전에 투여하고 식후혈당을 조절하는데 용이하다. 인슐린 리스프로(lispro), 인슐린 아스파르트(aspart), 인슐린 글루리신(glurisin) 등이 있다.

- **속효성 인슐린(regular insuline, RI)**: 투여한 후 30분~1시간 후에 효과가 나타나며 2~4시간 지속된다.
- **중간형 인슐린(neutral protamine hagedorn, NPH)**: 투여한 후 1~3시간 후 효과가 나타나며 12~16시간 지속된다. 투여 후 6~8시간 후에 최고의 효과가 나타난다.
- **지속형 인슐린(long acting)**: 작용시간이 24시간이며 저혈당도 드물다(표 14-4, 그림 14-1).

표 14-4 제2형 당뇨병에서 인슐린제제

인슐린제재	작용 시작	최고 작용	작용시간
장시간형			20~24시간 이하
Glargine 100	2시간	없음	6~24시간(작용시간은 투여 용량에 따라 다름) ≥ 0.8kg에서 평균 작용시간은 길어지고 변화가 적음: 22~23시간
Deremir	2시간	3~9시간	
초장시간형			
Degludec	2시간	없음	40시간 이하
Glargine 100	6시간	없음	28~36시간
중간형			
Human NPH	2시간	4~12시간	18~28시간
Neutral protamine lispro[1]	2시간	6시간	15시간
단기형			
Human regular	30분	2~4시간	5~8시간
속효성			
Lispro	5~15분	45~75분	2~4시간
Aspart			
Glulisine			
흡입제			
Human insulin[2]	5~15분	50분(차이가 큼)	2~3시간

1) 사용 전 인슐린 리스프로와 혼합한 상태로 미국에서만 사용 가능
2) 휴먼인슐린(Afezza)은 천식이나 만성폐쇄성폐질환 환자에게는 금기

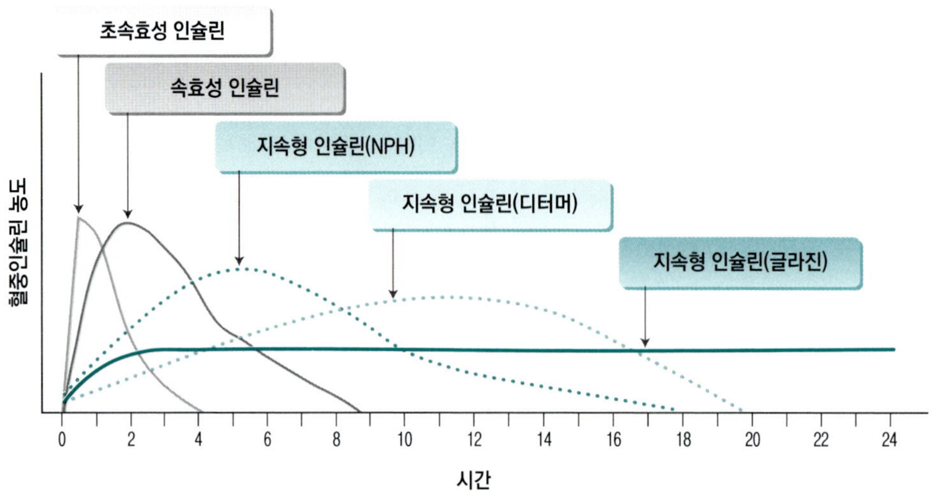

그림 14-1 인슐린 종류에 따른 작용시간

출처: 대한당뇨병학회(2021). 당뇨병의 치료 및 관리.
https://www.diabetes.or.kr/general/class/medical.php?mode=view&number=324&idx=1

⑦ 인슐린과 경구용 약물의 병합요법

중복혈당치의 조절을 위해 낮에는 경구용 약물(예: 글루코파지)을 투여하고, 저녁에는 중간형 인슐린(NPH)을 주사한다. 인슐린 치료는 체중증가가 있을 수 있는데, 인슐린 투여량이 25~50% 감소되므로 체중증가도 적게 나타난다.

⑧ 항혈소판제 사용

노인 당뇨병 환자에서 아스피린 사용에 대한 특별한 금기가 없는 한 일일 100mg의 용량을 투여한다. 아스피린에 대한 알레르기가 있는 경우에는 클로피도그렐을 일일 75mg 정도 사용할 것을 고려한다.

⑨ 고혈압과 지질수치 조절

고혈압에 대한 약물치료가 필요한 경우에 목표혈압 수치는 140/80mmHg로 정한다. 심혈관질환을 동반한 당뇨병 환자인 경우에는 130/80mmHg로 조절할 것을 권고한다. 알부민뇨나 관상동맥질환을 동반한 경우에는 안지오텐신 전환효소억제제나 안지오텐신II 수용체 차단제를 권고한다.

심혈관질환의 위험도 평가를 위한 검사에서 당뇨병이 처음 진단되었을 때는 매년 1회 이상 혈청 지질검사(총 콜레스테롤, 고밀도콜레스테롤, 중성지방, 저밀도콜레스테롤)를 실시해야 한다. 심혈관질환이 없는 경우에는 저밀도콜레스테롤의 조절 목표는 <100mg/dL이며, 심혈관질환이 있는 경우에는 저밀도콜레스테롤의 조절 목표는 <70mg/dL이다.

표적장기 손상(알부민뇨, 추정사구체여과율 60mL/min/1.73m^2 미만, 망막병증), 고혈압, 흡연, 관상동맥질환의 조기발병 가족력(남자 55세 미만, 여자 65세 미만) 등의 위험인자를 하나 이상 가지고 있는 경우 저밀도콜레스테롤의 조절목표는 <70mg/dL이다.

중성지방의 조절 목표는 <150mg/dL 미만이며, 고밀도콜레스테롤의 조절 목표는 남자>40mg/dL, 여자>50mg/dL이다. 생활습관의 개선과 운동요법으로 콜레스테롤 수치가 목표치에 도달하지 못하면, 일차약물로 스타틴을 사용한다.

⑩ 혈당의 불안정성 조절

노인은 혈당치 자체보다 혈당의 불안정성이 더 큰 문제이다. 노인은 자율신경계의 부조화, 영양 부실, 알코올 의존성, 여러 가지의 약물복용, 신장과 간 기능의 약화, 미세혈관합병증 등으로 인해 저혈당이 더 자주 발생하므로 고혈당보다는 저혈당과 영양상태를 명확하게 확인해야 한다.

6) 간호사정

당뇨병은 신체의 주요계통에 영향을 주어 다양한 증상들을 유발하므로 포괄적인 간호사정이 중요하다. 특히 일상생활기능상태에 대한 간호사정이 주된 핵심이다.

(1) 당뇨병 관리에 대한 건강력 사정

- 대상자의 평소 식이습관, 영양상태, 체중변화를 확인한다.
- 당뇨 치료 프로그램의 당뇨교육을 포함한 대상자의 이전 경험을 파악한다.
- 대상자의 당뇨병 치료내용, 혈당조절, 심맥관계 위험요인, 당뇨병성 합병증 증상 유무에 대한 정보를 수집한다.
- 대상자의 현재 약물치료, 식이요법, 혈당 모니터링의 결과를 확인한다.
- 대상자의 평소 운동량이나 활동량을 파악한다.
- 대상자의 케톤증, 고삼투압성 증상, 저혈당 증상의 유무, 원인과 빈도, 세부적인 증상을 파악한다.

(2) 신체검진

- 신경학적 증상: 두통, 어지럼증, 이명, 심부건 반사 느림, 감각변화(족부, 말초조직), 말초신경 손상으로 인한 만성통증 등을 검진한다.
- 정신심리적 증상: 인지기능 검사(K-MMSE), 뇌혈관질환 증상(지남력 저하), 우울(GDS,

PHQ-9) 정도를 측정한다.

- 치아 관련: 치주질환 및 풍치, 염증 유무, 저작 능력을 검진한다.
- 심혈관계 증상: 부정맥, 심장부위 예리한 통증, 체위성 저혈압, 고혈압 유무를 사정한다.
- 근골격계 증상: 관절염, 당뇨병성 족부감염, 근육감소, 골다공증 유무를 사정한다.
- 위장관계 증상: 소화력 감소, 장운동 감소, 장내 가스팽만, 변비 및 설사, 악성빈혈의 유무를 사정한다.
- 비뇨생식계 증상: 요로 감염, 성기능 감퇴, 신기능 감소 등의 증상 유무를 사정한다.
- 감각기계 증상: 시력감소, 시력 상실, 청력 감소 등의 정도를 사정한다.
- 피부기계 증상: 인슐린 주사부위의 피부위축 또는 감염 여부를 사정한다.

(3) 검사실 결과 사정

- 공복 시 혈당 수치
- 당화혈색소(Hgb A1c) 수치
- 공복 시 지질검사
- 혈청 크레아티닌
- 소변검사: 포도당, 단백질, 케톤
- 심전도 검사

(4) 일상생활활동과 낙상위험성 사정

- 일상생활활동(ADL): 식사, 배변, 옷 입고 벗기, 이동, 위생청결, 화장실 사용 등을 확인한다.
- 수단적 일상생활활동(IADL): 전화 사용, 돈 관리, 세탁기 사용, 교통수단 사용, 청소도구 사용, 주방도구 사용 등을 확인한다.
- 낙상위험성 측정도구를 사용하여 사정한다.

(5) 사회적 지지 사정

- 대상자의 당뇨병 관리에 필요한 재정적 지원을 사정한다.
- 대상자의 당뇨병 자가관리를 지지하는 가족이나 주변의 인적 자원을 확인한다.
- 취약계층 노인인 경우, 보건소나 돌봄 센터 등 시설과의 연결가능성을 사정한다.

(6) 간호문제

- 약물 투여에 대한 지식부족
- 자가관리에 대한 지식부족
- 불안정한 혈당수치의 위험성
- 영양불균형

- 감염 위험성
- 비효과적 건강관리

(7) 간호관리

대상자가 스스로 당뇨병 자가관리를 할 수 있도록 질병 및 건강행위에 대한 관리뿐만 아니라 만성질환으로 인해 변화된 자신의 역할요구에 대처할 수 있도록 도와야 한다. 또한 스트레스, 우울 등의 정서적 문제를 관리할 수 있는 복합적인 전략이 요구된다. 궁극적인 목표는 노인이 당뇨병을 잘 관리하여 노인성 증후군을 동반하지 않고 건강한 노후를 보내게 하는 것이다.

① 혈당수치의 목표를 정하고, 당뇨병 자가관리에 대한 교육을 제공한다

② 자가혈당측정을 할 수 있도록 기술교육과 훈련프로그램을 제공한다

- 자가혈당측정(self monitoring of blood glucose, SMBG)은 개개인의 신체기능과 인지기능 정도에 따라 계획한다.
- 혈당조절이 불안정한 당뇨병 노인에게는 연속혈당측정기(continuous glucose monitoring, CGM)를 사용하게 하여 잦은 혈당검사의 고통을 감소하고, 개인의 혈당패턴을 알도록 하며, 저혈당과 고혈당 상황에 미리 대처할 수 있도록 돕는다.

③ 식사 요법

과거의 식습관을 즉시 바꾸기 어려우므로 불이행에 대해 크게 질책하지 않는다. 노인은 미각과 후각의 변화, 소화기능 저하, 침샘기능 감퇴, 치아 상태 불량 등으로 처방된 식사요법을 시행하기가 곤란할 수 있으므로 사정 후 개별적으로 관리한다. 다음과 같이 규칙적인 식사를 하도록 돕는다.

- 일일 섭취량으로 환자 식이는 탄수화물 55%, 단백질 20%, 지방식이 30%를 추천한다.
- 활동량이 적고 비만인 노인의 경우에는 칼로리 섭취를 감소할 필요가 있으나 영양섭취의 저하가 나타나지 않게 한다.
- 탄수화물은 식이섬유가 풍부한 통곡물, 채소, 콩류, 과일, 유제품의 형태로 섭취하게 한다. 일부 노인은 채소류와 섬유소 섭취 후에 복부팽만과 복통을 호소할 수 있으므로 식사 전에 대상자를 사정한다. 유제품을 추천할 때는 유당불내증이 있는지 사정한다.
- 단당류섭취는 최소화하도록 교육한다.
- 불포화지방산이 풍부한 지방식품에 대해 교육하고 선택하도록 안내한다.
- 나트륨섭취는 일일 2,300mg 이내로 섭취하도록 교육한다.

노인의 손 떨림과 관절염, 시력 감소는 음식을 준비하는 데 장애요인이 될 수 있으므로 신체사정 후에 적합한 식사 준비 방법에 대해 교육한다.

④ 운동 요법

운동은 세포 수용체의 수를 늘려 세포질의 포도당 흡수를 증가시키는 효과가 있다. 특히 노인 당뇨병에서 체중감소와 비만 예방에 도움이 되며, 인슐린 사용에 의한 포도당 섭취를 감소시키고, 지질과 혈압 유지에도 도움이 된다.

노인의 경우, 다른 질환이나 약물복용, 혈당과 혈압, 통증 여부를 사정한다. 운동 중에 저혈당 현상이 나타나는 것에 대비하여 다음 유형의 15~20g 정도 당을 소지하도록 하며, 당뇨병 진단 증명서를 휴대하도록 교육한다.

- 설탕 한 숟가락(15g)
- 꿀 1숟가락(15mL = 한 큰술)
- 주스 또는 청량음료 3/4컵
- 요구르트 1개
- 사탕 3~4개 정도

심한 망막출혈이나 망막박리의 위험이 있거나 심한 말초신경병증이나 발에 질환이 있는 경우에 체중부하운동을 피하도록 교육한다. 심혈관질환이 있거나 고위험이 있는 경우에 고강도의 운동을 피하도록 교육한다.

⑤ 약물 요법

대상자에게 약물 명, 투약용량, 투약경로, 투약시간 등을 정확하게 준수하고 기록하도록 교육한다. 또한 경구용 혈당강하제의 작용기전을 확인하고 복용 후 저혈당이나 간, 신장의 기능을 검사하도록 교육한다. 또한 발진, 소양증, 오심, 구토, 간기능 이상, 빈뇨 등의 부작용의 여부도 확인한다. 인슐린을 사용하는 노인 대상자에게는 다음 사항을 교육한다.

- 인슐린의 종류를 표시한 라벨을 확인하도록 교육한다.
- 인슐린 주사 방법과 약물보관 방법, 주사부위의 피부상태에 대해 확인하고 교육한다.
- 노인의 시력이나 손 떨림 등을 확인하고 도움이 필요한지 확인한다.
- 저혈당 증상(어지러움, 두통, 식은 땀, 의식 상실 등)에 대해 교육하고 대처할 수 있도록 교육한다.

⑥ 금주와 금연하도록 교육한다

⑦ 혈압을 주기적으로 측정하도록 교육하고 병원에 갈 때 항상 확인하도록 교육한다

⑧ 매일 발의 청결을 유지하고, 외상이 있다면 신속하게 치료를 받도록 교육한다

- 발에 잘 맞는 신발을 선택하고, 양말을 착용하여 습기가 차지 않도록 교육한다.
- 발톱은 일자로 자르고, 발의 피부염 유무를 확인하도록 교육한다.

⑨ 시력의 변화가 있는지 확인하고 안과 검진을 받도록 돕는다

⑩ 표준체중을 유지하고, 비만을 관리하도록 교육한다

⑪ 노인의 우울 정도를 사정하고 관찰한다

⑫ 노인의 인지기능을 사정하고 일상생활활동을 관찰한다

⑬ 체위성 저혈압이나 저혈당으로 인한 낙상과 예방법을 교육한다

⑭ 요실금이나 신장질환이 있는지 정기적으로 검진하도록 교육한다

⑮ 백신접종에 대해 교육한다

- 당뇨병 노인에게 매년 인플루엔자 백신접종의 필요성을 교육하고 접종을 권고한다.
- 당뇨병 노인에게 폐렴사슬알균 백신접종의 필요성을 교육하고 접종을 고려한다.
- 당뇨병 노인에게 COVID-19 백신접종의 필요성을 교육하고 접종을 권고한다.

3 변비

변비와 요실금 등은 매일 규칙적인 관리를 수행해야 하는 건강문제이다. 변비는 노인에게 흔히 매복변이나 장폐색 등을 일으킨다. 매일 규칙적으로 배변을 하도록 수분공급, 고섬유질식이, 장운동 등을 관리해야 한다. 요실금 또한 노년기에 흔한 건강문제이다. 다양한 원인요인이 있으며, 요실금이 있는 경우에 기저귀 착용을 하게 되고, 요로계 감염위험성이 커지므로 규칙적인 회음부의 청결이나 배뇨관리가 중요하다. 노인 간호사는 특히 규칙적인 일상관리가 요구되는 주요 건강문제를 효율적으로 관리할 수 있어야 한다. 본 장에서는 이러한 건강문제에 대해 살펴보고자 한다.

1) 정의와 임상적 의의

일반적으로 배변 횟수가 적은 경우를 변비로 간주한다. 그렇지만 이외에도 단단하게 변을 보거나 배변 후 잔변감이 있는 경우, 배변할 때 과도하게 힘을 주거나 항문이 막히는 느낌을 받거나 손가락으로 항문 주위를 누르는 등의 수지조작을 해야 변을 보는 것 등 다양한 증상이 변비에 포함된다(신정은, 2017).

복부 근육이 약하고 신체활동이 적거나 움직일 수 없는 노인은 변비에 걸릴 가능성이 매우 높다. 수분은 노폐물이 대장을 통과할 때 흡수된다. 부적절한 수분 섭취나 발한, 구토, 상처로 인한 과도한 수분 손실은 가능한 한 많은 수분을 회복하려는 신체의 욕구를 증가시킨다. 많은 노인에서 어느 정도의 체내 수분 부족이 있고, 가능한 한 대변에서 많은 수분을 재흡수하기 위해 연동운동의 속도를 좀 더 느리게 하여 수분을 흡수하는데, 이는 대변을 좀 더 마르고 딱딱하게 만들어 장을 통과하기 어렵게 한다.

변비는 예방 가능하고 치료할 수 있는 문제이므로 합병증 발생을 줄이기 위해 관련 요인을 잘 파악할 필요가 있다(표 14-5). 합병증으로는 변실금, 분변매복, 요정체, 직장 탈출, 게실질환, 삶의 질 저하 등이 있다.

2) 위험요인과 경고 징후

변비를 유발하는 요인은 전신적 · 국소적 상태의 조합을 포함하여 매우 다양하다. 위험요인들은 부동, 약물(항콜린성제제, 마취제, 철분영양제, 칼슘보충제), 우울, 신경학적 상태(치매, 파킨슨병, 뇌졸중, 당뇨, 척수 손상), 탈수, 저식이섬유식이, 대사장애(갑상샘저하증, 고칼슘혈증, 저칼륨혈증, 요독증), 투석, 기계적 폐쇄, 화장실 접근성의 어려움 등이 있다. 경고 징후로는 대장암의 가족력, 직장 출혈, 설명되지 않은 빈혈, 체중 감소, 가느다란 변 등이 있다.

3) 간호사정

간호사는 장의 배변 습관을 사정하고 관련 요인에 초점을 맞추어야 한다. 현 병력은 비처방약물 투여경험, 식이, 수분 섭취, 신체활동 등을 포함해야 한다. 특히 식이섬유가 풍부한 음식은 치아가 흔들리거나 없는 경우 씹기 어렵기 때문에 이러한 상태에 있는 노인들의 경우, 섭취량

표 14-5 변비 관리 시 고려해야 할 관련 요인

조절이 어려운 요인	조절이 가능한 요인
• 가족력 • 신경인성 장의 발생 • 일차 장 질환의 발생	• 식이 • 식이섬유 • 수분 • 시간 • 활동 • 체위 • 약물

이 부족할 수 있다. 다른 사정으로는 심리사회적 · 정신건강학적 · 인지적 검사와 임상검사를 수행한다.

진단은 현재 나타나는 증상과 신체검진에 근거한다. 변비가 발생한 시기와 기간, 기능과 영양 상태를 확인한다. 복부사정과 잠혈 검사를 포함한 직장 검진을 수행해야 한다.

4) 간호문제

- 변비
- 변비 위험성
- 만성 기능성 변비
- 만성 기능성 변비 위험성

5) 간호중재와 의학적 관리

변비에 대한 기본적인 간호로는 생활습관과 식이를 교정하는 것이다. 즉, 규칙적인 운동, 일정한 시간마다 화장실 가는 것, 고식이섬유 함유 음식과 수분을 충분히 섭취하는 것이다. 식이섬유는 정상적인 배변을 증진시키는데 중요한 역할을 한다. 식이섬유는 소화되지 않기 때문에, 배설물의 부피를 형성하고 습기를 모아주는데 효과적이다.

노인요양시설의 노인처럼 공동으로 거주하는 경우, 환경적 요인이 변비에 중요한 역할을 할 수 있다. 배설과정에서 나는 소리나 냄새 때문에 당황할 수 있다. 사생활 침해가 불안을 유발할 수 있고, 도움을 필요로 하는 노인이 화장실에 가기 위해 직원의 도움을 기다리는 동안 배변반사를 억누르는 과정에서 배변감을 무시하거나 억제할 수 있다. 이러한 대상자를 위한 간호로는 대상자의 배변 시간을 관찰하고 대화를 통해 배변 습관을 파악하여 배변감이 가장 강할 때 화장실을 가도록 격려하고 계획한다.

효과적인 장 배설을 위한 자세로는 똑바로 앉는 자세나 앞으로 약간 웅크리고 앉는 것이다. 신체가 직립 상태일 때 중력이 배설을 돕기 때문에 배변이 좀 더 쉬워진다. 침상생활을 하는 경우, 침상용 변기(bedpan)가 불편하고 사용하기 어렵다는 호소를 많이 한다. 침상안정을 해야 하는 경우가 아니라면, 가급적 화장실이나 이동형 좌식 변기를 이용할 수 있도록 한다.

생활습관 변화가 어려운 대상자에게는 대변의 부피를 형성하고 양을 늘리는 약제가 적용될 수 있다. 대변의 양이 증가하면 대장통과시간이 빨라지며, 반대로 대변의 양이 적게 되면 대장통과시간이 지연되는데, 이러한 원리를 이용한 것이 부피형성 하제이다. 부피형성 하제가 효과가 없는 대상자에게는 삼투성 하제 투여를 고려해야 한다. 관장은 정기적으로 사용해서는 안 되며, 치료에 반응이 없는 대상자에게 마지막에 적용할 수 있도록 우선 사용을 가급적 피한다. 하제의 유형과 노인에게 투여 시 고려사항은 표 14-6과 같다.

표 14-6 하제의 유형과 노인에게 투여 시 고려사항

유형	특성	고려사항
부피형성 하제 - 차전자씨(psyllium) - 메틸셀룰로우스 유도체 (methylcellulose) - 폴리카보필 (polycarbophil)	• 대장 내에서 물, 이온과 결합하여 변을 연하게 하고 부피를 크게 함	• 부피형성 하제는 부작용이 거의 없어 안전하고 효과적임 • 대장에서 발효되어 팽만감을 호소하는 경우가 종종 있음 • 부피형성 하제에 효과가 있는 경우, 변의 양이 작은 것이 변비의 원인임을 알리고, 식이섬유 섭취를 늘리면 약제를 끊을 수 있고 변비가 호전될 수 있음을 교육함
염류성 하제 - 각종 마그네슘염 (magnesium hydroxide)	• 장에서 흡수가 잘 되지 않아 삼투작용에 의해 배변하게 함	• 신기능부전 환자에서 고마그네슘혈증을 일으킬 수 있으므로 주의해야 함
삼투성 하제 - 고삼투성 하제: 락툴로우스(lactulose), 솔비톨(sorbitol)	• 락툴로우스는 이당류로 소장에서 흡수되지 않고 대장에서 발효되어 삼투성 하제의 역할을 함 • 장내 독성 물질 생성 감소와 혈중 암모니아 제거 작용이 있어 간성 혼수에도 쓰임	• 단맛이 나지만, 혈중으로 흡수가 되지 않으므로 당뇨환자의 혈당에 영향을 미치지 않음 • 허약한 노인일지라도 안전하고 효과적임
자극성 하제 - 비사코딜(bisacodyl), 센나(senna)	• 대장의 점막을 자극함	• 상기 약제 투여에도 불구하고, 장기간의 변비가 지속되거나 심한 복부팽만 등의 증상이 있을 때, 일시적인 완화 목적으로 단기간 사용함 • 노인에게 유의하여 사용, 경련이나 구토를 유발할 수 있음, 전해질 불균형, 지방 흡수 변화, 지용성 비타민 결핍, 의존성이 초래될 수 있음

4 요실금

요실금(urinary incontinence)은 남성과 여성의 전 연령층에서 발생하지만, 노인연령층에서 주로 나타난다. 여성이 남성보다 요실금을 더 많이 경험하며, 연령이 증가할수록, 지역사회보다 노인요양시설에 거주하는 노인들이 더 많이 경험하는 경향을 보인다.

1) 정의와 임상적 의의

요실금은 소변이 불수의적으로 누출되는 건강문제이다. 요실금은 정상적인 노화의 결과는 아니지만, 노화와 함께 변화하는 신체 상태가 배뇨문제의 위험을 증가시키고, 이러한 상태가 노인에게 실금을 더 많이 유발하게 만든다.

지역사회에 거주하면서 요실금을 경험하는 대부분의 사람들은 요실금을 노화의 일부분으로 생각하고, 심각한 문제로 받아들이지 않는 관계로 도움을 구하지 않는다. 그러나 실금이 증가하면서 일상생활에 부정적인 영향을 끼치고 사회적 고립도 증가한다. 요실금을 경험하는 노인들은 여러 신체적 · 심리사회적 스트레스로부터 고통받고 있다. 부정적인 신체문제로는 피부염, 피부궤양, 수면 양상 장애, 요로감염과 골절로 이어지는 낙상 등이 있다. 부정적인 심리사회적 문제로는 통제력 상실, 의존성, 죄책감과 수치심, 사회적 고립, 활동 회피, 불안, 자아존중감 저하, 우울 등이 있다. 요실금은 65세 이상 노인의 입원 위험을 증가시키고 노인요양시설로의 입소 또한 증가하게 만든다.

요실금은 경제에도 부정적인 영향을 미친다. 노인요양시설 거주 노인들의 경우, 요실금 관리를 위한 직원들의 돌봄 시간이 증가할 뿐만 아니라 일회용 기저귀, 패드, 속옷, 장갑, 세탁비용, 도뇨관 사용 비용이 늘면서 시설 거주 비용이 증가하는 결과를 초래한다.

2) 발병시기와 원인에 따른 요실금 분류

요실금은 발병시기와 원인에 따라 일시적(급성) 또는 정착된(만성) 요실금으로 분류한다.

(1) 일시적(급성) 요실금

일시적(급성) 요실금은 급성기 질환이 원인이며, 질환이 치료되면 실금 증상도 호전된다. 요실금을 유발하는 다양한 원인은 표 14-7에 제시되어 있다. 만약, 일시적(급성) 요실금이 적절하게 사정되고 관리되지 못하면, 만성화될 수 있고 치료하기기 더 어려워진다.

(2) 정착된(만성) 요실금: 복압성 요실금

복압성 요실금(stress incontinence)은 운동, 무거운 물건을 들어올리는 것, 웃음, 기침 또는 재채기와 같이 복부 내 압력을 높이는 상태에서 소변이 누출되는 것을 말한다. 가장 흔한 원인으로는 방광목 부위의 과운동성과 요도괄약근의 약화이다. 팽만된 방광이 약해진 요괄약근에 대항해 압력이 가해질 때 실금이 발생한다. 골반저부근육의 약화는 방광목을 충분히 지지하지 못하고 방광과 요도 사이의 정상적인 압력차를 방해하여 소변이 누출된다.

(3) 정착된(만성) 요실금: 긴박성 요실금

긴박성 요실금(urge incontinence)은 방광의 배뇨근이 불수의적으로 수축함으로써 야기된

표 14-7 일시적(급성) 요실금의 원인

흔한 원인(DIAPERS)	근거
섬망(Delirium)/ 치매(Dementia)	인지기능 변화로 인해 화장실 사용의 필요성이나 적절한 때에 화장실 가는 것에 대한 인식을 잘하지 못한다.
감염(Infection)	요로감염 시 동반되는 빈뇨와 긴박뇨가 요실금을 유발할 수 있다.
위축성 질염(Atropic vaginitis)/요도염(Urethritis)	여성의 에스트로겐 감소는 질벽과 요도 점막을 얇고, 건조하게 하여 손상에 취약하게 만든다.
심리요인(Psychological factors)	우울은 일상생활활동을 수행하고자 하는 동기와 배뇨욕구를 방해한다. 소변 누출에 대한 불안이나 두려움으로 긴박성과 횟수를 조절하기 어려워진다.
약물(Pharmacological agents)	급성 또는 만성 통증을 부적절하게 관리하는 것은 배뇨에 집중하는 능력을 방해한다. 마약성 진통제는 변비와 분변매복을 일으키고 방광목 부위를 폐쇄할 수 있다. 이는 요정체, 역류성 요실금과 긴박뇨를 발생시키는 요인이 된다. 또한 마약성 진통제는 방광근육 수축을 감소시켜 불완전한 방광 배뇨와 요로감염의 위험을 증가시킨다. 많은 약물들이 부작용과 의도하지 않은 부가적 효과를 가지고 있어서 방광 기능, 방광 이완, 요도괄약근의 이완과 폐쇄, 인지 상태(배뇨하는 데 필요한 효과적인 반응의 인식 저하), 요생산에 직접적으로 영향을 준다.
내분비질환(Endocrine disease)	대사장애(고혈당, 고칼슘혈증, 저알부민 상태, 당뇨)는 방광에 소변량을 증가시켜 긴박성 요실금과 복압성 요실금의 위험도를 높인다.
활동제한(Restricted mobility)	활동제한이 있는 경우, 소변 누출을 예방하기 위해 제 시간에 화장실로 이동하는 능력에 문제가 생길 수 있다.
분변매복(Stool impaction)	직장 또는 항문 내강이 과도하게 확장되어 방광목을 폐쇄시키고, 요정체를 일으켜서 역류성 요실금과 긴박성 요실금을 발생시킬 수 있다.

출처: Mauk, Kristen L.(2014). Chapter 15, *Urinary incontinence. Gerontological nursing-competency for care*, 3th edition. Jones & Bartlett Learning, MA, USA.

다. 이것은 갑자기 강하게 배뇨하고자 하는 욕구가 특징이다. 긴박성 요실금으로 고통 받는 사람들은 종종 변기나 화장실에 도착할 때까지 충분히 소변을 참고 있을 수가 없다. 긴박성 요실금은 방광으로 가는 신경전달에 영향을 주는 질환(파킨슨병, 다발성경화증, 뇌졸중, 치매)을 앓고 있는 노인에게 종종 나타난다. 또한 하부 요로관 감염, 농축된 소변, 카페인이나 알코올처럼 자극성 화학물질에 의해 야기되는 방광 자극이 증가되었을 때 관찰된다.

긴박성 요실금은 노화와 함께 나타나는 생리적 변화와 연관된다. 노화로 인해 방광의 크기가 줄어들어 보유량이 작아지므로(종종 200mL 이하), 좀 더 자주 방광을 비워야 한다. 이것은 빈뇨의 증가를 초래한다. 많은 노인들이 배뇨근 경련(detrusor spasms)이라 불리는 방광벽의 불수의적 경련을 경험한다. 이러한 경련은 방광이 소량의 소변을 함유하고 있을 때조차도 발생할 수 있는데, 이때 방광을 비우려는 긴박감이 유발된다.

(4) 정착된(만성) 요실금: 일류성 요실금

일류성 요실금(overflow incontinence)은 과도하게 꽉 찬 방광으로부터 소량의 소변이 배출되는 것을 의미한다. 방광은 생성되는 소변을 저장할 수 없고 소변은 흘러내린다. 일류성 요실금은 신경증 때문에 방광근육긴장도의 소실이 있거나 고혈당증과 관련된 다뇨를 경험하는 당뇨병환자에게서 흔한 문제이다. 또한 일류성 요실금은 양성 전립선비대가 있는 노인에서도 흔하다. 전립선이 커지고 요도를 눌러 방광이 소변을 완전히 비우기 어렵게 되면서, 소변이 흘러내리는 문제를 유발한다. 자궁 탈출, 방광 헤르니아, 직장 헤르니아로 인해 방광의 출구가 막힌 여성도 유사한 경험을 할 수 있다. 다발성 경화증 또는 T10~11 이하 척수손상 환자도 일류성 요실금 문제가 생기기 쉬우며, 항콜린성 약제도 평활근의 과도한 이완을 유발할 수 있다.

(5) 정착된(만성) 요실금: 기능적 요실금

기능적 요실금(functional incontinence)은 정상적인 요관 기능이나 방광 기능을 가진 노인에게서 나타난다. 이것은 노인의 능력과 환경 간의 불충분한 관계에 의해 야기된다. 기능적 능력의 변화는 원래 인지적이거나 생리학적인 것이다. 화장실을 인식하거나 지퍼 사용 또는 속옷을 내리는 것, 화장실로 이동하는 것, 도움을 요청하는 것 등의 능력이 부족하면 기능적 요실금이 발생할 수 있다. 환경적 요인이 기능적 요실금의 문제를 유발하고 그 가능성을 증진시킨다. 기능적 요실금은 화장실이 충분히 없을 때, 화장실의 위치나 높이 때문에 접근하기 어려울 때, 도움을 줄 간호제공자가 충분하지 않을 때, 신체억제대가 자유로운 움직임을 막을 때 발생한다. 인지나 움직임을 방해하고 방광 긴장도를 변화시키고 소변 생성을 높이는 약물이 종종 기능적 요실금을 유발하기도 한다.

3) 간호사정

(1) 건강력

면담을 통해 노인의 배뇨양상과 문제를 확인한다. 하루 동안 배뇨하는 횟수와 배뇨 시 경험하는 증상(타는 듯한 느낌, 배뇨지연, 통증, 골반압력 감소)에 초점을 맞추어 질문한다. 실금 발생 여부를 확인하기 위해, 소변 누출 횟수나 양을 질문한다. 패드 사용이나 다른 보호용품 사용에 대해 물어볼 수 있다. 배뇨문제 발생시기와 기간을 확인한다. 변비와 분변매복이 요실금을 촉진시킬 수 있어 장 기능과 장 배변 습관에 대해 질문하여 연관성을 확인한다.

여성에서 고혈압치료제인 알파차단제 사용, 중추신경계 작용약물, 요실금이 없던 여성과 요실금이 있는 여성에서 전신 에스트로겐 치료법은 요실금의 발병이 증가되고 악화되는 요인으로 보고되고 있어, 모든 요실금 환자의 약물 복용력을 조사해야 한다(대한배뇨장애요실금학회, 2012).

매일 먹는 음식과 수분 섭취는 배설기능과 치료계획 수립 시 중요한 정보를 제공한다. 긴박성 요실금이 있는 환자에게 방광을 자극하는 음료(예: 다이어트 음료, 카페인 함유 음료)의 섭취 유무를 질문하는 것은 중요하다. 식이교정만으로도 긴박성 요실금을 줄일 수 있기 때문이다. 요실금과 관련된 증상이나 불편감의 수준을 아는 것은 요실금이 일상생활에 미치는 영향을 파악하고 간호중재의 우선순위를 정하는데 매우 중요하다.

(2) 요실금 문진 도구

배뇨일지는 주간 및 야간 빈뇨, 급박뇨, 절박성 요실금, 복압성 요실금 등과 같은 증상을 정량화하는 객관적인 방법이다. 대상자로 하여금 3~7일간 배뇨일지를 자세하게 작성하도록 하는 것은 요로감염과 관련된 요인을 확인하고, 배뇨량, 일일 및 야간배뇨량 등과 같은 요역동학적 지표를 알 수 있어 유용하다(대한배뇨장애요실금학회, 2012).

(3) 신체검진

객관적인 인지상태 자료는 간이정신상태검사(mini mental state examination)를 통해 수집할 수 있다. 인지장애의 심각성 수준은 건강관리제공자로 하여금 대상자의 지속적인 요실금 위험을 높이는 요인을 통해 일깨워준다.

신체검진에는 요실금의 요인이 될 수 있는 말초 부종, 뇌졸중, 파킨슨병, 기타 신경학적 장애를 암시하는 문제들을 발견하는 것을 포함한다. 대근육 움직임(예: 이동하기, 앉기, 균형잡기), 미세근육 능숙도(예: 단추나 지퍼 잠그기, 화장실 휴지 잡기), 도움을 요청하는데 필요한 의사소통 능력 등을 사정해야 한다. 대상자가 소변이 급한 느낌을 참고 화장실에 도착할 때까지 소요되는 시간을 계산하는 것은 대상자에게 맞는 간호목표와 간호중재를 수립하는데 도움이 될 수 있다.

수분 섭취 정도를 파악하는 것은 탈수를 확인하고, 그로 인한 합병증을 최소화하는데 필수 요소이다. 탈수 합병증은 소변이 농축되고 요로감염을 악화시킬 뿐만 아니라 혼돈과 기면을 포함한 전신적인 문제로까지 번질 수 있다. 수분 섭취량과 배설량, 소변 색, 요비중을 확인한다.

여성노인에서 위축성 질 내막의 변화는 창백하고, 건조하며 얇은 점막으로 관찰되고, 질의 가려움, 건조증, 작열감, 배뇨곤란이 있을 수 있다. 위축성 요도염과 질염은 긴박성과 복압성 요실금에 기여한다. 골반기관의 탈출을 점검한다. 또한 남성노인의 비뇨기계 검진 시, 요도주변 피부, 요도의 위치, 포피의 퇴축능력 등을 확인한다.

골반저근육의 강도를 평가하는 것은 중요하다. 당뇨환자가 신경병증을 가지고 있다면 특히 더 중요한데, 그 이유는 신경병증으로 인해 정상적인 신경자극이 이루어지지 않아 방광팽만과 요정체를 유발시킬 수 있기 때문이다.

직장수지검사를 통해 항문괄약근의 수축 능력을 확인하여 골반저근육을 평가한다. 복부의 팽만, 압통, 덩어리 등은 분변매복을 의미할 수 있다. 장의 운동성을 평가하기 위해 장음을 청진하고, 방광 압통이나 팽만을 확인하기 위해 치골상부를 촉진한다.

(4) 임상검사

① 방광의 잔뇨량 검사

배뇨를 시작하기 어려움, 소변 흐름이 중간에 끊김, 소변 흐름의 강도 및 배뇨 후 소변 방울 흘림 등이 발생하는지 평가한다. 배뇨 후 잔뇨량[post-void residual(PVR) urine volume]을 도뇨관 삽입 또는 방광 초음파스캐너를 통해 확인한다. 이동식 방광 초음파스캐너는 비침습적이기 때문에 선호되며, 방광을 비우는 능력을 확인하는 유용한 지표가 된다. 노인에서 배뇨 후 잔뇨량이 150mL 이하인 경우 정상으로 간주한다. 배뇨 후 잔뇨량이 150mL 이상이면 방광이 불완전하게 비워진 것으로 판단하여 추후 심도 있는 검사를 진행할 필요가 있다.

② 소변검사

소변검사는 요실금의 가장 기본적인 요소이다. 소변 내 백혈구 세포, 질소, 포도당, 혈액 등을 체크한다. 요로감염은 요실금을 위한 다른 치료에 앞서 치료되어야 한다. 요로감염 치료로 인해 소변 누출이나 빈도, 긴박성이 개선될 수 있기 때문이다.

(5) 환경사정

환경은 요실금 상태의 진전과 치료에서 잠재적 요소로 평가된다. 구조적 특성, 화장실 갯수, 위치 및 접근성, 도움이용 가능성, 화장실 사용에 필요한 장비와 도구들을 평가한다.

4) 간호문제

- 기능적 요실금
- 복압성 요실금
- 긴박성 요실금
- 배뇨장애

5) 간호중재와 의학적 관리

(1) 대상자의 배설 양상을 파악한다

노인은 다양한 배뇨문제를 경험할 수 있다. 배뇨양상과 문제에 대한 주의깊은 사정은 간호사로 하여금 특정 대상자의 독특한 욕구를 다루는 간호계획을 세울 수 있게 한다. 간호사는 노인이 얼마나 자주 배뇨하는지, 매번 얼마만큼 배뇨하는지를 확인해야 한다. 노인이 실금이 있다면, 실금이 얼마나 자주, 언제 발생하는지, 실금이 발생하게 되는 원인이 무엇인지, 복용하는 약물 중에 실금에 영향을 주는 약물이 있는지 확인해야 한다.

(2) 수분 섭취 양상을 파악한다

수분 섭취는 배뇨에 직접적인 영향을 미친다. 배뇨 문제를 가진 많은 노인들이 물을 덜 마심으로써 문제를 해결하려고 한다. 그러나 이는 농축된 소변을 생성하여 방광을 좀 더 많이 자극하고, 실금의 위험을 높일 수 있기 때문에 오히려 실금 문제를 더 증가시킬 수 있다. 수분 섭취 제한은 요 감염, 탈수, 요로결석 형성이나 변비와 같은 문제의 위험도를 높일 수 있다.

잠자는 동안 실금이 발생하는 것을 줄이기 위해 노인들에게 낮 동안에는 수분 섭취를 권장하고, 오후 7시 이후에는 수분 섭취를 줄이도록 격려한다. 알코올이나 카페인처럼 방광을 자극하는 수분은 피하도록 한다. 카페인 감량이 요실금을 회복시키지는 않지만, 긴박뇨와 빈뇨증상을 회복시킬 수는 있다(대한배뇨장애요실금학회, 2012).

(3) 괄약근의 긴장도를 개선시키는데 도움이 되는 방법을 설명한다

케겔운동(Kegel's exercise)은 배뇨 시에 소변을 보기 시작하다가 중단하는 것을 포함하여 골반저근 수축의 강도와 지속성을 증가시키기 위해 사용된다. 이는 요도폐쇄압을 증가시키고 요도를 안정시켜 활동성이 증가된 시기에 하강을 막는다. 대상자에게 요실금이 발생할 느낌이 있을 때 골반저(pelvic floor)를 수축하는 요령이나 방법을 교육한다. 대상자에게 자신의 골반저근을 최대한 세게 그리고 오랫동안 수축하도록 교육하고, 이를 하루에 여러 차례 반복하도록 한다. 이러한 훈련은 다양한 방법으로 전달될 수 있는데, 환자가 교육책자를 보며 스스로 학습할 수도 있고 그룹교육을 할 수도 있으며, 고도로 숙달된 의료진의 감독 하에 일대일 방식을 통해 집중적으로 시행할 수도 있다.

(4) 화장실 사용을 더 쉽게 하도록 벗기 쉬운 옷을 입게 한다

단추나 지퍼를 조작하는데 시간이 오래 걸린다면, 요실금을 유발하기 쉽다. 벨크로 천과 고리가 있는 고무허리를 사용하는 것이 옷을 벗는 속도를 빠르게 하고, 화장실 사용과 관련된 기능적 문제를 줄일 수 있다.

(5) 환경적 장애요인을 줄인다

욕실에 안전바나 손잡이를 설치하고, 변기를 위아래로 움직일 수 있는 장치를 설치하며, 쉽게 이용할 수 있는 이동형 변기를 옆에 두거나 도움을 요청하는 콜벨을 손에 닿을 수 있는 곳에 둔다.

(6) 호출신호에 신속하게 응답한다

근육 긴장도 감소와 신경학적 변화는 노인으로 하여금 배뇨를 지연시키는 능력을 방해할 수 있다. 노인은 젊은 사람들보다는 욕실에 가기 위해 도움 받고자 기다리는 것을 잘 못할 수 있으므로 호출신호나 화장실 사용에 대한 도움 요구에 신속하게 반응해야 한다. 직원들이 잘 반응하지 못하여 실금이 발생하는 것은 노인을 당황하고 실망스럽게 할 수 있다. 규칙적인 간격으로 화장실 가는 스케줄을 정하는 것은 도움을 요청하는 사람의 필요를 줄이는 데 도움이 된다.

(7) 배뇨 스케줄을 계획한다

규칙적인 배뇨 스케줄은 일정한 간격으로 방광을 비우게 하여 긴박뇨와 실금의 가능성을 줄여준다. 이러한 훈련을 계획배뇨라고 하며, 'timed voiding'과 'prompted voiding'이 있다.

'Timed voiding'은 환자에 의해 시작되는 배뇨 훈련으로, 독립적으로 배뇨를 할 수 있는 노인에게는 'timed voiding'이 추천된다. 스케줄은 개인의 배뇨양상에 따라 정해져야 한다. 어떤 최적의 시간이 있는 것은 아니다. 만약 대상자가 실금이 자주 있다면, 2시간 간격으로 배뇨하도록 시작할 수 있다. 소변이 대략 시간당 50~75mL 속도로 생성되고, 노인의 방광 용적이 약 150~200mL이기 때문에 이러한 빈도는 실금의 횟수를 줄여줄 것이다. 너무 자주 배뇨를 하는 것은 실제로 방광이 적절한 양의 소변을 저장할 수 있는 능력을 감퇴시켜 실금의 위험을 증가시킨다. 2시간 간격이 성공적이라면, 좀 더 많은 양의 소변을 방광에 보유하도록 시간을 점차 늘려나가서 매 3~4시간 간격의 스케줄을 계획한다.

반면, 'prompted voiding'은 간호제공자에 의해 유도되어지는 계획된 배뇨를 말한다. 환자가 신경근육질환이 있어 스스로 배뇨를 시작하거나 조절할 수 없는 경우 'prompted voiding'을 할 수 있다. 이 훈련을 신체적 · 인지적으로 장애가 있는 노인요양시설 거주 노인과 지역사회 거주 노인에게 적용했을 때 요실금 횟수가 감소하는 것으로 나타났다. 이 훈련은 간호제공자의 3가지 행동, 즉 관찰, 격려, 칭찬을 지속적으로 사용한다. 간호제공자는 규칙적으로 대상자를 관찰하고, 대상자가 화장실을 사용할 필요가 있는지 묻고, 속옷이 젖었는지 또는 마른 상태인지를 점검한다. 격려(prompting)는 대상자가 화장실을 사용하고 간호제공자가 배뇨를 돕기 위해 올 때까지 대기하도록 상기시키는 것을 의미한다. 칭찬(praise)은 대상자가 적절한 배뇨를 했거나 마른 상태를 유지했을 때, 간호제공자에 의해 주어진 긍정적 반응이나 피드백이다. 'Prompted voiding'은 대상자의 배뇨요구를 인식해서 방광이 가득 찰 때 화장실로 가도록 요청하거나 허용함으로써 적절하게 반응하는 능력을 평가하는 것을 포함한다. 표 14-8은 'prompted voiding'의 단계별 프로토콜을 제시한

표 14-8 Prompted voiding의 단계별 프로토콜

	Prompted voiding 훈련	간호제공자 행위
1	계획된 배뇨시간(정해진 시간 15분 전후)에 대상자에게 다가간다.	관찰
2	대상자에게 인사한다.	격려
3	대상자가 화장실에 가는 요청을 자발적으로 할 수 있도록 5초간 기다린다.	격려
4	대상자에게 속옷이 젖었는지 또는 마른 상태인지 묻는다.	격려
5	대상자가 소변을 잘 참고 있는지 점검한다.	관찰
6	사회적 피드백을 제공한다. 마른 상태이면 칭찬하고, 젖어 있으면 아무런 이야기도 하지 않는다.	칭찬
7	(실금 여부와 상관없이) 대상자의 화장실 이동을 격려한다.	격려
8	대상자의 화장실 사용을 돕는다.	격려
9	사회적 피드백을 제공한다. 바람직한 배뇨행동을 칭찬한다.	칭찬
10	대상자에게 다음의 정해진 배뇨시간을 알린다.	격려
11	대상자에게 다음의 배뇨시간까지 소변을 참을 것을 격려한다.	격려
12	필요시, 화장실 사용 과정에 도움을 요청하도록 격려한다.	격려
13	요실금 관찰 양식에 prompted voiding 결과를 기록한다.	관찰

출처: Lyons, S. & Pringle Specht, J.(2000). Prompted voiding protocol for individuals with urinary continence. *Journal of Gerontological Nursing*. *26*(6), 5-13.

것이다.

(8) 입(원)소노인에게 병원 또는 시설 화장실 위치를 설명하고 익숙해지도록 한다

긴박뇨나 실금이 있는 많은 노인들은 필요할 때 화장실에 가지 못할까 봐 두려워한다. 화장실까지의 거리가 짧아도 긴박뇨가 있는 노인들에게는 너무 멀게 느껴질 수 있다. 화장실의 위치를 확인하고 이용할 수 있는지 재확인시켜주는 것은 이러한 두려움을 줄여줄 수 있다.

(9) 지지와 격려를 제공한다

실금은 정신상태가 명료한 노인들을 혼란스럽게 만든다. 실금이 발생하면 당황하고 낙담하며 자아존중감이 손상될 수 있다.

(10) 피부통합성을 유지한다

노인의 피부는 습기에 취약하고 특히 소변에서 나오는 노폐물로 인해 손상을 입기 쉽다. 젖은 옷과 침구는 피부 짓무름(maceration)을 방지하기 위해 즉시 교체한다.

(11) 필요시 실금 패드나 의복을 제공한다

실금 패드는 요실금 치료로는 적절하지 않지만, 요실금 종류와 정도, 환자의 요구에 따라 적절한 패드를 사용하는 것은 아무 치료도 하지 않는 것보다 낫다. 실금 패드나 의복은 실금이 있은 후 침대보나 옷을 완전히 바꾸는 수고를 덜어준다. 다만, 이러한 제품들은 피부 옆쪽에 습기를 머금고 있는 특성이 있어 주의해야 한다.

(12) 의사의 처방대로 약물을 투여한다

복압성 요실금과 긴박성 요실금을 치료하기 위해 약물이 도움이 될 수 있다. 많은 노인들이 여러 만성적 건강문제를 복합적으로 가지고 있기 때문에, 실금을 치료할 약물은 행동요법에 부가적인 중재로 투여되어야 한다.

(13) 의사의 처방대로 도뇨관을 삽입한다

유치도뇨관의 삽입은 실금을 치료하는데 권장되는 방법이 아니다. 패드 사용이 적절치 않은 상황에서 요도나 상치골 유치도뇨관이 사용될 수 있는데, 이 경우에 감염, 방광경련, 결석형성 등의 합병증을 고려해야 한다. 이러한 측면에서, 간헐적 도뇨가 유치도뇨보다 요감염과 세균뇨의 위험이 낮다. 결론적으로, 도뇨관은 환자에게 위험보다 유익한 점이 훨씬 더 많을 때만 사용되어야 한다. 제한된 시간동안 유치도뇨관을 삽입하고 있었던 노인들의 경우 도뇨관이 제거되면 실금의 위험이 증가한다. 일단 도뇨관이 제거되면, 방광은 유의한 양의 소변을 저장하는 것에 적응할 수 없게 된다. 도뇨관을 제거하기 전에 방광 용적을 증가시키기 위해 도뇨관을 간헐적으로 잠그는 것이 이러한 문제를 줄일 수 있다.

Tip

요실금이 여러 가지 형태의 실금 증상을 보일 때가 있다. 긴박성과 복압성 요실금의 증상이 동시에 발생할 때 혼합형 요실금(mixed urinary incontinence)이라고 한다.

CHAPTER 15

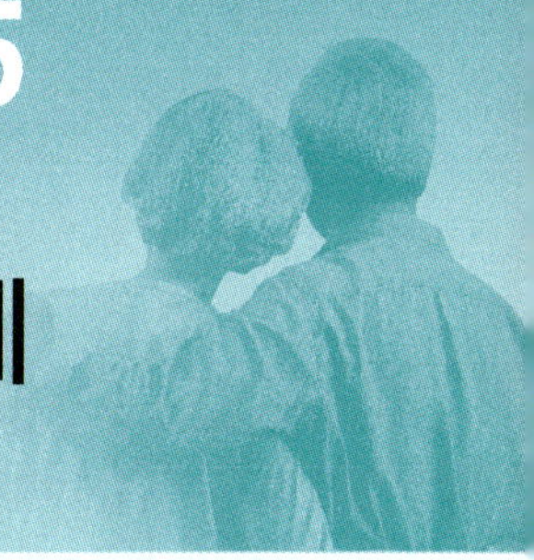

집중관리가 요구되는 주요 건강문제

학습목표

1. 낙상, 욕창, 폐렴, 섬망의 정의, 원인, 병태생리를 설명한다.
2. 낙상, 욕창, 폐렴, 섬망의 증상, 의학적 진단, 치료를 파악한다.
3. 낙상, 욕창, 폐렴, 섬망의 간호사정과 주요 간호문제를 설명한다.
4. 낙상, 욕창, 폐렴, 섬망의 일상생활 간호를 계획한다.

핵심용어

낙상 Fall down

모스 욕창 도구 Morse fall scale

섬망 Delirium

욕창 Pressure sore, bed sore

전단력 Shear

정맥환류 Venous return

폐렴 Pneumonia

흡인 Aspiration

노인의 낙상, 욕창, 폐렴, 섬망은 사망과 직결될 수 있으며, 간호사의 집중관리가 특별히 요구된다. 노인의 낙상은 오랜 와상상태나 이동장애를 일으킬 수 있다. 폐렴은 흔히 고열 등의 전형적인 증상 없이 진행되며 노인사망의 주원인이 되고 있다. 욕창은 피부의 괴사로 이어져 패혈증을 일으켜 생명을 위협할 수 있다. 섬망은 갑작스런 낙상이나 여러 외상을 일으킬 수 있다. 간호사는 낙상, 욕창, 폐렴, 섬망에 대한 지식을 쌓아 일상생활에서 집중적 관리를 통해 노인 대상자의 건강상태가 잘 유지되도록 돕는다. 본 장에서는 이러한 건강문제에 대해 살펴보고자 한다.

1 낙상

노인은 신경계 및 감각기계, 골격계 등의 변화와 환경적 원인으로 낙상사고가 많이 발생하며 이는 골절로 이어져 기동성의 상실과 함께 삶의 질을 저하시킬 수 있다.

1) 정의

낙상은 이동 중 혹은 정지 중에 무게 중심을 잃어 의도하지 않게 넘어지는 사고를 의미한다. WHO의 정의에 따르면, 본인의 의사와 상관없이 발바닥 이외의 신체 일부가 바닥면에 접지한 경우를 말한다. 또한 낙상은 안정된 상태에서 바닥이나 낮은 장소에서 비의도적으로 발생되는 사고로 서 있거나 앉아 있거나, 누워 있는 상태에서 갑자기 바닥으로 떨어지는 것을 의미한다(Tinetti, Speechley & Glinter, 1998).

2) 원인

낙상은 노년기 안전에서 가장 중요한 문제 중 하나로, 원인은 부적절한 조명, 깔개, 미끄러운 바닥 등의 외재적 요인과 연령, 만성질환 유무, 신체장애 유무 등의 내재적 요인으로 나눌 수 있다. 75세 이상 노인의 1/3이 낙상경험이 있으며 과거 낙상경험이 있는 대상자의 과반수에서 다시 낙상이 발생하는 것으로 나타났다. 낙상의 이유는 '다리에 힘이 풀림'이 가장 많았고 '바닥이 미끄러움', '발을 헛디딤', '갑자기 어지러움'의 순위였다(노인실태보고서, 2014). 낙상으로 인한 골절은 중요한 사망원인이 된다. 낙상으로 인하여 신체 손상이 발생하면 활동이 감소하고 그 결과, 낙상에 대한 두려움이 더욱 커져서 활동량이 더 감소되는 결과를 초래한다. 그로 인하여 의존성의 증가와 자신감 상실, 독립성 상실, 신체기능의 감소, 사회기능의 감소 및 삶의 질 저하를 가져온다.

3) 간호사정

(1) 노화와 관련된 요인

- 노화로 인한 시력 감소, 백내장
- 어지러움증, 균형감각의 저하
- 요실금
- 얕은 수면, 만성통증

(2) 낙상위험 사정도구

사정도구를 이용하여 주기적으로 낙상위험요인을 사정한다. 고위험환자에게는 낙상 예방교육을 실시한다. 환자의 상태가 악화되는 경우에는 즉시 재사정하도록 한다. 낙상위험도 평가도구로는 Morse fall scale(표 15-1), 보바스 기념병원 낙상위험도 평가도구(부록 12), 존스홉킨스 낙상위험도 평가도구(부록 13), Huhn's scale 등이 사용되고 있다. Morse(1997)의 낙상위험 사정도구는 간결하므로 임상에서 적용하기가 용이하며 타당도가 입증된 도구이다. 낙상 고위험 환자는 입원 시 Morse 낙상위험 사정점수가 51점 이상인 경우, 또는 보바스 기념 병원의 도구에 의한 낙상위험 사정점수가 15점 이상인 경우에 낙상 중재를 시행한다. 낙상위험 평가 및 예방활동을 통하여 낙상을 예방하도록 한다(부록 14).

표 15-1 낙상위험도 사정도구(Morse fall scale, 1997)

구분	척도	점수	점수
1. 지난 3개월간 낙상의 경험	있음	25	
	없음	0	
2. 이차적인 진단 (2가지 이상의 질병치료 중일 때)	있음	15	
	없음	0	
3. 보행 보조기구	기구를 잡고 이동함	30	
	목발/지팡이/보행기 사용함	15	
	보조기구 없음/침상안정/휠체어 사용함	0	
4. 정맥 수액요법/ 헤파린 록	있음	20	
	없음	0	
5. 걸음걸이	사람이나 기구의 도움 없이 걸을 수 없음/ 시선 및 균형유지 불가능/의족 착용/파킨슨 보행	20	
5. 걸음걸이	허약함	10	
	정상/침상안정/부동	0	

표 15-1 낙상위험도 사정도구(Morse fall scale, 1997)(계속)

구분	척도	점수	점수
6. 의식 수준	자신의 기능수준을 과대평가하거나 잊어버림	15	
	자신의 기능수준에 대해 잘 알고 있음	0	
총점			

결과 해석
0~24점: 낙상 위험성이 거의 없음(No risk)
25~50점: 낙상 위험성이 낮음(Low risk)
51~125점: 낙상 위험성이 높음(High risk)

출처: 병원간호사회(2010). 낙상위험 사정도구의 타당도 비교연구.

의료기관평가위원회(The Joint Commission, 2005)는 낙상의 위험요인을 내적 요인과 외적 요인으로 구분하였다(표 15-2).

표 15-2 낙상의 위험요인

내적 요인	외적 요인
• 낙상 과거력	• 약물(3~4개 이상의 약물복용)
• 고령: 65세 이상	• 욕실과 화장실에서의 보조지지 도구의 결여
• 감각기능 저하(청력, 시력)	• 가구나 시설의 부적절한 디자인
• 보행장애	• 바닥의 상태(미끄러운 바닥 표면, 닳아 해진 카펫)
• 근골격계 장애	• 바닥에 노출된 코드와 전선, 부서지거나 금이 가서 평평하지 않은 복도 등)
• 정신기능 장애	• 불충분한 조명
• 급성 질환	• 부적절한 보조도구의 사용
• 만성질환	• 불충분한 지지도구
• 낙상에 대한 두려움	

출처: The Joint Commission(2005).

(3) 약물사용

낙상의 원인이 되는 현훈, 기면, 체위성 저혈압 등의 약물 부작용을 파악하기 위해 항고혈압약, 진정제, 향정신성약물, 이뇨제 복용 여부를 확인한다.

(4) 질환

뇌졸중, 파킨슨병, 체위성 저혈압, 실금, 현훈, 피로, 정서장애, 혼돈 등이 있다.

(5) 안전하지 못한 환경

- 물기가 있거나 어지럽혀진 바닥

- 흐린 조명
- 손잡이나 안전 바가 없는 환경
- 발사이즈에 맞지 않거나 뒤축이 없는 신발 착용

4) 간호문제

낙상의 위험, 안위 손상

5) 간호관리

① 낙상예방 간호흐름도

- 노인의 약물 복용에 대하여 검토하고 낙상이 발생하기 쉬운 요인을 제거한다.
- 개인에 맞는 신체의 근력강화 운동 프로그램을 실시하고 충분한 단백질 섭취를 적용한다.
- 안전한 환경을 유지하기 위하여 정기적인 관리시스템을 구축한다.
- 낙상예방 간호흐름도(Tideiksaar, 1989)를 이용하여 환자 안전에 대비한다(그림 15-1).

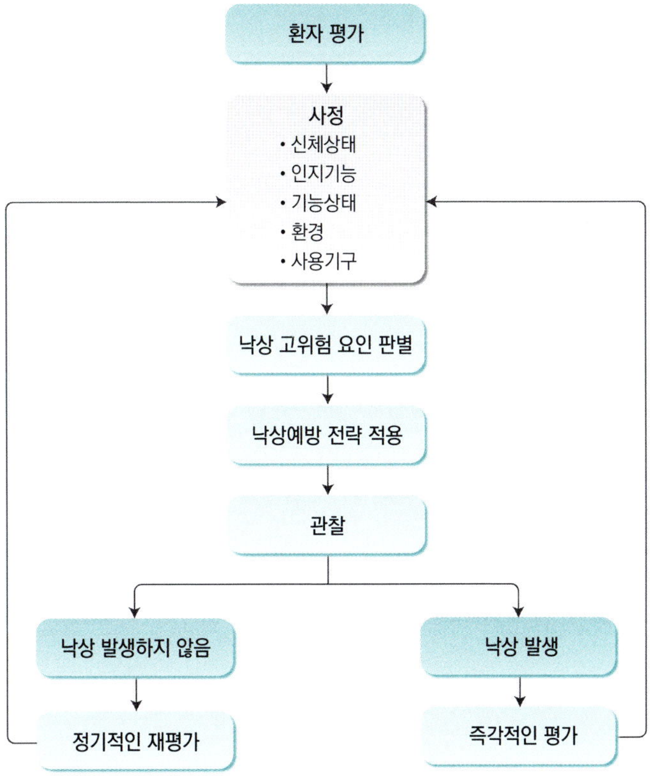

그림 15-1 낙상예방 간호 흐름도

- 모든 입원 환자 중 고위험군으로 판별된 환자에 대해 즉시 예방전략을 적용한다.

② 낙상예방교육 및 활동

■ 안전한 환경조성

- 문턱을 제거한다.
- 화장실이나 복도에 안전손잡이를 설치한다.
- 실내에서 발에 걸릴 수 있는 전기줄이나 미끄러짐을 방지하기 위해 물기 등을 제거한다.
- 노인의 방은 화장실과 가까운 곳에 위치하거나 그렇지 못할 경우, 야간에는 이동식 변기를 준비한다.
- 발에 잘 맞고 뒤축이 있는 신발을 착용하도록 하고 굽이 높지 않은 신발을 권한다.
- 침대에서 일어날 때는 천천히 일어난 후 침상에 앉아 있다가 침대에서 내려올 때에는 서서히 움직이도록 교육하거나 부축하도록 한다.
- 침대 주변에 '낙상주의 표지판'을 부착한다.
- 침대바퀴의 고정상태를 확인하고, 침대 양쪽 난간을 올려진 상태로 유지한다.
- 휠체어 사용 시 앉고 내릴 때는 반드시 고정장치를 확인한 후 사용한다.
- 침상을 가능한 낮게 유지한다.
- 야간에는 간접조명이나 은은한 조명을 켜놓는다.

■ 침상 주변의 필요물품 확인

- 보행이 불편할 경우, 지팡이나 보조기구를 사용한다.
- 환자에게 필요한 물건은 침대 옆에 가까이 두도록 하며, 콜벨 사용방법에 대해 교육한다.
- 콜벨은 환자의 손에 닿는 위치에 놓는다.

■ 미끄럼 방지

- 실내에서는 미끄럼 방지용 양말을 신는다.
- 침대 옆 바닥이나 욕실, 마루 등에 미끄럼 방지 매트를 깔아 놓는다.

■ 감시체계 가동

- 낙상을 유발할 행동을 감시하기 위해 경고장치(alarm system)를 이용한다.
- 낙상을 초래할 수 있는 약물을 복용하는 경우, 약물 부작용 발생을 감시한다.

2 욕창

욕창(pressure sore, bed sore, decubitus)이란 장기간 와상 등에 의해 압력을 받았을 때 혈액순환의 장애로 발생하는 피부의 압박궤양이다.

1) 정의

욕창의 decubitus는 '눕다'라는 라틴어 'decubere'에서 유래된 것이다. 욕창의 의미는 신체의 일정부위에 압력 또는 마찰력과 전단력(shearing force) 등이 동반되어 압력이 지속적으로 반복되거나 가해짐으로 모세혈관의 순환장애를 가져와 피부(뼈 돌출부위) 및 피하 심부조직에 괴사가 일어나는 것을 말한다.

2) 욕창의 원인

(1) 전단력, 마찰력, 압력

- 전단력(shear force): 피부와 골격이 서로 다른 방향으로 움직일 때 피부에 가해지는 힘으로 침상에 비스듬히 누웠을 때 신체 무게가 발치 쪽으로 쏠려 꼬리뼈 부위의 골격은 아래로 내려가려 하는 반면 피부는 움직이지 않고 고정되어 있으려고 할 때 마찰에 의해 혈관이 늘어나고 압박이 발생하여 혈액의 흐름에 지장을 준다. 침상머리를 20~30° 상승하게 되면 신체에 받는 압력은 침상에 바로 눕힐 때 보다 훨씬 높아진다.
- 마찰력(friction force): 물질과 물질이 맞닿아 미끄러져 움직이거나 움직이려 할 때, 이를 방해하는 힘으로, 물질을 움직이게 만드는 힘과 반대방향으로 작용한다.
- 압력(pressure): 신체 일부에 정상 혈액순환보다 높은 압력이 장시간 지속적으로 가해져 발생하는 것으로 압력의 지속시간이 길거나 강할수록 손상이 더 심해진다.

(2) 환경요인

- 땀이나 기저귀 착용, 요실금, 변실금 등으로 피부가 습한 경우 피부감염과 손상이 높아질 수 있다.
- 침상 주변이 이물질이나 오염 등으로 불결할 때 피부감염의 위험이 높아질 수 있다.

(3) 질병요인

- 발열, 사지마비 또는 심장병, 신장병 등 순환계 질환으로 부종이 심한 경우에는 혈액순환의 장애와 산소 및 영양분의 감소가 발생하여 욕창의 원인이 된다.
- 당뇨질환, 탈수, 석고붕대, 감각상실, 흡연, 스테로이드 투여 시 욕창위험이 증가할 수 있다.

- 영양불량: 영양결핍으로 수분과 전해질의 불균형이 발생하고 단백질 결핍증이 초래되어 부종의 원인이 되고 산소와 영양분의 공급에 문제가 발생되어 욕창의 위험성이 증가한다.

3) 욕창의 증상

욕창의 단계에 따라 증상이 나타난다. 욕창의 단계는 표 15-3을 참조한다.

4) 간호사정

(1) 욕창의 호발부위

뼈가 돌출된 부위로 천골부 57%, 대전자부 12%, 좌골부 5%, 견갑골부의 순으로 체중의 압박을 받기 쉽다.

- 후두돌출부, 견갑골, 팔꿈치, 천골, 미골, 장골능, 경골부, 발목, 발꿈치, 귀 뒤 등

표 15-3 욕창의 단계

단계	증상
1단계	• 국소부위에 피부손상이 없는 비창백성 홍반 • 뼈 돌출부위에 국소적으로 형성되며 눌러도 하얗게 되지 않고 발적이 있는 온전한 피부상태 • 통증이 있으며 단단하거나 부드럽고 주위조직에 비해 따뜻하거나 차갑게 느껴짐
2단계	• 표피 및 진피가 부분적으로 손상된 상태 • 분홍색이나 붉은색을 띠며 부육이나 반상출혈이 없는 얇은 궤양 • 장액성 수포 형성
3단계	• 표피와 진피는 물론 피하조직까지 손상된 상태 • 피하지방이 드러나 있지만 뼈, 인대, 근육은 노출되지 않고 괴사조직 및 공동이 존재할 수 있음
4단계	• 근막 이하의 조직 손상 • 근육이나 힘줄, 뼈 등이 노출되며 괴사조직 및 공동이 존재할 수 있음
심부조직 손상	• 피부 일부분이 자주색 또는 적갈색으로 변색된 온전한 피부상태 • 압력이나 전단력으로 인하여 하부 연조직 손상 및 혈액이 찬 수포가 나타난 상태 • 따뜻하거나 차갑게 느껴질 수 있음
미분류 욕창	• 상처 기저부가 괴사조직으로 덮여 있어 조직 손상의 깊이를 알 수 없기 때문에 단계를 분류할 수 없는 상태 • 전층 피부손상으로 부육이나 건조가피를 제거하면 상처의 깊이와 욕창의 단계를 알 수 있음

- 비만환자의 경우, 살이 접히는 부위(유방 아래, 둔부 아래, 복부, 사타구니)

(2) 욕창의 크기 측정

- 대상자의 자세 변화에 의하여 욕창의 크기가 변할 수 있으므로 욕창 측정을 위하여 일관된 자세를 유지한다.
- 욕창 부위의 최대 길이와 직각인 최대 폭을 측정한다.
- 욕창의 기록은 길이(최대 길이)×폭(최대 길이와 직각인 최대 폭)으로 기술한다.
- 공동이 있는 욕창의 깊이 측정은 상처 측정자나 면봉, 설압자 등을 이용하여 깊이를 측정하여 기록한다.
- 욕창의 잠식 측정
  - 잠식의 위치는 시계방향으로 표시하고, 자를 이용하여 길이를 측정한다.
  - '욕창의 크기는 3×2.5×1cm이며, 6시에서 3시 방향으로 2cm의 잠식이 있다.'라고 기록한다.
- 욕창의 동로(sinus tract) 측정
  - 동로 위치는 시계방향으로 표시하고, 자를 이용하여 깊이를 측정한다.
  - '욕창의 크기는 6×2×1cm로 8시 방향으로 5cm의 동로가 있다.'라고 기록한다.
- 욕창 본뜨기
  - 불규칙한 도면의 상처는 투명 필름을 이용한 패턴 본뜨기와 평면적 측정기를 사용하여 상처 크기를 측정할 수 있다.

① 욕창 위험도 사정

- 욕창 위험도 사정은 표 15-4를 참조한다.
- 입원 시 구조화된 도구 Braden scale(부록 11), Norton scale을 사용하여 욕창 위험도 및 환자의 감각인지 상태 등을 확인한다.
- 종합적인 피부상태와 의학적 판단을 기초로 한 위험도를 사정한다.
- 대상자의 활동정도 및 이동능력을 평가한다.
- 혈액학적 검사인 헤모글로빈, 알부민, 영양상태, 체중 등의 영양지표 상태 등을 평가하고 욕창위험 여부를 사정한다.
- 피부 습도 정도, 부종, 실금, 기저귀 착용 유무를 확인한다.
- 대상자의 마찰, 전단력, 감각인지, 일반적인 건강상태, 체온 상승 등을 사정한다.
- 욕창 발생 위험에 노출된 대상자를 확인하여 환자상태에 맞는 예방계획을 세우고 시행한다.

5) 욕창의 의학적 관리

(1) 무균적인 욕창 드레싱

■ 드레싱의 종류

① 거즈 드레싱

거즈 드레싱(gauze dressing)은 흡수성이 있으며 물, 산소를 투과시킨다. 습윤이나 건조한 상태로 사용하거나 연고나 크림, 소독제 등 국소치료제를 거즈에 함유하여 감염된 상처에 사용한다. 패킹이 쉬워 동로나 잠식이 있는 상처에 적합하다.

② 투명필름 드레싱

투명필름 드레싱(transparent polyurethane film dressing)은 매우 얇고 투명하여 상처관찰이 용이하고 탄력성과 방수성이 있어 외부로부터의 세균침입을 방어 할 수 있다. 상처의 가피형성을 예방하여 습윤 치유환경을 조성하고 삼출물이 적은 상처나 마찰이 있는 부위의 욕창예방에 주로 많이 사용한다(예: OpSite, AlDerm, Tegaderm).

③ 하이드로겔 드레싱

하이드로겔 드레싱(hydrogel dressing)은 펙틴, 카르복시메틸셀룰로스, 프로필렌 글리콜과 물이 주성분이다. 상처를 가습하고 괴사조직에 습기를 제공하여 자가분해를 도모한다. 하이드로젤은 산소투과성이 있어 통증, 화상, 염증을 환화시킨다. 감염된 상처는 매일 드레싱을 교환하며 삼출물이 많은 상처에는 적용하지 않는다(예: DuoDERM Hydroactive Gel, IntraSite, Solosite, Purilon gel).

④ 하이드로콜로이드 드레싱

하이드로콜로이드 드레싱(hydrocolloid dressing)은 완전 폐쇄된 환경을 만들어 산소가 상처기저부로 들어가지 못하게 함으로써 상처를 저산소증 상태로 만들어 신생혈관 형성을 자극하여 상처 복구를 돕는다. 삼출물이나 수분과 접촉한 후 반고형성 젤로 변화하여 드레싱 교환시 새로 형성된 육아조직에 손상을 주지 않고 제거가 가능하다. 불투명 막으로 되어 있어 상처 관찰이 어렵지만 삼출물의 흡수효과가 뛰어나 3~7일마다 드레싱을 교환해도 된다(예: Comfeel plus ulcer, Comfeel transparent, DuoDERM CGF, DuoDERM Extra Thin, NeoDERM).

⑤ 폼 드레싱

폼 드레싱(form dressing)은 중정도의 삼출물에 적용가능하다(예: Mediform, Allevyn, Mepilex, Polymem).

⑥ 알지네이트 드레싱

알지네이트 드레싱(alginate dressing)은 자기분자량의 15~20배의 용량의 삼출물을 흡수할 수 있으며 지혈효과가 있다. 또한 세포의 재생을 촉진하는 습윤 상처치유환경을 형성하고 드레싱 교환 시 불편감을 최소화하고 상피세포와 육아조직의 손상을 막아준다. 건조한 상처에는 적용하지 않는다(예: Algisite, Kaltostat, Seasorb, Tegagen).

6) 욕창의 간호관리

(1) 신체선열 유지

- 신체의 지지 표면에 쿠션, 베개 등을 이용하여 압력받는 신체표면에 전달된 압력을 최소화하기 위하여 접촉 면적을 넓게 한다.
- 베개 등을 장딴지 아래에 두어 발 뒤꿈치가 침대 바닥에 닿지 않도록 하는데, 도넛 모양의 쿠션은 주위조직에 압력이 집중되어 욕창을 증가시킬 수 있으므로 사용하지 않는다.

(2) 체위변경

- 최소 2시간마다 체위변경을 실시한다.
- 압력을 방지하기 위한 보조기를 이용(압박 부위에 베개, 방석, 공기침대 적용)한다.
- 침대머리를 30° 이하로 유지하여 침상 아래로 쏠리는 현상을 감소시킨다.
- 휠체어에서도 30분마다 자세를 변경한다.
- 뼈의 돌출부위에 직접 압박이 가해지지 않도록 한다.

(3) 피부청결 및 위생

- 피부를 건조하고 청결하게 유지하여 세균번식과 피부가 물러지는 것을 예방한다.
- 시트는 늘 건조하고 팽팽하게 유지하며 구김살이나 부스러기가 없도록 한다.
- 등 마사지와 운동으로 혈액순환을 촉진시키며 수동적 · 능동적 관절운동을 시행한다.
- 천골부, 미골부는 소변과 대변으로 더럽혀지지 않도록 즉시 닦아주고 주위를 부드럽게 마사지 해준다.
- 요실금을 사정하고 치료한다.
- 피부에 보습제를 사용한다.

(4) 영양공급

충분한 영양(단백질, 비타민)과 수분 섭취를 한다.

(5) 상처관리

- 건열(dry heat)을 사용하여 혈행을 돕고 건조시킨다.

- 작은 궤양이 커지지 않도록 상처를 무균적으로 치료한다.
- 필요에 따라 괴사조직을 제거하고 욕창상태에 맞는 드레싱을 적용한다.
- 욕창사정에는 전체적인 피부 관찰 및 변화 양상에 대한 자세한 기록과 함께 욕창부위의 사진촬영을 해 놓는다(예: 피부색, 삼출물, 뼈 돌출부위, 피부온도, 통증 정도, 욕창부위 크기 및 상태 등).
- 매일 피부를 관찰하고 결과를 기록한다.

3 폐렴

노인성 폐렴은 65세 이상 노인에게 발생하는 대표적인 질환으로, 다른 연령층에 비해서 사망원인 순위가 높다. 노인은 만성 호흡기 질환과 같은 기저질환이나 뇌혈관 질환과 연관된 연하장애가 동반되어 흡인폐렴이 발생하기 쉽다.

1) 정의

폐렴은 폐실질의 염증에 의해 폐포에 수분이 축적되는 질환으로, 병원 및 요양시설에서의 노인의 증가, 항생제 내성균의 출현 등으로 인한 감염질환으로 인해 사망하는 비중이 높은 편이다. 시설에 있는 노인의 폐렴 발병률은 지역사회에 있는 재가노인에 비해 2~3배 정도 높다. 폐렴은 크게 지역사회 폐렴, 병원 획득성 폐렴으로 나눌 수 있다.

2) 원인 및 병태생리

지역사회 폐렴의 흔한 원인균은 폐렴구균(*Streptococcus pneumonia*), 미코플라스마 폐렴(*Mycoplasma pneumonia*), 클라미디아 폐렴(*Chlamydiae pneumonia*), 헤모필루스 인플루엔자(*Hemophilus* influenzae) 등이 있다. 우리나라에서 입원노인 대상의 폐렴균은 폐렴구균, 클레브시엘라, 녹농균(*Pseudomonas aeruginosa*), 황색포도상구균(*Staphylococcus aureus*)이 흔하다. 이외에 다른 원인으로는 레지오넬라(legionella), 혐기성세균, 바이러스가 있고, 상황에 따라서는 약물내성 폐렴구균(Drug-resistant *S. pneumoniae*, DRSP)의 가능성도 고려해야 한다. 약물내성 폐렴구균은 이전의 항생제 치료, 알코올 중독, 면역저하, 만성심폐질환 등의 동반질환이 있는 노인에서 발생할 수 있다.

폐렴은 병원균이 숙주의 방어능력을 넘어서는 경우, 즉 병원성이 강한 균이거나, 균 수가 많거나, 균에 대한 저항능력이 떨어지는 경우에 발생한다. 노인에서 폐렴이 잘 발생하는 이유가 고령의 나이보다는 동반된 질환 때문이라는 견해가 많은데, 영양결핍, 종양, 만성폐질환, 심장질환, 간질환, 흡연 등이 숙주의 방어기전을 저해할 수 있다.

3) 증상

노인에서 폐렴의 특징적인 임상증상이 나타나지 않는다는 것은 오래 전부터 잘 알려져 왔다. 즉, 오한이 없고, 기침과 객담이 적으며, 이학적 소견이 뚜렷하지 않다는 점이다. 대신에 혼돈이나 무기력증, 기저질환의 악화 등으로 나타나는 경우가 많다. 기저질환인 만성폐쇄성폐질환, 당뇨, 심부전 등의 증상악화는 폐렴의 첫 번째 증상으로 표현될 수 있다. 특징적인 폐렴 증상 이외에 호흡곤란, 섬망, 급성혼돈, 저산소증의 빈도도 높다. 노인에서 발열이 흔하지 않는 이유는 기초 온도가 낮고, 온도조절 능력이 감소되어 열성 반응이 무뎌지기 때문이다.

4) 의학적 진단 및 치료

폐렴은 병력, 신체검진, 흉부 X-ray 검사와 객담 배양검사, 백혈구 검사, 혈액배양 검사, 동맥혈가스분압 등을 이용하여 진단한다. 원인균에 따른 항생제요법으로 시작하며 그 외에 기관지확장제, 진해제와 함께 저산소혈증에 대한 산소요법 등을 병행하고 호흡장애가 심한 경우 적절한 산소공급과 흡입치료를 시행한다.

5) 간호사정

- 활력징후와 산소포화도를 측정한다.
- 객담의 색깔, 냄새, 양, 점도, 혈액의 존재 등을 사정한다.
- 흉통을 사정한다.
- 음성의 변화나 삼킴곤란이 있는지 사정한다.
- 흉곽에 대한 시진, 청진, 타진, 촉진을 한다.
- 의식상태를 사정한다.

6) 간호문제

- 수분섭취 부족
- 상기도의 객담 제거 부족
- 산소공급 저하

7) 간호관리

- 침상 안정으로 피로를 회복하고 휴식을 제공한다.
- 규칙적으로 활력징후와 산소포화도를 측정한다.

- PaO_2를 60mmHg 이상 또는 맥박 산소측정시 산소포화도(SpO_2)를 최소 90mmHg 이 상을 유지하도록 산소를 공급한다.
- 객담의 양, 농도, 색깔을 관찰하고 기록한다.
- 신체 상부를 올리고 적어도 2시간마다 체위를 변경한다.
- 피부, 점막, 손톱의 청색증과 입술주위 청색증을 확인한다.
- 입술을 오므린 호흡, 복식호흡, 체위배액, 무균적 기관 흡인(aseptic endotracheal suction), 간헐적 양압호흡 등을 실시한다.
- 금기가 아니라면 2,500mL 이상의 수분을 섭취하도록 한다.
- 체온을 측정하고 체온 저하를 위한 안위요법과 미온수 마사지 또는 목욕을 수행하고 적절한 실내온도를 유지한다.
- 이물질이 폐로 흡인(aspiration)되지 않도록 주의하며 적절한 영양을 공급한다.
- 혼돈(confusion) 및 의식저하가 나타나면 바로 의사에게 보고한다.

4 섬망

섬망은 80세 이상의 노인에게 많이 나타난다. 대상자의 연령이 높을수록, 자택에서 병원이나 요양시설로 급격한 환경의 변화가 있을 때, 수술로 인한 신체적 스트레스가 심할 때, 중환자실에 입원한 경우, 불안이나 공황장애 등 정신적인 스트레스가 심할 때 또는 고체온이거나 저체온일 때, 산소가 부족할 때, 수분이 부족할 때, 전신성 감염이 있을 때, 고혈당이거나 저혈당일 경우에 갑자기 의식이 흐려지고 혼미한 상태가 되면서 착각이나 환각증상이 동반되는 경우가 많다. 섬망은 어두운 곳이나 밤에 더 심해진다. 치매나 고관절 골절 등으로 인한 수술 후의 노인에게 많이 발생한다. 섬망은 노인의 입원기간 연장과 높은 사망률의 원인이 된다.

1) 정의

섬망(delirium)은 급성혼돈(acute confusion), 급성뇌부전(acute brain failure)이라는 용어로 사용되기도 한다. DSM-5(2013)에서는 '의식이 혼미해지고 주의 집중 및 전환능력이 현저하게 감소하게 될 뿐 아니라 기억, 언어, 현실 판단 등의 인지기능에 장애가 나타나는 경우'라고 정의내리고 있다. 즉, 섬망은 급격하게 의식이 혼탁해지면서 지남력 장애, 착각, 망상, 환각증상을 보이는 뇌의 부전상태를 나타낸다. 섬망은 주로 신체적인 원인으로 발생하며, 병적인 상황에서 일시적으로 발생하여 병적상황이 해결되면 사라지는 반복성을 가지고 있다.

2) 원인

섬망은 일반적으로 다른 심각한 신체적인 문제에 의해 부수적으로 나타난다.

- 입원하여 의학적 수술을 받는 노인환자의 약 10%는 섬망상태를 경험한다.
- 섬망은 급성 혹은 만성적인 뇌 상태의 결과로 나타날 수 있다.
- 섬망은 뇌와 다른 신체부위에 감염이나 질환이 있을 때 나타난다.
- 알코올 중독이나 약물중독의 금단증으로 나타날 수 있다.

3) 증상

- 주의집중 유지 또는 주의전환 능력의 손상이 나타난다.
- 각성이 저하되어 환경에 대한 현실감각이 감소한다.
- 단기간에 증상이 나타나고, 하루 중에도 증상이 자주 변화할 수 있다.
- 의식이 혼미해지고 현실감각이 급격히 혼돈되어 지남력에 장애가 나타난다.
- 상황이나 환경을 인식하지 못하고 헛소리하거나 손발을 떠는 증상이 나타난다.

4) 의학적 진단

① DSM-5(diagnostic and statistical manual of mental disorders-5) 진단기준

A. 주의의 장애(주의를 기울이고, 집중, 유지 및 전환하는 능력 감소)와 의식의 장애(환경에 대한 지남력 감소)

B. 장애는 단기간에 걸쳐 발생하고(대개 몇 시간이나 며칠), 기저상태의 주의와 의식으로부터 변화를 보이며, 하루 경과 중 심각도가 변동하는 경향이 있다.

C. 부가적 인지장애(예: 기억결손, 지남력 장애, 언어, 시공간 능력 또는 지각)

D. 진단기준 A와 C의 장애는 이미 존재하거나, 확진되었거나, 진행 중인 다른 신경인지장애로 더 잘 설명되지 않고, 혼수와 같이 각성수준이 심하게 저하된 상황에서는 일어나지 않는다.

E. 병력, 신체검진 또는 검사소견에서 장애가 다른 의학적 상태, 물질 중독이나 금단(즉, 남용약물 또는 치료약물로 인한), 독소 노출로 인한 직접적 · 생리적 결과이거나 또는 다중 병인 때문이라는 증거가 있다.

② ICD-10(international classification of diseases-10) 진단기준

A. 과잉각성 또는 과소각성 상태의 정신운동성 장애를 보인다.

B. 예기할 수 없는 변화를 보인다.

C. 수면각성주기의 장애를 보인다.

D. 감정적 장애를 보인다.

E. 급성 발병, 주야간의 증상 변동을 보인다.

F. 6개월 미만의 지속기간

5) 의학적 치료

섬망의 원인이 무엇인지 명확하게 규명하기 위해 다양한 검사를 수행해야 한다. 일단 섬망의 원인이 밝혀지면 원인을 치료한다. 그러나 섬망 초기에 약물치료를 시도할 수 있다.

- 항정신성 약물: 할로페리돌(haloperidol)과 드로페리돌(droperidol)을 사용한다.
- 비전형 항정신성 약물: 리스페리달(risperidal), 올란자핀(olanzapine), 쿠에티아핀(quetiapine) 등을 사용한다.
- 벤조디아제핀(benzodiazepine)계열: 로라제팜(lorazepam)을 사용한다.
- 루이소체형 치매: 항진성 섬망에는 아세틸콜린 분해효소억제제를 사용하며, 최소용량으로 시작하여 서서히 증가시킨다.

6) 간호사정

섬망은 전신의 영향으로 나타나는 증후군으로 다양한 증상이 포함되므로 포괄적인 신체 및 정신사정이 중요하다. 특히 신체적 또는 정서적 스트레스에 대한 사정이 주된 핵심이다.

- 활력징후를 규칙적으로 측정한다.
- 혈당을 규칙적으로 측정한다.
- 글라스고우 혼수 척도(glasgow coma scale, GCS)를 사용하여 의식상태의 중증도를 평가한다. 글라스고우 혼수 척도는 눈 반응, 운동 반응, 언어 반응을 정도에 따라 4~6단계로 나누고 관찰 점수의 합계로 대상자를 평가한다. 3점 심한 혼수, 7점 이하는 혼수, 15점 이하는 명료한 의식 상태를 말한다(표 15-5).
- 의식수준(level of conscious)을 사정한다. 의식수준은 이름을 부르거나 통증을 유발해 반응을 확인한다. 대상자의 의식수준은 작은 변화도 중요하다. 의식 정도에 따라 명료(alert), 기면(drowsy, lethagy), 혼미(stupor), 반혼수(semicoma), 혼수(coma)로 구분한다.
  - 명료(alert): 의식이 완전히 깨어 있는 정상적인 상태
  - 기면(drowsy, lethagy): 큰소리로 부르면 눈을 떴다가 조용하면 다시 잠드는 상태
  - 혼미(stupor): 자극에 반응하지 못하고 간단한 질문에 대답은 하지만 대화를 하지는 못한다. 통증이나 밝은 광선 등의 강한 자극에 반응하지만, 곧 반응이 위축되고 무반응 상태로 되돌아가는 상태

표 15-4 글라스고우 혼수 척도

관찰 반응	점수	반응
눈뜨는 반응	4	자발적으로 눈을 뜬다.
	3	부르면 눈을 뜬다.
	2	통증자극에 의해 눈을 뜬다.
	1	전혀 눈을 뜨지 않는다.
언어 반응	5	지남력 있다.
	4	혼돈된 대화
	3	부적절한 언어
	2	이해불명의 언어
	1	전혀 없다.
운동반사 반응	6	명령에 따른다.
	5	통증에 국소적 반응이 있다.
	4	자극에 움츠린다.
	3	이상굴절 반응
	2	이상신전 반응
	1	전혀 없다.
총 합계		

- 반혼수(semicoma): 통증을 주었을 때만 반응을 보이는 상태
- 혼수(coma): 완전히 의식을 상실한 상태. 수의적 운동은 전혀 없고 기본반사만 나타난다.
- 착란(confusion): 경한 의식장애. 주증상은 지남력 장애이며, 명령에 대한 반응은 정상이다. 생각이 느리고 질문과 지시에 대한 인지반응에 장애를 보인다.
- 섬망(delirium): 병적으로 인식과 주의력을 상실한 상태. 흥분이 가장 현저한 증상이며, 안정되지 못하고 지나치게 움직이며 모든 자극에 강하게 반응하고 대개의 자극을 잘못 해석한다.

- 수면장애의 요인을 사정한다. 수면시간, 소음, 조명, 온도, 습도 등을 사정한다.
- 시력장애나 환시를 사정한다.
- 청력장애나 환청을 사정한다.
- 신체적 · 정서적 스트레스 정도를 사정한다.

7) 간호문제

- 급성혼돈
- 수면박탈
- 낙상위험성
- 고체온

8) 간호관리

① 인지기능관리

- 의식수준, 지남력, 인지기능을 규칙적으로 평가한다.
- 활력징후 측정을 규칙적으로 측정한다.
- 규칙적으로 오리엔테이션을 제공한다.
- 보청기를 사용하는 경우, 건전지를 점검하여 청력결핍을 줄인다.

② 영양관리

- 영양상태를 사정하고 적절한 영양소와 열량 섭취를 하도록 돕는다.
- 대상자의 탈수 정도를 관찰하고, 1일 수분 섭취량을 섭취하도록 돕는다.

③ 환경관리

- 실내의 온도와 습도를 적절하게 유지시킨다.
- 의복은 너무 두껍거나 얇지 않고 자유로운 것으로 제공한다.
- 실내조명을 밝게 유지하고 벽면의 색상은 온화하고 밝은 색으로 조성한다.
- 야간에 그림자가 생기지 않도록 거울이나 창문에 커버를 씌운다.
- 실내의 오디오나 TV 소음을 감소시켜 환시나 환청을 예방한다.

CHAPTER 16

잠재적 위험요인 관리가 요구되는 주요 건강문제

학습목표

1. 백내장, 골다공증, 갑상샘기능저하, 허약의 정의, 원인, 병태생리를 설명한다.
2. 백내장, 골다공증, 갑상샘기능저하, 허약의 증상, 의학적 진단 및 치료를 열거한다.
3. 백내장, 골다공증, 갑상샘기능저하, 허약의 간호사정과 주요 간호문제를 설명한다.
4. 백내장, 골다공증, 갑상샘기능저하, 허약의 일상생활 간호를 계획한다.

핵심용어

갑상샘기능저하증 Hypothyroidism

골다공증 Osteoporosis

골밀도검사 Bone densitometry

골스캔 Bone scan

백내장 Cataract

백내장낭내적출술 Cataract cystectomy

백내장낭외적출술 Extra capsular cataract extraction

속발성 Secondary

원발성 Primary

점액수종 Myxedema

초음파수정체유화술 Phacoemulsification

허약 Frail

허약증후군 Frailty syndrome

활액검사 Examination of synovial fluid

백내장, 골다공증, 갑상샘기능저하 그리고 허약 등의 건강문제는 폭발적인 건강문제를 일으킬 수 있는 잠재적인 위험요인들을 지니고 있다. 백내장은 시력장애를 일으키는 위험요인을 지니고 있다. 골다공증은 다양한 골절문제를 쉽게 일으킬 위험요인을 지니고 있다. 갑상샘기능저하는 신진대사 문제를 일으키거나 추위에 노출되었을 때 여러 위기가 발생되는 잠재적인 위험요인을 지니고 있다. 허약 또한 다양한 노인증후군을 일으키는 위험요인을 안고 있다. 노인 간호사는 잠재적위험요인을 지닌 주요건강문제에 대한 관리를 효율적으로 할 수 있는 지식과 기술을 갖추어야 하므로 본 장에서는 이러한 건강문제에 대해 살펴보고자 한다.

1 백내장

백내장(cataract)은 수정체의 혼탁으로 인해 시력장애가 발생하는 것으로 노인에게서 나타나는 가장 흔한 시력상실의 주요 요인이며, 당뇨병, 포도막염, 유전, 외상 등으로 발생되기도 한다. 60세 이상에서 70%, 70세 이상에서는 약 90%가 발생하며 여자가 남자보다 유병률이 높다.

1) 정의

노화로 인한 수정체의 혼탁은 빛이 망막에 도달하는 정도가 줄어들게 되어 사물이 안개가 낀 것처럼 흐려 보이고 초점을 맞추기가 어려워지며 중심시력의 저하로 복시, 근시 증상이 나타나 시력이 저하되는 상태를 의미한다.

2) 원인

노인에서 백내장의 원인은 분명하지는 않으나 노화로 인한 단백질의 물리적인 변화로 수정체가 혼탁해진다고 보고 있다. 당뇨, 유전 및 선천적인 원인이나 타박상, 천공, 자상 등 눈의 외상, 스테로이드의 장기적인 사용으로 수정체가 손상되어 발생한다. 합병증으로 인한 백내장은 녹내장, 포도막염, 망막박리 등의 염증이나 약물, 당뇨와 같은 질환으로 발생할 수 있다.

3) 증상

- 눈이 침침하고 흐릿해지거나 안개가 낀 것 같은 시야
- 눈부심과 같은 빛에 대한 민감성 증가
- 독서할 때 밝은 빛을 더 필요로 함
- 색감 구별이 잘 되지 않음
- 두꺼워진 수정체 때문에 전과 다르게 가까운 물체가 잘 보임

4) 의학적 진단 및 치료

백내장은 시력검사, 검안경 검사, 세극등 검사 그리고 안압검사 등 철저한 안과적 평가에 의해 진단된다. 특히 시력저하를 일으키는 다른 질환이 있는 것은 아닌지, 눈의 다른 구조들은 건강한지 등을 검사하고, 그 외 고혈압이나 당뇨병 등 다른 전신질환의 검사를 위해 혈액 및 소변 검사를 실시하기도 한다.

① 검안경 검사

검안경이라는 장비를 이용하여 눈 안쪽의 망막이나 혈관 등을 관찰한다.

② 세극등 검사

눈 속으로 좁고 가는 불빛을 비추어 각막이나 수정체 등 눈의 내부를 관찰한다.

③ 안압 검사

눈 속의 압력을 측정하여 녹내장 등 질병의 발생여부를 검사한다.

백내장의 치료방법은 크게 약물요법과 수술요법으로 구분된다.

① 약물요법

백내장초기에 안약 혹은 먹는 약을 사용하면 백내장의 진행 속도를 지연시키는 효과를 기대할 수 있다. 하지만 이러한 약물요법만으로 이미 뿌옇게 변성되어버린 수정체를 원래의 투명한 상태로 만드는 것은 불가능하다. 백내장은 항산화제, 아미노산(aldose reductase, AR; 알도스 환원효소) 억제제 등의 약물치료가 사용된다.

② 수술요법

현재 백내장의 가장 확실한 치료방법은 수술요법이라고 할 수 있다. 백내장 수술은 혼탁해진 수정체를 제거하는 단계, 인공수정체를 삽입하는 단계로 구성된다.

수술은 전신마취 또는 국소마취 상태에서 약 1시간 정도 소요되고 수술 후 특별한 문제가 없는 한 바로 퇴원한다. 수술로는 수정체와 피막을 모두 제거하는 백내장낭내적출술, 단단한 인공수정체 삽입의 백내장낭외적출술을 사용하거나 초음파수정체유화술 등이 있다. 수술 전에는 안약을 점적하고 안정을 도모한다. 수술 후 1~4주 동안 항생제, 항염증제 등의 점안약을 사용하며 점안약은 정확한 시간에 규칙적으로 사용할 수 있도록 대상자와 가족에게 안약 점적방법을 교육시킨다.

수술 후 합병증으로 감염, 출혈 및 염증, 후발백내장 등이 나타날 수 있다.

5) 간호관리

- 시력감퇴로 인한 불편감을 완화시켜준다.

- 수술 전 안약 점적과 함께 안정을 도모한다.
- 수술 후 안약 점적방법을 보호자 및 환자에게 교육시킨다.
- 인지기능 저하가 있는 대상자에게 수술 후 안대 착용과 눈을 비비지 않을 것을 교육시킨다.
- 수정체 삽입술을 시행하지 않았다면 안경이나 콘택트렌즈를 착용한다.
- 수술 후 3~4주 정도 똑바로 누워서 자도록 한다.
- 최소한 1개월 동안은 눈에 힘주기, 기침, 재채기 등은 피하며, 힘든 일이나 무거운 물건을 들어 올리지 않도록 한다.
- 세안, 머리 감기(머리를 앞으로 숙이는 자세 금지)는 2주 후부터 실시한다.

2 골다공증

골밀도 저하로 인한 골다공증의 진행을 늦추고 골절의 예방과 함께 경직된 관절의 유연성을 유지하고 통증을 경감시킴으로써 일상적인 생활을 유지하는 데 목적이 있다.

골다공증(osteoporosis)은 노인에게 흔하게 나타날 수 있는 대사장애이다. 노화로 인한 호르몬의 변화와 영양부족, 운동량 부족 등은 골밀도를 서서히 감소시킨다. 이는 작은 충격에도 골절을 발생시킬 수 있으므로 골다공증을 예방하는 것이 중요하다.

1) 정의

골량의 감소와 골격강도의 약화로 가벼운 충격에도 골절이 쉽게 발생하는 전신적인 골격계 질환이다. 골격강도는 골밀도(bone mineral density)와 골질(bone quality)에 의해 결정되는데, 이 중 골질은 골격의 구조, 골교체율, 누적된 골조직 손상, 무기질화 등에 의해 결정된다.

뼈는 1년마다 10%의 뼈가 교체되고, 10년마다 모두 새로운 뼈로 교체된다. 20~30대가 골밀도가 가장 높고, 이후로 조금씩 감소하나 여성의 경우 폐경 후 첫 5년간 급속도로 골밀도가 약해져 골다공증의 유병율을 증가시킨다.

2) 원인

골다공증의 주요 위험인자는 노화, 성별, 백인, 가족력, 마른 체형 등이며, 칼슘 섭취부족, 지속된 부동 상태, 과도한 알코올 및 카페인 섭취, 스트레스, 흡연, 코르티코이드 스테로이드, 항경련제, 갑상샘호르몬의 장기 사용 등이다.

골다공증은 원발성과 속발성으로 구분한다. 원발성 골다공증은 폐경으로 에스트로겐 호르몬 분비가 감소되는 여성에서 발생하는 1형 원발성 골다공증으로 척추, 골반, 팔목, 뼈 등의 소주골밀도가 감소한다. 2형 원발성 골다공증은 체중을 지지하는 치밀골이 서서히 소실되어 대퇴골경부 골절(femoral neck fracture), 팔뼈의 근위부위(proximal humerus) 및 골반(pelvis)의 골절이 발생한다. 주요 원인은 비타민 C 합성기능의 저하로 칼슘흡수율이 떨어지는데 있다. 속발성 골다공증은 갑상샘기능 항진증, 부갑상샘기능 항진증, 위장장애, 신생물 및 알코올 중독증, 난관절제술을 받은 여성, 코르티코이드 스테로이드, 메토트렉세이트, 알루미늄이 함유된 제산제를 장기간 투여 받은 경우 그리고 장기 부동 상태에서 초래된다.

3) 임상증상

골다공증은 증상이 없을 수도 있으나 초기 증상은 피로감, 척추 통증 그리고 흉추, 대퇴경부, 팔목에서 주로 골절이 발생한다. 척추의 골다공증은 2~6cm 정도의 신장을 축소시킨다. 고관절 골절의 50%는 압력에 의해서 발생하며, 작은 충격에도 다발성골절이 발생하는 경향이 있어 기동성을 제한하고 신체기능 저하와 합병증을 초래할 수 있다.

4) 의학진단/검사

신장, 체중의 변화, 체질량 지수, 영양상태, 운동 여부, 알코올 섭취나 흡연 여부, 골절의 가족력, 병력, 악물복용 여부 등을 사정한다. 단순 방사선 촬영, CT, MRI, 골밀도 검사, 혈중 칼슘 농도, 비타민 D, 부갑상샘호르몬 등의 혈액검사를 시행한다.

(1) 골밀도 검사(BMD)

골밀도 검사는 골밀도진단기(DEXA)를 통해 방사선을 이용하여 우리 몸 특정 부위의 골밀도를 측정한 후, 결과를 수치화하여 나타내는 검사로 주로 사용하는 검사부위는 대퇴골, 요추, 손목이다.

검사결과는 숫자로 나타내며, 이를 T-score라고 한다. 0을 정상치로 두고 숫자가 플러스로 커질 경우 골밀도가 높은 것이며, 마이너스로 커질수록 골밀도가 낮은 것이다. 골밀도 표준 편차가 −1이면 골감소증이고 −2.5 이하이면 심각한 골다공증을 의미한다(표 16-1).

(2) X-ray 검사

근골격계의 구조, 통합성, 구성, 밀도를 확인한다.

(3) CT와 MRI

CT를 통해 잠재성 골절과 관절 손상을 확인할 수 있으며, MRI는 더 정밀한 이미지를 볼 수 있다.

표 16-1 골밀도검사의 정상범위

구분	정상범위
정상	정상 성인 골밀도의 1.0 표준편차 이내의 감소 (BMD > −1.0 SD)
골결핍증	정상 성인 골밀도의 1.0~2.5 표준편차 이내의 감소 (−1.0 SD > BMD > −2.5 SD)
골다공증	정상 성인 골밀도의 2.5 표준편차 이하의 감소 (BMD < −2.5 SD)
고도 골다공증	정상 성인 골밀도의 2.5 표준편차 이하이면서 이미 골절이 있는 경우 (BMD < −2.5 SD & 골절)

(4) 골스캔

방사선 동위원소가 골에 흡수되는 정도를 결정하여 골격의 손상과 질병을 확인한다. X-ray로 찾지 못하는 스트레스성 골절을 진단할 수 있다.

(5) 혈액검사

- 혈액검사에서는 칼슘(8.8~10.2mg/dL)과 인(2.3~3.7mg/dL)을 확인한다.
- 혈청요산이 높으면 통풍을 의심할 수 있다.
- 류마티스인자(rheumatoid factor, RF)는 70~80% 환자에서 양성으로 나타난다.
- 급성기 반응물질인 C반응단백(C-reactive protein, CRP)과 적혈구 침강속도(erythrocyte sedimentation rate, ESR)는 급성과 만성염증에 대한 반응으로 혈장에 축적되는 단백질이다. 적혈구 침강속도는 급성 류마티스 질환에서 나타나며, C반응단백은 적혈구 침강속도보다 빨리 상승하고 정상으로 회복된다.
- 알칼리 인산분해효소(alkaline phosphatase, ALP)는 조골세포의 활동 시와 감염상태에서 증가한다.

(6) 활액검사

활액검사는 색깔과 명도, 백혈구, 적혈구, 중성구, 단백질, 포도당, 류마티스인자, 요산, 박테리아 검사 등을 실시한다. 관절부종이 있는 경우 활액검사를 통해 진단하며 다음과 같은 4그룹으로 나눈다.

- 그룹1: WBC < 10,000mL으로 비감염성이며 골관절염과 관련이 있다.

- 그룹2: WBC 2,000~20,000/mL, 감염성으로 류마티스관절염과 관련이 있다.
- 그룹3: WBC 100,000/mL 이상은 화농성감염과 관련이 있다.
- 그룹4: 상해로 인해 혈액성을 보인다.

5) 의학적 치료

골다공증은 생활 습관 개선과 더불어 약물 치료와 함께 골절의 위험요소를 없애는 것이 매우 중요하다. 운동은 뼈를 튼튼하게 할 뿐만 아니라 평형감각 유지 등에 좋은 영향을 미쳐 낙상위험을 줄어들게 하여 골절의 예방에 도움이 되므로 1주일에 세 번은 규칙적으로 운동을 하는 것이 좋다.

■ 약물치료

칼슘과 비타민 D를 함께 투여해야 하는데, 칼슘은 하루 1,000~1,200mg, 비타민 D는 하루 400~500 단위를 권장한다. 약물로는 폐경기 여성에게 많이 사용되는 여성호르몬, 비스포스포네이트(bisphosphonate), 부갑상샘호르몬 등이 있다.

- 여성호르몬은 골절 감소의 효과가 있지만 혈전증과 유방암의 위험을 높이기 때문에 주의해서 사용되어야 한다. 이런 단점을 보완하기 위하여 선택적 에스트로겐 수용체조절제(selective estrogen receptor modulator, SERM)인 라록시펜(raloxifene)이 골다공증 치료제로 사용되고 있다. 이 약은 척추 골절 예방의 효과뿐만 아니라 유방암의 발생을 낮추었다는 연구보고가 있다.
- 비스포스포네이트 제제는 가장 널리 사용되는 골다공증 치료제로, 파골세포(뼈 파괴세포)의 기능을 떨어드리고 그 수를 줄여 뼈의 파괴를 막는다. 알렌드로네이트(alendronate), 리세드로네이트(risedronate), 이반드로네이트(ibandronate), 졸레드로네이트(zoledronate) 등이 있다.
- 부갑상샘호르몬은 골모세포(뼈 모세포)를 활성화시켜 새로운 뼈를 형성한다. 다른 골다공증 치료제와는 달리 실제로 골조직의 증가를 가져오는 약이지만 가격이 비싸고 주사로 투여해야 하는 단점이 있다. 스트론튬(strontium ranelate)은 먹는 골다공증 치료제로, 골형성을 증가시키는 반면, 골흡수는 억제시키는 작용이 있다.

6) 간호관리

(1) 골밀도 유지

규칙적으로 햇빛을 쏘이며, 골다공증을 예방하기 위하여 걷기나 조깅 등과 같은 체중부하 운동을 규칙적으로 실시한다.

(2) 관절가동범위 유지

부동자세는 피하고 유연성과 균형을 유지하는 운동을 실시한다.

(3) 영양과 수분

칼슘(우유 및 치즈, 요거트, 멸치, 뱅어포, 뼈째 먹는 생선, 해조류, 채소 및 두부, 콩, 칼슘이 첨가된 오렌지 주스나 제과, 시리얼 등)이나 비타민 D(생선기름, 새우, 소 간, 달걀 노른자, 비타민 D 강화식품, 건강보조식품 및 대체요법), 녹황색 채소(케일, 브로콜리) 등을 섭취한다.

(4) 안전 습관

평상시 바른 자세를 유지하고 불편하고 무리한 자세는 취하지 않는다. 척추장애를 최소화하기 위하여 발에 잘 맞는 편안한 신발을 착용하고, 금연(흡연은 에스트로겐의 수치를 감소시킴)한다.

3 갑상샘기능저하증

노인에게 흔한 내분비계 건강문제로 갑상샘기능저하증(hypothyroidism)을 들 수 있다. 갑상샘기능저하증은 70세 이상의 여성노인에게 흔히 발생되며, 갑상샘기능항진증보다 현저히 높은 발생률을 보인다. 보통 지역거주 노인보다는 시설거주 노인에게 많이 발생하며, 남성노인보다 여성노인에게 많이 발생한다. 임상증상은 젊은 층에 비해 비전형적으로 나타나므로 갑상샘 질병의 전형적인 증상을 호소하지 않을 수도 있고, 오랫동안 의학적 검진이나 진단을 받지 않고 지내는 경우가 많다. 노인대상자가 초기에 간단한 혈액검사를 받아 적절한 치료를 받을 수 있어야 하는데, 만일 오랫동안 치료되지 않은 경우에는 신체적 · 정신적으로 전반적인 심한 영향을 받을 수 있고 불필요한 고통을 받게 되므로, 정확한 간호사정을 통해 의학적 진단과 치료를 받도록 돕는다.

1) 정의

갑상샘기능저하증이란 갑상샘 조직에서 삼요오드티로닌, 티록신 호르몬의 합성이 저하되어 말초조직에서 호르몬 결핍으로 인한 다양한 증상이 나타나는 질병이다. 그러나 삼요오드티로닌, 티록신 호르몬의 합성이 저하되어 있지 않더라도 말초조직에서 갑상샘호르몬에 대한 반응성이 저하되어 있는 경우에도 갑상샘기능저하증에 포함된다.

2) 원인

(1) 원발성(primary hypothyroidism)

- 갑상샘 조직의 감소: 만성 갑상샘염이 진행되면, 점차로 갑상샘 조직이 파괴되어 갑상샘 기능이 저하된다. 또한 외과수술이나 요오드(I)의 투여, 방사선 조사 등에 의한 조직 파괴, 갑상샘질병 이외의 다른 질병으로 인한 조직파괴에 의해 갑상샘 기능이 저하된다.
- 갑상샘호르몬 합성의 장애: 갑상샘에서 삼요오드티로닌, 티록신 호르몬의 합성과정 중 어느 부분이 장애를 받아도 갑상샘 기능이 저하될 수 있다. 요오드 섭취의 장애, 요오드 유기화의 장애 등과 같은 장애가 해당될 수 있다.

(2) 속발성(secondary hypothyroidism)

- 시상하부–뇌하수체 체계의 장애: 뇌하수체의 장애로 인한 갑상샘자극호르몬 결손으로 2차성 갑상샘 기능저하증이 발생한다. 그리고 시상하부의 장애로 인한 갑상샘자극호르몬 결손으로 3차성 갑상샘 기능저하증이 발생한다.
- 갑상샘호르몬의 불능증: 갑상샘호르몬은 분비되고 있으나 말초조직에서 반응이 낮은 것을 의미하는데, 선천성 갑상샘호르몬 수용체에 이상이 있는 것으로 레페토프증후군(Refetoff syndrome)이라고 불린다.

3) 증상

- 추위: 열 생산이 저하되므로 추위를 많이 탄다.
- 피부건조증: 발한이 적어 피부건조증이 나타난다.
- 체모 감소: 모발, 눈썹, 액모, 음모 등의 숱이 적어진다.
- 활동 감소: 육체적 · 정신적으로 활동이 느려지고 기억력 장애가 생긴다.
- 점액수종: 눌러도 자국이 남지 않는 점액수종이 눈꺼풀, 사지, 인두점막에 나타나며, 거대혀, 쉰 목소리 등이 나타난다.
- 심혈관계: 서맥, 약한 심음, 심박출량 저하, 정상 또는 저혈압이 나타난다.
- 고혈압: 고콜레스테롤 혈증과 동맥경화가 촉진되면 고혈압으로 진행된다.
- 변비: 식욕부진과 장운동이 저하되어 변비가 자주 나타난다.
- 근골격 및 신경계: 근력의 저하가 현저하고 심부건 반사의 반응이 저하된다.

4) 의학적 진단 및 치료

(1) 진단

- 일반검사: 빈혈, 혈청 콜레스테롤 수치 증가, 혈청 CK 수치 증가, 혈청 ALT와 AST 수

치 증가, 혈청 유산탈수소효소(LDH) 증가, 소변 스테로이드 호르몬 대사산물 수치가 감소된다.

- 특수검사: 혈중 삼요오드티로닌, 티록신 수치 감소, 혈중 갑상샘자극호르몬 수치는 원발성인 경우에 증가, 속발성인 경우 저하된다.

(2) 치료

- 증상의 완화 및 증가된 갑상샘자극호르몬을 정상수준으로 감소시키는 것이 의학적 치료목적이다. 심장질환을 가진 노인은 치료 전에 심부하 검사와 심맥관 위험요인에 대한 의학적 사정이 요구된다. 갑상샘호르몬 치료 시 심근경색증이나 협심증, 부정맥 등이 초래될 위험이 있다.
- 갑상샘호르몬 치료약은 보통 티록신(levothyroxine sodium)이며, 초기용량은 소량으로 투여하기 시작한다. 65세 이상 대상자는 하루에 0.075~0.1mg을 구강으로 투여한다.
- 만일 대상자에게 관상동맥질환이 있다면, 하루에 0.0125~0.025mg 정도로 투여량을 감소시킨다.
- 약의 용량은 4주 간격으로 서서히 증가되며, 혈청갑상샘자극호르몬 수치를 검사한다. 만일 혈청갑상샘자극호르몬 수치가 정상보다 아래로 내려가면 투여량을 감소시키고 정상보다 높으면 투여량을 서서히 증가시킨다.
- 갑상샘자극호로몬 수치가 안정된 후에는 6개월이나 1년에 한 번씩 적절하게 진료한다.

5) 간호사정

갑상샘기능저하증은 신체의 주요계통에 영향을 주어 다양한 증상들을 유발하므로 포괄적인 사정이 중요하다. 또한 일상생활기능에 대한 사정이 주된 핵심이다.

- 신경학적 증상: 두통, 어지럼증, 이명, 심부건 반사 느림, 감각변화(무감각, 쑤심, 이상감각)
- 정신심리적 증상: 인지기능 느림
- 심혈관계 증상: 서맥, 심박출량 저하
- 근골격계 증상: 전반적인 근육피로감, 떨림증, 근육통증, 관절삼출, 유사통풍, 골다공증 증가
- 위장관계 증상: 소화력 감소, 장운동 감소, 변비, 장내 가스팽만, 무산증, 악성빈혈
- 비뇨기계 증상: 실금
- 일상생활활동(ADL): 식사, 배변, 옷 입고 벗기, 이동, 위생청결, 화장실 사용 등
- 수단적 일상생활활동(IADL): 전화 사용, 돈 관리, 세탁기 사용, 교통수단 사용, 청소도구 사용, 주방도구 사용 등

6) 간호문제

- 일상생활활동 감소
- 영양불균형
- 감염의 위험성
- 체액과다 또는 체액부족

7) 간호관리

- 갑상샘호르몬 투여 시, 약의 용량을 정확하게 인지한다.
- 활력징후를 규칙적으로 측정하고 부정맥이 나타나는지 파악한다.
- 심근경색증이나 협심증 등의 위험징후가 나타나는지 관찰한다.
- 약물투여는 매일 같은 시간대에 공복 상태에서 실시한다.
- 티록신 약물의 효과를 방해하는 물질[수산화알루미늄(aluminum hydroxide), 칼슘제제(calcium preparation), 콜레스티라민(cholestyramine), 콜레스티폴(colestipol), 철분제제, 수크랄페이트(sucralfate)]과의 상호작용을 관찰하고 교육한다.
- 변비예방을 계획하고 관리한다.
- 대상자의 정서적인 면을 수시로 사정하고 우울이나 위축이 있는지 관찰한다.
- 대상자의 인지기능을 사정하고 일상생활활동을 관찰한다.
- 실내의 온도와 습도를 적절하게 유지한다.
- 대상자 및 간호제공자에게 약물투여, 인지에 미치는 영향, 다양한 신체적 · 정신적 증상 그리고 대상자의 일상생활활동의 감소에 대해 교육한다.

4 허약

허약노인(frail elderly)은 허약증후군에 속하는 증상을 다량으로 가지고 있으면서 시설입원과 회복을 반복적으로 경험하다가 결국에는 사망에 이르게 된다. 주로 85세 이상의 고령노인(old-old)층이 늘어나면서 우리나라에서도 유병률이 증가하고 있는 실정이다.

1) 정의 및 증상

허약노인의 정의는 신체적 · 인지적 기능이 취약하여 외출 등 일상생활활동이 저하된 고령자를 의미한다. 예측요인은 고령, 만성질환 갯수, 영양 섭취 불량, 빈약한 운동과 활동, 인지 및 정신기능 저하, 일상생활 기능상태 저하, 심리적 불안감, 우울증, 사회부적응, 독거, 고립감 증가 등이다.

허약증후군을 가진 노인은 점차 예측요인이 진행되면서 질병이 더 심해지고, 근육 감소, 체중감소, 감염발생 그리고 면역체계의 변화와 더불어 감기나 낙상 등 갑작스런 스트레스 상태에 놓이게 되면 시설에 입원하게 되고, 어느 정도의 회복과정과 재입원을 반복적으로 경험하다가 사망에 이르는 연쇄반응을 경험하게 된다.

허약증후군은 신체적 · 심리정신적 · 사회적인 면에서 다양한 증상을 보인다. 개인별로 심혈관계, 호흡기계, 신경계, 위장관계, 신장, 신경계 질병과 관련된 신체적 증상들, 치매, 우울, 섬망 등과 관련된 정신적인 증상들 그리고 배우자의 사망이나 독거 및 높은 경제적 의존도와 관련된 사회적 증상들이 포함된다. 특히 근육감소, 체중감소, 총열량소비 감소, 만성적인 영양섭취 불량, 정서적 탈진 등이 중요한 지표로 사용된다.

2) 간호사정

허약증후군의 연쇄반응 고리를 차단하기 위해서는 정확하게 사정하는 것이 중요하다.

- 체중 감소를 사정한다. 체중이 1년 전과 비교하여 5kg 이상 감소된 경우, 총열량 섭취, 영양부족이나 불균형, 탈수, 식욕부진, 약물부작용, 우울 등의 유무에 대해 상세하게 사정한다.
- 근육 감소를 사정한다. 특히 근육량 감소, 근력, 악력, 보행속도, 신체활동수준, 일상생활기능 등을 상세하게 사정한다.
- 정서적인 탈진이 있는지 사정한다. '지난 한 주간 모든 일들이 몹시 힘들다고 느꼈는지?' '자신의 힘으로 도저히 할 수 없다는 느낌이 들었는지?' 등을 질문하고 기록한다. 우울한 기분을 느꼈는지 그리고 인지기능이 저하되었는지 상세하게 사정한다.
- 질병과 관련하여 나타나는 구체적인 증상을 사정하고 기록한다. 특히 가슴통증, 호흡곤란, 근육통증, 보행 장애, 부동, 식욕부진, 탈수, 저혈당 등의 증상을 사정한다.

3) 간호문제

- 체액 부족
- 영양불균형
- 저체중
- 연하장애

4) 간호관리

(1) 영양과 수분섭취 관리

우리나라의 보건복지부(2015)에서는 한국인 영양소 섭취기준을 총 5개의 식품군으로 구성하여 제시하고 있다.

- 첫째, 곡류군은 매일 2~4회 정도를 섭취하도록 권장한다.
- 둘째, 고기-생선-달걀-콩류는 매일 3~4회 정도 섭취하도록 권장한다.
- 셋째, 채소류는 매 끼니마다 2가지 이상을 섭취하도록 권장한다.
- 넷째, 과일류는 매일 1~2개 이상을 섭취하도록 권장한다.
- 다섯째, 우유-유제품은 1~2잔 정도 섭취할 것을 권장하고 있다.
- 수분제한을 요하는 질병이 없는 경우, 체중 1kg당 30mL로 계산하여 섭취하도록 돕는다.

(2) 운동 및 활동 관리

신체활동은 서서히 증가시키는 것이 중요하며, 낙상예방을 위한 안전한 환경조성 및 규칙적인 운동습관도 중요하다.

- 일상생활에서 균형운동과 보행운동을 증진하도록 돕는다.
- 가벼운 운동을 시작하더라도 단계별로 진행하도록 돕는다.
- 준비운동: 약 5~10분 정도 온몸의 스트레칭을 하도록 돕고, 관절운동범위를 사정한다.
- 본 운동은 천천히 걷기에서 빠르게 걷기를 하거나, 근력을 증가시키는 저항운동과 근육강화운동을 하도록 돕는다. 낮은 계단 오르기와 높은 계단 오르기 운동을 통해 다리근육을 훈련하도록 돕는다. 이 운동은 30분을 넘지 말아야 하며, 힘들다고 호소하면 언제든지 곧바로 정지한다.
- 마무리 운동은 긴장된 근육을 풀어주는 가벼운 운동과 관절운동을 하도록 돕고, 관절운동 후에는 심호흡운동과 균형운동을 반복하도록 돕는다.
- 다양한 운동을 계획적으로 수행하도록 돕고, 운동 전후에 수분을 충분히 섭취하도록 돕는다.

CHAPTER 17

사고예방관리가 요구되는 주요 건강문제

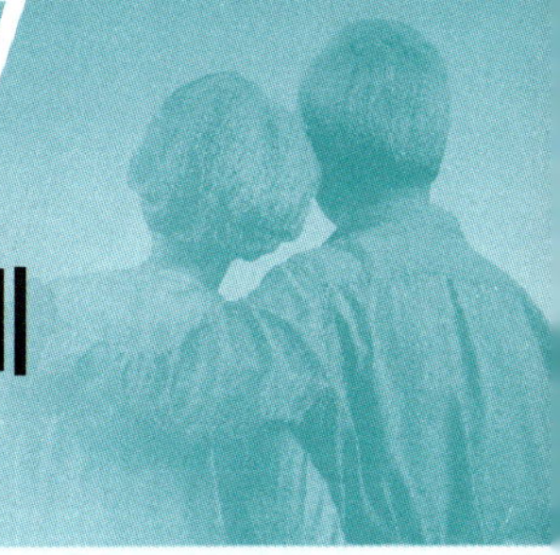

학습목표

1. 노인의 우울, 자살, 치매의 정의, 원인, 병태생리를 설명한다.
2. 노인의 우울, 자살, 치매의 증상, 의학적 진단 및 치료를 파악한다.
3. 노인의 우울, 자살, 치매의 간호사정과 주요 간호문제를 설명한다.
4. 노인의 우울, 자살, 치매의 일상생활 간호를 계획한다.

핵심용어

가성치매 Pseudodementia

기분부전장애 Dysthymic disorder

노인우울 Geriatric depression

노인자살 Geriatric suicide

알츠하이머병 Alzheimer's disease

양극성 장애 Bipolar disorder

치매 Dementia

노년기 우울, 자살, 치매 등의 정신적인 건강문제는 갑작스런 사고를 유발시켜 생명을 위협할 수 있다. 우울한 노인은 정서장애뿐만 아니라 인지장애를 일으킬 수 있어 일상생활에서 사고를 초래할 수 있다. 또한 갑작스런 자살사고가 발생할 수 있다. 특히 치매는 노년기 대표적인 정신·신경학적인 문제이며 인지기능 장애로 갑작스런 사고가 발생하여 생명을 위협할 수 있어 사고를 예방하는 관리가 중요하다. 간호사는 이러한 진단 하에 발생할 수 있는 여러 가지 사고를 예방하기 위한 지식과 기술을 겸비하고, 대상자에 대한 특별한 관심과 관찰을 통해 조기발견 및 가족에게 일상생활에서의 사고를 예방할 수 있도록 도와주어야 한다. 본 장에서는 이러한 건강문제에 대한 현황과 국가적 차원의 정책 및 관리에 대해서도 살펴보고자 한다.

1 우울

우울한 감정은 모든 사람이 지닌 정상적인 감정이다. 그러나 일시적으로 기분만 저하된 상태가 아니라 생각의 내용, 사고과정, 동기, 의욕, 관심, 행동, 수면, 신체활동 등 전반적인 정신기능이 저하된 상태는 정상상태가 아닌 우울장애라고 한다. 노인우울장애는 젊은 성인의 우울장애와 달리 신체적·정신적·사회적 기능장애를 쉽게 초래하며 근심, 흥미상실, 식욕저하, 수면장애, 기억력 감퇴, 집중력 저하, 무력감 그리고 죄책감 등을 유발하여 자살의 주요 원인이 되기도 하므로 조기 발견과 치료가 중요하다.

1) 노년기 우울의 발병률 현황

노년기 우울증은 65세 이상 노인에게서 발병하는 우울증이다. 신속하게 치료하지 않고 오랫동안 방치하면 자살이나 자해 등 생명을 위협하는 심각한 상황을 초래할 수도 있다. 우울증의 발병률 추이를 살펴보면, 남성에 비해 여성에게 빈도가 더 높게 나타난다. 여성 노인은 자기 역할에 대한 불만족, 가정문제, 신체질환 등과 관련된 우울증이 주로 나타나고, 남성 노인은 질병으로 인한 우울증이 주로 많이 나타나고 있다. 가족력이 있는 경우에 우울증이 더 많이 발생하여 가족력이 위험인자로 파악되었다. 노인우울의 유병률은 인구의 특성에 따라 차이가 있으며, 지역사회 거주 노인보다 장기요양시설에 입소한 노인의 우울증 유병률 발생이 50% 정도 더 높게 나타났다.

우리나라 우울증은 2020년 OECD 국가 중 1위이다. 2020년 기준으로 우울증 환자의 통계자료(그림 17-1, 표 17-1, 표 17-2)를 살펴보면, 20대의 우울증 환자가 17만 987명인 17%로 가장 높은 비중을 나타냈으며, 그 다음은 60대가 16만 4,401명으로 16.2%로 나타났다.

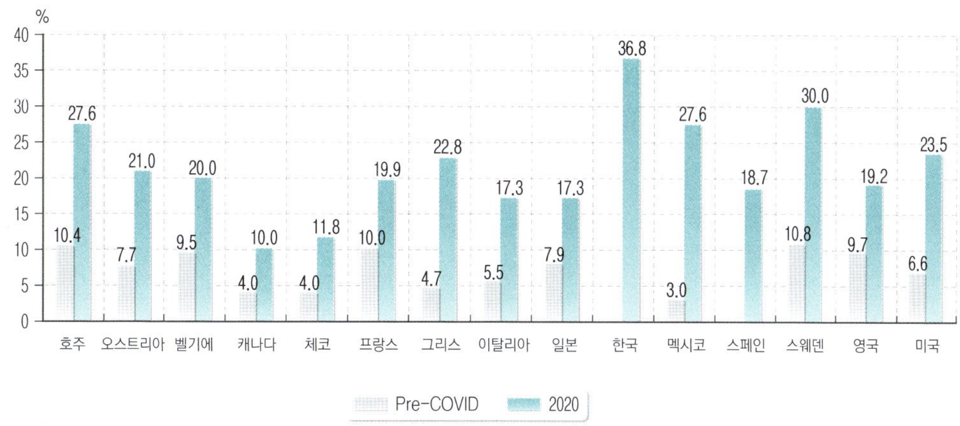

그림 17-1 2020년 OECD 국가별 우울증 유병률

출처: 국민건강보험공단(2021). OECD 'COVID-19 위기의 정신건강 영향 해결'.

표 17-1 우리나라 연령별 우울 통계표

(단위: 명, %)

연령	2016년	2020년	(16~20년) 증가인원	(16~20년) 증가율	16년 대비 증가	2021년 1~7월
전체	643,102	837,808	194,706	30.3%	1.3배	695,580
0~9세	1,036	1,338	302	29.2%	1.29배	1,096
10~19세	26,165	48,645	22,480	85.9%	1.86배	38,327
20~29세	64,497	146,977	82,480	127.9%	2.28배	123,019
30~39세	75,951	117,186	41,235	54.3%	1.54배	98,197
40~49세	93,369	115,883	22,514	24.1%	1.24배	95,686
50~59세	124,639	126,351	1,712	1.4%	1.01배	99,175
60~69세	122,420	137,436	15,016	12.3%	1.12배	115,530
70~79세	113,181	117,090	3,909	3.5%	1.03배	94,215
80세 이상	46,116	61,020	14,904	32.3%	1.32배	49,898

출처: 국민건강보험공단, 건강보험심사평가원(2020).

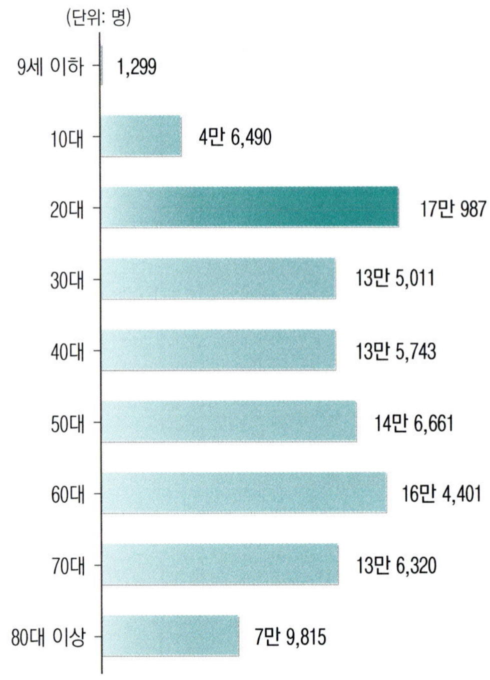

그림 17-2 우리나라 연령별 우울 현황

출처: 건강보험심사평가원(2021). 생활 속 질병 · 진료행위 통계.

2) 노인우울의 관리정책

10월 10일은 '정신건강의 날'로 우울 극복을 위한 자기주도적인 정신건강 관리의 중요성을 강조하고 국민 정신건강증진을 위해 정부의 적극적인 지원이 이루어져야 한다. 이런 요구에 따라 최근 보건복지부에서 시행하고 있는 정신건강사업으로는 정신재활센터 운영, 정신건강증진사업, 교육지원 및 연구사업 등이 있다.

정신재활센터는 정신질환 환자의 회복과 사회통합 촉진을 위하여 정신재활치료를 실시하고 있다. 정신재활은 심각하고 만성적인 정신질환으로 기능이 저하된 환자들이 일상적인 삶을 영위하기 위하여 요구되는 정서적 · 사회적 · 지적기술을 개발하고 습득하여 공동체 안에서 살아갈 수 있도록 하는 것이다. 정신질환으로 인한 불이익과 기능저하에 초점을 맞추며, 환자가 가지고 있는 자원과 필요한 기술, 환경 속에서 효과적으로 상호작용할 수 있도록 자원을 연계해 주며, 더불어 재활 과정에서 전문가의 개입을 최소화하는 것을 목표로 한다.

정신재활센터에서는 근거기반의 회복지향질병관리(Illness Management and Recovery, IMR) 프로그램의 개발과 지역사회 정신보건 실무자교육 및 각 분야별 예비 정신보건인력에 대한 교육, 재활정신건강연구회, 다학제정신사회재활팀 운영을 실시하고 있다.

정신재활치료를 통하여 건강한 일상생활을 영위할 수 있도록 하여야 하는데, 정신재활치료 종류로는 기능재활, 직업재활, 신체건강증진, 여가활용, 문화감수성 등의 프로그램이 있다. 다음은 보건복지부에서 운영하고 있는 정신재활프로그램의 종류이다.

(1) 회복지향질병관리(IMR)

정신재활프로그램으로 미국의 정신보건 및 약물남용 정책국에서 개발한 근거기반 프로그램으로 정신과 환자의 회복 촉진을 위한 전략의 10가지 모듈을 제시하였으며, 환자들이 자신의 희망을 발견하고 적극적으로 살아갈 수 있도록 돕는다.

(2) 사회기술훈련

사회생활에 기본적으로 요구되는 습득된 기술로 자신의 감정과 욕구를 상대방에게 정확하게 전달하여 대인관계에서 어떤 목표를 성취할 수 있도록 도움을 주는 모든 행동을 말한다. 사회기술훈련은 직접적 · 적극적 학습원칙을 적용하여 정신장애인의 일상에서 부딪히는 문제해결력을 증진시키고 정신증상에 대한 방어력을 부여한다.

(3) 사회인지 재활

사회기술 증진을 목표로 사회적 상황에서 적절한 말과 행동의 대처방안을 생각해보고 역할연기를 통해 평소 생활할 때 하게 되는 실수를 줄이고 상황에 맞도록 융통성 있게 대처할 수 있는 기술을 익히도록 한다.

(4) 독서치료

동화책을 읽고 동화내용과 연관된 활동들을 통해 각 개인들이 직면하고 있는 크고 작은 상처와 아픔의 문제들을 슬기롭게 처리할 수 있는 통찰력을 얻고 건강한 정신을 유지하며 사회적응력을 정상적으로 키우도록 돕는다.

(5) 컴퓨터활용

컴퓨터의 기본 기능과 워드프로그램의 기본 과정을 익히고, 인터넷 검색을 통해 문화적 이슈들을 이해하며 시대흐름에 능동적으로 대처하는 감각을 깨우치는 등 컴퓨터 활용 능력을 향상시킨다.

3) 우울의 이해

정신질환에 대한 부정적인 사회 인식 때문에 우울증에 대한 적절한 치료를 받지 않거나 관리가 되지 않아 재발되는 경우가 많다. 우울증이 심혈관질환이나 치매의 발병과도 연관이 있는 것으로 나타났다. 노인의 우울장애가 성인의 우울장애 증상과 다른 점은 노인에서는 다양한 질환을 동반하고 있기 때문에 우울 증상과 내과적인 증상이 중복되어 구분하기가 어렵다. 또한 내과적 · 신경학적 장애에 의한 우울과 약물복용으로 인한 영향이 전반적으로 나타날 수도 있다.

(1) 정의

인간의 감정 상태는 기분(mood)과 정서(affect)로 이루어진다. 기분은 오랜 기간 유지되는 감정이고, 정서는 자극에 대한 반응으로 느낌을 나타내는 비교적 짧은 기간의 감정 상태를 말한다. 슬픔이나 단기간의 우울은 상실이나 실망감을 경험하면서 정상적으로 나타나는 정서이다. 심한 우울은 현실과 무관하게 기분이 가라앉고 슬픔이 지속적으로 나타나는 병적인 기분장애이다. 우울장애는 중증도와 지속기간에 따라 매우 다양하게 나타난다.

(2) 원인

노인성 우울은 명확하지 않으나, 노화로 인한 여러 가지 신체적 · 심리적 · 생물학적 변화요인과 밀접한 관계가 있다.

노인에게서 우울의 요인으로는 노화로 인한 불안, 스트레스, 자아존중감 상실, 만성질환, 빈곤 등이며, 신체적 질병으로 인한 기능장애와 배우자나 자녀, 친척, 친구의 죽음과 같은 중대한 사건, 사회적 지지 체계의 와해, 독거로 인한 소외, 낮은 교육 수준, 강박성 인격이나 히스테리성 인격과도 관련이 있다. 또한 그 외에 가족이나 친구와의 갈등, 이사, 결혼상태의 변화 등이 있다. 이 중 우울증을 가장 크게 만드는 요인은 사별이다. 우울증상은 사별 후 몇 주 동안 나타나며, 대부분 시간이 지날수록 서서히 감소하여 우울증상으로 발전하는 경우는 드물다.

(3) 임상적 증상 및 특성

우울장애의 생물학적 위험요인은 노인의 지속적인 불면증으로 인하여 추후 우울 발생의 위험요인이 된다. 우울은 기분과 관련이 있는 신경전달물질인 노르에피네프린계의 이상과 세로토닌과 관련이 있으며, 도파민, 아세틸콜린, 가바 시스템, 글루타메이드 등의 신경전달물질체계의 기능장애로 인하여 발생한다. 우울은 호르몬의 변화와도 관련이 있다. 시상하부–뇌하수체–부신피질 축(hypothalamic–pituitary–adrenal axis, HPA 축)의 활성도 증가로 코르티솔(cortisol)의 분비가 증가한다. 또한 갑상샘자극호르몬 분비촉진호르몬(thyrotropin–releasing hormone, TRH)에 대한 갑상샘자극호르몬(thyroid stimulating hormone, TSH)의 반응이 무뎌지는 것과 관련이 있다. 노인의 우울과 관련이 있는 질환으로는 갑상샘기능저하증, 심근경색증, 파킨슨병, 당뇨, 대상포진, 간염, 노인성 만성질환, 수면장애, 약물사용 등도 우울증의 요인이 될 수 있다.

만성질환으로 인한 장기간의 약물복용은 우울증상의 부작용을 초래한다. 약물의 종류

중 고혈압약으로는 클로니딘(clonidine), 말초혈관확장제인 히드랄라진(hydralazine), 강심제인 디곡신(digoxin), 디기톡신(digitoxin), 제산제인 시메티딘(cimetidine), 호르몬제제인 스테로이드(steroid), 에스트로겐(estrogen), 프로게스테론(progesterone), 소염진통제인 인도메타신(indomethacin), 마약성 진통제인 프로폭시펜(propoxyphen), 코데인(codein), 항균제인 안티박테리얼(antibacterials), 파킨슨 치료제인 레보도파(levodopa), 호르몬 치료제인 타목시펜(tamoxifen), 항암제인 빈크리스틴(vincristine), 빈블라스틴(vinblastine), 신경안정제인 벤조디아제핀(benzodiazepines), 바비튜레이트(barbiturate) 등이다.

영양장애 요인으로는 비타민 B12 결핍, 치아손실, 식욕저하 등이며, 정신사회적 스트레스 요인은 노인이 표현을 하지 않아 겉으로 잘 드러나지 않은 상황일 수 있어서 긴밀한 관찰이 요구된다. 요양시설 입소나 요양병원 입원 등 환경적 변화로 인한 심리적 위축, 사회활동의 감소, 자극적인 환경 부족, 적절한 사회적 지지의 부족, 지위상실, 자기가치의 상실, 배우자의 돌봄, 이혼이나 별거상태, 사별, 소득 수준 이하인 경우 등이다.

노화로 인하여 외모의 변화, 시력 감퇴, 청력의 변화, 운동기능의 감소 등 신체적 변화는 남성 노인보다 여성 노인에게서 더 많은 우울증상을 보이고 과도한 음주를 하는 노인에게서 더 많은 우울증상이 나타난다. 치매초기에도 우울증이나 불안증의 증상이 동반되며, 뇌졸중 이후에도 혈관성 우울증 등이 올 수 있다. 노인은 젊은 대상자보다 신체증상을 더 많이 호소하게 되고 통증으로 우울증을 유발할 수 있으며 건강염려증의 경향을 보이기도 한다.

노인우울장애 대상자의 경우 뇌 전산화단층촬영(computerized tomo-graphy, CT)에서 측뇌실이 커져 있었다. 뇌 자기공명영상(magnetic resonance imaging, MRI)에서 전두엽과 미상핵이 작아지는 현상이 발견되었으며, 양전자방출단층촬영(positron emission tomography, PET) 또는 단일광자방출 전산화단층촬영(single photon emission computed tomography, SPECT)에서 대뇌피질과 특히 전두엽 피질의 혈류량이 감소된 것으로 나타났다. 자기공명분광검사법(magnetic resonance spectroscopy, MRS)은 우울에서 인지질막 대사에 장애가 있다는 것을 보여주고 있다.

노화과정에서 나타날 수 있는 다양한 신체증상과 구분이 잘 되지 않는다. 수면장애가 젊은 사람에서는 우울증의 증상으로 나타날 수 있으나 노인의 경우 성기능 감퇴, 변비, 관절의 통증 등과 함께 노인에게서는 우울증과 무관하게 나타날 수 있다.

'가성치매(pseudodementia)'는 인지기능 검사에서는 치매 증상과 유사한 검사 소견을 보이며 질병망상, 허무망상 등이 나타나기도 한다. 또한 젊은 환자와 비교할 때 주관적으로 경험되는 기억력 감퇴, 집중력 저하, 계산능력 저하 등 인지기능의 저하를 많이 호소하게 된다.

다양한 만성질환과 관련된 신체적인 증상 호소가 많다. 식욕감퇴, 근골격계 통증, 수면장애, 초조감, 변비, 배뇨장애, 숨참 등을 호소한다. 자살위험성이 젊은 사람보다 매우 높아지며, 70대는 2~3배, 80대는 3~4배 정도 높아진다.

4) 의학적 진단

(1) 주요 우울장애(major depressive disorder)

DSM-5 기준(APA, 2013)에 의하면, 다음 증상 중 5개 이상의 증상이 연속 2주 이상 지속되며, 증상 가운데 적어도 하나는 우울 기분이거나 흥미나 즐거움의 상실이 포함되어야 한다(Box 17-1).

- 하루 대부분이 거의 매일 지속되는 우울한 기분이 주관적인 보고나 객관적인 관찰에서 드러난다.
- 거의 모든 일상활동에 흥미와 즐거움이 하루의 대부분 또는 거의 매일 뚜렷하게 저하되어 있는 경우
- 체중조절을 하지 않은 상태에서 의미 있는 체중감소나 체중증가, 거의 매일 나타나는 식욕감소나 식욕증가가 있을 때
- 거의 매일 나타나는 불면이나 수면 과다
- 거의 매일 나타나는 정신운동이나 초조나 지체
- 거의 매일 나타나는 피로나 활력상실
- 거의 매일 느껴지는 무가치감 또는 과도하거나 부적절한 죄책감
- 거의 매일 나타나는 사고력이나 집중력의 감소 또는 우유부단함
- 거의 매일 나타나는 반복적인 죽음에 대한 생각 또는 자살 시도나 자살 수행에 대한 구체적인 계획

노인은 흔히 우울이 진행될 때 치매가 아님에도 불구하고 주의력, 정신적 처리(mental processing) 속도, 수행기능의 장애를 포함하는 인지장애를 가지고 있다. 처리속도와 작업기억(working memory) 결함은 노인 우울이 감소된 후에도 지속되며, 우울장애의 전형적인 특성이 될 수 있다.

고령이 될수록 우울증 삽화의 빈도는 증가한다. 주요 우울증 삽화 회복을 위해 급성기 치료가 필요하다. 주요 우울증 삽화는 심한 사회적 스트레스 요인, 특히 사랑하는 사람의 죽음이나 이혼과 같은 사건 후에 발생한다. 만성적인 의학적 상태와 물질 의존, 알코올이나 코카인 의존에 의해 악화될 수 있다.

Box 17-1 DSM-5 기준(APA, 2013) 주요 우울장애 진단기준

- 우울한 기분
- 모든 혹은 거의 모든 활동에서 흥미나 쾌감의 저하
- 체중 감소 또는 증가(체중의 5% 이상)
- 불면 또는 수면 과다
- 정신운동성 초조 또는 지체
- 피로 또는 에너지 상실
- 무가치감이나 부적절한 죄책감
- 집중력의 저하
- 죽음이나 자살에 대한 반복적인 생각 등

※ 최소 2주일간 다음의 9가지 증상 중 5가지가 요구됨

(2) 기분부전장애

기분부전장애(dysthymic disorder)는 우울한 기분이 2년 동안 거의 대부분인 상태를 말한다. DSM-5 기준에서 다음의 증상 중 적어도 두 가지 이상이 현존할 것을 요구한다. 식욕의 저하 혹은 증진, 불면 혹은 수면 과다, 무력증(anergia) 혹은 만성 피로, 불충분한 집중력 혹은 의사결정의 어려움, 절망감과 자포자기 등이다.

(3) 정신병적 우울

정신병적 우울 환자는 망상을 동반한다. 우울 망상은 죄책감, 건강염려증, 허무주의, 피해, 질투이며 환각은 잘 나타나지 않는다. 우울 망상은 치매 환자의 망상보다 체계적이다.

(4) 기타 노년기 우울장애

① 가역적 치매를 동반한 우울

치매증상이 동반되는 노인우울 대상자에게 우울이 경감되면 치매증상이 호전되는 가역적인 치매증후군을 보이는 경향이 있다. 반면, 인지장애를 가진 우울 대상자는 우울증상이 악화되면 인지장애가 더욱 심해지기도 하지만, 인지기능이 호전되었다고 하여도 추적조사를 해보면 인지장애를 가진 우울 대상자의 약 40%에서 3년 이내에 치매 발생률이 높게 나타났다. 그러므로 치매를 동반한 노인우울 대상자에게 진단검사를 통하여 치료가 가능한 가역적 치매 증후군을 확인하고 관리할 필요가 있다.

② 혈관성 우울

노인우울증은 혈관질환을 가진 사람, 대뇌의 피질하 부위에 질병이 있는 사람에게서 우울증의 발생률이 높았다. 혈관성 우울을 가진 노인 대상자는 비혈관성 우울 집단보다 전반적인 인지기능의 저하와 언어 장애가 많았고 무감동과 정신지체증상 동반이 더 많았다.

(5) 우울척도

노인의 우울 사정은 표준화된 척도를 사용하거나 포괄적인 간호사정으로 가능하다. 우울증상의 선별과 정도를 평가하기 위하여 자가평가형 척도(self-rating scale)와 임상가 평가척도(clinician-rating scale)를 통해 구분한다.

임상가 평가척도는 우울 증상과 심각도에 따라 객관적이고 정확한 평가가 가능하며, 전문적으로 훈련을 받은 평가자가 실시하여야 하므로 시간과 비용이 소요된다. 대표적인 임상가 평가척도로는 해밀톤 평가척도(Hamilton's Depression Rating Scale, HDRS)와 몽고메리-아스버그 우울 평가척도(Montgomery-Asberg Depression Rating Scale, MADRS) 등이 있다. 이 도구는 임상에서 우울증상의 심각도 평가와 경과 관찰, 약물에 대한 반응 평가, 우울증상의 경감 평가 등에 사용되고 있다. 인지기능 장애를 가진 대상자는 간호사나 훈련된 상담자에 의해 평가되는 치매기분사정척도(dementia mood assessment scale, DMAS)가 있다. 이 문항은 우울과 치매 정도를 평가하도록 설계된 도구로 경증에서 중증도 치매 대상자에게 유용하다.

자가평가형 척도는 짧은 시간에 대상자가 직접 작성할 수 있어 우울증상의 선별이나 증상 평가에 일차적으로 사용한다. 노인 우울증에 가장 많이 사용되고 있는 자가보고형 우울척도는 Brink(1984)와 Yesavage(1983) 등이 개발한 노인우울척도(Geriatric Depression Scale, GDS)이다. 노인우울척도는 30문항으로 구성된 척도와 15문항으로 구성된 척도 2가지가 있으며, 인지기능장애가 없으면서 의사소통이 가능한 노인을 대상으로 우울증 평가를 할 수 있다. 코넬 우울측정도구(Cornell Depression Scale, CDS)는 인지장애가 심한 환자인 경우에 사용할 수 있다. 한국형 노인우울 척도(Korean form of Geriatric Depression Scale, KGDS)는 정인과 등(1997, 1998)이 개발하였고, 조맹제 등(1999)도 한국판 GDS를 제작하였다(부록 9).

평가도구들은 단지 우울선별을 위한 것이므로 진단을 내리기 위해서는 대상자와 가족구성원과의 면담을 통하여 철저한 사정이 이루어져야 한다.

노인 대상자의 우울을 진단하는데 가장 중요한 증상은 슬픔, 의기소침한 기분, 자주 눈물흘림, 죽음과 자살에 대한 반복적인 사고를 포함한다. 다른 증상으로는 즐거운 활동에 대한 흥미상실, 절망감이나 무기력, 무가치감, 죄책감, 자기비난 등이 있다. 또한 사회적 상호작용과 외출 회피, 정신운동성 초조 혹은 지체, 의사결정의 어려움, 일상생활활동의 어려움 등이 있으며, 불면증이나 수면과다, 식욕의 증가나 감소, 체중증가나 감소, 집중력 저하 등의 신체증상을 호소한다.

노인우울 사정에서 정신과적 기왕력이나 인지기능 검사, 임상검사가 중요하다. 내과적, 신경학적 검진, 갑상샘자극호르몬의 수치, 생화학 검사, 혈액검사, 심전도 감사, 비타민 B12, 엽산, 소변검사 등이 필요하다.

5) 의학적 치료

우울증 치료는 재발의 가능성이 많기 때문에 우울증상의 완전한 해결과 재발방지를 목표로 하며, 이를 위해 약물치료, 전기경련치료, 광선치료, 정신치료, 사회적 지지 중재 등을 적용한다.

(1) 약물치료

노인 대상자에게 항우울제의 사용은 여러 신체질환을 동반하므로 이미 사용 중인 약물과의 상호작용을 고려해야 한다. 항우울제 사용은 성인 용량의 1/2~1/3에 해당하는 저용량부터 시작한다. 약물치료 시작 후 부작용 증상이 발견되지 않으면 성인 용량까지 증량한다. 보통 6개월 이상 약물치료를 권장하며, 재발된 경우에는 2~3년간 약물치료를 권장한다.

모든 약물에는 부작용이 있으므로 항우울제 치료기간 중에 대상자에게 나타날 수 있는 부작용유무를 잘 관찰해야 한다. 항우울제의 부작용은 구강건조, 어지럼증, 복시, 비출혈, 기립성 저혈압 등이다. 또한 변비, 요정체, 떨림, 심장 수축의 지연, 경련의 역치 감소가 나타날 수 있으며, 특히 대사가 느린 노인들에게 약물 부작용의 위험성은 더욱 커진다.

우울노인에게 흔히 사용되는 약물은 삼환계 항우울제(tricyclic antidepressant, TCA)이다. 노르트리프틸린(nortriptyline)이나 데시프라민(desipramine) 등은 이차 아민 약물로써, 항콜린성 작용, 진정효과와 기립성 저혈압 등의 부작용이 삼환계나 삼차 아민 약물보다 적은 편이다. 그러므로 항우울제 치료기간에는 지적 기능, 기립성 저혈압, 심전도, 배뇨 등을 지속적으로 모니터링한다. 삼환계 약물에 반응하지 않는 대상자의 경우에는 MAO 억제제(monoamine oxidase inhibitors, MAOI), 선택적 세로토닌 재흡수 억제제(selective serotonin reuptake inhibitors, SSRI) 그리고 부프로피온(bupropion) 등의 사용을 고려한다.

MAO 억제제의 효과는 우수하나 티라민(tyramine)이 풍부한 음식(예: 초콜릿, 바나나, 말린 무화과, 치즈, 맥주, 포도주, 요구르트, 각종 발효식품 등)과 함께 섭취할 경우에는 갑작스런 고혈압이 나타나 생명을 위협할 수 있으므로 우리나라에서는 거의 사용하지 않는다.

SSRI는 우울노인에 대해 내성이 좋고 효과적인 약물이므로 삼환계 항우울제와 트라조돈

(trazodone)에 비해 전반적으로 부작용이 적은 편이다.

부프로피온은 기존의 고혈압 환자에게 사용 후 고혈압이 악화되는 경우가 있으므로, 심장 문제를 가진 모든 대상자에서 주의하여 투약한다.

급성 조증 삽화가 있는 경우, 기분안정제(mood stabilizer)인 리튬 탄산염(lithium carbonate) 300~600mg을 사용한다. 노인의 효과적인 혈중 농도는 0.4~0.8mEq/L이다. 이보다 혈중 농도가 높으면 초조와 혼돈을 일으키기도 한다. 이와 같은 리튬의 독성 때문에 임상가들은 발프로이크산(valproic acid)을 치료제로 선택하기도 한다.

(2) 전기경련요법

전기경련요법(electroconvulsive therapy, ECT)은 안정성과 빠른 작용으로 우울노인들이 선호하는 치료법이다. 노인 대상자들은 다약제 약물을 사용하고 있으므로 약물부작용의 위험성이 높다. 노인의 항우울제 투여는 점진적으로 천천히 약물을 증량해야하므로 오랜 시간 동안 우울한 상태가 지속될 수 있다. 그리고 자살이나 전신쇠약, 탈수, 전해질 불균형 등의 위험성도 커질 수 있다. 따라서 전기경련요법은 우울장애의 급성 치료에 효과적이다. 이전에 전기경련요법에 효과가 있었던 대상자나 심각한 정신증상을 지닌 대상자, 자기 파괴적이거나 항우울제를 견디지 못하는 대상자 그리고 항우울제에 반응이 없는 대상자에게 사용한다.

항우울제에 반응이 없는 노인 대상자의 약 80%는 전기경련요법을 통해 우울증상이 호전되는 것으로 나타났다. 전기경련요법 실시 후 단기기억상실이 발생하기도 하며, 일부 대상자는 전기경련요법 후까지 지속되기도 한다. 이 요법은 안전한 치료법으로 사망률은 0.1% 정도이나, 심장 합병증이 있는 환자는 전기경련요법 직후 몇 시간 이내에 허혈성 증후군, 부정맥, 심부전, 혈압의 일시적인 급상승 등으로 사망할 수도 있으므로 주의 깊은 관찰이 필요하다. 전기경련요법은 두개 내 종양이 있는 대상자에게는 금기이며, 이는 섬망, 주요 신경과적 장애, 사망 등을 초래할 수 있다.

(3) 광선치료

광선치료(light therapy)는 우울증 단기치료에 적용할 수 있다. 낮 시간에 자연적 혹은 인공적 광선에 노출하여 치료하는 방법이다. 아침에 30분~2시간 동안 2,500~10,000lux 정도의 저강도 인공광선에 노출하여 치료하는 방법이다.

(4) 정신치료

다양한 정신치료법으로 인지치료, 행동치료, 단기 정신역동적 치료 등이 있다. 인지치료는 우울장애를 지속시키는 부정적 사고를 대상자가 알아내고, 이를 수정하도록 하는 치료 방법이다.

행동치료는 우울증상을 경감시키는 행동에 대해서 긍정적 강화를 하고, 우울장애를 유발시키는 행동(예: 사회적 위축)에 대해 부정적 강화를 하는 치료이다. 행동치료는 주간 활동 계획표, 숙달과 만족감 도표, 치료자가 부여하는 과제 등으로 구성되어 있다. 인지행동적 접근은 시간 제한적이고 지시적이기 때문에 우울장애 노인에게 가장 적합하다. 대개 15~20회 정도의 시행으로 좋은 결과를 얻는다. 인지적 재구성 및 강화가 주어지는 할당 과제는 우울 사고와 행동의 악순환을 중단하는 데 도움을 준다.

단기 정신역동적 치료는 대상자-치료자 관계의 중요성에 중점을 두는데, 치료적 동맹의 현실적인 협조체계를 강조하지만, 전이 문제는 상대적으로 덜 중요하게 다룬다.

지지적 정신치료는 적응장애나 상황에 합당한 불쾌기분과 같은 경한 우울장애를 가진 대상자에게 사용된다. 노인이 작은 상실이나 스트레스에 적응하도록 도와주는 데에 지지적인 치료만으로도 충분한 경우도 있다.

(5) 사회적 지지

우울증은 정신적 스트레스 및 환경적 영향을 많이 받는다. 가족이나 주변인들의 지지가 무엇보다도 중요하며 교육을 통하여 질병에 대한 이해를 돕도록 한다.

6) 일상생활 간호관리

우울노인에게 영향을 미치는 요인을 파악한다. 상담을 통한 문제해결과 개인위생을 비롯한 일상생활활동을 스스로 할 수 있도록 교육시키며, 사회적 활동에 참여하도록 격려한다. 또한 자신의 의사결정능력과 자기주장방법을 교육하여 말하게 하여 자기 성취감을 고취시키고, 사회 참여도를 증가시키며, 만족도를 높이는 긍정적인 사고로 전환할 수 있도록 한다. 다양한 개인이나 집단의 치료적 활동을 이끌거나 참여하는 것도 치료과정에 도움이 될 수 있다.

노인 대상자를 정신 전문간호사나 정신과 전문의에게 즉각적이고 적절하게 의뢰해야 하며, 이때 가능하면 대상자에 관한 배경과 병력 및 기타 알고 있는 모든 정보를 상세하게 제공한다.

간호사와 의료팀 그리고 다른 요원 등과 대상자의 상태를 공유하고 협의된 내용을 계획에 반영한다.

(1) 대상자의 기대 결과

- 자신에게 신체적 위해를 가하지 않는다.
- 부정적인 사고를 긍정적인 사고로 전환시킨다.
- 우울한 감정을 말로 표현할 수 있다.

- 개인위생을 포함한 일상생활활동을 스스로 할 수 있다.
- 프로그램에 스스로 참여하거나 참여자를 도와줄 수 있다.

(2) 항우울제 약물에 대한 반응을 관찰한다

- 선 자세와 앉은 자세에서 혈압을 측정하며, 맥박의 수와 리듬을 사정한다.
- 약물 부작용에 대하여 관찰한다.
- 대상자와 가족에게 약물 사용, 부작용과 역효과에 관해 교육한다.
- 대상자와 가족에게 치료적 효과에 이르기 전에 부작용이 나타날 수 있음을 알려준다.
- 대상자와 가족에게 약물을 중단하지 않도록 격려하고 부작용을 관리하도록 돕는다.
- 앉은 자리에서 천천히 일어서도록 교육한다. 일어서기 전에 침대 옆을 짚도록 한다.

(3) 식이요법

- 적절한 영양, 수분 섭취 및 배설을 촉진시킨다.
- 섭취량과 배설량을 측정한다.
- 대상자가 식욕이 없을 경우, 기호식품으로 소량씩 자주 식사를 하도록 한다.
- 항우울제의 항콜린 효과를 방지하기 위해 수분 섭취를 증가시킨다.
- 변비를 예방하기 위해 섬유질이 많은 음식을 섭취하도록 격려한다.

(4) 휴식, 수면 및 활동의 적절한 균형을 유지하도록 한다

- 수면 양상을 사정한다.
- 이완요법 등을 교육한다.
- 낮 시간 동안의 신체 운동을 격려한다.
- 일상생활프로그램, 오락프로그램, 운동프로그램, 집단프로그램, 산책, 야외 나들이, 쇼핑, TV 시청, 음악감상 등의 활동을 하도록 돕는다.
- 타인과의 상호작용을 격려한다.
- 적극적인 활동목록을 작성하고 실행 가능한 것부터 하도록 한다. 처음에는 단독활동에서 상호관계의 비경쟁적 활동, 그 이후에는 경쟁적 활동으로 진행한다.
- 대상자가 의미 있게 시간을 보낼 수 있도록 돕는다.

(5) 자살 위험성을 사정한다

- 특히 대상자가 항우울제에 반응하기 시작하였을 때 유의해서 살핀다.
- 자살 방지를 위한 만남을 갖는다.
- 필요시 전화를 통한 지지를 제공한다.
- 잠재적 위험이 없는 안전한 환경을 조성한다.

- 면도칼, 벨트, 가위 등 날카로운 물건들은 제거한다.
- 처방된 약물을 먹지 않아 축적되어 있는지 관찰한다.

(6) 자신의 감정을 이해하고 언어로 표현하도록 돕는다

- 대상자가 느낌을 확인하도록 돕기 위해 감정이입 접근을 한다.
- 느낌의 언어적 및 비언어적 표현을 관찰하고 대화한다.
- 느낌을 특정 사고, 사건, 쟁점 등과 연결시키도록 한다.

(7) 자긍심을 증진시킨다

- 대상자의 강점을 강화한다.
- 일상생활 기능을 지지한다.
- 사소한 활동이나 과제를 성취한 것에 대해서 진심으로 칭찬해준다.

(8) 신뢰관계를 형성한다

- 대상자에 대한 지속적인 관심을 표현한다.
- 단순하고 직접적인 표현을 사용한다.
- 지나치게 많은 질문은 삼간다.
- 상호작용 시 적절한 화제에 초점을 둔다.
- 공감대를 형성하고 일관성을 유지한다.
- 대상자가 좀 더 장시간 면담을 견딜 수 있을 때까지 짧게 자주 만나도록 일정을 계획한다.
- 대상자에게 침착하고 성의있는 경청의 태도를 유지한다.

(9) 대상자의 간호와 관련된 다른 사람들과 긴밀히 협력한다

- 가족 구성원과 협력한다.
- 다른 전문직 제공자와 협력한다.

(10) 대상자와 가족을 교육한다

- 질병의 원인이나 증상 등에 대하여 교육한다.
- 약물의 부작용, 약효 기간, 규칙적인 약물복용 등 약물관리를 교육한다.
- 자기표현 기술, 스트레스 관리기술, 자존감 증진 방법, 치료기술 등을 교육한다.
- 자살 응급전화, 지지그룹, 법적 · 경제적 지원 서비스 등을 교육한다.

2 자살

자살행위는 전 세계적으로 주요 보건문제가 되고 있다. 특히 우리나라 65세 이상 노인의 자살 비율이 높게 나타나고 있다. 자살은 개인에게 나타나는 단순한 사건이 아니므로 자살을 둘러싼 사회 · 문화적인 배경과 관련된 자살위험 요인을 인식하는 것이 중요하다. 간호사는 자살하는 노인의 개인문제로만 인식하지 말고 사회적으로 가능한 해결방안을 모색하고 접근해야 한다. 그러므로 간호사는 노인의 자살을 예방하는 폭넓은 지식과 기술을 갖추는 것이 중요하다.

1) 노년기 자살 발병률과 진료비 현황

노인 자살은 65세 이상 노인의 정신건강에서 심각한 문제이다. 2019년을 기준으로 OECD 회원국의 노인 자살 발병률의 평균은 약 17명(인구 10만 명당 명)으로 나타났는데, 한국은 약 46명(인구 10만 명당 명)으로 나타났다. 우리나라 노인의 자살 발병률은 OECD 평균보다 약 2.7배 높으며 OECD 국가 중 1위인 것으로 나타났다(보건복지부, 2021년 노인 자살백서).

65세 이상 노인층이 연령집단 중 가장 높은 자살률을 보이고 있다. 특히 인구 층이 두꺼운 베이비붐 세대(1955~1963년생)의 노령화 시점과 2019년 코로나19 바이러스로 인한 우울의

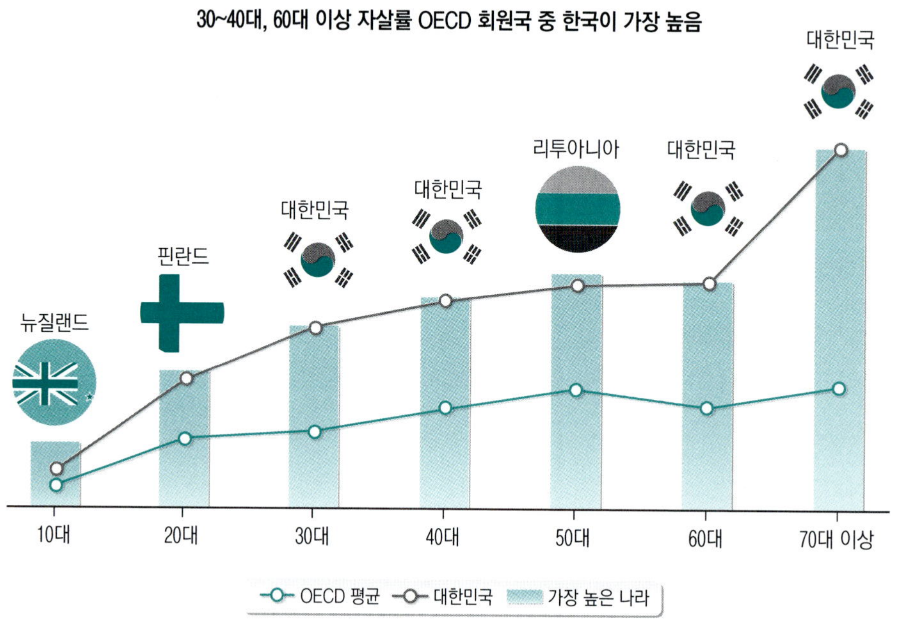

그림 17-3 OECD 회원국 연령별 자살률

출처: WHO의 2021 Mortality data base를 활용한 2021 자살예방 백서.

증가로 인하여 2020년부터 그 속도는 더욱 급속히 진행될 것으로 예상된다. 인구의 노령화와 함께 노인자살률의 급등은 우리사회에 대한 중요한 도전이며, 적절한 사회적 대응이 필요한 사회문제이기도 하다(그림 17-3).

만성적인 건강문제를 가진 노인의 경우, 다른 사건이 더해지면 결정적으로 자살에 대해 생각하는 경향을 보였으며, 특히 80대 이상 고령노인의 자살률이 가장 높게 나타나고 있다. 자살시도에 있어서는 여성이 남성의 3배가 되지만, 자살 성공률은 남성이 여성에 비해 높게 나타났다. 2019년을 기준으로 노인 남성의 자살률(인구 10만 명당 명)은 약 76명이며, 여자는 약 24명으로 나타났다. 남녀 간 자살률 성비는 여자보다 남자가 약 3배 높게 나타났다.

지역별로 살펴보면 자살률(인구 10만 명당 명)은 충남(60.6명), 강원(59.5명), 대전(57.9명) 순으로 높았다. 노인의 자살수단은 주로 목맴(51.0%), 추락(18.0%), 농약 음독(16.1%) 순이며 농약 음독으로 인한 자살이 전체 연령(5.7%)보다 높았다. 노인의 월별 자살자 수는 6월과 7월(9.6%), 5월(9.2%)순이었다. 노인자살 충동의 원인으로는 육체적 · 정신적 문제(남: 39.3%, 여: 43.4%), 경제생활 문제(남: 37.0%, 여: 28.9%), 외로움과 고독(남: 14.7%, 여: 16.8%) 순으로 나타났으며, 특히 다른 연령대보다 육체적 질병 문제와 사별 문제로 인한 자살 비율이 높았다. 70대 이상은 다른 연령대보다 가사 · 무직(85.4%)과 농림 · 어업 숙련 종사자(3.9%)의 자살 비율이 높았다. 자살로 사망한 노인이 사망하기 전, 1년 동안 이용한 입원서비스 내용을 분석한 결과, 비의약용 물질 중독으로 인한 의료이용률(7.5%)이 가장 높았고 그 밖에도 뇌경색증(4.3%), 백내장 및 수정체의 기타 장애(3.8%), 당뇨 및 폐렴(각 2.2%) 등으로 조사되었다(이지전 외, 2006).

2) 자살예방 관련 법

(1) 자살예방 및 생명존중문화 조성을 위한 법률(약칭: 자살예방법)

우리나라 자살예방법은 2011년 3월에 제정되었으며, 2020년 4월 인터넷을 통한 자살자 모집을 차단하고 자살유족에 대한 지원 강화 내용 등을 보완하였다. 주요 내용은 아래와 같다.

① **자살예방법의 목적(제1조)**은 자살에 대한 국가적 차원의 책무와 예방정책에 관하여 필요한 사항을 규정함으로써 국민의 소중한 생명을 보호하고 생명존중문화를 조성함이다.

② **용어정의(제2조)**

"자살위험자"란 자살의 위험에 노출되거나 노출될 가능성이 있다고 판단되는 자를 말한다. "자살위해물건"이란 자살 수단으로 빈번하게 사용되고 있거나 가까운 장래에 자살 수단으로 빈번하게 사용될 위험이 상당한 것으로서 제10조의2에 따른 자살예방정책위원회의 심의를 거쳐 보건복지부장관이 고시하는 물건을 말한다. "자살유발정보"란 자살을 적극적으로 부추기거나 자살행위를 돕는 데 활용되는 자살동반자 모집정보, 자살에 대한 구체적인 방법을 제시하는 정보, 자살을 실행하거나 유도하는 내용을 담은 문서, 사진 또는 동영상 등의 정보, 자살위해물건의 판매 또는 활용에 관한 정보를 말한다. "생명지킴이"란 자살을 할 위험성이 높은 사람을 발견하여 자살예방센터 등 전문기관에 의뢰 · 연계하는 사람으로 보건복지부장관이 인정하는 교육을 수료한 사람을 말한다. "자살예방사업"이란 생명존중 문화 조성, 자살예방 상담 · 교육 및 홍보, 자살예방 전문인력 양성, 자살예방체계 구축, 자살위험자 발견 및 사후관리, 자살실태조사 및 심리부검, 자살시도자 및 그 가족, 자살자의 유족에 대한 지원 및 사후관리, 그 밖에 보건복지부장관이 필요하다고 인정하는 사업이다.

③ 자살예방대책

■ 자살실태조사(제11조)

국가 및 지방자치단체는 자살실태를 파악하고, 자살예방을 위한 서비스의 욕구와 수요를 파악하기 위하여 5년마다 실시하고 그 결과를 발표한다.

자살실태조사의 내용은 다음과 같다.

- 성별 · 나이 · 학력, 혼인 및 취업 상태 등 조사대상자의 일반적 특성에 관한 사항
- 자살에 관한 생각, 자살을 시도한 횟수 등 조사대상자의 자살 위험요인에 관한 사항
- 신문 · 방송 및 인터넷 등 언론의 자살보도가 자살에 미치는 영향에 관한 사항
- 그 밖에 자살실태 및 자살예방을 위한 서비스의 욕구와 수요를 파악하기 위하여 필요한 사항

■ 심리부검(제11조 2)

효과적인 자살예방정책을 수립하고, 자살시도자 및 그 가족 또는 자살자의 유족에 대한 심리적 지원을 제공하기 위하여 자살행위 전후의 심리 · 행동변화 등을 바탕으로 자살원인을 분석하는 심리부검 동의를 받은 후 실시할 수 있다.

■ 자살통계 분석 및 정보관리체계구축(제12조)

자살통계를 수집 · 분석 및 관리하기 위해 전문 조사 연구기관을 지정한다. 자살시도자 등의 사후 관리(제12조 2)는 경찰공무원, 119구급대원은 자살시도자를 알고 있으며 정신건강복지센터, 자살예방수행기관에 정보를 제공한다.

■ 자살예방센터설치(제13조)

보건복지부장관은 중앙자살예방센터를 시도지사 및 시장, 군수, 구청장은 지방자살예방센터를 설치 · 운영한다.

- 자살예방센터의 업무: 자살 관련 상담, 자살위기 상시현장출동 및 대응, 자살시도자 사

후관리, 자살자의 유족 지원 및 관리, 자살예방 홍보 및 교육, 자살예방 전문 인력 양성

- **자살위험자 지원 및 정신건강 증진 대책(제14조)**

국가 및 지방자치단체는 정신건강 이상이 생겨 자살위험에 노출된 자에게 적절한 조치를 제공하고 정신건강 선별검사 도구 개발 보급 , 조기발견, 상담 및 치료를 위한 조치를 한다.

④ 생명존중문화 조성

국가 및 지방자치단체는 생명을 존중하는 사회문화 환경 조성과 자살예방을 위하여 활동하는 민간단체 등과 협조하여 범국민적 생명존중문화 사업을 추진할 수 있다.

- **자살예방의 날(제16조)**은 매년 9월 10일이며, 자살의 위해성을 일깨우고 자살예방을 위한 적극적인 사회 분위기를 조성하기 위함이며 자살예방의 날부터 1주일을 자살예방주간으로 한다. 국가와 지방자치단체는 자살예방의 날 취지에 부합하는 행사, 교육 · 홍보 사업을 시행하도록 되어 있다.
- **자살예방 상담 교육(제17조)**은 공공기관, 노인복지시설, 사회복지시설 등 기관이나 단체, 자살위험자 관련된 업무 수행하는 직종(119구급대원, 경찰공무원, 사회복지전담공무원) 등은 자살예방 교육, 상담을 한다.
- **자살예방을 위한 홍보(제18조)** 영상 제작 및 송출한다.
- **자살유발정보예방체계의 구축(제19조)** 교육부, 문화체육관광부, 과학기술정보통신부, 여성가족부, 방송통신위원회 및 경찰청 등 관계 기관과 자살유발정보예방협의회를 구성하여 자살유발정보차단을 한다. 방송, 신문, 잡지 및 인터넷 신문 등 언론에 자살보도 권고기준을 준수하도록 요청할 수 있다.

(2) 자살예방 및 생명존중문화 조성을 위한 법률 시행령

자살예방 및 생명존중문화 조성을 위한 법률 시행령으로 최종 개정된 내용은 2019년 7월 9일 공포되어, 동년 7월 16일부터 시행되고 있다. 주요내용은 아래와 같다.

① 연도별 시행계획(제2조) 및 추진실적의 평가(제3조) 제출: 중앙행정기관의 장 및 특별시장 · 광역시장 · 도지사 · 특별자치도지사는 다음 해의 자살예방시행계획을 수립하여 매년 12월 31일까지 지난해의 추진실적은 매년 2월 말까지 보건복지부장관에게 제출하여야 한다.

② 자살예방사업 범위 등의 내용은 다음과 같은 사항들이 포함되어 있다

- 긴급전화의 설치 및 24시간 운영(제9조)
- 자살자의 유족에 대한 지원(제13조)
- 민감정보 및 고유식별정보의 처리(제14조)

(3) 자살예방 및 생명존중문화 조성을 위한 법률 시행규칙

자살예방법 시행규칙은 최종 개정을 2019년 7월 16일에 공포되면서 동일부터 시행되었다. 주요 내용은 아래와 같다.

① 자살예방 상담 · 교육의 방법 및 내용(제4조)은 다음과 같다

- 생명존중의 중요성
- 자살현상의 이해와 예방
- 자살위기자에 대한 상담 방법
- 자살시도자 응급처치 방법
- 자살시도자 및 자살자의 가족 지원 방법
- 그 밖에 자살예방 상담 · 교육의 내용으로서 필요하다고 인정되는 사항

3) 자살노인의 관리 정책

(1) 국가적 노력

노인의 자살시도 및 자살예방에 대한 중재는 보건의료적인 접근과 사회구조적인 접근으로 시도되어야 한다. 또한 자살은 개인의 문제로 다루기보다 국가의 체계적인 관리정책이 중요하다. 이에 따라 정부는 자살문제를 국가적인 문제로 접근하면서 심각한 노인자살률을 낮추기 위해 정신건강복지센터와 자살예방센터 등 정신건강서비스 전달체계를 중심으로 다양한 개입을 실천하고 있다. 정부는 2018년부터 '자살예방 및 생명존중문화 확산'을 국정과제에 포함시켰으며, 자살문제 해결을 위한 '자살예방 국가 행동계획'을 수립하여 실천하고 있다.

① 주요 기관

정부는 2019년에는 국무총리 산하에 '자살예방 정책위원회'를 신설하고 19개 정부 부처에 전방위적인 협력체계를 구축하였다.

■ **보건복지부(자살예방정책과)**

보건복지부는 「자살예방 국가행동계획」의 과제로 고위험군을 발굴, 선별, 치료 연계 체제 강화, 자살예방법 개정을 추진하고 있으며, 관계부처와 함께 추진상황을 점검하며 자살예방시행계획을 수립한다. 정부 내 각 부처와 지방자치단체 그리고 다양한 형태의 민간위탁 기관이 자살예방관련 업무를 유기적으로 수행할 수 있도록 연계 · 지원하고 있다.

■ **한국생명존중희망재단**

2021년 4월 중앙자살예방센터와 중앙심리부검센터 두 기관을 통합 및 확대 개편하여 출범하였다. 자살위험으로부터 안전한 희망 사회를 실현하는 것을 목적으로 자살예방정책과 서

비스의 중추기관이 되기 위해 근거기반의 자살예방정책 인프라를 확보하고, 지역 맞춤형 정책을 수립할 수 있도록 지역과 현장 중심의 자살예방정책 지원체계를 강화하며, 예방-개입-사후관리를 연계하여 자살예방정책을 추진할 수 있도록 연계와 통합기반 자살예방 플랫폼을 구축한다.

■ 광역 및 기초 자살예방 · 정신건강복지센터

광역 자살예방 · 정신건강복지센터는 지역사회 내 자살예방사업을 기획 및 수립 · 조정 · 수행하는 기관으로, 2021년 현재 전국에 11개의 광역자살예방센터와 16개의 광역정신건강복지센터가 운영 중이다. 기초 자살예방 · 정신건강복지센터에서는 지역사회 내 자살 문제에 대한 인식 개선 노력을 통해 생명존중문화를 조성하고, 자살 고위험군 조기 발견 및 치료를 위한 서비스 전달체계 및 네트워크를 운영하는 기관으로, 2021년 현재 전국 시 · 군 · 구 단위 40개 기초자살예방센터와 245개 기초정신건강복지센터가 운영 중이다.

② 코로나바이러스 2019로 인한 자살예방 대책

2019년 코로나19로 인한 우리나라 국민의 평균 우울점수는 5.7점(총점 27점)으로, 2018년 실시된 지역사회 건강조사 결과인 2.3점에 비해 2배 이상 증가(보건복지부, 2021)하였다. 정부는 2019년부터 심리방역과 마음방역을 위해 '포스트 코로나 대비 자살예방 강화 대책'을 수립하였다. 코로나 우울 심리방역 실시(2020. 1.~), 기초연금 인상, 재난지원금 지급(2020년 5월, 9월) 등 시의적절한 정책 시행으로 자살 감소를 위해 노력하고 있다.

(2) 노인자살과 예방

1998년에 우리나라 노인자살은 10만 명당 약 40명이었으며, 2003년에 약 72명, 2005년에 약 80명으로 2배 가까이 증가하였다. 이후 2010년에 약 82명으로 최고치를 나타냈으나 2011년부터 감소하는 추세를 보이면서 2019년에는 약 46명으로 감소하였다. 이는 전년 대비 약 4% 감소된 것이다(자살예방백서, 2021).

노인자살 예방을 위해 지역사회 풀뿌리 조직 중심의 자살예방 게이트키퍼(gate keeper)를 약 100만 명 양성하였다. 그리고 사회보장서비스 제공기관 간의 연계를 강화하였으며, 우울증 검진 및 선별검사 서비스를 확대하고 강화하였다. 국가에서 실시하는 건강검진에서 우울증 검진은 40세, 66세에 1차 문답 후 필요한 경우에 검진했던 사항을 40, 50, 60, 70세의 전체 우울증 검진을 하는 것으로 확대하였고, 동네의원을 활용하여 자살위험에 대한 선별검사를 강화하였다. 또한 노인을 위한 독거노인 친구 만들기 사업은 우울 및 자살사고로 고립된 생활을 하고 있는 노인들에게 관심과 프로그램을 통해 정서적 환기를 진행하고 안정 상태를 도모할 수 있도록 하였다.

(3) 의료인 교육

정신과 치료를 받는 노인에 대한 의료진의 부정적인 태도가 노인자살 문제를 심화시킬 수 있으므로 노인과의 치료적인 관계를 유지하여 자살을 예방할 수 있도록 해야 한다. 간호사는 경청과 감정이입을 통해 의사소통을 격려하고 정서적인 지지를 제공해야 한다. 공감적 의사소통은 자신의 고통스러운 감정과 경험을 이해하고 나눌 때 치료적 효과가 시작된다. 공감은 죽고 싶어하는 이유를 잘 경청하는 데서 출발하며, 힘든 상황에 대해 충분한 이해를 하지 않은 상태에서 격려하거나 옳고 그름에 대해 논쟁하는 것은 대상자가 거절당하는 느낌을 갖게 하므로 자살예방에 효과적이지 않다. 노인이 겪고 있는 고통스러운 감정에 대해 적극적으로 표현하도록 격려하고, 이를 수용하는 자세가 중요하다. 이에 정부에서는 의료인 교육을 체계적으로 실시하는 제도를 시행하고 있다.

노인자살에 직접적인 원인을 제공하는 주요요인 중 하나는 우울이다. 그러므로 우울한 노인은 수시로 우울선별검사를 받도록 서비스를 제공하고 조기에 노인우울증을 치료받을 수 있도록 조치하고 있다. 또한 의료인은 노인이 자살이나 죽음에 대한 반복적인 생각을 하는 경우에 우울의 징후일 가능성을 점검하여 우울 초기에 치료적 접근을 시도하도록 교육받고 있다. 응급실기반 자살시도자 사후관리사업, 1차 의료기관의 우울증 · 자살위험 스크리닝 가이드라인 교육과 보건소, 1차 의료기관에서 경증 우울증에 대한 치료를 활성화하고 있다.

(4) 지역사회 치료팀 지원

각 지역에서는 복지관에 특화사업으로 노인자살예방센터를 설립하여 운영하고 있으며 기존의 자살예방센터와 정신보건센터에 노인전담반을 추가하여 노인전용 전화상담 서비스, 게이트키퍼 프로그램, 노인을 위한 정신건강전문가로 구성된 지역사회 치료팀, 마음건강버스 운영 등을 지원한다. 이들 서비스 시설은 24시간 항상 대기 중이며 정신보건 전문요원이 현장에 출동하고, 방문 또는 전화 모니터링을 통해 상담 서비스를 제공한다. 자살시도 노인은 자살위기를 극복하기 위해 자살위기 전화나 심리적인 서비스를 사용하지 않는 경향이 있으므로 도움을 받을 수 있도록 교육한다(Box 17-2).

노인 자살예방교육은 자살예방전문가교육(Applied Suicide intervention Skills Training, ASIST), 자살위기사정과 관리교육(Suicide Risk Assessment and Risk Management, S-RARM) 등이 운영하고 있으며 한국생명존중희망재단에서는 자살위험에 처한 노인에게 도움을 받을 수 있는 자원과 이어주는 '이어줌인 노인'으로 생명지킴이교육 프로그램을 운영하여 노인 관련 기관실무자를 교육한다.

특히, 사회적으로 방치된 독거노인이나 신체적인 문제로 집안에서 은둔하고 있는 노인

Box 17-2 노인자살예방을 위해 도움을 받을 수 있는 곳

- 노인 상담전화 1661-2129
- 자살 및 정신건강 상담전화 1577-0199
- 보건복지콜센터 희망의 전화 129(www.129.go.kr)
- 생명의 전화 1588-9191
- 자살예방 상담전화 1393
- 자살 및 정신건강 상담전화 1577-0199
- 독거노인종합지원센터 1661-2129

계층은 사회적으로 잘 드러나지 않으므로, 누군가 직접 독거노인을 찾아가 선별검사를 하지 않으면 조기발견이나 예방서비스를 제공하기 어렵다. 독거노인종합지원센터를 통해 독거노인친구 만들기 사업, 자살 고위험군 집중 관리체계 구축 등을 시행하고 있다. 치료 팀은 고립된 노인의 가족과 긴밀한 관계 형성 및 친척 유대를 강화하도록 돕는다. 노인의 사회적 지지망을 강화할 수 있도록 돕고, 각종 취미활동, 자원봉사활동, 모임참여 등의 사회활동을 안내하며, 사별한 남녀노인의 지지를 위한 자조집단에 참여하도록 돕는다. 재가노인의 경우, 직접 방문하거나 전화를 주기적으로 하여 노인자살을 예방하고 있다.

(4) 사후예방

정부는 국가적 차원에서 심리적 부검 및 자살현황 분석과 연구, 자살시도자 사례관리, 자살 유가족 지원 등의 사업을 운영하고 있다. 심리적 부검을 통해 자살이 개인적인 문제가 아닌 사회적인 문제임을 인식하고 원인을 진단하고 예방 대책을 수립하고 있다. 또한 자살시도자를 체계적으로 관리할 수 있도록 응급의료센터와 지역정신보건센터에 사후 관리체계를 운영하고 있다. 주위에 자살한 가족이 있는 노인에게 죄책감이나 사회적 편견으로 인한 고립감, 아무것도 할 수 없었다는 무력감이나 절망감에 대해 애도하고 슬픔을 극복할 수 있도록 전문적 정신치료를 제공하고 자살 유가족에게 집단치료를 시행하고 있다.

4) 자살의 이해

(1) 노인자살의 정의

세계보건기구(WHO)는 자살에 대해 '자살행위로 인하여 죽음을 초래하는 경우로 죽음의 의도와 동기를 인식하면서 자신에게 손상을 입히는 행위'라고 정의하였다. 이러한 자살은 사회적 문제이며, 국가적 인력 손실을 초래하는 재난으로 이해할 수 있다.

자살은 하나의 개념으로 정의되기보다는 자살생각(suicidal ideation), 자살계획(suicidal plan), 자살시도(attempted suicide) 등 연속적인 개념으로 정의되고 있으며, 자살생각이 반드시 실행으로 이어지는 것은 아니지만 중요한 예측변인 중 하나이다. 자살생각은 죽음에 대한 일반적인 생각으로부터 자살을 하는 수단에 대한 생각까지 포함하며 행동으로는 표출되지 않은 심리적 증상을 말한다. 자살계획은 자살생각을 넘어서는 행동적인 차원을 포함하지만 유서 작성, 소지품 정리, 서적이나 인터넷 등을 통한 자살정보 수집 등의 자해적 행동에는 이르지 않은 것을 의미한다. 자살계획은 행동으로 표출되지 않은 자살생각과는 달리 행동적인 차원을 포함하는 것이기 때문에 자살을 실행에 옮길 가능성이 가장 높다. 자살시도는 고의적이고 실제적인 자해 등을 포함한다. 즉, 자살은 자살행위(suicide behavior)로 죽음에 대한 의도를 가지고 자신의 목숨을 해쳐 죽음이라는 결과에 이르는 자멸행위로써 자살생각, 자살시도, 자살행위의 연속적인 개념이다.

(2) 노인자살의 원인

노년기 자살은 성별, 인종, 지역에 따라 다양하게 나타난다. 성별, 개인의 문제 외에도 노인자살의 환경적 요인은 독거노인의 증가, 실직, 경제적 어려움 등이다.

일반적으로 노인자살의 고위험요인은 우울증을 포함한 정신질환, 세로토닌 수치 감소, 신체적 질병, 통증, 알코올에 의존하는 삶, 격한 분노나 흥분, 자살시도를 한 경험, 자살의 가족력, 남성, 경제문제 등으로 밝혀졌다(Box 17-3).

특히, 노인자살의 원인은 기혼이지만 동거하지 않는 경우, 알코올 섭취, 중증 만성질환을 지닌 경우, 가족 중 중증 이상 만성질환자가 있는 경우 등이다. 그림 17-4에서 나타나는 노년층의 자살원인 1위는 육체적 질병 문제로 약 42%로 차지하고 있다. 다음으로는 정

Box 17-3 노인자살의 위험요인

- 남성
- 연령(75~85세)
- 사별(최근 배우자 사망)이나 이혼, 독거
- 낮은 경제력
- 자살의 가족력
- 저소득자, 실직자
- 신체질환, 말기질환의 통증과 고통
- 우울증, 자기개념과 자아존중감 저하
- 사회적 고립
- 외로움, 무시 또는 애정부족감
- 자살을 시도한 경험
- 만성적인 수면문제
- 정신과 질병의 기왕력
- 물질남용(알코올, 처방된 약물, 처방되지 않은 약물, 불법 물질)

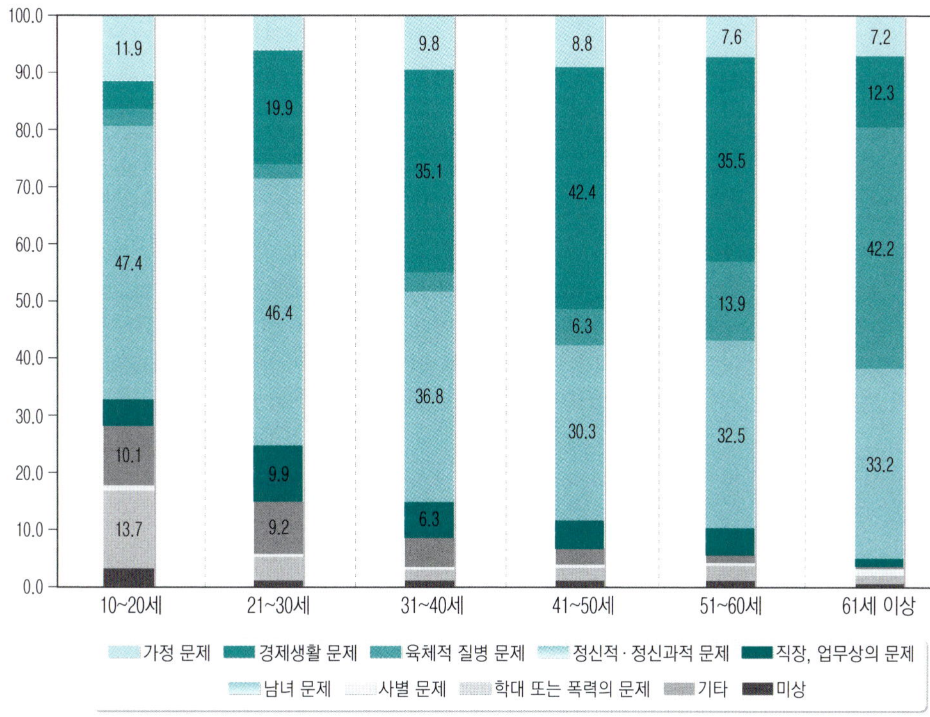

그림 17-4 노인의 동기별 자살 비율

출처: 경찰청 변사자통계(2019).

신과적 문제로 약 33%를 보이고 있다. 경제적인 문제는 약 12%로 3위로 나타났다. 이러한 결과는 꾸준한 건강관리를 위한 개인적인 노력과 국가적인 건강관리지원체계가 중요한 전략임을 생각해 볼 수 있다. 가정문제나 외로움, 고독 등의 기타 자살동기의 분포는 낮게 나타나고 있다(그림 17-4).

(3) 증상

노인의 자살은 충동적으로 시도하지 않는다. 심사숙고하여 계획하고, 치밀한 준비 끝에 시도하는 의도적이고 단호한 결정에 따른 시도이다. 노인은 성인에 비해 실제적인 자살시도 위험이 높다. 자살 방법에 있어서도 회생가능성이 낮은 더 치명적인 방법을 선택한다.

자살생각은 자살행동으로 옮기기 전의 단계이다. 죽음으로 연결되는 자살의 최종 목적에 도달하기 위한 첫 단계이다. 자살에 대한 강력한 에너지가 외부로 향하는 경우에는 타살이 되고, 내부로 향하는 경우에는 자신을 괴롭히는 상태에서 자살로 이어진다.

60세 이상 노인의 주요 자살증상은 퇴행적 행동, 평소와는 다른 특이한 행동, 수면양상의 변화, 신체상태 변화 그리고 지나친 음주 등으로 나타난다. 말로는 자살에 대한 의도나 자살하려는 이유에 대해 암시적으로 혹은 우회적으로 표현한다. 예를 들면, 주변 사람들에게 "죽고 싶다."라는 표현을 자주 말하고, 자식들에게 "아버지/어머니 잘 모셔라."는 당부의 말을 전하기도 한다. 직장이나 가정에서도 수시로 "죽고 싶다"는 말을 반복적으로 언급하고 직접 자살에 대한 이야기를 하기도 한다(표 17-2).

표 17-2 60세 이상 노인의 자살 증상

	시기		
	자살 당일~ 1주 사이	1~4주 사이	4주 이후
	행동: 철회적 행동 측면 혹은 평소와는 다른 특이 행동		
	• 퇴직 후 집에만 있으면서 가족에 대한 잔소리가 늘어남 • 반복되는 자살시도		• 수면의 변화(평소보다 일찍 수면 혹은 늦잠) • 평소보다 훨씬 더 몸이 마르고 앙상해짐 • 지나친 음주로 인한 아내와 갈등 반복
	감정: 스트레스반응 · 감정(기분)변화		
60세 이상	• 재취업 이후 직장 상사와 다툼, 부적응으로 가족에게 고통 호소	• 직장에서 힘든 상황을 가족에게 반복해서 토로	• 퇴직/실직 후 외출을 하지 않고 무기력한 모습 • 재취업 이후 직장에서 업무와 관계된 스트레스에 대한 반복 호소 • 장기간 배우자의 수술이나 간병으로 인한 스트레스 심화
	언어: 자살의도 이유 표현		
	• 평소와 별로 다르지 않았지만 최근 힘들다는 소리가 부쩍 많아짐 • 주변 사람들의 자살에 대해 자주 이야기함 • 직장/가정에서 "죽어버려야겠다." 고 반복해서 언급	• 자식, 친척들을 만나 "아버지/어머니 잘 모셔라." 등의 당부 • 직장 및 가정에서 "죽고 싶다."고 반복해서 언급	• 일을 하면서 "내 인생의 마지막 작품을 만드는 것" 등의 암시 • 최근에 몸이 힘들어서 부쩍 "죽고 싶다."고 주변 사람에게 표현
	기타 자살 관련 단서		
		• 자살시도: 교통사고로 위장/회사 직원들 모두에게 휴가를 주면서 기회를 만듦 • 서류들을 꼼꼼히 작성해서 정리/가족들 몰래 출장 간다 하고 고향에 가서 산소 정리	

출처: 보건복지부. 2013 자살 실태조사 요약보고서.

실제로 자살을 시도하기 전에 노인이 1개월 동안 의사를 찾은 사례가 있으며 내과적 문제와 관련된 신체적인 증상을 호소하기도 하였다. 이들은 대부분 정신과 진단을 받지 않았으므로 우울 등에 대해 적절한 치료를 받지 못했다. 노인은 자살의도가 없이 자해하는 경우라 하더라도 죽음으로 이어질 가능성이 높으므로 자해 증상인 손목의 자상, 목 주위의 상처, 팔의 자상 유무를 확인하여야 한다.

(4) 의학적 진단

미국정신의학회의 개정된 DSM-5에서 '더 연구를 필요로 하는 상태' 부분에 '자살행동 장애(suicidal behavior disorder)', '비자살성 자해(nonsuicidal self-injury, 자살 의도가 없는 자해)'를 포함시키고 있다.

① 자살행동 장애

자살행동 장애의 진단기준은 정치적이나 종교적 목적이 아니라, 오로지 죽으려는 목적으로 의지적인 자살시도를 지난 2년 동안에 한 번 이상 있었는지가 핵심이다. 지난 24개월 내에 자살을 시도한 적이 있는 경우, 자살시도는 개인이 스스로 시작한 것으로 시작 시점에서는 그 행위로 죽음을 기대한 것이다. '시작 시점'이란 생각하던 방법을 실제 행동으로 시도한 시점을 말한다. 이런 자살시도 행위는 비자살적 자해의 기준에는 맞지 않는다. 즉 부정적인 정서나 인지 상태로부터 안도감을 찾기 위해 또는 긍정적인 기분상태를 갖기 위해 신체 표면에 자해를 시도하는 행동은 나타나지 않아야 한다.

자살행동 장애라는 진단은 자살사고나 준비 행위에도 적용되지 않는다. 이러한 시도행위가 섬망이나 혼돈 상태에서 시작된 것이 아니어야 하며, 현재 증상이 있어야 하고 마지막 자살기도로부터 12개월이 경과하지 않은 상태여야 한다. 조기 회복 상태는 마지막 자살시도를 한 날로부터 12~24개월이 경과한 때의 상태를 말한다.

② 비자살적 자해

비자살적 자해는 자살할 의도가 없는 상태에서 일어나는 자해행위이다. 자해행위가 부정적인 감정이나 인지를 해소하거나, 대인관계 어려움을 해소하거나, 짜릿한 감각을 느끼기 위해 시도한 경우를 말한다. 그러나 자해의 상당 부분은 자살을 목적으로 시도한 것이므로 비자살적 자해의 경우와 분별하여야 한다. 칼로 피부나 혈관을 베기, 담뱃불로 신체를 지지기, 핀으로 찌르기, 머리를 바닥이나 기둥에 찧는 등의 다양한 시도가 있다. 이러한 시도는 원하지 않는 자살의 직접적인 원인이 되기도 한다.

③ 분류

합법적 자살(benign or rational suicide)과 수동적 자살(passive suicide)로 분류할 수 있

다. 합법적 자살(양성적 자살)은 노인 스스로 자살할 적절한 시기를 결정하고 행하는 것을 말한다. 수동적 자살은 노인의 반의도적 자살(subintentional suicide)이라고 부르며, 죽음을 재촉하기 위해 수동적인 자살시도를 하는 것이다. 자기 파괴적인 행위이며 종종 자신이 인식하지 못한 상태에서 행해지기도 한다. 예를 들면, 질병치료의 불이행(투약 거부), 무모한 운전, 지속적인 흡연, 알코올 남용, 섭식장애 등이 포함된다.

④ 측정도구를 이용한 평가

자살 위험을 사정할 때는 "지난 3주간 당신에게 매우 스트레스를 주는 일이 있었습니까?","지난 한 주간 당신은 자살을 생각한 적이 있었습니까?", "당신은 지금까지 살면서 한 번이라도 자살을 시도한 적이 있습니까?" 등의 문진을 통해 빠르게 확인할 수 있다(Box 17-4)

Box 17-4 자살위험성을 가진 대상자 사정 시 필요한 질문

- 지난 3주간 당신에게 매우 스트레스를 주는 일이 있었습니까?
- 그 일 때문에 도피할 생각이 들었습니까?
- 만약 그렇다면, 어떤 방법입니까?
- 죽음이 매력적으로 여겨지는 때가 있었습니까?
- 자신을 해칠 생각이 있습니까?
- 지난 한 주간 당신은 자살을 생각한 적이 있습니까?
- 자해할 경우, 어떤 방법을 사용할 생각입니까?
- 그 계획을 수행하는 데 필요한 물건(약물, 로프, 공간의 밀폐)을 구했습니까?
- 과거에 자해를 시도했거나 시도할 생각을 한 적이 있습니까?
- 지금까지 자해하지 못하게 하는 요인은 무엇입니까?
- 앞으로 자해를 막을 수 있는 것은 무엇이라고 생각합니까?

다양한 자살생각척도[(콜롬비아 자살심각성 평가척도(Columbia Suicidal Severity Scale, C-SSRS), Scale for Suicidal Ideation(SSI)]와 절망감 척도 그리고 대인관계 욕구 질문지, 사회적 지지척도, 우울척도, 불안척도, 한국형 알코올 중독 선별검사 등을 이용하여 자살 위험 노인을 선별할 수 있다. 이상주와 김정순(2016)이 개발한 한국형 노인자살위험 사정도구(Korean Geriatric Suicide Risk Scale, KGSRS)는 24개 문항 중 11개 이상에서 '예'라는 답을 할 때 자살의 고 위험상태로 간주한다(Box 17-5).

Box 17-5 한국형 노인자살위험 사정도구

① 남자입니까?
② 80세 이상입니까?
③ 혼자 살고 있습니까?
④ 최근 경제적으로 힘든 일이 있습니까?
⑤ 한 달 이내에 자제 안 될 정도로 술을 마신 적이 있습니까?
⑥ 만성질환(당뇨, 고혈압, 심장질환, 천식 등)을 2개 이상 가지고 있습니까?
⑦ 신체적인 불편함으로 외출이 힘드십니까?
⑧ 평소에 스트레스를 많이 받습니까?
⑨ 최근 한 달 이내 식욕이 없거나, 3개월 사이에 2kg 이상 체중이 감소하였습니까?
⑩ 최근 6개월 이내에 2주 이상 슬프거나 우울하다고 느낀 적이 있습니까?
⑪ 당신의 인생은 실패한 것 같습니까?
⑫ 최근에 잠들기가 힘들고 깊은 잠을 자기 어렵습니까?
⑬ 최근 6개월 이내 정신과 진단을 받고 치료를 받은 적이 있습니까?
⑭ 당신의 미래는 희망이 없는 것 같습니까?
⑮ 당신은 세상에 혼자 남겨져 있다고 느끼십니까?
⑯ 당신에게 좋은 일 또는 나쁜 일이 생기면 속마음을 이야기할 사람이 있습니까?
⑰ 최근 6개월 이내에 주위사람과 말다툼을 하였거나 마음이 불편한 사람이 있습니까?
⑱ 최근 6개월 이내에 배우자 또는 당신에게 소중한 사람이 사망하였습니까?
⑲ 최근 6개월 이내에 주변사람으로부터 언어적 · 신체적 학대를 받은 경험이 있습니까?
⑳ 사회봉사활동, 취미활동, 친구 만남 등으로 일주일에 1회 이상 외출을 합니까?
㉑ 최근 6개월 이내에 자살을 생각해 본 적이 있습니까?
㉒ 자살에 필요한 약이나 도구를 주위에서 쉽게 구할 수 있습니까?
㉓ 가족 중에 자살을 시도하였거나 사망한 가족이 있습니까?
㉔ 최근 6개월 이내에 자살을 계획한 적이 있습니까?

⑤ 정신 · 신경학적 검사

우울 선별검사(GDS-K) 그리고 치매 선별검사(MMSE-K)를 실시하며 척도는 부록에서 찾아볼 수 있다(부록 9).

(5) 의학적 치료

노인의 자살은 우울증이나 건강염려증을 가지고 있거나, 자살 전 1년 동안 근골격계의 통증이나 소화기계 증상 등이 있었던 경우에 쉽게 나타날 수 있다. 우울증이 있는 노인에게는 약물치료를 해야 한다. 이 경우, 약물 남용의 병력, 내 · 외과계 약물 복용 여부, 전반적인 신체적 상태를 반드시 확인한다. 특히 배우자나 가까운 사람의 사망 이후 2개월 이상 애도 반응이 계속되면 항우울제나 항정신병 약물의 병합 치료가 시행된다.

자살 가능성이 높게 나타나는 노인, 약물에 반응하지 않은 노인에게는 전기경련치료(electroconvulsion therapy, ECT)를 사용한다. 이때 골절 등의 위험성을 확인한다.

심리적 치료방법은 정신분석적 정신치료나 지지적 정신치료, 자살생각을 일으키는 부정적 사고를 변화시키는 심리적 치료 등이 있다. 고립된 노인, 외로운 노인, 만성질환이나 암, 통증, 알코올에 의존적인 노인에게는 자조그룹에 참여시켜 치료하거나 가족 치료를 시행한다.

노인의 자살 예방방법은 자살위험이 높은 노인의 특성을 미리 파악하는 방법이 있다. 자살생각부터 자살행동까지 연속적인 과정에서 노인의 생각과 행동변화를 미리 사정하는 방법이다. 각 단계에 맞는 치료적 중재를 통하여 자살을 예방한다.

노인의 자살은 계획적이고 치밀한 준비로 의도적이고 단호하므로, 우울과 절망에서 벗어나도록 돕는데 초점을 둔다. 노인의 자살은 흔히 침묵의 자살(silent suicide)이므로 자살위험에 처한 노인의 자살 징후를 정확하게 사정하는 방법이 중요하다. 자살위험이 높은 노인은 또한 정신과 전문의의 즉각적인 개입이 중요하며 입원치료가 필요한 경우에는 도와야 한다.

Box 17-6 안전동의서

1. 나 _______은/는 절대로 자살하지 않을 것이며, 자해나 자살을 시도하지 않을 것을 서약합니다.
   나는 자살하고 싶은 생각이 들면 반드시
   (친구, 상담자, 가족, 노인생명보듬이)에게 먼저 말할 것입니다.
   만일 이 사람들을 만날 수 없으면 (   )로
   전화를 하거나 주위 사람에게 도움을 청하겠습니다.

2. 나는 충분한 휴식과 수면을 취하고 잘 먹을 것을 서약합니다.

3. 나는 자살할 수 있는 모든 도구를 없앨 것을 서약합니다.

4. 나는 조금이라도 기분이 이상하면 반드시 ________에게________로
   전화를 걸거나 어떠한 수단을 써서라도 알리겠습니다.
   이 사실을 알리기 전에는 절대로 아무런 행동을 하지 않을 것을 서약합니다.

년 월 일

서명자: (인)

증 인: (인)

자살 사고의 가능성이 있는 대상자의 환경적인 위험요인을 제거하는 방법 등으로 자살을 예방한다. 즉, 자살에 이용될 수 있는 품목(약물, 번개탄, 끈이나 비닐, 날카로운 물건 등)을 제거하는 방법은 직접적으로 도움이 된다. 그리고 자해하지 않겠다는 내용의 구두 서약이나 안전 동의서(Box 17-6)를 사용할 수 있다.

5) 일상생활 간호관리

자살시도를 경험한 노인은 다시 자살을 시도할 가능성이 높게 나타난다. 자살에 실패하고 어느 정도 기간이 지나면 다시 자살을 시도하는 경향이 있다. 간호사는 죽고 싶다는 기분을 말로 표현하거나 절망감이나 좌절감에 대해 표현하는 노인을 주의 깊게 살펴야 한다. 간호사나 가족구성원은 아래와 같은 경고증상이나 위험요소를 잘 파악하여 자살을 예방한다.

- 노인 대상자와 라포를 형성한다. 신뢰감을 유지하는 것은 평소의 자살사고를 표현하도록 돕고 예방할 수 있는 대처를 가능하게 해 준다.
- 노인 대상자의 이야기를 비판하지 않고 그대로 수용하며 공감하는 대화를 한다.
- 대상자의 수면장애, 기분, 에너지 고갈, 통증에 대한 요구사항을 확인한다.
- 대상자의 자살예방을 위해 가족이 협력할 수 있게 돕는다. 독거노인인 경우에 가족들이 자주 안부전화를 하도록 격려한다.
- 낮 동안에 활발하게 활동하도록 돕고 햇볕을 받으며 산책 등을 하도록 돕는다.
- 알코올에 의존적인 노인은 알코올 자조모임에 참여하도록 돕고 금주 교육을 한다.
- 경제적인 문제가 있는 노인에게는 사회복지사를 소개해 주고, 지역사회 노인일자리센터를 안내하고 연계시켜 준다.
- 노인이 혼자 있는 시간을 줄이기 위해 지역사회시설과 연계해 주고 전화상담이나 가정방문을 수시로 한다. 노인이 여가생활을 할 수 있으면 지역 내 노인 여가복지시설을 안내하고 시설 사용을 격려한다.
- 노인 대상자가 우울증, 불안, 치매, 호르몬 문제와 같은 질환이 있는 경우 즉시 정신과 의사에게 치료를 받을 수 있도록 돕는다.

3 치매

노인들이 가장 두려워하는 만성질병 중 하나는 치매이다. 치매는 증후군이며 다양한 인지기능장애, 정서기능장애, 행동기능장애와 관련된 증상들을 동반한다. 치매가 시작되면 정상적으로 발달된 인지 · 정서 · 행동기능이 점진적으로 상실되면서 혼자서는 더 이상 일상생활을 할 수 없는 상황에 이르게 된다. 치매노인의 삶의 질은 현저히 감소하며, 가족이나 지역사회 그리고 국가적으로도 많은 에너지와 비용이 소모된다. 아직까지도 정확한 치매의 원인이 발견되지 않았고, 단지 치매의 진전을 늦추고, 증상을 완화하는 약물들이 사용되고 있다. 그러므로 노인의 치매발병을 예방하고, 조기에 발견하며, 증상을 완화시킬 수 있는 일상생활의 간호가 매우 중요하다.

1) 노인치매 유병률과 진료비 현황

우리나라 65세 이상 전체 노인인구는 2019년을 기준으로 813만 4천 명이다. 성별구성 비율은 여성이 약 62% 그리고 남성이 약 38%를 차지하고 있다. 노인치매 유병률은 매년 증가추세를 보이고 있다. 2019년 65세 이상 치매 환자 수는 약 84만 명을 넘는 것으로 나타나, 치매 유병률은 약 10.3%를 보이고 있다. 연령별 구성비율을 살펴보면 표 17-3과 같다. 60~64세 노인은 2.7% 발병률을 보이지만 65~69세 노인은 4.2%로 2배 정도 많게 나타났다. 그리고 70~74세 노인은 8.9%의 발병률을 보여 4배 정도 많게 나타났으며, 75~79세 노인은 22%의 발병률을 보여 약 10배 정도 많게 발병되는 것으로 나타났고, 80~84세 노인은 약 13배 그리고 85세 이상의 노인은 약 17배 많이 발병되는 것으로 나타나고 있다. 그러므로 85세 이상 상노인 층의 인구증가가 높은 치매 유병률의 주요원인으로 파악되고 있다.

2020년도 서울특별시를 비롯한 광역시 그리고 각 도별 현황은 표 17-4, 표 17-5와 같다. 특별시나 광역시보다 각 도별 발병률이 다소 높은 것으로 나타났다.

표 17-3 우리나라 60세 이상 연령별구성 추정 발병률

(단위: 명, %)

연령(세)	60~64	65~69	70~74	75~79	80~84	85 이상
비율(%)	2.7	4.2	8.9	22.0	27.0	35.2

출처: 중앙치매센터 통계(2021).

표 17-4 특별 및 광역시별 추정치매 환자 수 및 추정치매 비율

도별	서울	인천	세종	대전	대구	광주	울산	부산
환자수(명)	139,480	38,916	3,491	20,238	37,811	19,950	11,795	57,956
비율(%)	9.5	9.9	10.5	9.9	9.8	10.0	8.6	10.6

출처: 중앙치매센터 통계(2021).

표 17-5 전국 도별 추정치매 환자 수 및 비율

도별	경기	충남	충북	경북	전북	전남	경남	제주
환자수(명)	170,973	46,476	30,893	63,027	43,465	50,867	59,286	11,474
비율(%)	10.1	11.9	11.1	11.3	11.6	11.9	10.6	11.2

출처: 중앙치매센터 통계(2021).

치매의 유형별 분포는 알츠하이머병 치매가 75.5%로 나타났으며, 혈관성 치매는 8.64% 그리고 루이소체, 파킨슨, 알코올성 치매 등의 기타 치매가 15.8%로 나타났다. 중증도별 구성비율을 살펴보면 경도 치매노인이 41.4%로 가장 많고, 다음은 중등도 치매노인으로 25.7%를 보이고 있으며, 최경도 치매노인은 17.4%, 중증 치매노인은 15.5%로 나타났다(중앙치매센터, 2021).

치매진료비 현황을 살펴보면, 2019년 65세 이상 추정 치매 환자 1인당 관리비용이 약 2,072만 원으로 나타났다. 또한 국가치매관리비용은 16조 500억 원(GDP의 약 0.86%)으로 추정되는 것으로 보고되고 있다. 그리고 노인장기요양급여비용은 약 4조 5449억 원에 이른 것으로 나타났다(중앙치매센터, 2021).

2) 치매관리법, 시행령, 시행규칙

(1) 치매관리법

우리나라 치매관리법은 2012년 8월에 법률 제 17795호로 제정되었으며, 기존의 법조항들을 개정 및 신설하여 2020년 12월 29일 공포되었으며, 2021년 6월 30일부터 시행되고 있다. 주요 내용은 아래와 같다.

① **치매관리법의 목적(제1조)**은 치매의 예방, 치매환자 보호와 지원, 치매퇴치를 위한 연구 등에 관한 정책을 종합적으로 수립하고 시행하여 치매로 인한 개인적 고통과 피해 그리고 사회적 부담을 줄이고 국민건강증진을 촉진하기 위함이다.

② **용어정의(제2조)**에서 치매는 퇴행성 뇌질환 또는 뇌혈관계 질환 등으로 인해 기억력, 언어능력, 지남력, 판단력, 수행능력의 기능이 저하되어 일상생활에서 지장을 초래하는 후천적인 다발성 장애라고 명시하고 있다. 치매환자는 치매로 인한 임상적 특징이 나타나는 사람이며, 의사나 한의사로부터 치매를 진단받은 자이다. 그리고 치매관리에 대해서는 치매예방, 치매환자보호, 지원 그리고 치매에 대한 조사와 연구가 주요영역이며, 치매관리 수행기관으로는 중앙치매센터(제16조), 광역치매센터(제16조의2), 공립요양병원(제16조의3), 치매안심병원(제16조의4), 치매안심센터(제17조), 치매상담전화센터(제17조의2) 그리고 기타 치매관리사업을 수행하는 법인 또는 단체가 포함되어 있다.

③ **치매극복의 날(제5조)**은 매년 9월 21일이며, 치매관리의 중요성을 널리 알리고 치매를 극복하기 위한 범국민적 공감대를 형성하기 위함이다. 그러므로 국가와 지방자치단체는 치매극복의 날 취지에 부합하는 행사, 교육 · 홍보 사업을 시행하도록 되어 있다.

④ **치매관리종합계획의 수립 · 시행 등(제6조)**에 대해 보건복지부장관은 제7조에 따른 국가치매관리위원회의 심의를 거쳐 치매관리에 관한 종합계획을 5년마다 수립하도록 되어 있다. 종합계획에 포함되어야 할 내용은 다음과 같다.

- 치매의 예방 · 관리를 위한 기본시책
- 치매검진사업의 추진계획 및 추진방법
- 치매환자의 치료 · 보호 및 관리
- 치매에 관한 홍보 · 교육
- 치매에 관한 조사 · 연구 및 개발
- 치매관리에 필요한 전문인력의 육성
- 치매환자가족에 대한 지원
- 그 밖에 치매관리에 필요한 사항

(2) 치매관리법 시행령

치매관리법 시행령은 대통령령 제31743호로 제정되어 최종 개정된 내용은 2021년 6월 8일 공포되어, 동년 6월 30일부터 시행되고 있다. 주요 내용은 아래와 같다.

① **치매관리종합계획의 중요한 사항(제2조)**으로 치매의 예방 · 관리를 위한 기본시책과 치매관리에 필요한 전문인력의 육성에 대해 명시하고 있다.

② **치매검진사업의 범위 등(제8조)**의 내용은 다음과 같은 사항들이 포함되어 있다.

- 치매검진사업 대상자의 선정 및 통보
- 치매검진사업 대상자에 대한 검사 및 진단

- 치매검진사업 대상자에 대한 검진비 지급
- 치매검진에 대한 홍보
- 치매검진 프로그램의 개발 및 관리
- 치매검진의 질 관리

치매검진사업의 대상자는 「국민건강보험법」 제5조에 따른 건강보험가입자 및 피부양자, 그리고 「의료급여법」 제3조에 따른 의료급여수급권자가 해당되며, 치매검진사업의 검진주기는 2년 이내로 한다고 명시되어 있다.

(3) 치매관리법 시행규칙

치매관리법 시행규칙은 보건복지부령 제814호로 제정되어, 최종 개정된 내용은 2021년 6월 30일에 공포되면서 동일부터 시행되었다. 주요내용은 아래와 같다.

① 치매환자가족 상담 · 교육 프로그램(제3조의 2)

국가와 지방자치단체는 법 제12조의2에 따른 치매환자의 가족을 위한 상담 · 교육 프로그램에 다음 각 호의 내용을 포함시켜야 한다.

- 치매에 대한 인식 개선
- 치매지원서비스 정보 및 치매환자 돌봄 정보 제공
- 치매환자 가족의 고충 상담
- 치매환자 가족 자조(自助)모임의 구성 · 운영

② 역학조사의 실시 시기 · 방법 및 내용(제4조)

역학조사는 보건복지부장관이 치매관리사업의 시행, 치매관리에 관한 연구에 대한 지원 및 정책 근거자료의 제시 등을 위하여 필요하다고 인정하는 경우 실시하며, 다음 각 호의 사항이 포함되어야 한다.

- 치매환자의 성별, 나이 및 증상
- 치매의 종류 및 중증도(重症度)
- 그 밖에 조사 대상의 인구학적 · 경제학적 · 사회학적 특성에 관한 사항

③ 치매실태조사의 방법 및 내용(제4조의 2)

실태조사는 자료조사, 설문조사 또는 관계자 면담 등의 방법으로 실시하며, 보건복지부장관은 치매에 관한 전문성을 갖춘 기관 · 단체나 전문가에게 의뢰하여 실시할 수 있다. 치매실태조사에는 다음 각 호의 내용이 포함되어야 한다.

- 치매 가능성이 높은 사람 및 치매 환자의 현황

- 치매환자의 1인당 연간 진료비 등 치매관리에 드는 비용에 관한 사항
- 치매에 대한 일반 국민의 인식
- 치매 관련 기관 및 의료 · 복지 서비스의 현황
- 치매환자 가족의 건강상태, 소득 · 재산 등 경제상태 및 사회적 관계 등에 관한 사항
- 그 밖에 보건복지부장관이 치매의 현황, 비용부담 등을 파악하기 위하여 필요하다고 인정하는 사항

3) 치매 관련 정책과 제도현황

(1) 치매국가책임제도

정부는 치매국가책임제 발표 이후에 국가치매관리체계를 강화하기 위해 중앙치매센터(중앙)−광역치매센터(시 · 도)−치매안심센터(시 · 군 · 구)로 이어지는 치매정책 전달체계를 정립하였다. 또한 치매안심센터 등 치매 치료 · 돌봄 인프라 확충, 장기요양서비스 확대, 치매 의료비 · 검사비 부담 경감, 치매 친화적 환경 조성 등 종합적인 치매 관리 체계를 구축해 오고 있다.

정부는 지역사회의 치매관리 허브기관들을 설치운영하고, 중증치매환자의 치매의료비 90%를 건강보험에 적용하여 2017년부터 2021년까지 1인당 평균 72만 원을 감소시켰고, 치매 진단검사비를 50% 이상 감소시켰다. 또한 치매의료비 및 요양비를 대폭 완화시키는 정책으로 장기요양 비용부담 완화로 31만 명에게 혜택을 주어 국민들에게 도움이 되었다는 긍정적 평가를 받고 있다(보건복지부, 2021).

2018년 1월부터 노인장기요양보험에 '인지지원등급'을 신설하여, 인지적 문제는 있지만 신체기능은 양호한 치매환자의 경우에도 주야간보호 등 장기요양서비스를 이용할 수 있게 되었다. 인지지원등급으로 판정받은 사례는 2021년 7월 기준으로 2만 1,000명을 넘어섰으며, 2018년 8월에는 장기요양비 본인 부담 경감 대상자와 경감 폭을 대폭 확대하여 2020년 총 31만 명이 본인부담액을 경감받았다(보건복지부, 2021) 아울러 치매환자에 특화된 공립 치매전담형 노인요양시설도 확충하고 있다. 2018년부터 5년간 공립노인요양시설이 없는 지역을 중심으로 치매전담형 시설 130개소 신규 건립을 추진 중에 있고 2021년 기준 115개소가 신축 추진 중에 있으며, 5개소는 완료되었다.

(2) 중앙치매센터 역할 확대(치매관리법 제16조)

중앙치매센터를 국립중앙의료원에 위탁함을 명시하는 치매관리법 시행령 제11조의3 신설(2021.6.30 시행)에 따라, 보건복지부는 국립중앙의료원장과 2021년 6월 30일 국립중앙의료원과 '중앙치매센터 운영위탁 협약'을 체결하였다. 국립중앙의료원은 공공보건의료체계

의 총괄기관으로써 중앙치매센터 운영과 연계하여 치매정책의 실행을 수행할 계획이다. 또한 중앙치매센터는 안정적인 운영 기반을 토대로 각 광역치매센터, 치매안심센터와 함께 견고한 국가치매관리 전달체계를 견고하게 구축해 나갈 기반을 마련하였다. 치매관리법 제16조에 따라 중앙치매센터의 주요 업무는 다음과 같다.

- 치매관리사업 수행기관에 대한 기술지원 및 평가 지원 업무
- 치매관리 지침 개발 및 보급
- 시행계획의 추진실적 평가 지원
- 치매연구사업 지원
- 치매관리사업 관련 교육 · 훈련 및 지원 업무
- 성년후견제 이용지원 업무의 지원
- 치매등록통계사업 지원
- 치매정보시스템의 구축 · 운영의 지원
- 치매 발생의 원인 규명을 위한 역학조사
- 치매안심센터 업무의 지원
- 치매 인식개선 교육 및 홍보
- 치매 관련 정보의 수집 · 분석 및 제공
- 치매와 관련된 국내외 협력
- 그 밖에 치매와 관련하여 보건복지부장관이 필요하다고 인정하는 업무

(3) 광역치매센터(제16조의 2)

우리나라는 서울특별시, 대구광역시, 대전광역시, 부산광역시, 인천광역시 그리고 강원도, 경기도, 경상북도, 전라남도, 전라북도에 광역치매센터가 설립되었고, 각 구나 군 단위에 설치된 치매지원센터와 네트워크를 형성하고 다양한 치매사업을 운영하고 있다. 그림 17-5는 서울특별시 광역치매센터의 비전과 기본원칙이다. 서울특별시 치매통합관리체계가 구축되어 운영하고 있는 치매관리 사업내용은 다음과 같다.

- 치매예방 및 인식개선사업
- 치매조기검진사업
- 치매예방등록관리사업
- 지역사회 자원강화사업
- 정보시스템 구축 · 운영사업

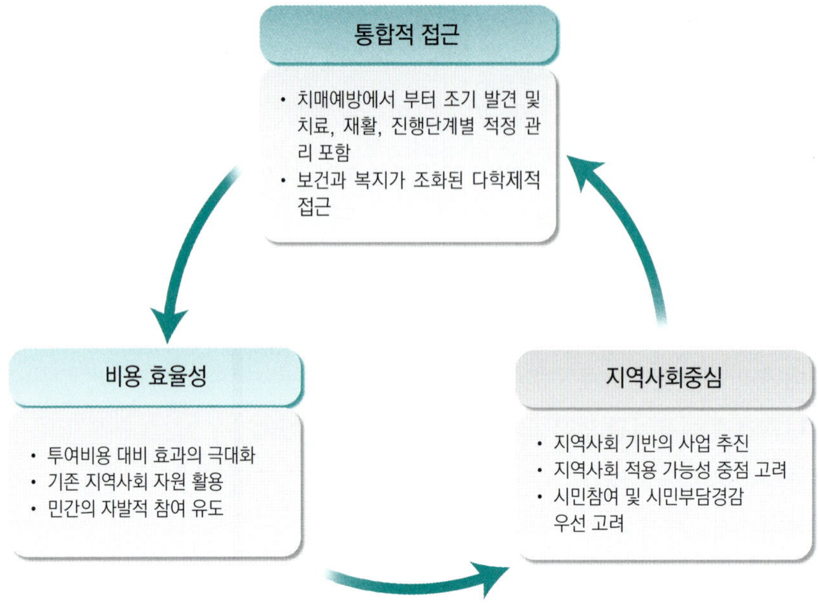

그림 17-5 비전 및 기본원칙

출처: 서울특별시 광역치매센터 비전 및 기본원칙(2021).

(4) 공립요양병원(제16조의 3)과 치매안심병원(제16조의 4)

공립요양병원은 전국에 79개소가 설치되어 있으며, 이 병원들을 중심으로 중증치매환자의 집중치료를 위해 치매전문병동을 50개소 설치하였다. 이 기관들은 치매전담형 장기요양기관인 치매안심병원으로 운영하면서 치매전담시설을 통한 치매어르신에 대한 맞춤형 서비스를 제공한다.

(5) 치매안심센터(제17조)

정부는 지역사회 치매관리의 거점기관으로서 전국 256개 시 · 군 · 구에 '치매안심센터'를 설치하고, 간호사, 사회복지사 등 전문인력이 팀을 이루어 상담과 진단, 예방활동, 사례관리 등의 통합서비스를 제공하고 있다. 환자의 보호자에게도 치매안심센터 내 가족교실, 힐링프로그램 등을 통해 정서적 교류와 휴식을 제공하고 돌봄역량을 강화할 수 있도록 지원하고 있다.

2020년부터는 코로나19 상황에 대응하여 정보통신기술(ICT)을 활용한 비대면 프로그램을 활성화하였으며, 분소(188개소)를 설치하여 찾아가는 서비스의 확대, 야외 치유프로그램(산림 · 농업 등) 연계 등을 통해 지역사회 치매관리에 1:1 맞춤형 상담과 검진서비스를 연계시키고 있다. 전체 추정 치매환자의 55%가 등록되어 있으며, 이 중 64%가 안심센터

서비스를 이용하고 있는 것으로 나타났다. 또한 치매조기검진은 358만 명, 사례관리는 11만 명에게 제공하였으며, 지금까지 치매안심센터의 조기검진을 통해 약 18만 명이 치매를 발견했고, 47만 명의 치매환자가 치매안심센터에 등록하여 검진, 상담과 더불어 쉼터를 통한 돌봄, 인지 강화 프로그램 등을 제공받고 있다(보건복지부, 2021). 치매안심센터에서는 다음과 같은 사업들이 계속 제공되고 있다.

지역주민들이 치매에 대해 올바르게 이해하고 치매환자와 가족을 지원하는 치매 친화적 환경의 치매안심마을이 전국 505곳에 운영되고 있다. 이들 마을은 주민 주도하에 지역 특성에 맞게 자율적으로 운영되고 있으며, 교육 · 인식개선 · 사회활동 지원 등을 통해 치매환자와 가족이 안심하고 살아갈 수 있는 지역사회를 만드는 데 도움을 주고 있다.

2018년 9월부터 의사결정 능력이 저하된 치매환자의 권리 보호를 위해 치매공공후견제도도 시행하고 있다. 후견인은 통장관리, 복지서비스 신청, 병원 진료 등 일상생활에 필요한 의사결정을 지원한다. 2021년 7월 기준, 942명의 후견인이 양성되었고, 203명의 치매환자(피후견인)가 공공후견인의 도움을 받고 있다.

- 등록관리서비스
- 치매조기검진서비스
- 치매환자서비스
- 치매가족서비스
- 치매예방서비스
- 치매친화적인 지역사회 조성

(6) 치매상담콜센터(제17조의 2)

치매상담콜센터는 어려움에 처한 환자와 가족들을 돕기 위해 전국 각 시, 도에 설치되어 운영되고 있다. 국가에서 운영하며 24시간 상담이 가능하다. 치매 여부에서부터 나타나는 행동, 치매환자의 문제행동, 가족들의 심리, 치매환자를 대하는 방법 그리고 집에서 돌봐드릴 때와 요양시설에 모실 때 알아두어야 할 내용 등 다양한 상담을 제공한다. 치매상담콜센터 전화번호는 1899-9988이다. 이 외에도 언제든 노인상담이 가능한 전화가 각 시, 도에 마련되어 있으며, 거의 365일 서비스를 제공하고 있는 것으로 나타났다.

4) 치매의 이해

(1) 정의

DSM-5(diagnostic and statistical manual of mental disorders, fifth edition)가 제시한 신경인지장애(neurocognitive disorder)의 정의를 살펴보면, 신경인지장애는 '뇌의 손상으

로 인해 의식, 기억, 언어, 판단 등의 인지적 기능에 심각한 결손이 나타나는 경우'라고 되어 있다. 주요 신경인지장애(major neurocognitive disorders)에 대한 정의는 '한 가지 이상의 인지적 영역(복합주의력, 실행기능, 학습 및 기억, 지각 및 운동기능 또는 사회적 인지)에서 과거의 수행수준에 비해 심각한 인지적 저하가 나타나는 경우'이며, 그 원인적 요인으로 작용하는 질환(알츠하이머병, 뇌혈관질환, 충격에 의한 뇌손상, HIV 감염, 파킨슨 질환 등)에 따라 다양한 하위 유형으로 구분하며, 특히 '주요 신경인지장애에 비해 증상의 심각도가 경미한 경우나 인지기능이 과거의 수행수준에 비해 상당히 저하되었지만, 일상생활에는 큰 문제가 되지 않는 경우'는 경도 신경인지장애(minor neurocognitive disorder)로 정의하고 있다.

치매(dementia)에 대한 정의는 '노년기에 나타나는 가장 대표적인 정신장애로서 다양한 인지적 기능이 퇴화하는 경우로 기억력이 현저하게 저하되고, 언어나 운동기능이 감퇴하며 물체를 알아보지 못하고 일상생활에 필요한 여러 가지 적응능력이 전반적으로 손상된다.'라고 되어 있다. 치매의 분류는 기억장애(memory impairment), 실어증(aphasia), 실인증(agnosia), 실행증(apraxia), 실행기능(executive function)의 장애 그리고 기타 부수적인 증상으로 나뉘고, 하위유형은 크게 알츠하이머병 치매(dementia of the Alzheimer type)와 혈관성 치매(vascular dementia)로 나누고 있다.

알츠하이머병 치매는 뇌세포의 점진적인 파괴로 인해 치매증상이 서서히 진행되는 것이 주된 특징이며, 가장 대표적인 치매의 형태로서 우리나라 치매환자의 50% 이상이 이 유형에 속하며, 혈관성 치매는 뇌출혈이나 뇌졸중 등에 의한 뇌혈관의 파열로 인해 뇌세포가 손상되어 치매증상이 나타나는 경우를 뜻한다. 혈관성 치매는 일반적으로 뇌혈관장애와 더불어 급격하게 증상이 나타나게 되며 뇌혈관장애의 치료로 증상이 호전될 수도 있다.

세계보건기구 국제질병분류에 따르면, 치매란 '뇌의 만성 또는 진행성 질병에 의해 발생하는 증후군이며, 주로 기억력, 사고력, 이해력, 계산력, 학습능력, 언어 및 판단력 등을 포함하는 뇌 기능의 '다발성 장애'라고 정의를 내리고 있다.

(2) 치매의 원인 및 병리적 특성

① 영양결핍

우리 몸의 세포를 구성하거나 생리작용을 조절하는 역할을 하는 비타민과 무기염류는 체내 합성이 안되므로 반드시 음식물로 섭취해야 하는데, 부족하면 다양한 결핍증으로 나타난다. 특히 비타민 B복합체인 티아민, 리보플라빈, 니아신, 피리독신, 엽산 그리고 시아노코발라민 등의 결핍은 생장억제, 빈혈, 악성빈혈, 신경이상, 근육퇴화 등을 유발하고, 무기염류 중 나트륨, 칼륨, 철, 마그네슘, 요오드 등의 결핍은 신경통, 근육장애, 빈혈, 신경질환 및 갑상샘 장애 등을 유발하여 치매증상을 보일 수 있다. 이러한 결핍에 의해 생긴 치매증상은 영양소 보충으로 개선될 수 있다.

② 혈관장애

동맥은 심장에서 품어져 나오는 혈액이 전신으로 흐르는 혈관으로 혈액의 높은 압력에 견딜 수 있도록 혈관 벽이 두껍고 탄력성이 크다. 그러나 고혈압이나 당뇨병 등으로 인해 뇌동맥 경화가 일어나면 건망증, 정신불안, 기억력 감퇴, 지능 저하 등이 나타나고, 뇌혈관이 막히거나 터지는 뇌졸중이 생기면 반신불수가 되거나 심한 신경장애와 치매증상이 나타난다. 뇌동맥경화증이나 뇌졸중이 개선되면 치매증상이 개선될 수 있다.

③ 내분비계 장애

내분비선은 호르몬을 합성하여 분비하는 기관이며, 분비관이 따로 없어 혈관이나 림프관으로 직접 분비하는데, 특히 호르몬은 지속적이고 완만한 반응의 신경계 조절에 주로 작용한다. 뇌하수체 호르몬, 갑상샘과 부갑상샘, 부신피질, 부신수질, 인슐린, 글루카곤호르몬 등의 장애로 인해 치매증상이 나타날 수 있다. 원인질환이나 치료 및 합병증이 제거되면 치매증상이 개선될 수 있다.

④ 약물중독

신경계에 영향을 주는 약물은 중추신경 흥분제, 중추신경 억제제 그리고 중추신경을 흥분시키거나 억제시켜 환각작용을 유발하는 환각제 등이 있다. 특히 임상에서 많이 사용하는 인지장애를 가져오는 주요 약물은 신경안정제, 수면제, 항불안제, 항우울제, 항부정맥제, 혈압강하제, 항경련제, 강심제, 항콜린성 제제 등이며, 신경활동장애를 유발하여 각종 지적 기능장애를 초래하게 된다. 이런 약물들을 잘 조절하면 약물복용과 관련된 치매증상이 개선될 수 있다.

⑤ 알코올 중독

술에 함유된 알코올은 혈액으로 흡수되어 간에 운반된다. 간의 해독작용에 의해 이산화탄소와 물로 분해되며, 일부는 중성지방으로 합성되어 체내에 축적된다. 알코올은 구강이나 식도, 위나 장 그리고 간이나 심장 및 혈관 등의 인체에 미치는 영향이 크다. 특히 치매와 관련하여 알코올이 뇌에 미치는 영향을 살펴보면 도파민이라는 신경전달물질을 분비하여 기분을 좋게 한다. 그러나 지나친 음주나 습관적인 음주로 인한 중독은 신경전달물질을 합성하는 비타민을 파괴하고, 뇌세포의 파괴를 촉진시킨다. 이로 인해 대뇌피질이 위축되어 뇌의 기능이 저하되고, 기억이나 사고 등의 인지능력이나 정신기능이 저하되면서 치매증상을 나타낼 수 있다. 알코올 섭취를 중단하면 치매증상이 개선될 수 있다.

⑥ 감염

결핵, 매독 또는 뇌막염을 일으키는 세균이나 바이러스, 진균이나 기생충 등의 병원체가 뇌에 감염을 일으키면 치매증상이 나타날 수 있다. 뇌 감염을 치료하면 치매증상이 개선될 수 있다.

⑦ 외상

각종 사고로 인해 뇌 손상을 입은 경우 뇌 조직에 혈종이 생기거나 수종이 생기면 뇌를 압박하여 다양한 지적기능장애 및 행동장애가 나타난다. 특히 노인의 경우에는 혈관의 탄력성이 저하되고, 가볍게 부딪혀도 서서히 혈종이 형성되어 뇌 외상이 나타나고 치매증상이 나타날 수 있다. 뇌의 혈종이나 수종을 제거하면 치매증상이 개선될 수 있다.

⑧ 종양

양성뇌종양이 커지면서 뇌 조직을 압박하여 뇌기능에 장애가 나타나고 치매증상이 나타날 수 있다. 수술로 종양을 제거하거나 치료를 하면 치매증상이 개선될 수 있다.

⑨ 정서장애

우울증이 심해지면 인지기능이 저하되면서 치매증상이 나타날 수 있다. 우울성 치매인 경우, 정서적인 우울로 인한 치매인지 또는 기질적인 장애로 인한 치매인지 구별하기가 어렵다. 특히 노인성 우울은 의욕 감퇴, 집중력 저하, 정신운동의 속도 저하 등이 심하게 나타나므로 치매로 잘못 판단되기 쉽다. 우울성 치매는 흔히 가성치매라고 불리는데, 우울상태가 좋아지면 치매증상이 개선될 수 있다.

⑩ 퇴행성 뇌질환

퇴행성 뇌질환으로는 보통 알츠하이머병 치매, 피크병, 헌팅톤 무도병, 루이체 치매, 파킨슨 병, 윌슨 병 등 다양하다. 이 중 가장 흔한 퇴행성 뇌질환은 알츠하이머병 치매로 치매의 대표적인 질환이다. 치매는 통상 알츠하이머병 치매 50~75%, 혈관성 치매 20~30%, 노인성 치매 10~25%, 전두측두엽 치매 10~15%로 분류한다.

알츠하이머병 치매는 뇌 내의 조직에 비정상적인 반점과 뇌세포의 불규칙한 매듭의 병리적 소견을 보인다. 확실한 원인은 아직 밝혀지지 않았지만 유전적 요인, 면역요인, 감염, 독성물질 그리고 환경요인이나 뇌 외상 등이 가능한 요인으로 주목받고 있다. 유전요인으로 연구되고 있는 유전자는 아밀로이드 전구단백에 관여하는 21번 염색체, 노인성 반점을 나타내는 아포리포단백에 관여하는 19번 염색체, Presenilin의 변이 및 신경세포의 사망에 관여하는 염색체 14번과 1번이 검토되고 있다.

육안적인 병리적 소견은 대뇌 위축, 뇌실 확장, 대뇌피질에 노인성 반점, 신경섬유농축체, 과립공포변성, 히라노소체, 미세소관의 붕괴와 뇌신경세포막에 베타아밀로이드의 축적 및 혈관변성 등이 나타난다. 전자현미경 소견에서는 쌍립나선형세사로 구성된 신경섬유농축체를 볼 수 있고, 해마에서는 과립공포변성과 히라노소체가 다량 나타난다. 대뇌피질의 두정엽과 후두엽의 세동맥에 아밀로이드 혈관변성이 많이 나타나며, 이외에도 중추신경계의 신경흥분을 전달하는 신경전달물질인 아세틸콜린, 콜린아세틸 트랜스퍼라제, 아세틸콜린에스저라제 등이 감소한다. 또한 뇌의 외상이 심한 경우 혈류와 산소공급량의 현저한 감소가 나타난다. 퇴행성 뇌질환으로 인한 치매증상은 개선이 안 되며, 관리를 잘 하는 경우 치매증상의 악화속도가 느려질 수 있다.

(3) 치매증상

치매증상은 인지, 정서, 행동 등 다양한 면에서 많은 증상이 나타나 개별증상보다는 증후군으로 다루어지고 있다. 특히 다양한 질병의 영향으로 많은 증상이 나타나므로 질병으로 인한 증상인지, 아니면 치매로 인한 증상인지 임상적으로 구별하는 것이 매우 중요하다.

인지기능장애의 유형은 아래와 같다.

① 기억장애

치매의 대표적인 장애이며, 특히 초기에 단기 기억장애가 먼저 나타난다. 새로운 정보를 학습하는 데 주로 장애가 나타나는 것으로 건망증과는 구별된다. 건망증은 깜빡하고 잠시 잊었다가 단서를 주면 기억을 다시 찾게 된다. 그러나 기억장애는 단서를 주어도 기억하지 못한다. 점차 장기기억도 감퇴되며, 능숙하게 했던 기능들을 못하게 되고, 가족의 이름이나 거주지 주소, 자신의 생년월일, 연락처 등도 기억하기 어렵게 될 수 있다. 초기에는 뇌의 해마나 편도체에 손상이 나타나 단기기억이 감퇴하고 이후 대뇌피질의 손상에 따라 장기기억이 감퇴한다.

② 지남력 상실

지남력은 시간, 장소, 사람에 대한 정보를 정확하게 인지하는 능력이다. 치매노인은 초기 단계에는 시간에 대한 지남력이 가장 먼저 상실되기 시작한다. 오늘이 몇 년도, 몇 월, 몇 일, 무슨 요일인지 잘 모르며, 시간에 대한 개념도 상실된다. 중기 단계에서는 장소에 대한 지남력이 감퇴된다. 현재 있는 장소의 이름이 무엇인지, 무엇을 하는 곳인지 등을 잘 모르며, 장소를 찾지 못해 헤매게 된다. 사람에 대한 지남력 상실은 말기 단계에 나타난다. 가족이나 친지들의 이름을 모르고 심지어 자신의 이름이 무엇인지도 모르게 된다. 그러나 의식 상태는 명료하며, 혼돈상태를 보이지는 않는다. 혈관성 치매는 초기에 지남력 상실이 나타나고, 알츠하이머병 치매는 점진적으로 지남력 상실이 나타난다.

③ 집중력 장애

외부의 자극에 대해 정신을 집중하는 능력이 저하된다. 상대방이 말을 할 때 집중을 하지 못하므로 그대로 반복하여 전달하기 어려우며, 대화 중에 흐름이 끊기고 명확하게 표현을 하지 못한다. 혈관성 치매는 치매 초기에 집중력 장애가 나타난다.

④ 언어장애

초기단계에서는 정확한 단어를 찾기 어려워 명칭을 말하기 어려워진다. 예를 들어, '개미'라는 단어가 생각나지 않아 '조그맣고 까만 것'이라고 말한다. '칫솔', '샴푸' 등 일상적인 물품의 이름도 생각나지 않아 '이것' 또는 '저것' 이라고 말한다. 또한 착어증이 나타나 유사한 단어나 발음이 비슷한 단어를 말하기도 한다. 예를 들어, '엄마'를 '맘마'라고 말하기도 하고, '짠 맛'을 '싼 맛'이라고 말하기도 한다. 또한 말기에는 의미가 없는 신조어를 만들어내기도 하고 남이 알아듣지 못하는 말을 혼자서 중얼거리기도 한다. 말기에는 한 단어나 구절을 반복적으로 말하거나 마지막 단어만 반복하기도 한다. 대체로 브로카언어영역이 손상되면 구음장애가 나타나고, 베르니케언어영역이 손상되면 말은 하지만 감각언어장애를 초래하여 상대방의 말을 이해하지 못하게 된다.

⑤ 실행증

실행증이란, 상대방의 말을 들은 대로 행동하지 못하는 상태이다. 즉, 일상생활에서 하는 활동을 연속적으로 수행하기 어려워진다. 식사 때 수저나 젓가락 사용을 못하거나 외출 시에 옷을 꺼내 입기 어렵거나 신발을 신을 때도 어떻게 할지 몰라 가만히 서서 기다리고 있다거나 양치를 하는 경우에 칫솔질을 못해 칫솔을 들고만 있는 상태를 말한다. 특정 행동을 따라서 하라고 하면 하지 못하며, 틀리게 한다.

⑥ 실인증

실인증이란, 사물의 모양이나 색상은 인지하지만 물건의 용도를 인지하지 못하는 상태이다. 실인증의 종류는 시각실인증, 촉각실인증, 청각실인증 그리고 서화실인증 등이 있다. 시각실인증은 친숙한 얼굴을 못 알아보는 상모실인증이 많이 나타나기도 한다. 촉각실인증은 손에 잡고 있는 것이 무엇인지를 모른다. 청각실인증은 무슨 소리인지 인식을 하지 못한다. 서화실인증은 피부에 글씨를 썼을 때 무슨 글씨인지 인식하지 못한다.

⑦ 전두엽 실행기능장애

대뇌피질의 전두엽, 시상, 기저핵 등이 손상되면 감각자극에 반응하는 운동영역의 근육 움직임이 결여되거나 기능장애가 나타난다. 같은 동작을 반복적으로 하는 보속증이 나타나고, 악수를 하는 경우 손을 잡고만 있거나 악수가 끝난 후에도 계속 손을 잡고 있는 행동을 보인다. 이 밖에도 주의집중력이 저하되기도 한다.

⑧ 시공간 기능장애

주로 우뇌의 두정엽이 손상된 경우에 나타난다. 치매노인은 집을 나가서 돌아오는 길을 잃고 방황한다. 어떤 일을 할 때도 필요한 물건을 적절하게 배치하지 못하며, 도형이나 그림을 보여주며 그대로 그리도록 했을 때 제대로 그리지 못한다. 시계, 집, 사람의 형태를 그대로 그리지 못하는 장애가 나타난다.

정신행동장애의 유형은 다음과 같다.

① 불안과 초조

치매 초기단계의 대상자는 자신의 신체적인 문제 또는 기억력 저하 등의 변화를 지각한다. 메모를 한다거나 계획을 세우고 활동범위를 축소하는 대처를 적극적으로 해보지만, 자신이 이전에 잘 하던 일들을 생각만큼 하지 못하게 되면 불안감을 느끼고, 사소한 일에도 안절부절 못하는 초조한 행동을 보이기 시작한다. 예를 들어, 항상 하던 반찬을 만들면서도 무엇을 먼저 해야 할지 불안해하면서 '잘 안 되면 어떻게 하나'라는 생각에 계속 초조해하는 행동을 보인다.

② 우울증

대상자는 치매 초기단계부터 기분이 저조한 우울증을 느낀다. 자신에 대한 실망감이 증가하면서 자존감이 저하되고, 자신이 잘 하던 일들을 하지 않으려 한다. 질문을 하면 대체로 '모른다'고 말하며, 말수가 적어지고 기운이 없다고 하며, 외출을 피한다. 다른 사람을 만나거나 활동참여를 싫어하고 기분이 언짢은 상태를 자주 보이며, 피로감을 호소하면서 하루 종일 침대에 누워있기도 한다. 때로는 식사를 거부하고 불면증이나 과도한 수면이 반복되는 양상을 보이기도 하며 수시로 눈물을 글썽인다.

③ 심한 감정기복 및 무감동

치매 중기단계의 대상자는 감정의 기복이 수시로 변화하는 양상을 보인다. 상황에 부적절한 조증을 보이다가 갑자기 화를 내기도 하고, 때로는 냉랭하게 감정이 전혀 없는 것처럼 행동하기도 한다. 예를 들어, 미술활동에 참여한 대상자가 모두 조용히 그림을 그리는 중인데 옆에서 그림을 그리는 다른 참여자를 보고 웃으며 큰소리로 떠들다가 갑자기 화를 내면서 물건을 던지고 일어나 나가려는 행동을 보이기도 한다. 또한 다른 참여자들이 일어나 사태를 수습하려고 하면 전혀 아무 일도 없었던 것처럼 혼자서 한 곳을 응시하는 행동을 보이기도 한다.

④ 망상

치매 중기단계의 대상자에게 흔히 나타나는 사고장애이며 현실과 맞지 않은 잘못된 생각을 하게 되어 말과 행동으로 나타난다. 사실이 왜곡되어 있고, 논리적인 설명을 해도 수정이 되지 않으며, 본인의 교육 정도나 과거경험에 적합하지 않은 믿음이나 생각을 나타낸다. 가장 흔히 나타나는 망상증상은 피해망상증과 도둑망상증이다. 예를 들어, 치매노인은 본인이 돈을 어디에 두었는지 기억을 하지 못해 자신의 돈을 다른 사람이 훔쳐갔다고 의심하는 행동을 보인다. 또한 다른 사람들의 물건이 자신의 물건인 것처럼 생각하고 몰래 가져다가 감추기도 한다.

⑤ 환각 및 착각

치매 중기와 말기에는 다양한 환각증상을 보이기도 한다. 환각에는 환시, 환청, 환미, 환촉, 환후 등 다양한 증상이 나타날 수 있다. 환시는 시각적 자극이 없는데 보는 것처럼 행동한다. 예를 들어, 천정에 "마귀가 붙어서 째려보고 있다."라며 두려워하는 행동을 보인다. 환청은 소리자극이 전혀 없는데 소리를 듣는 것처럼 행동한다. 예를 들어, 조용히 혼자 누워서 "뭐라고? 나를 죽인다고?"하면서 고함을 지르는 반응과 행동을 보인다. 환미는 없는 맛을 느끼는 것으로 이상한 맛이나 독약 맛 등을 느낀다고 호소하고 식판을 밀치는 행동을 하기도 한다. 환촉은 자극이 없는 촉각을 느끼는 것처럼 행동한다. 예를 들어, "팔에 벌레가 파고 들어가는 것을 느낀다."며 피부를 계속 꼬집어 상처를 내는 행동을 보이기도 한다. 환후는 후각적 자극이 없는 상태에서 냄새를 느끼는 행동을 나타낸다. 예를 들어, 치매노인은 "사방에서 독가스 냄새가 나서 숨쉬기가 어렵다."며 뛰쳐나가려는 행동을 보이기도 한다.

착각은 외부의 자극을 왜곡되게 지각하면서 부적절한 행동반응이 나타나는 것을 말한다. 예를 들어, 컴퓨터 연결선을 보고 "실뱀이 있다."고 말하거나 징그럽다는 표정을 지으며 피하는 행동을 보인다. 또한 거울에 비치는 자신의 얼굴을 다른 사람으로 착각하여 "누구야, 너?"하면서 거울에 대고 물어보는 행동을 보이기도 한다. 손등에 있는 점을 보고 개미가 기어간다며 잡아 뜯기도 한다.

⑥ 공격적인 행동

치매 말기단계에 많이 나타나는 증상으로 망상, 착각 그리고 환각 등이 복합적으로 나타나고 인지기능장애나 정신기능장애가 복합적으로 나타나면서 대상자는 상대방에게 화를 내거나 갑작스레 공격적인 행동을 가하기도 한다. 특히 스트레스를 받거나 위기상황에 직면하거나 환경변화 또는 자신의 욕구가 채워지지 않으면 상대방에게 손상을 주는 공격적인 폭력을 행한다. 예를 들어, 상대방의 뺨을 갑자기 때리거나 머리를 잡고 흔들거나 팔을 비틀거나 때로는 칼이나 젓가락 등의 도구로 상해를 입히기도 한다. 때로는 자해행위가 나타나기도 하는데 자신의 머리를 벽이나 모서리에 쿵쿵 부딪혀서 피가 나기도 한다.

⑦ 반복적인 행동

치매 말기단계에 흔히 보이는 행동으로 똑같은 말이나 행동을 지속적으로 반복한다. 예를 들어, 온종일 침을 뱉고 다니는 행동을 하거나 출입문을 열고 닫는 행위를 반복하기도 한다. 짐을 쌌다 푸는 행위를 반복하고 "밥줘, 밥줘"라는 말을 반복하며 종일 보호자나 간호인을 따라 다니기도 한다.

⑧ 일상생활 기능장애

치매 초기단계의 대상자는 혼자서 기본적인 일상생활활동을 하는 데는 장애를 보이지 않는다. 그러나 전화 사용, 장 보기, 물건 사기, 요리하기, 가사 돌보기, 세탁하기 그리고 돈 관리 등 도구를 사용하는 수단적 일상생활활동은 약간의 보조가 필요하다. 치매 중기에 들어가면서는 식사하기, 목욕하기, 세면하기, 소변 및 대변 보기, 옷입기 등의 기본적인 일상생활행동을 수행하는 것이 점차적으로 어려워지며 말기단계에 가면 모든 일상생활수행을 하지 못하고 완전히 다른 사람의 도움에 의존하게 된다.

(4) 의학적 치매진단

- 가역적인 치매의 원인을 발견하기 위해 혈액검사, 혈당수치, 전해질 검사, 비타민 B그룹, 간 기능검사, 갑상샘 기능검사, 면역항체 검사, 성병검사를 실시한다.
- 유전 및 생화학적 원인을 발견하기 위해서는 Amyloid precursor protein(APP: AD1), Apoliprotein E(APO-E), Presenilin-1(PS-2: AD4), 뇌척수액의 타우단백질 분석 등의 검사를 한다.
- 영상검사로는 흉부방사선, 뇌구조 CT영상, 뇌구조 MRI영상, 뇌대사 SPEC(Brain SPEC) 영상, PET영상 등이 포함된다.
- 신경심리학적 검사는 치매간이검사[MMSE-K(Mini-mental Status Examination-Kor.), KDRS(Korean-Dementia Rating Scale)] 도구를 사용한다. 치매간이검사는 간호사나 기타 의료전문인들도 수시로 검사하여 인지기능을 평가할 수 있다.
- 기타 검사는 심전도, 소변검사, 뇌전도, 요추전자 등의 검사를 실시할 수 있다.

(5) 간호사정

- 활력징후 측정
- 영양사정: 키, 몸무게, 비만도, 선호하는 음식, 수분 섭취량
- 인지기능상태: MMSE-K 도구 등 사용
- 정신행동기능상태: 비정상적인 행동 관찰

- 일상생활기능상태: 기본적인 일상생활기능(PADL), 수단적 일상생활기능(IADL)
- 근력과 관절범위 사정
- 전반적인 계통별 사정
- 가족과의 문진을 통한 대상자 사정 및 가족환경의 사정
- 물리적 주거환경 및 지역사회의 사정

(6) 섬망과 치매의 주요 증상의 차이점 구별

치매를 가진 노인들은 자주 섬망 증상을 동반한다. 때로는 섬망과 치매 증상을 구별하기 어려운 경우가 있어 간호에 혼돈을 초래할 수가 있다. 그러므로 간호전문인은 섬망과 치매에 대한 주요 증상의 차이점을 인식하고 구체적으로 사정해야 한다(표 17-6).

표 17-6 섬망과 치매 증상의 차이점

증상	섬망	치매
시작시점	급성, 야간, 교란상태	잠행성
진행과정	분명한 주기로 교란	안정적
기간	단기적(몇 시간 또는 몇 주)	장기적(몇 달 또는 몇 년)
의식상태	감소(특히 야간)	명료
주의력	산란함, 변화무쌍	변화 없음
지남력	시간, 낯선 장소, 낯선 사람	수시로 손상
기억력	최근 기억 손상	최근과 과거 모두 손상
사고력	조직적이지 못함	저하
인지력	착각과 환각이 일상적으로 나타남	변화 없음
언어능력	지리멸렬, 망설임, 느리거나 빠름	단어를 찾기가 힘듦
수면/각성	항상 방해를 받음	조각이 남
신체질환	거의 있음	거의 없음
약물중독	거의 있음	거의 없음
정서상태	기복이 심함	변화가 심함, 무표정(후기)

(7) 의학적 치료

치매의 의학적 치료를 위해서는 먼저 치매의 원인을 밝히는 일이 중요하다. 일부 혈관성 치매나 다른 신체질환으로 인한 치매의 경우, 그 원인을 제거하면 증세가 크게 호전될 수 있는 가역성 치매이므로 치료가 가능하다. 즉, 뇌졸중으로 인한 혈관성 치매의 경우, 뇌수술을 통해 뇌손상을 제거하면 인지적 손상이 현저하게 호전될 수 있다. 그러나 알츠하이머병 치매나 다발성 뇌경색 치매는 병전 상태로 증세를 회복시키기 어려운 비가역성 치매로서 치료가 어려운 것으로 알려져 있다. 최근에 치매를 유발하는 발생기제가 점차 규명되고 이를 고려한 치료약물이 개발되면서 치료가능성이 높아지고 있으나 아직 효과가 뚜렷이 입증된 약물은 없다.

약물치료의 주목적은 적절한 약물치료를 통해 치매가 더 악화되는 것을 예방하기 위함이다. 치매진단을 위한 다양한 검사를 통해 조기발견이 가장 중요하며, 적절한 약물을 적용하는 것이 치매증상을 완화하고 노인의 삶의 질을 향상시킬 수 있다.

약물치료에는 주로 인지기능 개선제와 정신행동증상의 관리를 위한 약물이 사용되고 있다. 우선 인지기능 개선제를 살펴보면, 아세틸콜린분해효소 억제제와 NMDA 수용체 길항제가 임상에서 사용되고 있다. 아세틸콜린분해효소 억제제는 학습이나 기억과 자율신경 조절에 관여하는 신경전달물질인 아세틸콜린을 분해하는 효소를 억제하여 아세틸콜린을 유지한다. 미국 FDA 승인을 받은 치료약물은 아세틸콜린분해효소 억제약물로 도네페질(donepezil, 상품명: aricept), 리바스티그민(rivastigmine, 상품명: exelon), 갈란타민(galatamine, 상품명: reminyl) 등이 많이 사용되고 있다. 아세틸콜린에스테라제 억제제인 도네페질 계통의 약물을 복용하면 불안감을 줄이고 동기부여를 하고 집중력과 기억력이 개선되지만, 이 효과는 6~12개월 밖에 지속되지 않는다. 일정 기간 동안 치매가 악화되는 것을 막을 뿐이다. 부작용으로는 메스꺼움, 구토, 식욕 감퇴, 멍이 잘듦, 근육 경련, 두통, 피로, 불면증 등이 있다.

NMDA 수용체 길항제는 학습과 기억력에 관여하는 신경전달물질인 글루타메이트를 안정화시킨다. NMDA 수용체 길항제는 메만틴(memantine, 상품명: ebixa) 약물이 사용되고 있다. '메만틴' 계통의 약물을 복용하면 망상, 환각, 불안, 공격적 성향, 화를 잘 내는 경향을 완화시킬 수 있다. 부작용으로는 변비, 현기증, 두통, 피로, 혈압 상승, 졸림 등이 있다.

기타 뇌기능 개선제로는 콜린아포세레이트, 아세틸엘카르니 2개 약물이 개발되어 사용되고 있다. 의사들은 알츠하이머병 치매를 포함한 다른 치매에도 이 2가지의 약을 처방한다.

우리나라에서는 콜린을 투여해서 아세틸콜린 생성을 촉진시키는 글리아티린, 뉴라렌 등이 처방전으로 사용되고 있으며, 아세틸콜린에스테라아제 효소의 생성을 억제하는 뉴로페질, 도네페질, 네오페질 등이 치매 처방전으로 사용되고 있다.

정신행동 약물치료에 사용하는 향정신성 약물은 항우울제[리튬염(lithium salts)], 항불안제[벤조디아제핀(benzodiazepine)], 신경이완제(neuroleptics), 진정수면제[바르비투르염(barbiturates), 브롬화물(bromides), 포수클로랄 글루테티미드(chloral hydrate glutethimide), 히디록시진(hydroxyzine)], 항경련제[페니토민(phenytoin)]와 베타차단제 등이 사용되고 있다.

(8) 일상적 간호관리

현대의학의 약물로는 치매의 진행을 몇 년간 늦출 수 있지만, 치매를 치유할 수는 없으므로 간호가 주요전략이다. 치매 간호의 주목적은 대상자의 인지 · 신체 · 정서적 기능 수준을 최대한 유지시키고, 만성질환이나 치매증상으로 인한 합병증을 예방하며, 안전한 환경을 조성하여 대상자의 일상생활기능을 향상시키고, 질적인 삶을 유지하기 위함이다.

① 대상자와의 의사소통

치매 환자들은 기억에 의존하는 물건의 이름이나 단어, 사람 이름 등을 기억해 내는 것이 가장 먼저 손상되므로 '그것', '이것'과 같이 모호한 단어를 사용한다. 치매 초기에는 문법적으로 문장을 잘 구사하지만 어휘가 줄고, 비슷한 단어로 대체하는 경우가 있다(예: '산다' 대신에 '안다'). 치매 중기에는 말하기가 느려지고, 반복적이며, 내용이 산만해진다. 글쓰기와 말하기 능력이 전형적으로 나빠진다. 말기에는 이해능력이 심각하게 손상되고, 표현적 · 수용적 의사소통이 크게 손상되므로 의사소통이 매우 어려워진다. 치매노인과 의사소통을 할 때는 19장에서 기술한 '의사소통 기능이 저하된 노인과의 의사소통 방법'에 다음 방법을 추가하여 적용한다.

- 대상자의 감정을 살피고 지속적으로 관심을 가져야 한다.
- 대상자에게 불필요한 질문하기를 삼간다. 예: "이 분이 누구인지 아세요?"
- 중요한 단어는 강세를 두고 말한다. 예: "인삼차 좀 드셔요."에서 "인삼차"에 강세를 둔다.
- 한자어보다는 쉬운 한글 단어를 사용한다. 예: '온수'보다는 '더운물'을 사용한다.
- 부정문보다는 긍정문으로 말한다. 예: "가지 마세요." 대신 "여기로 오세요."라고 한다.
- 잘못을 지적하거나 고치라고 강요하지 않는다. 예: "엄마가 어디에 있어요?" 대신에 "엄마가 그리우시군요."라고 말한다.
- 대상자의 요구를 미리 해결한다. 예: 화장실 앞에서 서성히는 대상자에게 "어디 찾으세요?" 대신에 "어르신, 화장실이에요."하고 화장실 문을 열어준다.
- 대상자 말의 미완성 부분을 돕는다. 예: "이 말씀을 하시려고 하신 거예요?"
- "왜요?"라는 질문을 삼간다. 예: "왜 안드세요?" 대신에 "불편하신가요?"라고 말한다.
- 대화 마무리 시에 종료하도록 돕는다. 예: "이제 그만해요." 대신 "다음에 하실까요?"라

고 말한다.

② 대상자의 안전관리

기억이나 판단능력이 저하되어 있어 사고예방이 가장 우선적인 간호이다. 관찰을 통해 일상생활습관을 파악하고, 구조적으로 안전한 환경을 조성해 주어야 한다. 낙상, 화상, 중독 등의 사고가 발생되지 않도록 실내외 시설, 목욕시설, 화장실의 구조나 조명 등이 안전한지 수시로 점검한다. 특히 바닥에 물기가 있거나 미끄럽지 않도록 관리하며, 필요시에는 환경을 변경하고 위험한 물건 등을 치운다.

③ 기본적인 일상생활 간호

- 세면: 세수할 시간을 알리고 한 단계씩 세수하는 방법을 설명하며 시범을 보여 노인이 스스로 할 수 있도록 돕는다.
- 구강위생: 부드러운 칫솔과 치약을 제공해주고 치아와 혀 닦는 방법을 보여주고, 의치는 의치보관함에 안전하게 보관하도록 돕는다. 치간 칫솔을 이용하는 방법을 보여주고, 그대로 따라서 해보도록 돕는다.
- 피부간호: 피부손상예방과 위생청결을 유지하도록 돕는다. 간단한 전신 샤워를 하도록 돕고, 손발톱관리와 빗질 등 모발관리를 돕는다. 피부에 로션을 발라주고, 양말 착용을 도와 몸의 보온을 유지하도록 돕는다. 목욕은 규칙적으로 일정한 시간에 시행하여 습관화하도록 하고, 목욕탕 바닥과 욕조가 미끄럽지 않게 미끄럼 방지 매트를 사용한다. 씻기를 거부하는 경우에는 강제로 하지 않고, 스스로 흥미를 갖도록 유도한다.
- 식사간호: 수분, 전해질, 칼로리 섭취량을 계산하여 비만이나 체중미달로 허약감을 느끼지 않도록 돕는다. 연하곤란이 있는 경우 구개반사를 검사하고 안전한 구강섭취를 하도록 돕는다. 수분은 하루 섭취량을 충분히 섭취하도록 돕고, 특히 흡인성 폐렴이 발생되지 않도록 똑바로 앉은 자세에서 고개를 앞으로 15° 정도 숙이고 서서히 식사하도록 하며, 소량씩 입에 넣어준 후 완전히 삼킨 것을 확인한다. 음식물은 먹기 좋은 크기로 썰어서 제공하고, 더운 음식과 찬 음식을 구별해서 제공하여 식욕을 자극한다.
- 배설: 규칙적으로 변기를 대주거나 화장실로 안내하여 배설을 하도록 돕고, 쉽게 옷을 내리거나 올릴 수 있도록 간편한 복장을 착용시킨다. 변비예방을 위해 섬유식이와 수분을 충분히 섭취하도록 돕고, 실금이나 실변이 있는 경우 기저귀 착용기간을 최소화하여 감염이나 피부손상을 예방한다.

④ 정신행동 간호

- 우울: 대상자의 기분이 어떤 상황에서 저조한지를 관찰하여 상황을 변경한다. 규칙적으로 야외산책이나 활동을 하도록 돕고, 조용한 음악을 제공하거나 인지기능을 활성화하

는 프로그램에 참여하도록 돕는다.

- 망상: 도둑망상이나 피해망상이 있는 경우에는 없어진 돈이나 물건을 함께 찾아보고, 안심하도록 도우며, 불안이 심하거나 초조한 행동이 심한 경우에는 의사의 약물처방을 확인하고 약물을 투여한다.
- 환각: 환시, 환청, 환미, 환촉, 환후를 자극하는 환경이나 사건을 확인하여 환경을 변경하고 대상자의 불안감이나 두려움을 예방하기 위해 함께 있어준다. 심한 경우에는 의사의 약물처방을 확인하고 약물을 투여한다.
- 배회 및 방황: 안전하게 방황하거나 배회하도록 길을 안내하고, 흥겨운 노래나 동작을 하면서 운동할 수 있는 기회를 제공해 준다. 주변을 말끔하게 정돈하여 넘어지거나 손상을 당하지 않도록 돕고, 일몰 때 배회가 나타나는 경우에는 동행하여 산책을 하고, 피곤해 하면 따뜻한 물이나 간식을 제공하여 수면을 잘 취할 수 있도록 돕는다.
- 파괴적 행동: 파괴적인 행동을 유발하지 않도록 규칙적인 일상활동을 정하여 규칙적인 습관을 갖도록 돕는다. 식사시간과 식사활동, 운동시간과 활동, 목욕시간과 활동, 프로그램시간과 활동에 익숙해지도록 돕고 가능하면 규칙적인 활동시간을 변경하지 않는다. 익숙한 간호인과 친숙한 환경을 유지한다. 대상자의 스트레스 정도를 자주 파악하고, 과도한 자극을 주지 않도록 하고, 따뜻하고 존경하는 태도를 보인다. 파괴적인 행동이 나타날 때는 대상자를 안정시키고, 필요한 경우에 의사의 약물처방을 확인하고 투여하며, 상황이나 양상 등을 관찰하여 기록하고 원인을 파악한다.

UNIT 4

노인간호실제의 핵심

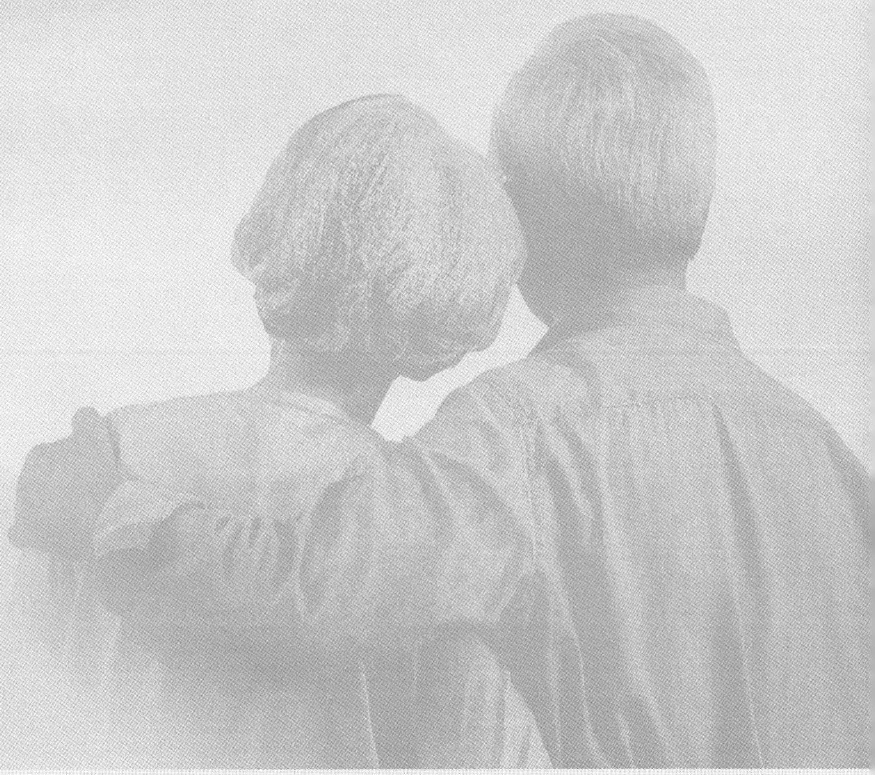

CHAPTER 18

노인인권과 학대

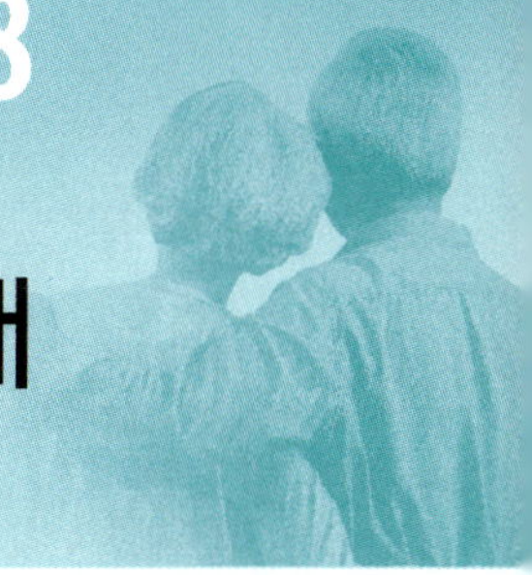

학습목표

1. 노인인권의 개념과 사회적 제도를 기술한다.
2. 노인인권 보호를 위한 실천 원칙을 서술한다.
3. 노인학대의 개념, 발생현황에 대해 설명한다.
4. 노인학대의 증상과 징후, 학대 의심 행동지표를 구분한다.
5. 노인학대 사정, 기록 및 신고방법을 설명한다.
6. 노인학대 예방과 간호에 대해 설명한다.

핵심용어

경제적 학대 또는 경제적 착취 Financial abuse or financial exploitation

권리 중심 접근 방법 Rights-based approach

노인학대 Elder abuse

물질적 학대 Material abuse

방임 Neglect

성년후견제도 Adult guardian system

성적 학대 Sexual abuse

신체적 학대 Physical abuse

옴부즈맨 Ombudsman

유기 Abandonment

인권(人權) Human rights

자기방임 Self neglect

정서적 학대 Psychological or emotional abuse

간호사의 중요한 역할 중 하나는 대상자를 옹호하는 것이다. 스스로 자기보호가 어렵고 권리보호를 위한 구체적인 활동을 할 수 없는 취약한 상태의 노인들은 인권을 침해당할 위험성이 높다. 이러한 노인들을 자주 접하고 돌보는 간호사는 노인의 인권을 옹호하고, 부당한 대우나 학대를 예방할 막중한 책임의식을 가져야 한다. 이 장에서는 노인인권에 대한 전반적인 이해와 노인인권 보호를 위해 실천할 수 있는 원칙을 소개한다. 또한 노인학대의 유형과 현황, 노인학대 사정, 예방과 간호중재전략 등을 제시한다.

1 노인인권

인권(人權)은 '인간이기에 갖는 본질적이고 선천적인 권리로서, 인간이 그 자체로서 존엄성을 인정받고, 인간답게 살아가는 데 필요한 모든 권리'라고 정의할 수 있다. 인권은 다음과 같은 몇 가지 중요한 특성을 가진다.

1) 인권의 특성

(1) 인간답게 살 권리

인권은 모든 사람이 갖는 기본적인 권리이며, 인간이기에 갖는 천부적 · 생래적 권리이고, 인간다운 삶을 영위하는 데 필요한 권리이다. 즉, 인권은 인간의 권리(right of man)라기보다 인간답게 살 권리(human rights)를 의미한다.

(2) 보편적 권리

모든 인간이 성, 연령, 종교, 사회적 신분 등에 관계없이 인간이기 때문에 가질 수 있는 권리이다. 이때 보편성이란 모든 사람이 비슷해져야 한다거나 동일한 존재로 인정하고 동일한 처우를 받아야 한다는 의미가 아니고, 개인과 집단 사이에 존재하는 모든 다양성과 차이를 인정하면서 자신의 존재에 합당한 권리를 누릴 수 있는 권리를 의미한다.

(3) 불가분(indivisibility)의 권리

개인의 인권을 인정하는데 있어, 선별적으로 어떤 인권을 인정하지 않거나 또는 인권 영역의 중요성에 서열을 두어 특정 영역의 인권을 더 중요하게 다루거나 더 소홀하게 취급하지 않아야 한다. 즉, 모든 개인의 권리를 인정하고 보호하는 권리를 의미한다.

(4) 약자를 위한 권리

사회적 약자는 당연히 누려야 할 인권을 침해당하거나 박탈당하는 경우가 많다. 사회적 약자의 인권이 반드시 지켜지고 확보되어야 하는 권리를 의미한다.

(5) 책임을 동반한 권리

인권은 사회적 관계를 전제로 한다. 그러므로 개인은 권리의 향유에 따르는 의무를 갖게 된다. 각 개인은 타인의 권리를 무시하거나 개인의 이익만을 주장하지 않아야 하며, 모두가 서로 존중해주어야 하는 권리를 의미한다.

(6) 도덕적 권리

인권은 도덕적 특성이 갖는 구속력을 지니므로 법에서 보장하고 있는 기본권에만 한정되지 않고, 실정법상의 권리 이상의 것을 의미한다. 즉, 현행법이나 제도를 초월한 인간의 존엄성을 보장하는 데 필요한 권리이다. 인권기준에 부합하는 제도와 법은 정당화되는 반면, 인권기준에 반하는 제도와 법을 개혁할 수 있는 근거와 명분을 인권이 제공해준다.

(7) 다양한 권리를 포괄하는 최상위 권리

인간이 누리는 권리에는 실정법에 근거를 둔 법적 권리, 정치사회적 제도와 그 내적 규칙에 근거한 제도적 권리, 도덕적 원칙에 근거한 도덕적 권리 등의 다양한 권리가 있다. 인권은 이러한 권리 중 하나를 의미하는 것이 아니라, 이러한 권리의 최상위에서 다양한 권리들에 인권의 기본정신이 반영되거나 실행되도록 영향을 주는 권리를 의미한다.

2) 노인인권의 역사

장애인, 여성, 아동, 난민 등 사회적 약자 및 소수자의 인권을 보호하기 위한 국제인권조약은 존재하지만, 노인의 인권을 보호하기 위한 국제인권조약은 존재하지 않는다(국가인권위원회, 2007a; 국가인권위원회, 2007b). 그러므로 노인의 인권을 보호하기 위한 국제적 노력을 파악하려면 세계인권선언, 시민적 · 정치적 권리에 관한 규약, 경제적 · 사회적 · 문화적 권리에 관한 규약, 유엔을 중심으로 한 노인 인권에 관한 국제 원칙과 계획을 살펴보아야 한다.

유엔에서는 제2차 세계대전 직후인 1948년에 '세계인권선언'을 채택하였다. 사회보장 측면의 노인인권 보장에 기여한 국제적인 활동은 국제노동기구(ILO)가 1952년 채택한 '사회보장의 최저기준에 관한 협약'이며, 1967년에는 '장애 · 노령 · 유족연금에 관한 128호 협약'으로 노령연금의 지침을 제시함으로써 노인인권 보장에 기여하였다.

국제사회에서 노인인권에 관한 논의가 본격화된 것은 1980년대로, 세계적으로 인구 고령화에 대한 관심이 증가하고, 고령화 문제에 접근할 수 있는 행동 계획을 마련하기 시작하면서 유엔의 노인인권 보호에 관한 활동이 전개되었다. 1982년 유엔은 오스트리아 빈에서 고령화에 관한 국제행동계획(international plan of action on ageing)을 채택하였다.

1990년에는 10월 1일을 세계노인의 날(international day for the elderly)로 정했으며,

1991년에는 노인을 위한 유엔원칙(united nations principles for older persons)을 채택하였다. 여기에서는 자립(independence) 등 5개 영역에서 정부가 고려해야 할 18개의 원칙을 제시하고 있다(국가인권위원회, 2004). 또한 2002년 채택된 마드리드 고령화국제행동계획(international plan of action on ageing)에서는 '노인과 발전, 노년까지의 건강과 안녕 증진, 능

1948
유엔 세계인권선언

1952
국제노동기구의 사회보장의 최저기준에 관한 협약

1967
국제노동기구 장애 · 노령 · 유족연금에 관한 128조 협약

1982
유엔 고령화에 관한 국제행동계획

1991
노인을 위한 유엔 원칙

자립(independence)
노인은 소득, 가족과 지역사회의 지원 및 자조를 통해 적절한 식량, 물, 주거, 의복 및 건강보호에 접근할 수 있어야 한다.

참여(participation)
노인은 그들의 복지에 직접 영향을 미치는 정책의 형성과 이행에 적극적으로 참여하고, 그들의 지식과 기술을 젊은 세대와 함께 공유해야 한다.

보호(care)
노인은 각 사회의 문화적 가치체계에 따라 가족과 지역사회의 보살핌과 보호를 받아야 한다.

자아실현(self-fulfilment)
노인은 자신의 잠재력을 완전히 개발하기 위한 기회를 추구해야 한다.

존엄(dignity)
노인은 존엄과 안전 속에서 살 수 있어야 하며, 착취와 육체적 · 정신적 학대로부터 자유로워야 한다.

1998
OECD 고령 사회대비 7대 원칙

2002
마드리드 고령화 국제행동계획

그림 18-1 노인인권의 역사

출처: 권중돈 · 이은영 · 박현주 · 이은주 · 정희남(2014). 노인인권길라잡이. 국가인권위원회.

력을 부여하고 지원하는 환경 확보'를 위해 117개의 행동 계획을 실행에 옮길 것을 권고하고 있다(보건복지부, 2002)(그림 18-1).

우리나라의 노인복지법 제2조에서는 노인은 존경받으며 건전하고 안정된 생활을 할 권리와 능력에 따른 경제활동 및 사회활동 참여 권리를 지님과 동시에 심신의 건강유지와 사회발전에 기여할 의무를 규정하고 있다. 이러한 규정과 여러 문헌들을 통해 정리된 노인인권의 영역과 세부적 권리는 표 18-1과 같다.

표 18-1 노인인권의 영역과 세부적 권리

영역	인권 항목	세부적 권리
인간존엄권	행복추구권과 평등권	천부적 자유와 존엄, 생명권, 신체의 자유와 안전, 강제노동과 노예제도의 금지, 고문 금지, 법 앞에서의 평등, 차별 금지
자유권	신체 자유권	불법 체포 및 구속으로부터의 자유, 불법 강제 노역으로부터의 자유
	사생활 자유권	사생활의 비밀과 자유, 주거의 불가침, 거주 및 이전의 자유, 통신의 자유
	정신적 자유권	양심의 자유, 종교의 자유, 학문과 예술의 자유, 개인적 및 집단적 표현의 자유
	경제적 자유권	재산권의 보장, 직업 선택의 자유
	정치적 자유권	정보접근권, 정치활동의 자유, 참정권
사회권	경제권	연금수급권, 기초생활보장권, 노후경제생활을 교육받을 권리 등
	노동권	은퇴 준비 교육권, 경제활동 참여권, 적정 보수를 받을 권리, 적정 노동환경 요구권 등
	주거권	주거환경보장권
	건강권	건강증진권, 위생 및 영양권, 건강급여권, 재활서비스 이용권, 요양보호권, 시설입소권
	평생교육권	노인교실, 노인복지관 등의 교육프로그램 참여권
	문화생활권	경로당, 노인복지관 등의 여가프로그램 참여권
	사회참여권	자원봉사활동 참여권, 동아리 · 클럽 활동 참여권, 교통편의서비스 이용권 등
	가족유지권	가족과의 교류, 가족의 부양을 받을 권리 등
	소통권	가족, 이웃, 친구, 비노인층 등 관계망과의 교류권
청구권	법 절차적 권리	청원권, 재판의 청구권, 형사보상 청구권, 국가배상 청구권, 범죄 피해자의 구조 청구권

출처: 권중돈 · 이은영 · 박현주 · 이은주 · 정희남(2014). 노인인권길라잡이. 국가인권위원회.

3) 노인인권 보호를 위한 제도

(1) 성년후견제도

성년후견인이란 성년후견제도에 따라 피성년후견인에게 1차적인 후견 사무를 해주는 사람들을 통칭하는 용어이다. 우리나라는 2013년 7월부터 판단 능력이 부족한 사람의 인권을 보호하고 잔존 능력을 인정하면서, 그의 복리를 위해 판단을 대리하거나 도와주는 성년후견제도를 도입해 시행하고 있다.

가장 인간다운 삶은 다른 누군가의 도움이나 복지 제도를 이용하지 않고 삶을 스스로 꾸려나가는 것이라 할 수 있다. 그러나 치매 등으로 인해 올바른 판단이나 어떤 행위에 관한 의무나 책임을 이행하는 데 어려움을 겪는 경우에는 자립적 삶을 영위하기가 어려워진다. 이전의 민법에서는 자기판단 능력이 부족하거나 미약해 자립적인 생활이 불가능하다고 판단되는 사람을 금치산자, 한정치산자로 규정해 친족 중심의 후견인이 법적 행위를 대리하게 했다. 그러나 이러한 과정에 본인의 의사가 반영될 수 없었기 때문에 인권침해 요소가 많았으며 개인의 복지 증진에 크게 관심을 기울이지 못한 문제점이 있어(한국장애인개발원, 2012), 성년후견제도를 도입하게 되었다.

성년후견제도의 도움을 받는 피후견인이 되기 위해서는 가정법원의 심판을 받아야 한다. 피후견인은 '질병, 장애, 노령, 그 밖의 사유로 인해 자신의 행위의 의미나 결과를 정상적인 인식력과 예기력을 바탕으로 합리적으로 판단할 수 있는 정신적 능력 내지는 지능이 결여되어 단독으로 유효한 법률행위를 할 수 있는 능력이 없는 행위 무능력자', 즉 보호를 필요로 하는 성인이다. 피후견인이 되려면 본인, 배우자, 4촌 이내의 친족, 후견인, 후견감독인, 검사 또는 지방자치단체의 장이 가정법원에 후견 신청을 하여 성년후견 심판을 받아야 한다.

법정후견제도에서 가정법원이 피후견인의 복리를 위해 후견인을 직권으로 선임하지만, 이때에도 피후견인의 의사를 존중하고 건강, 생활 관계, 재산 상황, 성년후견인이 될 사람의 직업과 경험, 피후견인과의 이해관계 유무 같은 사정을 고려하여 선임한다. 근친의 가족 이외에 법률 전문가, 사회복지 전문가, 법인 등 제3자가 후견인으로 참여할 수 있는데, 근친 가운데 후견인이 될 만한 사람이 없거나 부적당한 경우에 한한다. 그리고 피후견인의 신상과 재산에 관한 제반 사정을 고려해 복수의 후견인을 선임할 수도 있으며, 자연인뿐 아니라 법인도 후견인이 될 수 있다.

(2) 노인복지 옴부즈맨제도

옴부즈맨(ombudsman)은 고대 스웨덴어인 'ombuðsmann'에서 유래한 용어이다. '주로 정부나 의회에서 시민의 고충(complaints)을 접수하고 조사해 공공의 이익을 대변하는 임무를 맡은 고위 공무원'을 의미하는 용어로 사용되고 있는데, 일종의 민원조사관이다.

노인복지 옴부즈맨은 노인의 권익을 보호하고 권익 침해를 사전에 예방하는 파수꾼(watchdog)이며, 정부 · 의회 · 기업 또는 민간 복지조직 등의 제도적 권력에 의해 노인이 겪는 고충 등을 발견하고, 노인이 자신의 고충을 조직에 표현할 수 있는 창구 구실을 한다. 그리고 노인의 불평 · 불만 · 고충 · 차별 · 인권침해 등의 사례를 발견하고, 노인이 제기한 고충이 타당성을 지니고 있다면 이에 대한 조사를 진행하고, 고충 처리 과정에 대한 상세한 정보를 제공하고, 적절한 고충 해결책을 발견해 해당 조직에 개선을 권고하는 대리인(agent) 또는 노인이 고충을 토로할 수 있는 중간 창구 또는 마지막 의뢰자(recourse)의 역할을 담당한다. 노인복지 옴부즈맨제도는 노인이 경험하는 부당하거나 차별적인 서비스에 대한 공적 지도와 점검에 관한 문제를 보완하고 노인의 인권침해를 예방하면서, 발생한 인권침해 사례에 대해서 공정한 구제활동을 전개할 수 있다.

4) 노인인권 보호 실천의 필요성

최근 들어 노인요양시설에서 빚어지는 노인인권 침해 사례가 보고되면서 시설생활 노인의 인권에 대한 관심이 증가하고 있으나, 학대나 인권침해 중심의 소극적이고 사후 처리적인 접근방법으로는 시설생활 노인의 인권을 강화하는 데 한계가 있을 수밖에 없다. 전반적인 시설서비스의 내용과 방식에 인권 관점을 적용하고, 이를 적극적으로 변화시킬 때 생활 노인의 인권보호는 물론 만족스럽고 질 높은 서비스가 제공될 수 있다. 따라서 노인주거 · 의료복지에서 인권보호 실천의 필요성은 다음과 같다.

(1) 시설 거주 노인의 취약성

시설 거주 노인인권의 취약성, 시설 서비스의 특수성 때문에 노인인권 관점에서 서비스를 체계화할 필요가 있다. 노인요양시설 서비스를 이용하는 노인은 치매, 뇌졸중 등 중증 질환을 오랜 기간 앓았으므로 스스로 자기보호가 어렵고, 권리보호를 위한 구체적인 활동을 할 수 없는 경우가 많다. 또한 중증 노인을 돌보는 시설의 서비스는 비교적 건강한 노인에게 제공되는 재가서비스나 노인여가서비스와 비교할 때, 서비스 제공자의 일상적 행위가 자칫 노인의 인권을 침해할 위험성을 내포하고 있다.

(2) 노인권리에 대한 사회적 관심 증가

노인장기요양보험제도 등 보편적 노인복지 정책의 시행으로 노인의 권리에 대한 사회적 관심이 증가하고 있다. 그동안 노인복지서비스는 주로 저소득층을 대상으로 한 격리와 보호 서비스 중심으로 시행되어 왔다. 그러나 노인장기요양보험제도 시행으로 노인복지서비스는 저소득 노인을 넘어 모든 국민과 노인이라면 누구나 누릴 수 있고 누려야 할 기본 권리로 인식되고 있다. 또한 민간이 서비스 공급에 참여해 노인요양시설이 급격하게 증가함으로써 서비스 소비자인 노인이 시설과 서비스를 선택하고 결정할 권한이 강화된 점도 노인 인권에 대한 관심이 증가하는 중요한 배경이라 할 수 있다.

(3) 질 높은 서비스에 대한 사회적 요구 증가

질 높은 서비스에 대한 사회적 요구가 증가하면서 인권 관점의 서비스 제공의 필요성이 더욱 강화되고 있다. 이제 노인장기요양서비스의 소비자인 노인과 그 가족들은 단순한 보호와 일상적 보살핌을 넘어 신뢰할 수 있고 안심할 수 있는 질 높은 요양서비스를 필요로 하고, 이를 요구하고 있다. 특히 시설 서비스와 관련된 각종 정책과 시설의 지침, 서비스 과정에 대해 알기를 원하며 더 나아가 종합적인 사례관리(care management)의 과정에 적극적으로 참여하기를 원하고 있다.

5) 노인인권 보호 원칙의 미국 사례

(1) 노인요양시설 생활 노인의 권리(미국 노인법 제11조)

- 존경과 존엄한 존재로 대우받을 권리
- 화학적 및 물리적 제약으로부터의 자유
- 자신의 재정을 관리할 수 있는 권리
- 보복에 대한 두려움 없이 불평을 호소할 수 있는 권리
- 다른 생활 양식을 가진 노인과 사귀고 의사소통할 수 있는 권리
- 개인적인 통신을 주고받을 권리
- 사적 의료기록에 대한 비밀을 보장받을 수 있는 권리
- 차별 없이 주정부와 연방정부의 도움을 요청할 권리
- 입소 이전에 자신이 받을 수 있는 권리, 서비스 내용과 비용에 대한 충분한 정보를 제공받을 권리
- 퇴소나 전원에 대해 사전 통지를 받을 권리

(2) 노인요양시설 거주 노인의 인권 보호 원칙(부록 17)

- 노인의 권리와 제공되는 서비스에 관한 정보 공지
- 노인이 사적으로 보호하고 있는 금전의 보호, 노인의 요청이 있을 경우 재정 상태 보고
- 선택의 자유 보호
- 사생활 보호
- 노인의 불평 불만에 대한 해결
- 노인에게 각종 조사, 수정 계획 열람 허용 보장

- 노동을 거부할 권리 보장
- 우편물과 필기도구 사용에 대한 보장
- 방문객 접근에 대한 거부권 보장
- 사적인 전화사용 보장
- 안전하다는 전제 하에 약물의 자기관리 허용
- 노인의 전원과 퇴소에 대한 의사결정 존중
- 신체 억제를 위한 약물 사용 제한
- 학대, 격리로부터 노인 보호
- 노인의 삶의 질 증진을 위한 요양서비스 제공

2 노인학대

노인학대(elder abuse)는 '노인과의 신뢰가 있을 것으로 기대되는 관계 내에서 발생하는 것으로, 노인에게 해가 되거나 고통을 유발하는 부적절한 행동이 단 한 번 또는 여러 번 반복되는 것'(WHO)을 말한다. 우리나라의 노인복지법 제1조의 2, 제4호에 의하면, 노인학대는 '노인에 대해 신체적 · 정신적 · 정서적 · 성적 폭력 및 경제적 착취 또는 가혹행위를 하거나 유기 또는 방임을 하는 것'이라고 명시되어 있다.

노인학대는 노인인권의 극단적인 침해 행위로써, 노인인권 영역 중에서 인간존엄권 영역의 권리를 심각하게 침해하거나 훼손하는 행위에 해당한다. 즉, 노인학대는 인간으로서 존중받지 못하고 차별받고, 구금당하고, 가진 것을 빼앗기고, 행복한 삶을 영위할 수 있는 기회를 박탈당하는 가장 심각한 수준의 인권침해 행위에 해당한다. 또한 노인학대는 노인의 건강에 다양하게 영향을 준다. 사망률을 높이고, 일상생활활동의 의존성, 치매, 섬망, 우울을 증가시킨다. 그뿐만 아니라, 피로, 두통, 전신통, 불안, 위장관장애, 생식기 문제와 신체손상도 보고되고 있다. 이 장에서는 노인학대의 유형과 현황, 노인학대 사정, 예방과 대처 전략들을 다룬다.

1) 노인학대의 유형

(1) 신체적 학대

물리적인 힘 또는 도구를 이용하여 노인에게 신체적 혹은 정신적 손상, 고통, 장애 등을 유발시키는 행위를 말한다. 신체적 학대(physical abuse)의 세부 유형은 다음과 같다.

- 폭행: 때리기, 발로 차기, 물기, 주먹으로 가격하기, 밀기, 밀어제치기, 당기기, 뺨 때리기, 화상 입히기 등
- 감금: 노인을 제한된 공간에 강제로 가두거나, 노인의 거주지 출입을 통제하는 것
- 신체억압: 손이나 발과 같은 신체의 일부 또는 신체 모두를 사용하지 못하게 침대에 묶는 것
- 협박 또는 위협: 칼이나 가위 등 흉기를 사용하여 위협 또는 물건을 던지거나 기물파손을 하는 등의 행위로 노인을 위협하는 것
- 신체적 생존 위협: 가스, 난방, 전기, 수도 등 기본 생존 유지에 필요한 장치를 단절하는 것, 식사나 음료를 보관하는 물품(밥통, 냉장고) 또는 식사, 음료로부터 단절시키는 것, 치료 및 생존유지에 필요한 약물로부터 단절시키는 행위
- 약물을 이용한 신체 통제 또는 생명 저해: 불필요한 약물 투여, 과다한 용량의 약물 투약하기 등
- 원치 않는 노동시키기: 정신 및 신체적 악화를 가져올 수 있는 일 또는 조건에서 일(노동)을 하도록 강요하는 것 등

(2) 정서적 학대

정서적 학대(psychological or emotional abuse)는 비난, 모욕, 수치심 유발, 위협 등의 언어 및 비언어적 행위를 통하여 노인에게 정서적으로 고통을 유발시키는 행위를 말한다. 때때로 정서적 방임이 선행되기도 하는데, 학대 중 가장 많은 비중을 차지한다. 이 유형의 가장 흔한 예는 "노인이 짐이 되기 때문에 노인요양시설에 보내겠다."는 말을 노인에게 하는 것이다.

(3) 성적 학대

성적 학대(sexual abuse)는 성적 수치심 유발행위(예: 기저귀 교체 시 가림막 미사용 등) 및 성폭력(성희롱, 성추행, 강간) 등의 노인의 의사에 반하여 강제적으로 행하는 모든 성적 행위를 말한다. 학대행위자가 남성인 경우, 여성 피해자들이 이러한 유형의 손상을 좀 더 많이 경험하는 경향을 보인다.

(4) 경제적 학대(착취)

노인의 의사에 반(反)하여 노인으로부터 재산 또는 권리를 빼앗는 행위로서 경제적 학대(착취; financial abuse or financial exploitation), 노인 재산에 관한 법률 권리 위반, 경제적 권리와 관련된 의사결정에서의 통제 등을 하는 행위를 말한다. 물질적 학대(material abuse)로도 불리는 경제적 학대는 흔히 다른 유형의 학대보다 쉽게 통계로 집계되는 유형이다. 이 유형에는 노인이 학대행위자에게 물건이나 소유물을 어쩔 수 없이 주는 것, 학대

행위자가 노인에게 돈을 빌린 후 갚지 않는 것 등도 포함된다.

(5) 방임

부양의무자로서의 책임이나 의무를 거부, 불이행 혹은 포기하여 노인의 의식주 및 의료를 적절하게 제공하지 않는 행위(필요한 생활비, 병원비 및 치료, 안경, 의치, 약물, 음식, 보조기구 등을 포함한 의식주를 제공하지 않는 행위)를 방임(neglect)이라고 한다. 직접적인 신체적 학대는 보이지 않지만, 해충이나 기생충에 물린 자국, 과도하게 자란 손톱, 필요 이상의 억제대 사용, 욕창, 영양불량과 위생상태 불량 등이 이러한 유형의 징후일 수 있다.

(6) 자기방임

어떠한 노인 중에는 자기돌봄 능력이 있음에도 자기 스스로 돌보지 않는 경우도 있는데, 이를 자기방임(self neglect)이라고 한다. 즉, 노인 스스로가 의식주 제공 및 의료 처치 등의 최소한의 자기보호 관련 행위를 의도적으로 포기 또는 비의도적으로 관리하지 않아 심신이 위험한 상황이나 사망에 이르게 하는 행위를 말한다. 자기방임의 징후로는 부적절한 개인위생, 불량한 식사, 병원진료를 받지 않는 것, 약물을 복용하지 않고 다음 약 처방을 받지 않는 것 등이 있다.

자기방임이 의심된다면, 노인간호사는 노인의 생활환경을 포함하여 대상자를 주의 깊고 완전하게 사정해야 한다. 자기방임을 하는 노인들은 본인이 이러한 선택을 했기 때문에 특히 관리하기가 어렵다. 그러나 필요시에는 노인을 거주지에서 강제로 이동시킬 수도 있다. 자기방임이 건강을 해칠 정도로 심각하다면, 전문가로 구성된 다학제팀에게 노인을 위한 최적의 방법을 찾도록 의뢰해야 한다.

(7) 유기

유기(abandonment)는 보호자나 부양의무자가 노인을 버리는 행위를 의미한다. 전혀 모르는 다른 여행지나 장소에 함께 가서 혼자만 떨쳐두고 오는 경우가 이에 속한다.

(8) 중복학대

신체적 학대, 정서적 학대, 성적 학대, 경제적 학대, 방임, 자기방임 유형이 2가지 이상 복합적으로 발생한 학대 유형을 말한다.

2) 우리나라 노인학대의 현황

노인학대 피해자들은 일반적으로 나이가 많고, 취약하며, 기능장애나 치매가 있는 노인으로 알려져 있다. 고정관념을 탈피하는 것이 중요하지만, 노인학대의 현황을 보면 여전히 이러한 정보가 어느 정도 유효하다는 것을 알 수 있다. 그러나 보고되지 않은 학대가 많기 때문에, 노인

표 18-2 연도별 학대 신고접수 건수와 학대사례 비율

(단위: 건, %)

구분(년)	2013	2014	2015	2016	2017	2018	2019	2020
학대신고접수(건)	10,162	10,569	11,905	12,009	13,309	15,482	16,071	16,973
학대사례	3,520	3,532	3,818	4,280	4,622	5,188	5,243	6,259
학대사례비율	34.6	33.4	32.1	35.6	34.7	33.5	32.6	36.9
학대사례증감률	–	0.3	8.1	12.1	8.0	12.2	1.1	19.4

출처: 중앙노인전문보호기관(2021). 2020 노인학대 현황보고서. 보건복지부.

학대 문제가 과소평가되기도 한다. 노인이 학대행위자로부터의 보복이 두려워서 또는 학대행위자가 자녀인 경우, 자녀가 처벌받는 것을 원하지 않아서 학대 신고를 주저하는 경우가 많다.

그럼에도 불구하고, 노인학대 현황을 파악하는 것은 학대피해자의 특성과 고위험군을 파악하여 학대로부터 보호하고 예방 전략을 모색하기 위해 중요하다. 다음은 2013년부터 2020년까지 국내 34개 노인전문보호기관으로부터 집계된 노인학대 통계자료(중앙노인전문보호기관, 2021)를 소개한 것이다(표 18-2).

(1) 노인학대 전체 사례 건수

노인학대 신고접수 건수는 노인학대로 판정된 학대사례와 노인학대가 의심되었으나, 사례 판정 이후 일반사례로 판정된 사례를 합한 것을 의미하며, 2020년 노인학대 전체 사례 건수는 16,973건으로 2019년(16,071건) 대비 약 5.6%가 증가하였다. 학대사례의 경우, 전체 사례의 32.1~36.9% 수준이며, 2013년 3,520건에서 2020년 6,259건으로 2013년 대비 약 77.8%가 증가하였다(표 18-2). 이렇듯, 학대사례 건수가 늘고 있는 이유는 노인보호기관이 증가하고 교육이나 홍보 활동을 활발하게 함에 따른 것으로 보인다. 기관이 증가하면서 학대 피해 노인과의 접근성이 제고되고, 은폐되거나 잠재된 학대 사례 발굴 등이 이루어졌기 때문이다(정경희, 2017).

(2) 학대신고자 유형

노인학대 신고의무를 가진 자를 신고의무자라고 하며, 의료인 및 의료기관의 장, 방문요양과 돌봄이나 안전확인 등의 서비스 종사자, 노인복지시설종사자 및 노인복지상담원, 장애인복지시설(장애노인) 관련 종사자, 가정폭력 관련 종사자, 사회복지전담공무원, 사회복지관, 부랑인 및 노숙인보호시설 관련 종사자, 재가장기요양기관 종사자, 구급대원, 건강가정지원센터 종사자, 다문화가족지원센터 종사자, 성폭력피해상담소 및 성폭력피해자보호시설 종사자, 응급구조사, 의료기사 등의 직군이 포함된다(노인복지법 제39조의6).

학대신고자 유형별 신고건수(표 18-3)를 보면, 신고의무자보다 비신고의무자에 의한 학대신고 비중이 매우 높다. 2020년 신고의무자에 의한 신고건수는 전체 신고 건수 중 15.0%(939건)인 반면, 비신고의무자(친족, 타인, 관련기관, 학대행위자, 학대피해노인)에 의한 신고건수는 85.0%(5,320건)로 나타났다. 특히, 비신고의무자의 신고 건수가 2019년(4,366건) 대비 21.9%로 대폭 증가하였다.

표 18-3 연도별 학대신고자 유형별 신고건수 (단위: 건, %)

구분(년)		2013	2014	2015	2016	2017	2018	2019	2020
신고의무자	의료인 및 의료기관의 장	43	42	44	27	20	26	24	35
		1.2	1.2	1.2	0.6	0.4	0.5	0.5	0.6
	방문요양과 돌봄이나 안전확인 등의 서비스 종사자	-	-	-	-	9	12	21	20
		-	-	-	-	0.2	0.2	0.4	0.3
	노인복지시설 종사자 및 노인복지상담원	207	182	178	168	153	194	225	267
		5.9	5.2	4.7	3.9	3.3	3.7	4.3	4.3
	장애인복지시설(장애노인) 관련 종사자	-	5	16	2	2	1	3	4
		-	0.1	0.4	0.0	0.0	0.0	0.1	0.1
	가정폭력 관련 종사자	66	85	101	79	105	72	83	92
		1.9	2.4	2.6	1.8	2.3	1.4	1.6	1.5
	사회복지 전담공무원	263	322	290	382	283	398	375	246
		7.5	9.1	7.6	8.9	6.1	7.7	7.2	3.9
	사회복지관, 부랑인 및 노숙인 보호시설 관련 종사자	24	17	31	44	18	12	17	25
		0.7	0.5	0.8	1.0	0.4	0.2	0.3	0.4
	재가장기요양 종사자	36	46	38	45	34	29	24	116
		1.0	1.3	1.0	1.1	0.7	0.6	0.5	1.9
	119 구급대 대원	6	8	9	3	5	2	2	5
		0.2	0.2	0.2	0.1	0.1	0.0	0.0	0.1
	건강가정지원센터 종사자	-	2	-	1	2	-	-	-
		-	0.1	-	0.0	0.0	-	-	-
	다문화가족지원센터 종사자	-	-	-	-	-	1	1	-
		-	-	-	-	-	0.0	0.0	-
	성폭력피해상담소 및 성폭력피해자보호시설의 종사자	-	-	-	-	4	5	9	5
		-	-	-	-	0.1	0.1	0.2	0.1

표 18-3 연도별 학대신고자 유형별 신고건수(계속) (단위: 건, %)

	구분(년)	2013	2014	2015	2016	2017	2018	2019	2020
신고의무자	응급구조사	-	-	-	-	-	-	-	1
		-	-	-	-	-	-	-	0.0
	의료기사	-	-	-	-	-	-	-	-
		-	-	-	-	-	-	-	-
	국민건강보험공단 및 요양직 직원	-	-	-	-	-	5	66	89
		-	-	-	-	-	0.1	1.3	1.4
	지역보건의료기관의 장과 종사자	-	-	-	-	-	5	9	8
		-	-	-	-	-	0.1	0.2	0.1
	노인복지시설 설치 및 관리업무 담당 공무원	-	-	-	-	-	5	18	26
		-	-	-	-	-	0.1	0.3	0.4
	소계	645	709	707	751	635	767	877	939
		18.3	20.1	18.5	17.5	13.7	14.8	16.7	15.0
비신고의무자	학대피해노인	842	777	722	582	431	387	358	450
		23.9	22.0	18.9	13.6	9.3	7.5	6.8	7.2
	학대행위자	7	10	8	4	6	4	5	6
		0.2	0.3	0.2	0.1	0.1	0.1	0.1	0.1
	친족	592	519	567	500	407	472	386	531
		16.8	14.7	14.9	11.7	8.8	9.1	7.4	8.5
	타인	292	300	320	236	755	156	259	216
		8.3	8.5	8.4	5.5	16.3	3.0	4.9	3.5
	관련기관*	1,142	1,217	1,494	2,207	2,388	3,402	3,358	4,117
		32.4	34.5	39.1	51.6	51.7	65.6	64.0	65.8
	소계	2,875	2,823	3,111	3,529	3,987	4,421	4,366	5,320
		81.7	79.9	81.5	82.5	86.3	85.2	83.3	85.0
계		3,520	3,532	3,818	4,280	4,622	5,188	5,243	6,259
		100	100	100	100	100	100	100	100

* 어르신 지킴이단, 경찰관, 사회복지시설종사자 등이 포함됨
출처: 중앙노인전문보호기관(2021). 2020 노인학대 현황보고서. 보건복지부.

(3) 학대 발생장소

노인학대가 가장 많이 발생하는 곳은 가정으로 2020년 5,505건 발생하여 88.8%를 차지하였고, 이 수치는 전년 대비 23.7% 증가한 것이다. 그 다음은 생활시설로, 2020년 521건

표 18-4 연도별 학대 발생장소

(단위: 건, %)

구분(년)	2013	2014	2015	2016	2017	2018	2019	2020
가정 내	2,925	2,983	3,276	3,799	4,129	4,616	4,450	5,505
	83.1	84.5	85.8	88.8	89.3	89.0	84.9	88.8
생활시설	251[1)]	246[2)]	206[3)]	238[3)]	327[3)]	380[3)]	486[3)]	521[3)]
	7.1	7.0	5.4	5.6	7.1	7.3	9.3	8.3
이용시설	42	44	57	16	16	41	131	92
	1.2	1.2	1.5	0.4	0.3	0.8	2.5	1.5
병원	107	100	88	24	27	65	45	37
	3.0	2.8	2.3	0.6	0.6	1.3	0.9	0.6
공공장소	86	74	80	94	58	42	60	39
	2.4	2.1	2.1	2.2	1.3	0.8	1.1	0.6
기타	109	85	111	109	65	44	71	65
	3.1	2.4	2.9	2.5	1.4	0.8	1.4	1.0
계	3,520	3,532	3,818	4,280	4,622	5,188	5,243	6,259
	100	100	100	100	100	100	100	100

1) 학대행위자가 가족 구성원인 경우를 포함한 수치임. 동 경우를 가정 내 학대로 포함할 경우, 203건(5.7%)
2) 학대행위자가 가족 구성원인 경우를 포함한 수치임. 동 경우를 가정 내 학대로 포함할 경우, 190건(5.4%)
3) 학대행위자가 가족 구성원인 경우를 가정 내 학대에 포함한 수치임(2015~2020년)
출처: 중앙노인전문보호기관(2021). 2020 노인학대 현황보고서. 보건복지부.

(8.3%)으로 전년 대비 7.2% 증가하였다(표 18-4). 이 중 생활시설 내의 노인학대는 대부분 시설 종사자에 의한 것으로 지속적인 증가세를 보이고 있다. 이는 2008년 7월부터 노인장기요양보험이 도입됨에 따라 시설에서 생활하는 노인의 규모가 증가하였기 때문이다. 즉, 제도 변화에 따른 양상이라고 할 수 있다.

(4) 학대행위자와 학대피해노인과의 관계

학대행위자 중에서는 학대피해노인의 아들이 가장 높은 비율을 보이고 있으며 배우자가 2순위이나 지속적으로 증가하여 그 비율도 2013년 13.7%에서 2020년 31.7%로 계속 높아지고 있다. 반면, 학대피해노인 본인이 스스로를 돌보지 못하거나 의도적으로 돌보지 않는 자기방임 비율은 2013년 9.3%(375건)에서 2020년 3.3%(221건)로 대폭 감소하였다(표 18-5).

표 18-5 연도별 학대행위자와 학대피해노인과의 관계 (단위: 건, %)

구분(년)		2013	2014	2015	2016	2017	2018	2019	2020
학대행위자	본인	375	463	622	522	290	240	200	221
		9.3	11.9	14.7	11.3	5.7	4.2	3.5	3.3
	배우자	551	588	652	952	1,263	1,557	1,749	2,120
		13.7	15.2	15.4	20.5	24.8	27.5	30.3	31.7
	아들	1,619	1,504	1,523	1,729	1,913	2,106	1,803	2,288
		40.3	38.8	36.1	37.3	37.5	37.2	31.2	34.2
	며느리	240	184	183	157	131	143	109	123
		6.0	4.7	4.3	3.4	2.6	2.5	1.9	1.8
	딸	519	476	451	475	424	436	438	589
		13.0	12.3	10.7	10.2	8.3	7.7	7.6	8.8
	사위	28	18	21	23	27	34	27	28
		0.7	0.5	0.5	0.5	0.5	0.6	0.5	0.4
	손자녀	81	56	64	103	124	134	112	168
		2.0	1.4	1.5	2.2	2.4	2.4	1.9	2.5
	친척	54	56	46	63	49	59	50	64
		1.3	1.4	1.1	1.4	1.0	1.0	0.9	1.0
	타인	253	246	283	221	176	168	222	223
		6.3	6.3	6.7	4.8	3.5	3.0	3.8	3.3
	기관	293	285	379	392	704	788	1,067	874
		7.3	7.4	9.0	8.5	13.8	13.9	18.5	13.0
	계	4,013	3,876	4,224	4,637	5,101	5,665	5,777	6,698
		100	100	100	100	100	100	100	100

출처: 중앙노인전문보호기관(2021). 2020 노인학대 현황보고서. 보건복지부.

(5) 학대피해노인의 연령대

2013년부터 2020년까지 학대피해노인의 연령대는 70대가 가장 높은 비율을 차지하며, 그 다음으로 80대, 60대 순이다(표 18-6).

표 18-6 연도별 학대피해노인의 연령대

(단위: 명, %)

구분(년)	2013	2014	2015	2016	2017	2018	2019	2020
59세 이하	12	9	3	5	4	-	-	-
	0.3	0.3	0.1	0.1	0.1	-	-	-
60~64세	189	191	204	213	141	-	-	-
	5.4	5.4	5.3	5.0	3.1	-	-	-
65~69세	462	452	524	589	740	819	919	1,240
	13.1	12.8	13.7	13.8	16.0	15.8	17.5	19.8
70~74세	728	654	771	852	969	1,193	1,189	1,385
	20.7	18.5	20.2	19.9	21.0	23.0	22.7	22.1
75~79세	753	846	865	978	1,071	1,250	1,157	1,339
	21.4	24.0	22.7	22.9	23.2	24.1	22.1	21.4
80~84세	712	716	770	881	900	1,020	1,031	1,218
	20.2	20.3	20.2	20.6	19.5	19.7	19.7	19.5
85~89세	420	421	456	499	525	588	586	690
	11.9	11.9	11.9	11.7	11.4	11.3	11.2	11.0
90~94세	193	191	163	206	204	245	289	283
	5.5	5.4	4.3	4.8	4.4	4.7	5.5	4.5
95~99세	42	46	56	53	58	61	63	92
	1.2	1.3	1.5	1.2	1.3	1.2	1.2	1.5
100세 이상	9	6	6	4	10	12	9	12
	0.3	0.2	0.2	0.1	0.2	0.2	0.2	0.2
계	3,520	3,532	3,818	4,280	4,622	5,188	5,243	6,259
	100	100	100	100	100	100	100	100

출처: 중앙노인전문보호기관(2021). 2020 노인학대 현황보고서. 보건복지부.

(6) 학대행위자의 연령대

2005년부터 2020년까지 학대행위자의 연령대를 보면, 40대 중년층은 2005년 31.8%에서 2020년 20.2%로 지속적으로 감소하였다. 반면, 60대와 70대 이상 연령층의 학대행위자가 노인을 학대하는 이른바 노(老)-노(老) 학대는 꾸준히 증가하고 있으며(그림 18-2), 이와 같은 노(老)-노(老) 학대 유형은 크게 '고령의 부부간 배우자 학대', '고령의 노인이 스스로를 돌보지 않은 자기방임 유형의 학대', '고령의 자녀에 의한 학대'로 분류할 수 있다.

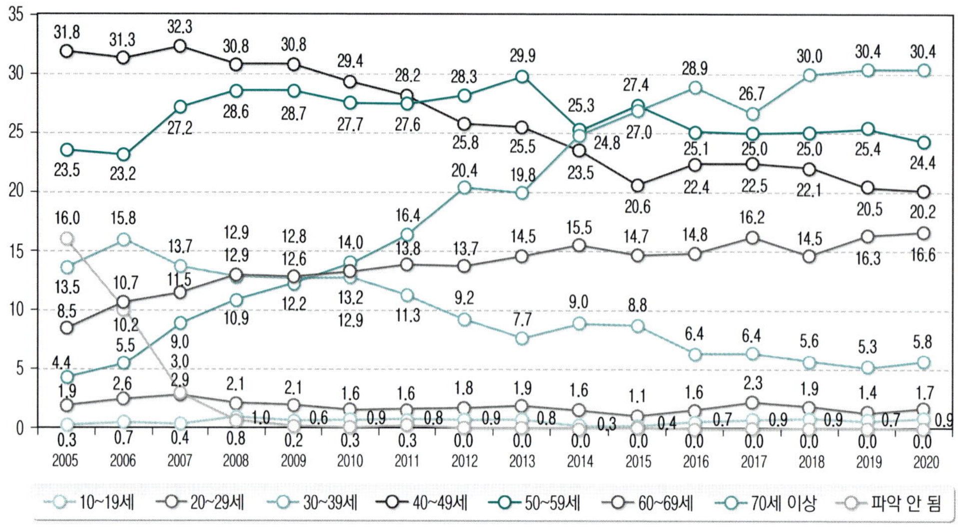

그림 18-2 연도별 학대행위자 연령대 비율 추이

출처: 중앙노인전문보호기관(2021). 2020 노인학대 현황보고서. 보건복지부.

(7) 학대유형 건수

노인학대는 여러 유형이 동시다발적으로 발생하며, 보통 정서적 학대가 가장 많고, 신체적 학대, 방임 순으로 나타난다. 2020년 학대유형 건수를 보면, 정서적 학대 4,188건(42.7%), 신체적 학대 3,917건(40.0%), 방임 760건(7.8%), 경제적 학대 431건(4.4%), 성적 학대 231건(2.4%), 자기방임 223건(2.3%), 유기 53건(0.5%)의 순이었다(표 18-7).

표 18-7 연도별 학대유형 건수

(단위: 건, %)

구분(년)	2013	2014	2015	2016	2017	2018	2019	2020
신체적 학대	1,430	1,426	1,591	2,132	2,651	3,046	3,138	3,917
	24.5	24.7	25.9	31.3	36.4	37.3	38.1	40.0
정서적 학대	2,235	2,169	2,330	2,730	3,064	3,508	3,465	4,188
	38.3	37.6	37.9	40.1	42.0	42.9	42.1	42.7
성적 학대	90	131	102	91	150	228	218	231
	1.5	2.3	1.7	1.3	2.1	2.8	2.6	2.4
경제적 학대	526	521	542	491	411	381	426	431
	9.0	9.0	8.8	7.2	5.6	4.7	5.2	4.4

표 18-7 연도별 학대유형 건수(계속) (단위: 건, %)

구분(년)	2013	2014	2015	2016	2017	2018	2019	2020
방임	1,087	984	919	778	649	718	741	760
	18.6	17.0	14.9	11.4	8.9	8.8	9.0	7.8
자기방임	375	463	622	523	291	240	200	223
	6.4	8.0	10.1	7.7	4.0	2.9	2.4	2.3
유기	89	78	48	66	71	55	41	53
	1.5	1.4	0.8	1.0	1.0	0.7	0.5	0.5
계	5,832	5,772	6,154	6,811	7,287	8,176	8,229	9,803
	100	100	100	100	100	100	100	100

출처: 중앙노인전문보호기관(2021). 2020 노인학대 현황보고서. 보건복지부.

(8) 학대피해노인의 치매 정도

학대피해노인 중 치매를 진단받았거나 치매가 의심되는 사례는 2013년 831건에서 2020년 1,535건으로 약 84.7% 증가한 것으로 나타났다(표 18-8). 학대피해노인들의 특성에서 치매 의심과 진단사례 비율이 꾸준히 증가한다는 것은 돌봄제공자에게 의존성이 높은 취약한 상태의 노인일수록 학대 피해 위험이 높음을 시사해준다.

노인학대의 현황을 종합하면, 노인들이 거주하는 가정이나 생활시설에서 학대가 가장 많이 발생하였다. 학대행위자들의 특성을 보면, 아들이나 배우자와 같은 가족이 가장 많은 비중을 차지하였다. 이에 대해 가능한 설명으로 돌봄제공자의 과도한 스트레스와 부담감으로 인해 학대가 발생한다는 돌봄제공자 스트레스 모델을 들 수 있다. 여러 연구를 통해 정리된 학대행위자의 일반적 특성은 Box 18-1을 참조한다.

표 18-8 연도별 학대피해노인 치매 의심 및 진단사례 현황 (단위: 건, %)

구분(년)		2013	2014	2015	2016	2017	2018	2019	2020
전체 학대사례		3,520	3,532	3,818	4,280	4,622	5,188	5,243	6,259
치매 정도	치매의심	459	488	561	593	488	507	550	608
	치매진단	372	461	469	521	634	700	831	927
	계	831	949	1,030	1,114	1,122	1,207	1,381	1,535
학대사례 대비 치매의심 및 진단사례 비율		23.6	26.9	27.0	26.0	24.3	23.3	26.3	24.5

출처: 중앙노인전문보호기관(2021). 2020 노인학대 현황보고서. 보건복지부.

Box 18-1 학대행위자의 일반적 특성

- 물질 남용, 특히 알코올중독
- 스트레스 증가
- 사회적 지지 부족
- 우울, 불안, 기타 정신건강 문제
- 노인 돌봄에 대한 지식이나 훈련 부족
- 돌봄에 짓눌림
- 대처 기술 미숙
- 과거 가정폭력 경험
- 부적응적 성향
- 기타 사회적, 심리 · 정서적 문제

출처: Mauk, Kristen L.(2014). Chapter 23, Abuse and mistreatment of older adults. Gerontological nursing-competency for care, 3th edition. Jones & Bartlett Learning, MA, USA.

3) 노인학대 사정

(1) 노인학대 증상과 징후

노인학대 사정에서 가장 중요한 첫 단계는 응급처치자 또는 간호사가 판단하기에 환자, 가족 또는 돌봄제공자가 논리에 맞지 않는 언어나 행동을 하는 것 또는 범상치 않은 증상이나 징후를 나타내는 것을 주의 깊게 관찰하는 것이다. 표 18-9는 피해(의심)노인으로부터 관찰할 수 있는 학대 증상과 징후를 제시한 것이다.

표 18-9 피해(의심)노인으로부터 관찰 가능한 학대 증상과 징후

유형	증상과 징후
신체적 학대	**신체 내부 또는 외부의 손상** • 신체 여러 부위의 염좌, 탈구, 욕창, 설명되지 않는 멍 또는 치유 흔적, 접촉했을 때 통증 있음 • 복부 내장 출혈 • 물린 상처(치아의 형태에 따른 외상이나 내출혈) • 골절 또는 치유된 골절 • 입, 입술, 잇몸, 눈 또는 귀의 열상(고막파열), 비중격골절, 치아소실 또는 눈의 상해(안부의 강한 구타로 인한 수정체 탈구, 얼굴에 빈번한 구타로 인한 백내장) • 구타 흔적, 밀쳐지거나 흔든 결과로 생긴 흔적 - 피하출혈을 동반한 탈모(머리카락을 강하게 잡아당겨 끌거나 들어 올리려고 하면 한 번에 많은 머리카락이 당겨져서 피하혈관이 터져서 출혈이 일어남)

표 18-9 피해(의심)노인으로부터 관찰 가능한 학대 증상과 징후(계속)

유형	증상과 징후
신체적 학대	– 목이 졸린 흔적(목에 내출혈이 있거나 선상으로 나타나는 출혈, 강하게 목을 조르면 얼굴에 부종이 생기기도 함) – 채찍 자국 또는 도구에 의한 것으로 보이는 상처나 출혈(직선적인 상처, 한 가지 형태의 상처가 여러 곳에서 보일 때에는 도구에 의한 신체적 학대로 의심) • 경계가 분명한 화상 – 담뱃불, 뜨거운 물, 철사, 성냥이나 라이터, 다리미 등(두 팔의 장갑 모양, 두 다리의 양말 모양, 다리미의 흔적 등 경계가 분명하면 학대 의심)
정서적 학대	• 체념, 수치심 • 우울, 눈물 흘림 • 혼돈, 공격행동, 사회적 고립 • 무기력 • 설명되지 않는 편집증 또는 수면장애 • 일상적이지 않은 무저항 또는 분노 • 타인과의 상호작용 상실에 대한 슬픔 • 사회적 위축 • 자아존중감 수준 변화 • 특정 인물의 방문 후 불안 또는 걱정
성적 학대	• 불분명한 성전파성 질환 또는 실금(변실금 또는 요실금) • 손상(예: 얼굴, 목, 가슴, 복부, 대퇴, 둔부의 긁힘, 멍 등) • 회음부와 생식기, 가슴, 직장, 입 주변 출혈을 포함한 손상 • 속옷, 이불 등에 묻어나는 혈흔 • 사람 이빨에 물린 자국 • 학대행위자가 주변에 있을 때 불안해함
경제적 학대 (착취)	• 불분명한 소유물 분실 • 금전 지불 불능 • 은행 인출 또는 유언장 변경 • 은행계좌 접근 불능 • 지불하지 않은 축적된 세금고지서 • 가지고 있는 돈과 생활수준 사이의 불일치 • 음식, 의복, 생필품을 살 만한 금전 없음 • 사회보장서비스 취소 또는 거부
방임	• 부적절한 의복, 너무 춥거나 덥다고 호소 • 불량한 개인위생, 흐트러진 외양 • 의료 또는 치과진료 부족, 적절하게 조치하지 않은 손상 • 필요한 보조기구 없음 • 안전하지 않고, 건강하지 않은 상태 또는 비위생적 환경에 노출 • 설명되지 않는 체중 감소, 탈수, 피부통합성 불량, 영양불량

출처: NSW Elder Abuse Helpline & Resource Unit(2016). *NSW elder abuse toolkit-identifying and responding to the abuse of older people: the 5-step approach*. NSW government; 중앙노인보호전문기관(2015). 노인보호전문기관 업무수행지침. 보건복지부.

(2) 학대사정 시 사용할 수 있는 질문

노인학대가 의심되는 경우에는 주의 깊고 세심한 질문이 요구된다. 효과적인 질문을 시작하는 방법은 집에서 어떻게 시간을 보내는지를 물어보는 것이다(표 18-10).

표 18-10 학대 사정 시 사용할 수 있는 효과적인 질문

구분	효과적인 질문
개방형 질문: 대화를 시작할 때	• 집에서 어떻게 지내세요? • 하루 일과를 어떻게 보내세요? • 집에서 받은 도움의 양에 대해 어떻게 느끼세요? • 어르신의 가족/돌봄제공자가 돌보는 것에 대해 어떻게 느끼세요? • 어르신은 금전 관리를 어떻게 하세요? • 가족/돌봄제공자가 하는 행동이나 말하는 것을 어떻게 느끼세요? • 많은 여성들이 학대를 당하면서도 참고 말하기 어려워합니다. 만약, 어르신 상황이라면 어떻게 하시겠어요? • 지금 무슨 일이 벌어지고 있는지요?, 제가 어르신을 어떻게 도울 수 있을까요? • 오늘 어르신 팔에 멍이 있는 것을 발견했습니다. 어떻게 생긴 건가요? • 어르신은 다소 흥분한 것처럼 보이시네요. 무슨 일이 있었나요? • 어르신은 어떻게 집을 관리하세요?(또는 돌봄제공자는 어떻게 집을 관리하세요?) • 어르신 상황에 대해 무엇을 하고 싶으세요? • 어르신은 금전에 대해 불안해 보여요. 만약 제가 누군가로 하여금 어르신의 은행 업무를 돕게끔 한다면 어떠실까요?
직접적인 질문: 학대가 강하게 의심될 때	• 안전하다고 느끼세요? • 집에 있는 누군가를 두려워하세요? • 어르신과 가까운 사람이 최근에 어르신을 다치게 한 적이 있나요? • 자주 슬프거나 외로움을 느끼시나요? • 어르신이 누군가를 지원하거나 돕고 있나요? • 누군가가 어르신의 동의 없이 몸을 만지나요? • 누군가가 어르신께 고함을 치거나 위협한 적이 있나요? • 누군가가 어르신의 동의 없이 물건을 가져간 적이 있나요? • 어르신이 이해하지 못한 어떤 서류에 서명한 적이 있나요? • 어르신이 도움이 필요했을 때 가족/돌봄제공자가 도와주지 않았나요? • 어르신의 상황에 대해 말할 수 있는 사람이 있나요? • 어르신을 도울 수 있거나 조언해줄 사람을 말씀해주실 수 있나요? • 간호사(또는 직원)가 방문하기를 원하시나요? • 어르신은 노인학대신고절차나 콜센터 연락처를 아시나요?

출처: NSW Elder Abuse Helpline & Resource Unit(2016). *NSW elder abuse toolkit-identifying and responding to the abuse of older people: the 5-step approach*. NSW government.

질문할 때 기억해야 할 사항은 다음과 같다.

- 면담 시 타인이 같이 있는 것이 학대피해를 폭로하는 것에 영향을 줄 수 있는가를 고려한다. 비밀보장이 중요하므로 개별면담을 수행한다.
- 노인이 감각결손이 있는지를 고려한다. 사용 중인 안경이나 보청기가 있는지 확인하고, 소음을 차단한다. 면담장소가 편안하고 방음이 잘 되는지 확인한다. 면대면(face-to-

face) 면담이 가능한 좌석으로 배치하고, 친숙한 단어를 사용하며 질문을 반복한다.

- 반응이 느린지 확인한다. 반응을 기다리는데 충분한 시간을 들이며 반응에 맞추어 질문한다.
- 문화적으로 민감한 질문이 있는지 살핀다. 대상자가 외국인인 경우, 전문 통역사를 활용한다. 또박또박 말하고 은어 사용을 피한다.
- 노인이 자신의 집에서 말하는 것이 적당한지 살핀다. 대부분의 노인들은 주로 친숙한 환경 속에서 편안함을 느끼며, 집에서 면담하면서 생활환경을 동시에 관찰할 수 있는 이점이 있다.

학대피해(의심) 노인이 치매를 가지고 있거나 인지기능이 저하된 경우, 질문할 때 고려해야 하는 사항은 15장을 참조한다. 만약 성적 학대가 발생했거나 의심되는 경우의 학대사정을 위한 질문은 다음과 같다(표 18-11).

표 18-11 성적 학대피해(의심) 노인과 이야기하기-공감 반응

말할 때 포함해야 할 핵심 주제	말의 속뜻
벌어진 일에 대해 속상하고, 유감스럽습니다.	나는 당신을 믿습니다.
발생한 일은 범죄입니다.	이 일은 당신 잘못이 아닙니다.
제가 도울 수 있는 일을 할 것입니다.	당신은 혼자가 아닙니다.
해야 할 것	**하지 말아야 할 것**
이야기를 경청한다.	무엇을 할 것인지 또는 무엇을 인수인계할 것인지를 말한다.
노인이 어떻게 느끼는지 표현하도록 한다.	"왜"라는 질문(왜 그 곳에 있었는지, 왜 그 곳에 갔는지, 학대행위자를 믿은 이유가 무엇인지 등)을 한다. "왜"라는 질문은 노인을 책망하는 뜻으로 해석된다.
울도록 허용한다.	노인을 대신하여 분노한다.
격려한다.	노인이 어떻게 느끼는지 가정한다. 사람들은 저마다 성적 학대에 대해 다르게 경험하고 인식한다.
이야기들이 앞, 뒤가 안 맞는다고 해도 걱정하지 않는다.	
벌어진 일에 대한 유감을 전달한다.	
당신이 할 수 있는 것을 설명한다.	

출처: NSW Elder Abuse Helpline & Resource Unit(2016). *NSW elder abuse toolkit-identifying and responding to the abuse of older people: the 5-step approach*. NSW government.

(3) 학대 의심 행동지표

면담 과정에서 학대가 어떻게 발생했는지 노인이 직접 말하지 않아도 학대받고 있음을 암시해주는 행동지표들이 있다(표 18-12). 다만, 이 행동지표들 중 일부에 해당한다고 반드시 학대가 발생했음을 의미하지는 않는다.

표 18-12 학대 의심 행동지표

구분	행동지표
노인	• 설명과 맞지 않는 손상이 있음 • 반복적으로 생기는 상해나 멍을 '사고'라고 둘러댐 • 위축되고, 시무룩해보이며, 말을 잘 안하려고 함 • 두려움을 표현하거나 넌지시 밝힘 • 약물(알코올) 중독, 우울 징후를 보이고, 자살을 생각하거나 시도함 • 질문에 답하려고 하지 않고, "어렵다"는 식의 표현을 함 • 모호하고, 만성적이며, 비특이적으로 호소함 • 전문가와의 약속을 자주 놓치거나 치료 일정을 맞추지 못함 • 의료지원 요청을 하지 않거나 연기함 • 만성 통증이나 질환과 같은 스트레스 또는 손상 근거를 보임 • 자신의 권리나 의료서비스를 모르는 것 같음 • 자신의 돈의 행방을 잘 모르거나, 걱정함; 각종 서비스를 취소함; 가정 내 생필품 부족; 갑자기 음식이나 물건을 사기 어려워짐 • 자신의 상황에 대해 호소하거나 행복하지 않은 것으로 나타남 • 가족 간의 싸움이나 기능장애를 이야기하거나, 가족을 보고 싶지 않다고 말함
잠재적 학대행위자	• 발생한 학대를 축소 또는 부인함 • 노인이 덤벙대고 칠칠하지 못하다고 타박함 • 면담자나 직원들에게 과도하게 친절하거나 도우려고 함 • 타인이 있을 때 노인에게 애정을 표함 • 자해, 애착 철회나 손자녀에 대한 접근을 막는 것, 시설로 보내버림, 반려동물을 해치겠다는 위협을 하거나 강요함 • 모든 면담에 동석하기를 원함 • 노인을 대신하여 답함 • 노인을 무능하고, 건강하지 않으며, 정신적인 문제나 치매를 앓고 있다고 표현함 • 치료계획에는 일단 동의하나 지속적으로 이행하지 않고 그 이유를 설명하기 거부함 • 병원 진료와 관련 정보 받는 것을 거부하라고 위협함. 노인이 도움 요청하는 것을 방해함 • 노인이 원하거나 필요로 하는 물건을 구매하는 것을 방해함 • 노인에 반대되는 입장으로 가족구성원들을 바꿈 • 노인의 돈과 자산에 대한 권리에 관심을 표현함 • 사회서비스를 거부함

출처: Brandl, B.(2004). Assessing for abuse in later life, NCALL Coordinator, National Clearinghouse on Abuse in Later Life (NCALL), *a project of the Wisconsin Coalition Against Domestic Violence*.

(4) 노인학대 기록

학대를 예견할 수 있는 기록에는 대상자의 간호력에 따른 주호소나 상해의 상세한 기록과 표현 및 비정상적인 검사결과 수치, 노인의 기능상태와 역량, 중재를 거부한 경우에 그 사유 등이 포함되어야 한다. 경우에 따라서는 노인의 신체 및 건강상태를 컬러사진으로 찍어 두는 것이 중요할 수 있다.

문서화된 기록은 노인보호전문기관이나 사법기관이 절차를 진행하는 근거를 제공한다. 기록은 책임과 전문성을 나타내며, 기관 변동이나 직원 이직에 의한 인수인계가 있을 때 중요한 정보를 제공한다. 학대가 발생했을 때 즉시 기록하는 것은 정확성을 높여서 노인에게 좀 더 적절한 치료를 할 수 있고, 잠재적으로 직원의 안전과 안위를 보장할 수 있다.

(5) 신고

학대가 의심되거나 발생한 경우 또는 목격자가 있는 경우에 상급자에게 보고하거나 관계기관에 신고하는 것이 중요하다. 보고(신고)는 노인을 지지하고 안전한 경로를 제공하여 학대가 재발하는 것을 예방한다.

우리나라 노인복지법(제39조의 6, 제1항)에 따르면, 누구든지 노인학대를 알게 된 때에는 노인보호전문기관 또는 수사기관에 신고할 수 있으며, 신고방법은 다음과 같다.

- 연중 24시간 노인학대 신고상담전화 1577-1389(노인보호전문기관)를 통한 접수
- 노인보호전문기관 홈페이지, 이메일 등을 통한 온라인 접수
- 노인보호전문기관 직접 내방, 가정방문, 이동상담 등을 통한 대면 접수
- 서신에 의한 접수
- 보건복지콜센터(129)
- 노인보호전문기관 119 신고에 의한 접수

의료인은 만성질환을 가진 노인의 특성 상 노인을 병원이나 지역사회에서 자주 만나고, 특히, 간호사는 노인학대가 발생할 때 다른 사람보다 학대를 인식하는 기회가 더 많으므로, 노인학대를 신고해야 할 의무가 있다(노인복지법 제39조의 6 제2항).

신고의무자로서 의료인의 역할은 다음과 같다.

- 학대 또는 방임으로 인한 손상과 후유증에 대해 진단 및 치료를 통해 더 이상 심한 손상을 입지 않도록 조치
- 노인학대로 의심되면 반드시 노인보호전문기관이나 경찰에 신고
- 노인학대 판정을 위한 의학적 진단, 소견 또는 증언 진술을 위해 정확한 의학적 평가를 시행하며 증거물 및 기록을 남김

- 정기적인 노인학대 관련 교육에 참여
- 필요한 경우, 학대사례에 대한 증거자료를 제공하는 등 노인학대 문제해결에 적극협조

신고의무자는 그 직무상 노인학대를 알게 된 때에는 '즉시' 신고하여야 하며, 노인학대 신고의무를 위반하여 노인학대를 신고하지 않은 경우 300만원 이하의 과태료를 부과하고 있다. 그러나 때때로 의료인들이 보복의 두려움 때문에 학대 신고를 하지 않는 경우가 있다. 이러한 우려를 줄이기 위해, 우리나라는 노인학대 신고 시, 신고인의 신분을 보장하고, 그 의사에 반하여 신분이 노출되지 않도록 법적 근거를 마련해 놓고 있다(노인복지법 제39조의 6 제3항).

다음의 목록들은 노인과 종사자의 관점에서 신고하는데 장애가 되는 이유를 제시한 것이다(표 18-13). 이러한 이유를 이해하는 것은 지지, 훈련과 정보제공을 통해 노인과 종사자가 보고와 신고를 수월하게 하기 위함이다.

표 18-13 노인과 종사자의 학대 신고를 하지 않는 이유

구분	이유
노인	• 학대행위자에 대한 의존성 • 가족 갈등과 중요한 관계 상실에 대한 두려움 • 가정 폭력 경험이 지속적인 두려움을 갖게 하고, 그것에 대해 말하는 것을 어렵게 함 • 인지장애 • 타인으로부터의 고립 • 이용 가능한 서비스에 대한 지식 부족 • 보복과 처벌에 대한 두려움 • 다른 방향으로 영향이 갈 것에 대한 두려움(예: 시설 입소) • 학대가 벌어진 것을 부정함 • 자신의 권리를 모름 • "그건 사생활이야."라고 수치스러워하며 다른 사람들에게 말함 • 학대가 무엇인지에 대한 인식 부족
종사자	• 종사자들마다 다른 경험과 기대를 가지고 있음. 학대는 종사자의 삶 속에서 발생하는 것과 닮을 수 있고, 자신이 하는 행위를 학대로 인식하지 않고 정상적인 행동이라고 생각할 수 있음 • 신고나 보고 절차를 잘 모르고, 누구에게 말하고, 무엇을 해야 하는지 모름 • 노인이 학대를 신고하기를 원하지 않음 • 비밀보장과 사생활보호 침해에 대한 염려 • 학대가 무엇인지에 대한 인식 부족 • 서비스가 취소될 것에 대한 염려 • 학대 여부의 불확실성

출처: NSW Elder Abuse Helpline & Resource Unit(2016). *NSW elder abuse toolkit-identifying and responding to the abuse of older people: the 5-step approach*. NSW government.

간호사들은 노인이 보통 어떤 행위를 했을 때, 언제 폭력(방임이나 착취)이 발생하는지, 어떤 방법으로 학대상황을 해결해왔는지 등을 세밀하게 확인해야 한다. 경우에 따라서 지자체나 경찰과의 직접적인 의사소통 및 계획이 필요한 경우, 법정 사례에 관여될 수 있는 법적 결과에 관심을 가져야 한다.

주요 쟁점은 노인학대 시 악의적 의도가 있었는지, 노인학대에 대한 기록이 있는지 등이다. 결론적으로, 노인학대에 대한 초기 접근에서 중요한 것은 예리하고 정확한 사정, 세밀한 기록(필요한 경우 사진 포함)과 신고라고 할 수 있다.

4) 노인학대 예방과 대처 전략

노인학대는 지역사회 내에서 발생하며 치료적 접근보다는 예방적 차원에서 접근해야 문제를 근본적으로 해결할 수 있다. 이를 위해서는 다양한 측면에서의 노인학대 예방을 위한 전략이 필요하다.

(1) 정책적 접근

① 노인학대 관련 정책의 방향성 전환 필요

노인학대 관련 정책은 사후 대응에서 예방 중심으로, 신고에서 발굴 중심으로 전환되어야 할 것이다. 현재 신고 중심의 체계에서 좀 더 적극적으로 노인학대 사례를 찾아 보호할 수 있는 체계로 전환되어야 할 것이다.

② 정책 구현을 위한 충분한 시설과 인력 확보

노인학대에 적절히 대응할 수 있는 인프라 구축이 필수적이다. 노인학대의 조기 발견과 신속한 대응을 위해서는 노인보호기관의 확대와 인력 확충이 필요하다. 이와 동시에 내실 있는 지역사회 네트워크의 구축과 관리가 요구되며, 이를 위해서는 정부의 지원뿐만 아니라 시민사회의 적극적인 관심과 참여가 필요하다.

③ 증가하는 노인학대 유형에 대한 구체적인 대응 전략 마련

사회적 변화 및 제도적 변화에 따른 노인학대 유형에 관심을 가지고 구체적인 대응 전략을 마련해야 한다. 또한 시설 거주 노인의 수가 증가하는 만큼, 시설에서 발생하는 노인학대에 대응하는 체계적인 전략이 마련되어야 할 것이다.

④ 신고의무자 범위 확대와 신고자의 제도적 보호 체계 마련

신고의무자에 의한 학대 신고율을 높이기 위해서는 신고의무자 직군의 지속적인 확대와 신고의무자 교육 의무화 적극 실행, 신고의무자의 선의 신고에 대한 면책 조항 추가, 신고로 인한 불이익과 시간 소요에 대한 보상 등이 요구된다. 매년 신고 건수가 증가하고 있지만 노인학대에 대한 국민적 관심은 여전히 낮은 편이다. 가정사라는 이유로 은폐되거나 시설의 폐쇄성 때문에 잘 드러나지 않으므로 주변인과 주변 기관의 적극적인 신고가 필요하다.

⑤ 학대피해노인의 적절한 관리

학대피해노인의 지역사회 복귀를 위해서는 공공 및 민간 자원과의 연계가 중요하다. 현재 학대피해노인의 지역사회 복귀 시 자원 연계 강화를 위해, 독거노인에게는 노인돌봄기본서비스를 제공하고 있으며, 노인부부에게는 단기가사서비스 등을 제공하고 있다.

이러한 기존의 연계사업을 내실화함과 동시에 다양한 중앙정부 및 지방정부 사업과의 연계를 강화하고, 지역사회의 민간자원과의 연계에도 관심을 가져야 할 것이다. 특히 노인단독가구가 증가하고 있다는 점에서 이러한 자원 연계가 사후 관리에서 갖는 중요성은 점점 커지고 있다.

(2) 사회적 측면의 접근

① 노인 대상 학대 예방교육

노인들에게 학대 위험요인을 감소시킬 수 있는 요인을 교육하고, 지역사회 단체활동에 참여하고, 가족과 친구들과의 교류를 유지할 수 있도록 지원한다. 노인들은 학대를 당하고도 그냥 참고 있거나 수동적 · 소극적으로 대응하는 경우가 많다. 이는 학대피해노인들이 학대 사실을 남에게 알리는 것을 꺼리는 성향이 있기도 하고, 도움을 받을 수 있는 기관으로 무엇이 있는지, 도움을 어떻게 받는지를 알지 못하기 때문이다. 따라서 교육 및 홍보를 통해 외부 원조기관(예: 노인보호전문기관)의 역할에 대한 이해를 넓히고, 학대 상황이 발생할 경우 본인 스스로 결정하여 신고할 수 있도록 한다.

② 지역주민의 노인보호전문사업 참여를 위한 홍보

지역주민을 대상으로 노인보호전문사업 참여를 위해 다양한 홍보 매체를 활용하여 홍보해야 한다. 일반인을 대상으로 노인학대의 개념과 노인학대 사례를 조기에 발견하고 예방하기 위한 홍보와 교육이 이루어져야 한다. 또한 노인보호전문기관의 역할 및 제공 서비스에 대한 이해를 향상시켜야 한다. 노인학대 실태 및 심각성에 관한 홍보 활동을 통해 학대에 대한 사회적 인식 확산 및 노인 차별 해소를 도모할 수 있다.

③ 적극적인 학대 신고 분위기 형성

노인학대를 예방하고 학대 사례를 중재하기 위해서는 사회적으로 적극적인 신고 분위기가 형성되어야 한다. 이를 위해서는 신고자들이 신고방법과 학대 신고자의 비밀이 보장되는 사실을 인식할 수 있도록 적극 홍보해야 한다.

(3) 학대피해노인과 가족 측면의 접근

학대라는 행위는 특성상 주로 가족에 의해 이루어지며, 재발의 가능성이 높다는 점을 감안해야 한다. 특히 학대의 가해는 한 사람에 의해서만 행해지는 것이 아니라, 여러 사람의 가족들에 의해서 행해지기도 하므로 학대행위자를 포함한 가족 전체를 대상으로 하는 가족치료까지 확대되도록 노력할 필요가 있다.

노인학대 문제는 다학제적인 접근이 필요하며, 학대피해노인뿐만 아니라 학대행위자를 통합적으로 치료할 수 있는 지역의 의료 및 법률, 사법기관 등의 체계적이고 통합적인 사례관리가 필요하다. 다음은 학대피해 노인과 가족을 위한 대처전략을 제시한 것이다.

① 학대피해노인을 위한 치료, 가해자로부터의 분리 및 자립 지원

학대피해노인에 대해 적절한 치료나 가족과의 분리 등의 서비스가 필요하며, 노인의 의존성을 줄이고 자립심을 증대시키기 위한 지원이 필요하다. 학대피해노인의 상황과 요구에 맞는 의료적 지원, 치유 프로그램, 상담, 복지서비스 연계 등 개별화된 중재를 적용해야 한다. 학대피해노인은 주로 여성, 건강하지 않은 노인, 사회활동에 참여가 저조한 노인이 많으므로 이러한 노인들에 대한 관심과 사회활동 참여를 촉진시켜야 한다.

② 학대피해노인 대상 교육

학대피해노인들은 정서적 학대를 가장 가벼운 학대임과 동시에 가장 심각한 것으로 인지하고 있다. 이는 평소 노인에 대해 함부로 대하는 것을 학대라고 생각하지 않으나 이런 행동이 흔히 발생함을 의미한다. 따라서 가볍게 지나칠 수 있는 정서적 학대도 노인학대임을 교육하고 대처할 수 있도록 돕는 것이 필요하다.

③ 노인과 자녀와의 관계 향상 프로그램 및 서비스 개발

노인과 동거하는 가족들이 노년기 특성 및 노인의 심리적 특성에 대해 이해할 수 있는 교육을 통해 노인을 이해할 수 있도록 돕는 것이 필요하다. 가해자의 개인적 특성으로 인해 노인학대가 발생한 경우, 이에 대한 가족 상담이나 가족치료 프로그램을 통해 수정하고 경감할 수 있도록 유도하며 경제적 곤란에 대해서는 경제적 지원방안을 모색할 필요가 있다.

(4) 노인 관련 종사자 측면의 접근

① 학대예방을 위한 교육

노인관련 종사자들은 노인학대 증상과 징후, 평가방법, 문제 확인과 보고, 학대피해노인과 학대행위자를 위한 서비스와 지원체계에 대한 교육을 받아야 한다(Box 18-2).

Box 18-2 노인학대 예방 간호중재

- 노인과의 신뢰관계를 구축한다.
- 지역사회 자원에 대해 파악하여 도움을 줄 수 있는 사람들에게 노인을 적절하게 의뢰한다.
- 노인을 위한 사회적 지지와 네트워킹을 강화한다.
- 돌봄제공자들이 가족휴가제도를 이용할 수 있도록 안내한다.
- 돌봄제공자의 지지체계를 확인하여 적절한 도움을 받을 수 있도록 한다.
- 학대행위 위험이 높은 돌봄제공자를 확인하여 부담감과 스트레스를 줄일 수 있는 중재에 초점을 둔다.
- 노인과 가족 또는 돌봄제공자가 정상적인 스트레스 관리방법을 찾을 수 있도록 면담을 한다.
- 노인과 가족 또는 돌봄제공자가 대처할 수 있는 전략과 가능한 시나리오를 찾는다.
- 가족의 상호작용, 역동과 신체언어를 관찰한다.
- 독거노인의 경우, 사회활동에 참여할 수 있도록 격려하고 도움을 받을 수 있는 단체나 기관에 연결한다.
- 학대의 위험요인과 기여요인을 파악한다.
- 완전한 신체사정을 수행하고, 결과를 일반적 외양, 영양상태, 피부상태, 정신상태와 의식수준, 감각지각을 증진시킬 수 있는 보조기구의 필요성 등을 포함하여 주의 깊게 기록한다.
- 학대가 의심된다면, 돌봄제공자와 다른 가능한 정보제공자들을 개별적으로 면담한다.
- 노인복지법에 따른 노인학대 신고체계를 숙지한다.
- 노인이 가치를 둔 문서가 보관되어 있는 곳을 믿을만한 사람에게 알리도록 교육한다.

출처: Mauk, Kristen L.(2014). Chapter 23, Abuse and mistreatment of older adults. *Gerontological nursing-competency for care*, 3th edition. Jones & Bartlett Learning, MA, USA.

② 신체구속을 위한 억제대 관련 문제점 인식과 대안 사용

억제대(physical restraints)는 전신 또는 신체 일부의 움직임을 제한하는 모든 수동적 방법이나 물리적 장치 및 기구를 말한다. 신체구속을 위해 사용되는 억제대는 기본적으로 노인의 자율성을 제한하여 자신의 요구를 스스로 돌볼 수 없게 한다. 신체구속은 인권옹호의 관점에서뿐만 아니라 신체기능과 심리상태를 악화시켜 노인의 삶의 질을 근본부터 훼손시킬 수 있는 문제를 가지고 있다.

노인요양시설과 같은 기관에서 억제대 사용을 줄이기 위한 대안은 다음과 같다.

- 억제대 사용의 필요성 또는 원인을 최소화하거나 제거
- 1:1 간호제공 및 지속적 관찰
- 가능한 범위에서 가족의 간호 참여
- 노인의 안위를 저해하는 치료는 방법을 바꾸거나 중단
- 노인의 안위를 증진시키는 환경 조성

- 현실적응훈련과 사회심리적인 중재 사용
- 신체활동을 통해 노인의 주의를 다른 곳으로 전환

억제대 사용을 제한하는 것이 바람직하나, 부득이하게 사용하는 경우에는 다음의 사용법을 따라야 한다.

- 여러 가지 대안을 충분히 사용한 후, 억제대를 마지막 방법으로 사용한다.
- 억제대를 적용한 경우, 항상 제거 가능성을 확인한다.
- 억제대 사용의 금기사항 여부를 확인한다.
- 노인과 가족에게 억제대 사용을 알리고 이해할 수 있도록 설명하고 동의를 구한다.
- 억제대 적용 시 주의사항(적절한 간격으로 억제대를 푸는 것, 수분섭취, 배설 및 운동시간 제공, 의식상태, 사지순환, 관절가동범위와 피부상태 확인)을 준수한다.
- 지속적으로 모니터링을 실시하고 부작용을 사정한다.
- 다른 대안이나 억제대 사용의 중단을 계속 시도하고 결과를 기록한다.
- 모든 기록을 철저히 기록한다.

5) 노인학대 중재 업무 진행

노인학대 관련 업무를 전담하는 기관은 노인보호전문기관으로서, 전국 17개 광역 시 · 도에 1개의 중앙노인보호전문기관과 34개의 지역노인보호전문기관이 운영되고 있다. 노인보호전문기관은 노인학대 등 노인권익침해문제에 대해 전문적이고 체계적으로 대처하고, 노인학대 예방 및 노인인식개선사업 등을 통해 노인의 삶의 질 향상을 도모하는 데 목적을 두고 있다. 노인보호전문기관에서는 노인학대 의심사례에 대한 신고나 접수가 이루어지면, 현장조사와 사정(assessment)을 한 후 학대사례에 대한 판정 절차를 거쳐, 학대받은 노인이 필요로 하는 서비스를 제공하는 사례관리 방법으로 서비스를 제공한다. 노인보호전문기관으로의 학대 의심사례의 신고 · 접수 후 업무 진행에 대한 흐름도는 부록 18을 참고한다.

6) 학대피해 사례

86세 여성 정막례 씨는 치매를 앓고 있다. 2년 전, 정 씨는 아들, 며느리, 손녀 2명과 이사를 왔다. 같이 사는 아들이 정 씨를 대신한 주 의사결정자이다. 아들이 어머니를 주간보호시설에 보내는 것을 거부하여 며느리가 요양보호사 자격증을 취득한 상태이지만, 정 씨를 거의 돌보지 않는다. 정 씨는 간호사에게 며느리가 자신에게 소리를 지른다고 말하면서 머리에 혹이 났다고 반복해서 머리를 가리킨다. 정 씨의 옷은 더럽고 체중이 많이 빠진 것처럼 보인다. 집은 정리가 되어 있지 않아 매우 어수선하고, 테이블에는 카드 고지서가 여러 장 쌓여 있다. 며느리는 정 씨가 낙상 때문에 2번 정도 병원에 입원한 적이 있지만, 잘 지내고 있다고 말한다.

(1) 상기 사례에서 발생한(의심되는) 학대의 유형

① 정서적 학대

- 며느리가 정 씨에게 소리를 지름

② 신체적 학대

- 정 씨가 자신의 머리에 혹이 났다고 머리를 가리킴
- 낙상으로 인한 병원 입원 경험이 있음

③ 방임

- 정 씨의 체중이 줄어든 것처럼 보임
- 옷이 더럽고, 테이블 위에 카드 고지서가 쌓여 있음
- 아들이 주간보호시설 이용을 거부함

(2) 적용할 수 있는 중재

① 사회적 측면의 접근

- 정 씨에게 집에서 하루를 어떻게 지내는지에 대해 질문한다.
- 생활환경이 정 씨에게 편안한 환경인지 사정한다.
- 정 씨 가족이 이용할 수 있는 서비스를 찾아 연계한다.
- 정 씨 가족에게 학대를 구성하고 있는 요소에 대한 우려를 설명하고 치매돌봄서비스, 가족휴가제, 기타 이용 가능한 서비스에 대해 안내한다.

② 의료적 측면의 접근

- 과거의 병원 검진 기록을 검토하여 정 씨와 며느리가 말한 내용이 일치하는지를 확인한다.
- 정 씨의 인지기능검사, 노인학대 의심 사정을 포함한 완전한 신체검진을 수행한다.
- 집 이외에 정 씨가 머무를 수 있는 시설(임시보호시설, 노인요양시설 등)이 필요한지 사정한다.
- 사정 완료 후, 정 씨의 안정된 생활 도모를 위한 다학제 간 사례 집담회를 계획한다.

③ 법적 측면의 접근

- 신체적 학대가 확인되면, 절차에 따라 노인보호전문기관에 신고한다.
- 필요시 성년후견인제 적용을 검토할 수 있다.

CHAPTER 19

노인과의 의사소통

학습목표

1. 노인 특성을 고려한 의사소통 전략에 대해 설명한다.
2. 다양한 장애를 가진 노인과 의사소통하는 방법을 기술한다.

핵심용어

노인용어 Elderspeak

보완전략 Compensatory strategies

사람 우선 언어 Person-first language

인간 중심 의사소통 Person-centered communication

회복전략 Restorative strategies

노인들의 감각 또는 인지 장애는 의사소통하는 능력에 영향을 준다. 간호사는 다양한 기능 제한이 있는 노인과의 적절하고 효율적인 의사소통방법을 이해하고 적용할 수 있어야 한다. 노인과의 효과적인 의사소통은 언어, 상황, 환경, 정신적인 능력(인지, 집중, 지적 이해, 기억), 존중과 신뢰, 기대되는 반응을 포함한 여러 요인으로부터 영향을 받는다. 노인과 상호 동등한 수준에서 의사소통하는 것, 즉 인간 중심 의사소통(person-centered communication)을 하는 것은 노인을 고유한 인간으로 인식하고 개별적으로 상호작용하고자 하는 의지를 나타내는 중요한 작업이다. 인간 중심 의사소통은 인간 중심 돌봄의 통합된 부분으로 대상자에 초점을 두고 그들의 독특한 인식이나 건강과 질병에 대한 경험에 관심을 가지는 것이다.

1 노인과의 의사소통

1) 의사소통 시 고려해야 할 노인의 특성

(1) 인생 경험의 폭이 넓다

노인들은 오랜 삶의 경험을 통하여 다양한 지식을 축적하고 있다. 그중 삶의 변화에 대한 과정과 결과에 대한 경험은 의사소통과 상담에 중대한 영향을 줄 수 있다. 이러한 영향력은 의사소통 과정에 긍정적인 영향을 주기도 하지만, 때로 부정적으로 작용할 수도 있으므로 간호사는 유연한 대처와 전문적인 역량을 발휘해야 한다.

(2) 노인의 저항은 강하다

노인은 인생을 살면서 많은 경험을 해왔기 때문에, 경험적으로 축적한 지식과 다양한 삶의 변수를 통제하고 조절하는 방법과 강한 신념을 가지고 있어서 이와 상반될 경우 강한 저항을 나타내기도 한다. 따라서 문화적 차이, 가치관의 차이 등을 민감하게 인지하고 고려해야 한다.

(3) 노인의 연령은 대체로 높다

노인의 연령은 간호사나 의료진의 연령보다 상대적으로 높다. 간호사 입장에서는 노인이 자신을 압도할지도 모른다는 부담을 갖게 되어 노인에 대한 개방적 태도를 보이기 어렵다. 반면, 노인은 자신보다 훨씬 삶의 경험이 부족한 간호사나 의료진이 노인이 겪는 문제를 이해해주기 어렵다는 점에서 신뢰를 형성하기 어려워 상호 간의 긴밀한 관계를 이끌어내기 어려울 수 있다. 간호사는 전문가로서 대상자의 문제를 논의하고 전문적인 도움을 줄 수 있는 사람임을 염두에 두어야 한다.

(4) 노인의 변화욕구가 상대적으로 약하다

노인은 자신의 여생이 얼마 남지 않았다는 인식과 신체적 · 경제적 제약 등으로 인해 새로운 도전을 부정적으로 생각하는 경향이 있다. 즉, 새로운 삶을 개척하기보다는 현재의 삶을 이어나가는 것을 원하는 경우가 많아 변화를 유도하기가 어렵다. 따라서 간호사는 노인이 가지는 특성을 충분히 파악하고 노인의 변화를 이끌어낼 수 있도록 동기를 부여해야 한다.

(5) 노인 가족이나 보호자의 부양 의지가 약하다

우리나라는 전통적으로 경로효친을 미덕으로 삼고 노인부양을 가족의 당연한 의무로 여겨왔다. 그러나 취업여성의 증가, 평균수명의 연장으로 병약한 노인의 증가, 고부관계와 장서관계 등에서의 문제를 내포하고 있으며, 부모-자녀 간 별거를 희망하는 경우도 증가하고 있다. 특히 가족 문제에 대해서는 외부로 노출하기를 꺼려하는 경향이 있어, 가족 간의 문제를 해결하고자 할 때는 보다 깊은 차원에서 접근해야 한다.

(6) 죽음과 연결지으려는 경향이 있다

노인들은 삶을 되돌아보며 정리한다. 이것은 삶에 대한 평가와 더불어 삶을 마감한다는 의미도 내포한다. 노인에게 죽음은 긴박한 문제이고, 의사소통의 주요 내용이 되기도 한다. 개인마다 죽음에 대한 태도나 관심의 정도가 다른데, 죽음에 대한 노인의 의식적 · 무의식적 태도나 공포는 노인이 가지고 있는 문제해결과 진전을 방해할 수도 있다.

2) 노인과의 일반적인 의사소통방법

노인과의 효율적인 의사소통을 위해 노인이 갖는 신체적 · 경제적 · 심리적 · 사회적 특성을 고려하여 접근해야 한다. 노인의 관심에 집중하고, 충분히 듣고 노인의 입장을 이해해야 한다. 또한 자신이 가지고 있는 노인에 대한 편견이나 선입견을 넘어서, 노인을 있는 그대로 이해하고 자신의 감정을 솔직하게 전달하고 상대방을 속이지 않는 성실한 태도가 필요하다. 노인과의 일반적인 의사소통방법은 표 19-1을 참조한다.

표 19-1 노인과의 일반적인 의사소통방법

구분	세부 내용
상호작용 증진 전략	• 자신이 가지는 노인에 대한 고정관념 인식 후 사정 수행(모든 노인을 일반화된 틀에 맞추어 대하지 않음) • 자신의 이름과 역할 소개(노인이 나 자신이 간호사임을 당연히 알고 있을 것이라고 추정하지 않음) • 노인이 원하는 호칭 사용 • 노인을 무시하는 듯한 언어(노인용어)의 사용 피함

표 19-1 노인과의 일반적인 의사소통방법(계속)

구분	세부 내용
면대면(face-to-face) 의사소통 전략	• 자신의 비언어적 행위 점검 및 조절 • 배경 소음 최소화 • 면담자의 입술을 노인이 볼 수 있도록 노인과 같은 높이에서 대화함 • 낮은 음조로 분명하고 천천히 말함 • 중요하고 민감한 정보 전달 시 문장 구조에 세심하게 신경 씀 • 요점을 명확히 하고, 이해를 도울 수 있는 시각보조도구(그림, 사진) 이용함 • 개방형 질문 사용 및 경청 • 신체언어에 주의, 노인의 모든 언행에 대해 의미를 추정하지 말 것 • 가벼운 접촉의 적절한 사용 • 잊지 말 것을 지나치게 강조하여 주의를 주지 않음
치료과정에 있는 노인과의 상호작용 최대화 전략	• 노화과정, 만성질환 관련 두려움, 불확실성 관리를 위해 공감 표현 • 노인의 생활환경과 사회적 접촉에 대해 질문함 • 여러 사람이 같은 방에 있을 때 대화에 노인을 포함 • 노인의 문화적 신념, 질병과 죽음에 대한 가치에 관한 정보를 찾아 개별화된 돌봄 제공 • 의사결정과정에 노인을 참여시킴 • 노인의 자율성과 건강관리측면에서의 적극적 참여와 권장 사이의 적절한 균형 유지 • 예방관리 관련 정보, 권고사항을 알릴 때 노인에 대한 편견, 가정 피함 • 노인에게 정보 제공이 중요하나, 정보를 어떻게 주느냐가 더 중요함 • 노인에게 말할 때 직접적 · 구체적 언어 및 제스처 사용 • 대화 시 노인의 이해 정도 확인 • 노인의 이해 정도에 맞는 목표 설정 • 치료요법에 대해 이야기할 때 기술적 지식, 정서적 표현을 같이 통합하여 사용 • 질적인 건강관리를 위해, 노인의 만족도 향상에 초점을 둠 • 인터넷을 잘 활용하는 노인인 경우, 만성질환 관리에 확실히 도움이 되는 온라인 지원체계와 자원을 찾도록 도움 • 면대면 대화 시 컴퓨터가 사용된다면, 노인이 사용하기 편한 모델로 준비

출처: Mauk, Kristen L.(2014). Chapter 4, Therapeutic communication with older adults, families and caregivers. Gerontological nursing-competency for care, 3th edition. Jones & Bartlett Learning, MA, USA.

한편, 간호사들은 보통 노인 대상자보다 젊기 때문에 의사소통 시 세대 간 차이가 발생할 수 있다. 사회적으로 '노인들은 의사소통 능력이 좋지 못하다'는 부정적인 인식으로 인해 젊은 사람들은 노인과 대화할 때 언어를 수정하기도 한다. 예를 들면, 일반 성인과 대화할 때보다 어휘나 문법을 단순화하거나 반복하고 강조하며 말의 톤을 변화시킨다. 이러한 형태를 '노인용

표 19-2 노인용어의 예와 대안

유형	예	대안
노인을 낮추어 부르거나, 줄여서 부르는 것	"할매", "우리 아기", "노인네" 등으로 부르는 것	노인의 이름이나 노인이 선호하는 이름을 부름
독립적인 활동이 가능한 노인에게 부적절한 '우리'를 사용하는 것	"우리 같이 약 먹읍시다." "우리 지금 목욕할까요?"	"약 드실 시간입니다." "지금 목욕하셔야 하는데, 제가 도와드릴까요?"
질문을 하자마자 즉시 답을 하게끔 재촉하는 것	"파란색 양말을 신는 게 좋겠어요. 그렇죠?"	"파란색 양말을 신고 싶으세요?

어(elderspeak)'라고 부르며 지역사회와 노인이 주로 거주하는 시설이나 기관에 널리 퍼져 있다. 실제로, 노인용어는 어린아이 같은 말투(babytalk)와 유사하며, 노인들이 존중받지 못한다고 인식할 수도 있다. 흔히 노인용어로 확인되는 특징은 유아에게 쓰는 애칭을 노인에게 사용하거나 노인에게 질문하자마자 즉시 답을 하라고 재촉하는 것이다(표 19-2).

3) 의사소통 기능이 저하된 노인과의 의사소통방법

의사소통 기능이 저하된 노인들은 사회활동 참여가 어려워 고립되는 경우가 많다. 또한 은퇴 후 삶의 일상생활에서 타인과 상호작용할 기회가 줄어들고, 가족과 떨어져 노인요양시설과 같은 기관에 입소하는 경우가 증가한다. 이것은 노인들이 자신이 이미 형성된 사회연결망으로부터 멀어짐을 의미한다. 집에 거주하는 노인들은 점점 사람들과 접촉할 기회가 줄어들게 되면서, 우울해지면서 삶의 질에 부정적인 영향을 미치게 된다.

의사소통 기능이 저하된 노인과 소통하는 방법으로 보완전략(compensatory strategies)과 회복전략(restorative strategies)이 있다. 보완전략은 보청기, 의료기구 또는 기억보조도구를 사용하거나 대상자와 의사소통을 잘 할 수 있는 파트너를 두는 것이다. 회복전략은 장애가 있는 부분을 회복시키는 전략으로, 예를 들면, 말이 유창하지 않거나 실어증을 가진 대상자에게 자신이 원하는 사항이나 요구를 이야기할 수 있도록 간단한 단어를 이용하여 말하게 하는 것이다. 의사소통 기능이 저하된 노인과 효과적으로 의사소통하는 방법은 다음과 같다(표 19-3).

표 19-3 의사소통 기능이 저하된 노인과의 의사소통방법

구분	세부 내용
상호작용 증진 전략	• 사람 우선 언어를 사용하기 • 대상자를 대화에 포함하기 • 이름 부르기 • 대상자가 보는 방향에서 말하기 • 청력이 상대적으로 좋은 귀 쪽으로 이야기하기 • 배경 소음을 제거하거나 줄이기 • 이야기하는 사람의 수를 제한하기 • 보조기구의 작동 여부를 확인하기
언어적 의사소통 전략	• 천천히 이야기하고 문장과 문장 사이에 잠시 멈추기 • 대상자가 반응할 충분한 시간을 제공하기 • 간단한 어휘를 사용하고 은어 사용을 피하기 • 이야기한 내용을 요약하기 • 짧고 직접적이며 분명한 문장을 사용하기 • 정보를 써서 제공하기 • 읽기 쉽도록 큰 글씨로 된 문서 제공하기 • 설명 요청하기 • 단서 사용 격려하기
비언어적 의사소통 전략	• 제스처와 표정 등 비언어적 의사소통을 사용하기 • 가벼운 접촉하기

(1) 상호작용 증진 전략

① 사람 우선 언어(person-first language)를 사용하기

대상자를 말하거나 칭할 때, 대상자가 그곳에 있든 없든 간에 대상자를 환자보다는 어떤 조건이나 질병을 가진 한 사람으로 보고 대하는 것이 중요하다. 예를 들면, 치매환자로 쓰거나 부르기보다는 치매를 가진 ○○라고 칭하는 것이다. 이것은 대상자를 존중하는 의사소통 전략이다.

② 대상자를 대화에 포함하기

어떤 상황에서는 가족과 돌봄제공자들이 대상자가 그 방에 있지 않은 것처럼 이야기한다. 대상자를 그 대화에 반드시 포함해야 한다. 대상자가 있는 방에서 대화가 이루어진다면, 대상자가 이해할 수 있도록 이야기해야 한다. 특히 대상자에게 상처를 줄 수 있는 무언가를 이야기한다면, 대상자를 포함하지 않은 채로 대상자 앞에서 이야기하는 것을 피해야 한다.

③ 이름 부르기

대상자에게 설명이나 안내를 하기 전에 대상자의 이름을 부른다. 기억력에 문제가 있는 경우, 대상자 방에 들어갈 때 간호사는 본인이 누구인지 대상자가 추측하지 않아도 되게끔 본인의 이름을 먼저 소개하고, 만날 때마다 반복해서 친근감 있게 이름을 소개한다. 대명사대신 적절한 이름을 사용한다.

④ 대상자가 보는 방향에서 말하기

대상자와 같은 공간에 있으면서 대상자가 바라보는 방향에 있는 것은 대상자로 하여금 잘 들을 수 있고, 상대방의 비언어적 의사소통(표정, 제스처나 자세)을 파악하도록 도와준다. 기억해야 할 또 다른 요소는 조명이다. 대상자가 잘 볼 수 있도록 적절한 조명이 있는지 확인한다. 시력장애가 있는 대상자는 정상인 사람보다 더 밝은 조명이 필요하다.

⑤ 청력이 상대적으로 좋은 귀 쪽으로 이야기하기

청력문제가 있는 대상자와 이야기할 때, 먼저 의무기록에서 청력에 관한 정보가 있는지 확인한다. 한쪽 귀가 좀 더 잘 들린다면, 말할 때 잘 들리는 쪽으로 자리 잡고 이야기한다.

⑥ 배경 소음을 제거하거나 줄이기

말소리와 섞이는 부가적인 소음은 대화를 방해한다. 음악, TV, 다른 대화 등은 모두 본 대화에 집중하기 어렵게 만든다.

⑦ 이야기하는 사람의 수를 제한하기

전형적으로 동시에 많은 사람이 이야기하는 것은 대화를 이어나가고 이해하는데 빠른 처리과정을 요구한다. 노인들은 정보를 처리하고 반응하는 과정이 느리기 때문에, 이야기하는 사람의 수를 줄이는 것이 좋다.

⑧ 보조기구의 작동 여부를 확인하기

대상자가 안경이나 보청기를 필요로 한다면, 기구를 쉽게 사용할 수 있는지, 정확한 위치에 두는지 또는 작동은 잘 되는지 확인한다.

(2) 언어적 의사소통 전략

① 천천히 이야기하고 문장과 문장 사이에 잠시 멈추기

천천히 이야기하는 것은 말하는 사람이 좀 더 명확하게 이야기하고 단어와 단어 사이를 구분하여 말할 수 있도록 해주어 상대방의 이해를 돕는다. 문장 사이에 잠시 멈추는 것은 노인의 느려진 인지처리 속도와 반응에 맞추기 위함이다.

② 대상자가 반응할 충분한 시간을 제공하기

질문을 하고 난 뒤 5~10초 정도 기다리는 시간이 필요하다. 특히 인지기능이 저하된 대상자와 대화할 때는 들은 것을 처리할 수 있도록 추가적으로 기다리는 시간이 더 필요하다. 기다리는 동안에는 대상자의 말을 잘 듣고 있다는 몸짓이나 표정을 지어준다. "그러세요?", "그렇군요."라는 반응은 대상자가 이야기하는데 자신감을 갖도록 해준다.

③ 간단한 어휘를 사용하고 은어 사용을 피하기

이해하기 쉬운 언어를 사용하고, 은이나 의학용어를 사용하지 않는다. 간호사가 이야기하는 것을 노인이 이해하는지를 관찰한다. 노인이 이해하지 못하는 것 같으면, 문장을 고쳐 말한다.

④ 이야기한 내용을 요약하기

대상자가 이야기 도중 대화 주제를 잊어버린다면, 대상자가 대화 속으로 다시 돌아갈 수 있도록 지금까지 이야기해온 내용을 요약해준다.

⑤ 짧고 직접적이며 분명한 문장을 사용하기

나이가 들수록 복잡한 문장을 이해하기 어려워진다. 짧은 문장을 사용하되 존중하는 언어를 계속 사용할 것을 기억해야 한다. 한 번에 하나 또는 두 단계로 지시를 제한한다. 예를 들면, "식사 후 이를 닦아야 하니까 욕실에 가서 ○○할머니 칫솔을 찾아서 칫솔에 치약을 짜서 이를 닦으세요."보다는 "칫솔에 치약을 짜세요.", "칫솔로 이를 닦으세요."로 이야기한다. 짧고 분명한 문장은 정보를 여러 번 반복해서 이야기할 것을 축소시킨다.

⑥ 정보를 써서 제공하기

간호사가 말하는 내용을 대상자가 이해할 수 없다면, 대상자가 읽을 수 있도록 키워드, 구, 문장 등을 쓴다. 이것은 메시지가 명확하게 전달되도록 돕는다.

⑦ 읽기 쉽도록 큰 글씨로 된 문서 제공하기

대상자가 문서를 보기 어려워하는 경우, 큰 글씨로 되어 있는지 확인한다. 상반되는 색깔(하얀 바탕에 검은색 잉크로 된 글씨)을 유지하고 파란색과 초록색 잉크를 같이 사용하는 것은 피한다.

⑧ 설명 요청하기

만약 대상자가 전달하는 메시지의 의도를 이해하기 어렵다면, 대상자에게 명확하게 해줄 질문을 한다. 또 다른 방법은 간호사가 제대로 이해했는지 대상자에게 묻는 것이다.

⑨ 단서 사용 격려하기

우리가 말하고 싶은 단어를 찾는데 어려움을 겪을 때가 종종 있다. 이러한 현상은 일반적으로 노인에게 흔한데, 그때는 노인들로 하여금 단서를 설명하도록 격려하여 우리가 단어를 추측할 수 있도록 한다. 예를 들면, 노인에게 모양, 기능과 위치를 말하도록 제안하는 것이다.

한편, 치매를 가진 대상자가 적절한 단어를 찾기 어려워하는 경우, 힘겹게 단어를 기억해내도록 내버려두기보다는 직접 그 단어를 말해주는 편이 더 좋다. 치매를 가진 대상자가 틀린 단어를 사용했을 때, 올바른 단어를 알려주는 것이 도움이 될 수도 있으나, 이와 같은 행동이 대상자의 기분을 상하지 않는 범위 내에서 해야 한다.

(3) 비언어적 의사소통 전략

① 제스처와 표정 등 비언어적 의사소통을 사용하기

메시지를 명확하게 하는데 제스처가 도움이 된다. 특히 중 · 고도 치매를 가진 대상자와의 의사소통 시 제스처가 효과적이다. 심한 인지기능 장애가 있는 경우라도 대부분 감정은 남아있다. 또한 의사소통을 할 때 내용에 어울리는 표정을 지어야 한다. 대화가 진행되는 동안 대화 내용에 따라 얼굴표정으로 감정을 표현한다면 대상자와의 관계형성에 더욱 효과적이다. 이들은 상대방의 태도, 목소리 톤, 표정, 손짓과 발짓을 통해 직관적으로 의사소통을 하는 경향이 있다.

② 가벼운 접촉하기

일부 대상자들은 인지문제, 약물부작용이나 질병으로 인해 집중하는 데 어려움을 겪는다. 대상자의 손, 어깨, 팔 또는 다리를 가볍게 접촉하는 것은 관심을 가지게 하는데 도움을 준다. 간호사가 이야기하기 시작했는데, 대상자가 집중하지 못하면, 그때 이러한 방법으로 메시지를 줄 수 있다.

4) 기능장애별 의사소통 전략

(1) 시력 기능저하

시력 기능이 저하되면 의사소통에 영향을 줄 수 있다. 제스처를 사용하는 것은 시력 기능이 저하된 대상자에게 별로 도움이 되지 못한다. 이러한 대상자와 대화를 할 때는 대상자가 보는 방향에 위치하여 말을 보다 명확하게 하여 이해를 돕는다. 대상자가 안경이나 콘택트렌즈를 끼고 있는지 확인하고, 읽기 쉬운 큰 글씨로 된 문서를 제공한다.

(2) 청력 기능저하

노인에게 흔한 청력 문제로는 노인성 난청(presbycusis)과 이명(tinnitus)이 있다. 노인성 난청이 있는 경우, 고주파를 형성하는 자음(ㅍ, ㅌ, ㅋ, ㅅ, ㅊ)과 낮은 강도의 소리는 잘 들리지 않아 말하는 사람이 중얼거린다고 불평할 수 있다. 이명은 한쪽 혹은 양쪽 귀에서 지속적이고 비정상적인 음이 계속 들려 대상자를 극도로 성가시게 만들고 말을 적절하게 듣는 것을 방해한다.

이러한 대상자에게는 청력검사를 통해 적절한 보청기나 소리를 증폭시키고 배경 소음을 줄여주는 소리증폭장치를 착용하도록 안내한다. 보청기를 착용하고 있다면, 잘 작동하는지 확인한다. 배경 소음을 제거하거나 줄이고, 대상자가 보는 방향에 위치하며, 청력이 상대적으로 좋은 귀쪽으로 이야기한다. 이때 동시에 이야기하는 사람의 수는 제한한다. 천천히 이야기하고 문장과 문장 사이에 잠시 멈추고, 대상자가 반응할 시간을 충분히 제공한다. 필요시 정보를 써서 제공하며, 집중할 수 있는 적절한 접촉을 사용한다. 마지막에는 다시 한 번 이야기한 내용을 요약한다.

(3) 언어 기능저하

말(speech)은 의사소통할 때 사용되는 소리의 발생이고, 언어(language)는 일정한 그룹의 사람들이 의사소통할 때 사용되는 상징적인 시스템이다. 나이가 들수록 말의 속도는 느려지고 발음은 덜 명확해지는데, 이는 인지를 처리하는 과정이 느려지고, 입, 혀, 턱의 관절 가동범위와 근력이 쇠퇴하기 때문이다. 치아손실이나 잘 맞지 않는 의치도 발음에 영향을 미친다.

이밖에도 실어증(aphasia), 구음장애(dysarthria), 실행증(apraxia) 등이 의사소통에 영향을 주는 건강문제이다. 파킨슨병 환자들은 몸의 강직, 쉰 목소리, 모노톤의 음성, 말을 시작하기 어려움, 발음을 정확하게 하기 어려움 등이 있다. 또한 파킨슨병 환자의 무표정은 표정의 변화로 알 수 있는 의사소통 기회를 줄어들게 만든다. 만성폐쇄성폐질환(chronic obstructive pulmonary disease, COPD)은 숨참, 피로, 만성 기침과 신체활동의 감소로 인해 말하기를 어려워한다. 지속적으로 숨찬 증상 때문에 말할 때 필요한 공기의 양이 줄어 쉰 목소리를 가진다.

언어 기능이 저하된 대상자와 이야기할 때는 먼저 이름을 부른다. 천천히 이야기하고 문장과 문장 사이에 잠시 멈추며, 대상자가 반응할 충분한 시간을 제공한다. 간단한 어휘를 사용하고 은어 사용을 피한다. 보청기를 착용하고 있다면, 잘 작동하는지 확인한다. 단어 찾기를 어려워하는 경우, 단서를 설명하도록 격려하여 면담자가 단어를 추측할 수 있게 한다. 대상자가 전달하려는 메시지의 의도를 알기 위해 설명을 요청한다.

CHAPTER 20

노인의 포괄적 건강사정

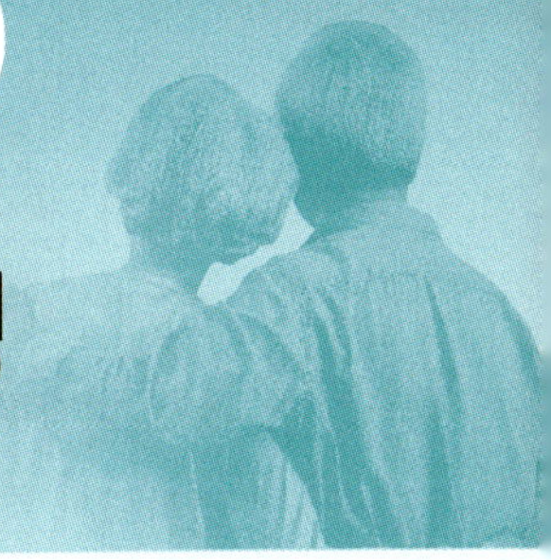

학습목표

1. 포괄적 건강사정의 3가지 주요 요소를 확인한다.
2. 포괄적 건강사정 도구의 목적 및 사용법을 기술한다.
3. 노인의 포괄적 건강사정을 수행한다.

핵심용어

건강력 Health history

수단적 일상생활활동 Instrumental activities of daily living, IADL

신체적 기능 Physical function

일상생활활동 Activities of daily living, ADL

포괄적 건강사정 Comprehensive assessment

포괄적 건강사정은 노인의 주관적 · 객관적 자료를 수집하여 건강문제에 대한 개별화된 간호를 제공하는데 필요한 기본 요소이다. 노인은 여러 가지 질병을 보유하고 있으며, 질병의 증상과 징후는 비전형적이고 만성퇴행적이며, 의학적 측면뿐만 아니라 사회 · 환경적, 경제적 요인이 함께 연관되어 있다. 따라서 노인건강사정은 '기능평가'에 중점을 두어야 한다. 즉, 신체적 건강상태를 포함한 전반적 기능상태, 인지기능, 심리 · 사회적, 영적 기능을 포함하여 평가해야 한다.

1 노인의 포괄적 건강사정

노인의 포괄적 건강사정(comprehensive assessment of the older adult)은 노인의 복잡한 간호요구를 고려하여 건강사정, 관리 및 기능적 손상을 평가하기 위해 여러 전문가들이 팀이 되어 다차원적으로 환자 정보를 수집하고 확인하는 총체적인 접근과정이다. 포괄적 건강사정은 대상자의 문제를 진단하고, 우선순위를 규명하여 환자의 기능을 유지 · 증진시키는 데 초점을 둠으로써 치료뿐만 아니라 예방 및 재활에 대한 장 · 단기 계획을 수립하는 데 매우 유용하다.

노인의 포괄적 건강사정은 3가지 측면, 즉 노인의 건강력(건강 위험요인과 비특이적 증상), 신체검진, 기능평가(신체적 · 정신적 · 사회적 · 영적 기능 등)를 반드시 포함해야 한다.

1) 건강력

노인의 건강력을 수집하려면 인내와 돌봄행위, 능숙함, 의사소통, 조정능력 등이 필요하다. 간호사는 노인이 살아오면서 얻은 경험을 공유하고, 면담 과정에 영향을 줄 수 있는 요인들을 인식해야 한다. 노인의 건강력 수집 시 고려해야 할 사항은 표 20-1에 제시되어 있다. 포괄적 건강사정 시 건강력의 구성 요소는 다음과 같다.

(1) 내원동기(주 호소)

많은 노인이 여러 가지 건강문제를 가지고 있으므로 현재의 가장 큰 관심사나 호소에 초점을 맞출 필요가 있다. 특히 사정을 위한 시간이 제한되어 있을 때 더욱 그러하다. 노인의 주 호소로 인해 간혹 질병의 비특이적이고 비전형적인 증상과 징후를 확인하는데 어려움이 있을 수 있다.

(2) 현 병력과 현재 건강상태

최근에 나타난 불편감을 질문한다. 개방형 질문을 한 뒤, 구체화시키기 위한 증상 발현 시기, 진행과정, 부위, 양상, 통증 정도, 증상을 악화시키거나 완화시키는 요인, 관련 요인 등을 구체적으로 질문한다. 현재 투여 중인 약이 있는지 묻고, 약의 종류와 이름, 용량 등을

표 20-1 노인의 건강력 수집 시 고려해야 할 사항

고려 사항	세부 내용
환경 조성	• 대상자가 움직일 수 있는 적당한 공간을 확보한다. • 주위의 소음을 최소화한다. • 따뜻하고 편안한 환경을 조성한다. • 직접조명보다는 밝은 간접조명이 좋다. • 바닥, 벽, 천장, 가구는 너무 매끄럽거나 광택이 심한 것은 피한다. • 편안한 의자를 준비한다. • 면담장소는 화장실과 가까운 곳이 좋다. • 물이나 노인이 선호하는 음료를 준비한다. • 비밀이 보장될 수 있는 장소로 한다.
대상자의 기능수준 고려	• 시작하기 전에 물이나 용변과 같은 기본적 욕구를 해결하도록 한다. • 사정은 각기 다른 시간을 선택하여 한 번 이상 하는 것이 좋다. • 목욕, 옷 입기, 식사하는 동안에 일상생활능력을 수집할 수 있다. • 안경이나 보청기 같은 감각보조기구와 보행기, 지팡이, 보장구 등 일상생활보조기구의 기능도 사정한다. • 대상자 컨디션이 가장 좋은 시간을 선택한다(대부분의 노인에게 건강력을 듣는 최적의 시간은 오전이다. 많은 노인이 일찍 자고 일찍 일어나는 패턴을 보이므로, 늦은 오후나 저녁시간은 기억, 언어, 회상과 같은 인지기능을 사정하기에 적절하지 못하다.)
노인특성을 고려한 언어적 의사소통	• 충분한 시간을 갖고 천천히 질문한다. • 대상자 상태에 따라 면담 속도와 진행을 조절한다(면담 중 대상자의 정서적 상태와 관심도를 파악하고 불안해하거나 지루해하면 면담이 끝나지 않았더라도 일단 중단한다.) • 수집된 자료에서 서로 모순되는 내용 여부를 확인한다. • 회상을 유도한다. • 노인 자신의 건강에 대한 인식을 확인한다(현재 건강 상태, 동년배와 비교한 건강 상태, 전년도 건강과 현재 건강상태를 비교한다.)
신뢰와 돌봄 태도로 라포 형성	• 마주 보고 눈높이를 맞춘다. • 적절한 신체 접촉을 사용한다. • 적절한 간격을 유지한다(면담이 진행되면서 차츰 거리를 좁혀서 가까이 앉고 시력이나 청력 상실이 있는 노인을 면담할 때에는 30~60cm의 간격을 유지한다).

확인한다.

인구학적 배경(나이, 성, 결혼 여부, 대인관계, 거주형태, 지지체계, 직업, 교육상태, 건강보험 가입 여부, 종교)을 질문하는 것은 건강문제에 대한 잠재적 위험요인을 확인할 수 있게 해준다. 현재 자신의 건강에 대한 인식과 지식 정도, 대처 방법, 보조기 활용 등을 질문한다. 의료서비스 이용과 건강검진을 통한 규칙적인 치료, 예방접종, 치과와 안과검사, 청력검사 등을 받고 있는지 확인한다. 노인의 음식 섭취와 영양 상태를 확인한다. 지난 24

시간 동안 섭취한 음식을 질문하고 최근 6개월간의 체중 변화 여부를 확인한다.

(3) 과거력

과거의 질병, 수술, 낙상을 포함한 사고, 투약력, 알러지와 약물 반응, 흡연과 음주 여부 등에 관해 질문한다. 다음은 각 계통별로 추가로 질문해야 할 사항들이다.

① 피부계

의학적 진단명을 포함하여 피부증상을 가져올 수 있는 질환으로 면역기능이상, 내분비, 교원성, 혈관, 신장 또는 간질환 병력 및 수술 여부, 피부병변, 음식이나 약물에 대한 알레르기 등과 최근 감염성 질환의 발병 여부도 함께 조사한다.

- 이전에 피부질환이나 피부 문제가 있었는가?
- 어떻게 치료하였는가?
- 약물, 식물, 동물에 대한 알레르기가 있는가?
- 모반, 문신이 있는가?

② 감각계

- 눈 외상이나 수술을 받은 적이 있는가? 알레르기 병력이 있는가? 백내장 병력이 있는가?
- 안구건조증을 느끼는가? 따끔거리는가? 증상 완화를 위해 무엇을 하였는가?
- 사시, 복시가 있었는가? 언제 나타나는가? 양쪽에 나타나는가? 일측으로 나타나는가?
- 귀의 외상이나 수술을 받은 적이 있는가? 질환을 심하게 앓은 적이 있는가? 비행기를 탄 적이 있는가?

③ 호흡기계

- 과거에 검사를 받은 적이 있는지(알레르기, 폐기능검사, 결핵과 진균 피부반응, 흉부 X-ray, 기관지경 검사 등)를 기록한다.
  - 예: 만성폐쇄성폐질환 2015년 진단, 폐결핵 2016년 진단 등과 같이 기록한다.

④ 순환기계

- 심잡음, 선천성 심질환, 류마티스열, 고혈압, 콜레스테롤 상승이나 고지혈증, 말초동맥질환, 뇌동맥질환, 당뇨병 등의 치료약을 복용하는지?
- 심전도, 콜레스테롤 검사, 심장 시술 등을 한 경험이 있는지?

⑤ 위장관계

다음에 제시된 노인에서 발견되는 복부 관련 과거력 예시를 참고하여 문진한다(표 20-2).

표 20-2 노인에서 발견되는 복부 관련 과거력 예시

병력	내용
질병력	• 종양 • 소화성궤양질환 • 위식도역류장애 • 신부전(만성 혹은 급성) • 담석, 요결석 • 감염: 기생충, 식중독, 요도 단핵세포증가증 • 치질, 직장 출혈 • 췌장염, 충수돌기염, 담낭염, 대장염, 간염 • 과민성대장증후군, 소장폐색, 크론병
수술력	• 담낭절제술, 위절제술 • 회장루술, 결장루술 • 결장절제술, 신절제술, 비장절제술 • 탈장 복구 • 이식: 간, 신장 등
사회력	• 영양장애 • 위흡수장애 • 음주 • 학대 또는 방임

⑥ 비뇨생식계

- 배뇨를 조절하는 데 어려움이 있는지, 재채기, 웃을 때, 기침할 때, 아래로 구부릴 때 실금한 적이 있는지 질문한다.
- 신장질환, 신결석, 신산통, 요도감염 병력을 조사한다.
- 여성 노인의 경우, 월경력, 산과력, 외부 생식기 궤양 또는 병변 여부, 자궁, 난소 또는 질의 병변과 수술력 등을 조사한다.
- 남성 노인의 경우, 전립선 관련 과거 병력을 질문한다.

⑦ 내분비계

- 내분비계와 관련된 질병 진단을 받았다면, 상세하게 기록한다.
  – 예: '갑상샘 기능저하 2009년부터', '당뇨병 2005년부터' 등과 같이 기록한다.

⑧ 근골격계

- 과거나 현재 하고 있는 업무나 작업 환경조건 등을 파악한다.

⑨ 신경계

- 신경계와 관련된 질병의 진단명을 진단과 치료시기별로 구체적으로 기록한다.
  - 예: '뇌졸중 2017년에 진단, 현재 치료 중', '치매 2018년에 진단, 현재 치료 중' 등과 같이 기록한다.

(4) 가족력

가족력은 노인의 건강 관련 위험요인을 알게 해주며, 가계도를 이용하여 간략하고 정확하게 기록할 수 있다. 그러나 대부분의 가족 질환은 노년기 이전에 발생하므로 임상적 의의는 낮은 편이다. 가족 중에 다음의 질환을 앓았거나, 앓고 있는 사람이 있는지 질문한다.

- 시력 · 청력저하 또는 장애, 녹내장
- 결핵, 만성폐쇄성폐질환, 악성 종양, 알레르기, 천식, 응고장애, 낭성섬유증, 신경섬유증 질환 등
- 고혈압, 관상동맥질환, 60세 이전에 갑작스럽게 사망
- 위식도역류증, 위궤양, 위암, 결장암 등 위장계 질환
- 비만
- 전립선암
- 당뇨병, 내분비계 질환
- 뇌졸중, 알츠하이머형 치매, 뇌전증, 정신질환, 스트레스, 발달지연, 알코올 중독 등

(5) 계통별 문진

노인들은 몇몇의 증상을 장기간 가지고 살아왔으므로 이러한 증상들이 비정상이라고 생각하지 않을 수 있기 때문에 세심한 면담이 필요하다. 노인이 스스로 인지하지 못하거나 일상활동에 영향을 주는 건강문제를 확인하기 위해 신체계통별로 다양한 증상의 유무에 대해 OLDCARTS 또는 OPQRSTU 방법으로 물어본다.

① 피부계

- 피부 변화 여부
- 상처 치유 지연
- 소양증
- 피부 통증
- 발, 발톱의 변화, 건막류(bunion), 신발을 신을 수 있는가?
- 낙상 여부
- 당뇨병, 말초 혈관질환
- 잘못된 생활습관이나 만성 스트레스

- 개인 위생상태, 목욕 또는 샤워 횟수와 방법, 물의 온도, 비누와 로션 등의 사용 여부 및 상품명, 손 · 발톱의 관리
- 수분, 단백질, 비타민, 지방 등의 음식 섭취, 운동 여부, 수면 형태, 여가 활동(햇빛의 노출 정도, 기후의 변화)
- 가정에서 직업적으로 많이 사용하고 있는 자극적인 화학물의 사용 여부
- 여행으로 인하여 발생할 수 있는 요인
- 야외활동으로 인한 독성 담쟁이, 옻나무, 떡갈나무 등과의 접촉 여부
- 염료나 독성 화학물질, 방사선 등 직업적 위험요인, 취미, 최근 야외활동 경험 유무

② 감각계

시력

- 눈 주위에 아리는 통증, 주변 시야 상실
- 시력이 점진적으로 흐려지고 상실되는지?
- 안구건조가 있는지? 따끔거리는지? 증상완화를 위해 취하는 방법

청력

- 귀에서 울리고 시끄럽고 윙윙하는 소리가 나는가?(언제 더 크게 나는지?)

③ 호흡 · 순환기계

- 일상활동에서 가쁜 호흡이나 피로 경험
- 일상 신체활동량
- 호흡 시 흉통(기침한 후에 흉통, 넘어진 후에 흉통)
- 여행: 인체면역결핍바이러스(HIV), 히스토플라스마, 주혈흡충증, 중증급성호흡기증후군(SARS) 주의 지역 등의 여행
- 흡연 여부: 사용 담배와 갑년(흡연년수×하루에 흡연한 담배갑수), 시작연령, 간접흡연 유무
- 알코올 섭취 여부: 술을 자주 마시거나 술에 취한 경우가 많은 경우는 흡인성 폐렴을 나타낼 수 있고, 특히 알코올 중독증인 경우에는 폐렴 중에도 폐렴구균(pneumococcal)이나 클레브시엘라(klebsiella) 폐렴을 일으킨다.
- 하루에 운동하는 횟수, 시간 그리고 운동의 종류
- 비만: 흉벽의 신장력 감소와 기능적 잔기량(FRC), 폐활량(VC), 예비호기량(FRV)의 감소를 일으킨다. 부동과 비만이 동반된 노인은 기관지확장증이 발생할 수 있으며, 상기도와 하기도 감염이 증가한다. 비만은 수면무호흡증을 일으킬 수도 있다.
- 수면무호흡증: 노인의 고혈압과 수면장애는 수면무호흡증을 일으킬 수 있다. 수술 후

노인은 후두반사 소실로 흡인의 위험성이 높으며 수술로 인한 무기폐가 발생할 수 있다. 수면무호흡을 일으키는 원인을 제거하고 수술 후 심호흡, 기침, 빠른 활동을 하도록 한다.

- 스트레스 정도와 스트레스 대처 방법

④ 위장관계

- 치아나 의치의 상태, 의치 관리 능력
- 미각과 식욕의 변화, 구강건조
- 오심/구토, 속쓰림, 통증, 소화불량
- 설사, 변비, 직장출혈의 경험, 배설변화와 이에 대한 인식
- 변비를 위해 특별히 사용하는 것이 있는가? 하제라면, 하제의 이름과 사용 빈도
- 복용하는 약의 유무
- 체중 변화
- 어제 아침부터 하루 동안 먹었던 음식
- 식사 중에 수분은 얼마나 섭취하는가? 식이섬유는 얼마나 섭취하는가?
- 식료품 구입과 식사 준비
- 식사를 혼자 하는가, 다른 사람과 함께 하는가?
- 음식을 삼키는 것과 관련된 문제
- 식사 직후에 무슨 일을 하는가? 산책, 수면?

⑤ 비뇨생식계

여성 노인

- 폐경 여부와 시기, 폐경 후 질출혈 경험
- 성관계 시 질 가려움증(소양증), 분비물, 통증
- 성기 주위의 압박감, 기침 또는 재채기 시 실금 경험
- 현재 성생활 여부, 성만족도, 성관계를 위한 적절한 사생활 보장 여부

남성 노인

- 배뇨 시 소변 줄기 힘의 변화
- 원하지 않을 때의 실금 경험
- 발기 능력의 변화
- 현재 성생활 여부, 성만족도, 성관계를 위한 적절한 사생활 보장 여부

⑥ 내분비계

- (당뇨병이나 갑상샘 기능저하로 인한) 키와 몸무게의 갑작스러운 변화

- 비정상적인 피부침착이나 조직의 변화, 피부염증의 발생
- 소양증이나 두드러기의 발생
- 더위나 추위에 약함
- 난청 유무
- 안구의 돌출
- 심한 갈증, 식사량 증가, 소변 횟수와 양의 증가
- 식욕감소 또는 증가
- 허약감
- 잦은 감염 발생

⑦ 근골격계

- 자주 넘어지거나 비틀거린 적이 있는지?
- 활동할 때, 지팡이나 보행보조기의 도움 여부
- 이동수단, 계단이나 거리의 이동방법이나 이동시간
- 관절 통증으로 인한 일상생활의 불편감과 제한 정도
- 통증 완화 방법의 사용 여부와 효과
- 재활운동의 시행 여부 및 종류와 방법, 보조기구의 이용 여부
- 착용하는 신발의 종류

⑧ 신경계

- 어지럼증으로 인한 문제, 어떤 자세에서 어지러운가?(처음 앉거나 설 때, 머리를 움직일 때, 아침에, 식사 후 걸을 때, 약물복용과 관련되어 일어나는지, 남성의 경우, 밤에 깨어나 배뇨하기 위해 섰을 때)
- 어지럼증이 일상생활에 미치는 영향
- 집에서의 안전대책 마련 여부
- 기억의 감소, 정신기능 변화 여부, 혼동이 있는가?
- 진전(부위, 불안이나 활동, 휴식으로 악화되는지? 일상활동이나 사회활동에 지장이 있는지?)
- 갑작스러운 시력의 변화나 잠시 보이지 않을 때가 있는지? 허약과 함께 발생하는지? 의식의 변화가 있는지?
- 수면습관과 수면환경
- 고립감, 우울, 불안, 스트레스, 자살충동 등의 기분과 정서 변화

(6) 물리적 환경 사정

간호사는 환경의 안전과 장애요인 등을 사정해야 한다. 물리적 환경의 안전은 노인의 낙상 위험 때문에 특히 중요하다. 노인이 살고 있는 집과 주변지역의 환경, 소음, 흡입제, 냉난방시설, 해충방지 시설, 화장실이나 주방의 크기, 물, 공기, 교통, 쓰레기, 치안 등에 대해 사정한다. 가정환경의 안전은 환자나 가족이 체크리스트를 작성하게 하거나 간호사가 직접 환경을 관찰함으로써 최적의 기능상태 유지에 장애가 되는 요인을 파악한다.

(7) 사회적 환경 사정

노인과 함께 사는 사람, 함께 사는 사람들 간의 관계, 함께 살고 있는 사람의 노인 부양력 등을 파악해야 한다. 노인의 주 돌봄제공자가 물리적으로 얼마나 자주 노인의 요구에 부합하는 간호를 제공할 수 있는지도 사정한다. 특히 돌봄제공자의 부담감은 허약 노인이 장기요양서비스를 받아야 하는지 결정할 때 중요한 요소이다. 간호사들은 돌봄제공자의 부담감을 줄이기 위해 제공받을 수 있는 서비스를 연결해주고 스트레스가 심한 돌봄제공자일 경우 노인학대의 위험에 대해서도 평가한다. 또한 이웃과의 관계에 대해서도 파악한다.

2) 신체검진

노인의 신체검진은 신체검진술의 역량, 노화와 노화 관련 질병에 대한 지식, 좋은 의사소통 기술 등에 기반한다. 간호사의 초점은 노인의 자가간호능력, 제한점과 병태생리를 파악하여 간호진단을 내리는데 있다. 일반적으로 머리에서 발끝 방향으로 시진하면서 신체의 구조와 기능을 확인한 후, 부분별로 촉진, 타진, 청진을 통해 검진한다. 신체검진은 활력징후 측정을 시작으로 키와 체중, 체질량지수, 각 기관의 계통별 검진으로 이루어진다.

(1) 활력징후

일반적으로 노인은 저체온 상태에 있는 경우가 많고, 감염이 있어도 발열반응이 나타나지 않는 경우가 많다. 그러므로 열이 없다고 해서 감염이 없는 것으로 단정하기는 어렵다. 오히려 발열반응이 나타나지 않으므로 열이 있는 경우보다 더 위험할 수도 있다. 노인의 수축기 혈압은 상승하나 이완기 혈압은 상승하지 않거나 약간 저하된다. 동맥경화에 의해 양쪽 팔의 혈압이 다를 수 있기 때문에 혈압을 양쪽 팔에서 측정한다. 정맥부전증으로 인한 정맥 정체로 체위성 저혈압이 흔히 나타나므로 누운 자세에서 혈압을 측정한 다음, 대상자를 앉거나 서게 하여 1~3분 경과 후에 혈압을 다시 측정하여 체위에 따라 수축기 혈압이 20mmHg 이상 차이가 있는지 확인한다. 노인의 심박동수는 저하되며, 스트레스나 운동 시 심박동수 증가는 느리게 나타난다. 호흡은 분당 16~25회 범위에 있으면 정상이나 25회 이상 증가하면 열이 없더라도 일단 임상증상이 나타나지 않은 단계의 하기도 감염 가능성을 의심해야 한다.

(2) 자세, 키 및 기동성

노인의 자세와 키에 영향을 미치는 정상 노화과정으로는 자세굴곡과 척추후만을 들 수 있다. 자세 변화는 키의 감소로, 80대와 90대에서 더 뚜렷하게 나타난다. 몸통은 짧아지는 대신, 상대적으로 사지가 길어지는 것으로 설명된다. 척추후만증에서는 흔히 균형을 잡기 위해 머리를 뒤로 젖히게 되며, 엉덩이와 무릎이 약간 구부러지는 것도 흔하다. 자세변화 유발요인은 칼슘 부족, 골관절염, 척추압박골절, 잘 움직이지 않는 생활양식을 들 수 있다. 또한 기동성과 보행변화는 약물작용이나 발의 이상상태, 하지 운동신경의 병리, 시각 변화 등에 의해 초래된다.

(3) 정신상태

나이가 들면서 노인 본래의 성격 중 특정 부분의 성격이 두드러지게 나타날 수 있는데, 특히 편집적 사고가 가장 두드러지게 나타난다. 정신상태 변화가 대뇌기능의 변화와 심혈관, 간, 신장, 대사성 질환과 관련하여 나타날 가능성이 있는지 평가해야 한다. 약물도 중추신경계통에 영향을 미쳐 반응 시간의 느려짐, 지남력 장애, 혼돈, 기억력 감소, 진전, 불안 등을 유발할 수 있다. 또한 정신상태 기능과 연관성이 있는 일상생활을 수행하는 능력을 검토해야 한다.

(4) 노인의 각 계통별 검진

피부

① 시진

- 피부의 색깔과 모양 등을 확인한다. 신체 부위에 따라 약간의 차이는 있으나 피부 색깔의 변화, 색깔의 분포, 광택 등을 사정하며, 구강점막, 입술, 안구결막, 손톱 밑, 손바닥과 발바닥의 색깔 변화도 사정한다.
- 피부의 온도, 습윤 상태 및 탄력성, 위생상태, 영양상태, 부종, 섬유소증, 피부병변, 혈관분포, 색소침착(표 20-3), 타박상, 긁은 흔적, 병변의 유무 등을 확인한다.

피부는 표피의 혈관확장으로 혈색소의 농도가 증가하면 붉은색을 띠고, 빈혈이나 저온상태, 쇼크 상태, 부종(표 20-4), 점액수종이 있을 때는 하얗게 보인다. 또한 간기능이 좋지 않거나 카로틴이 많이 든 음식을 섭취하였을 경우에는 노랗게 보이기도 한다. 필요하다면 피부병변의 부위마다 사진 촬영을 하여 환자 성명, 부위, 크기, 날짜 등을 한 눈에 알아볼 수 있도록 함께 기록한다.

표 20-3 색소침착 병변의 비정상적인 특징(ABCDE)

구분	내용
비대칭(Asymmetry)	규칙적으로 둥글지 않거나 난원형이며, 병변이 비대칭이다.
불규칙한 경계(Border irregularity)	움푹 패임, 부채꼴 모양, 불규칙한 가장자리, 경계가 명확하지 않다.
색깔의 다양함(Color variation)	갈색(태운 부분), 검은색, 푸른색, 붉은색, 흰색, 혼합된 색상 유무로 판단한다.
직경(Diameter)	직경이 6mm(연필 지우개 정도) 이상, 초기 멜라닌종은 작은 크기로 진단한다.
상승(Elevation) 혹은 증대(Evolution)	추가적 증상: 빠르게 변화하는 병변, 새로운 색소침착 병변의 등장, 가려움 증가, 타는 듯한 또는 출혈, 이들 중 어떤 증상이라도 악성 종양의 변이를 의심하며 의뢰의 근거가 된다.

표 20-4 요흔성 부종의 4단계

단계		내용
+1	0~1/4인치 경미한 요흔성 부종	약간 눌리고 다리의 종창은 감지되지 않는다.
+2	1/4~1/2인치 중등도 요흔성	누른 자국이 곧 사라진다.
+3	1/2~1인치 깊은 요흔성	누른 자국은 단기간 남아있고, 다리의 종창이 관찰된다.
+4	1인치 이상 매우 깊은 요흔성	누른 자국이 비교적 오랫동안 남아 있고, 다리는 매우 심하게 종창되어 있다.

② 촉진

- 피부상태는 호르몬의 분비에 의해서도 달라진다. 갑상샘 기능항진증일 때의 피부조직은 부드럽고 따뜻하게 느껴지지만 갑상샘 기능저하증일 경우에는 피부가 건조하고 부기가 있으며 거칠어진다. 감염이 우려되는 경우를 제외하고는 반드시 맨손으로 촉진한다. 촉진 방법으로는 손끝으로 피부를 부드럽게 밀어본 후 피부가 매끄러운지 거친지, 건조한지, 습윤이 있는지, 지성인지 탄력성이 있는지의 여부를 알아본다.
- 검진자 손의 온도를 점검한 후 손등으로 대상자의 양측 뺨을 촉진한다. 피부는 따뜻하고 양측의 온도가 같은지 확인한다.
- 부종은 세포 사이의 공간에 수분이 축적된 것으로 정상에서는 나타나지 않는다. 부종 확인을 위해 엄지손가락으로 경골이나 복사뼈를 누르면 정상 시에는 피부표면이 편평하

게 원상태로 유지된다. 만약 누른 자극이 피부에 남아 있으면 요흔성 부종(pitting edema)으로 볼 수 있다. 일측성 부종은 국소적 원인이나 말초혈관에 문제가 있을 수 있으며, 양측성 부종은 심부전, 신부전과 같은 전신성 질환에 의해 발생한다.

- 이동성은 쇄골하 전흉부의 피부주름을 잡아들어 올렸을 때 피부를 들어올리기 쉬운 정도이고 탄력성은 피부가 제자리로 복귀하는 능력으로 부종이 있으면 이동성은 저하되고 심한 탈수나 체중감소에서는 탄력성이 저하된다.

③ 손톱, 발톱 및 체모

- 손톱, 발톱은 색깔의 변화, 투명도, 병변의 유무, 변색, 교상, 부러짐, 연함, 불규칙성 등을 관찰한다.
- 모양, 색깔, 경도의 변화, 손톱을 물어뜯는 습관 등을 관찰한다.
- 털은 색깔과 굵기 및 광택 등을 관찰한다.
- 탈모는 점진적인지 갑자기 시작되었는지, 질병이나 스트레스와의 연관성, 평소 모발의 성장상태를 관찰한다.

감각

[눈]

① 시진

- 눈, 눈꺼풀, 속눈썹, 결막을 시진한다.
- 눈의 건조, 충혈과 부종, 열감, 통증, 사시나 복시, 빛과 바람에 대한 민감성 증가 등의 여부와 각막과 수정체를 시진한다.
- 펜라이트를 이용하여 빛에 대한 동공반사를 검진한다.
- 표정과 눈의 모양: 안구돌출 여부, 민첩이나 둔한 표정이 있는지 관찰한다.
- 안검과 결막의 대칭성, 부종, 안검하수, 가려움, 발적, 분비물, 눈 깜박임, 홍채를 덮고 있는지 관찰한다.
- 눈물샘(눈물, 종창), 공막의 색깔, 각막의 투명도, 홍채와 동공의 색, 모양, 크기의 불규칙성을 관찰한다.
- 직접대광반사(직접 빛을 비춘 쪽의 눈의 동공수축 반응검사), 간접대광반사(반대쪽 눈의 같은 정도의 동공수축 반응검사)를 확인한다.
- 수정체의 투명도를 확인한다.

② 의학적 진단검사

■ **시력검사**

- 근거리 시력검사: 신문이나 잡지, 벽시계 등을 이용하여 큰 소리로 읽어보도록 한다.
- 스넬렌 시력검사: 안경을 벗은 후와 안경을 착용한 후의 좌우 시력검사를 시행하며, 정확한 시력측정을 위하여 스넬렌(Snellen) 시력표를 이용하여 측정한다.

■ **시야검사-대면검사**

- 검진자의 주변시야를 정상으로 가정하고 검진자의 주변시야와 대상자의 시야를 비교하는 것이다. 검진자나 대상자 모두 대면하고 한쪽 눈을 불투명한 카드로 가린 후, 열린 쪽 눈으로 검진자가 가리키는 방향(상방 50°, 측부 측 90°, 하방 70°, 비측 시야 60°)에서 시야가 보이는가를 측정한다.

■ **외안근 기능검사**

- 각막 빛 반사: 약 30cm 거리에서 펜라이트로 빛을 비추어 안구 양쪽 각막의 같은 지점에서 빛 반사가 일어나는지 평형배열을 사정한다.
- 진단적 응시검사: 6개의 방향으로 눈을 유도하면서 안구의 움직임에서 약한 근육을 발견할 수 있다.

■ **안저검사**

- 검안경을 사용하여 안저를 검사한다.

[귀]

① 시진

- 귀의 외부 변화(귀의 부종과 비후, 양쪽의 모양과 크기, 귀의 피부색이 얼굴색과 일치하는지) 혹이나 병변 여부와 이경(otoscope)을 통해 내부의 분비물과 귀지의 양, 색, 단단한 정도 등을 사정한다.

② 촉진

- 이개(귀바퀴)와 이주(귀구슬)를 만져보아 온도감각과 압통 여부를 확인한다.

③ 의학적 진단검사

■ **외이도 검사**

- 이경으로 이도의 크기와 부종, 발적, 귀지, 분비물의 여부를 확인한다. 고막의 색깔, 양상을 확인한다.

■ 청력검사

- 대상자가 보청기를 착용하고 있는 경우 보청기의 기능 여부를 확인한 후 사정한다.
- 각각의 한쪽 귀에 주파수의 소리를 1.5초 들려주고 1.5초 쉬는 것을 반복한 후 소리가 들리는 곳의 손을 들어보도록 한다.

■ 속삭임 검사

- 대상자는 한쪽 귀에 손가락을 넣어 막고, 검사자는 대상자로부터 약 30~60cm 정도 뒤에 서서 3개의 숫자나 글자를 천천히 속삭인다. 대답이 틀릴 경우, 다른 숫자나 글자를 검사하고 6개 중 3개는 맞아야 통과하며 다른 쪽 귀도 같은 방법으로 검사한다.

■ 음차검사(tunning fork test)

- 공기전도(Air Conduction, AC)와 두개골을 통해 내이로 진동을 전달하여 골전도(Bone Conduction, BC)를 이용해 소리를 듣는 방법이다. 음차 손잡이를 잡고 손등 위를 가볍게 쳐서 음차를 진동시킨 후, Weber검사와 Rinne검사를 시행하였으나 정상인의 약 40%에서 Weber검사 후에 한쪽 귀가 다른 쪽 귀보다 더 크게 들리는 편향성을 보여 최근에는 정확성과 신뢰성의 문제로 점차 사용하지 않는 경향이 있다.

■ 롬베르그검사(Romberg's test)

- 평형유지기능을 가진 내이의 전정기관과 소뇌의 능력을 사정한다.
- 대상자에게 양 두다리를 11자로 붙이고 서서 양팔을 양쪽 옆에 놓고 두 눈을 감은 자세와 두 눈을 뜬 후의 자세에서 몸의 균형을 관찰한다. 이때 검사자는 대상자가 쓰러지지 않고 항상 잡을 수 있도록 대상자 가까이 선다.

미각

① 시진

- 입술의 색깔, 습기, 갈라짐, 병변, 구강의 건조 등을 검사한다.
- 치아 소실과 치아의 질병상태, 흔들리거나 비정상적인 위치에 있는지 치아 상태를 확인한다.
- 혀의 색깔, 유두상태, 병변, 습기 등을 검사한다. 혀는 노화로 인한 유두 위축으로 부드러워 보인다.

② 촉진

- 장갑을 끼고 거즈를 사용하여 혀를 잡아당기고 좌우로 돌려보아 흰색 반점이나 병변이 있는지 확인한다.

• 나무 설압자를 이용하여 입을 벌리게 한 후 볼점막의 색깔, 결절, 병변을 검사한다.

③ 의학적 진단검사

• 입천장 앞쪽의 경구개는 하얗고 불규칙한 횡주름이 있으며, 연구개는 분홍빛으로 부드럽고 위쪽으로 움직일 수 있는지 검사한다. 구개수(목젖)가 정중선에 있으며, '아'하고 소리 내면 연구개와 구개수가 정중선으로 올라가는지 관찰한다. 만약 구개수가 한쪽으로 편위되었거나 움직임이 없을 경우 신경손상이나 소아마비, 디프테리아의 감염을 의심할 수 있다.

후각

① 시진

• 코는 대칭적이고 정중선에 있으며, 비율이 안면부와 적당한지 확인한다.

② 촉진

• 부비동을 촉진하기 위하여 검진자의 양손 엄지손가락으로 눈썹아래의 전두동이나 광대뼈 아래의 상악동을 눌러 통증이 없어야 한다.

③ 의학적 진단검사

• 비경을 통하여 비강을 확인한다. 비중격의 만곡과 비갑개의 색깔과 종창이 있는지 확인한다.
• 광선투시법을 이용하여 전두동이나 상악동의 감염 여부를 확인한다.

흉부와 폐

① 시진

흉강의 전면과 후면을 살펴본다.

■ 호흡양상

• 호흡 보조근 사용 없이 분당 12~20회로 규칙적이고 숨을 쉬는지 확인한다.
• 숨을 쉴 때 흉곽이 대칭적인지, 코의 벌렁거림이나 입술 오므림, 호흡 보조근(흉쇄유돌근과 승모근)의 사용 여부에 대해 확인한다.
• 폐렴, 기흉, 만성폐쇄성폐질환과 같은 다양한 병리로 인한 저산소증으로 부속근을 사용한다. 이상 호흡인 체인-스톡 호흡(무호흡 중간의 깊고 얕은 호흡), 당뇨 케톤산증과 연관된 쿠스말(kussmaul)호흡(깊고 빠른 호흡), 호흡 곤란, 과도한 한숨이 있는지 시진한다.

■ 흉곽 형태

- 노화와 관련된 척추후만증과 흉부 전후경의 증가가 있는지 관찰한다.
- 흉골의 함몰 혹은 돌출, 심한 술통 모양 가슴(좌우보다 전후가 더 길다.)인지 확인한다. 이는 만성폐쇄성폐질환 노인의 경우 늑골이 밖으로 눌려 전후 축과 좌우 축의 비가 1:1이 된다.

■ 피부색

- 피부색과 점막도 관찰하여 저산소증으로 인한 청색증이나 곤봉형 손톱이 있는지 관찰한다. 입술과 손톱에서 발생하는 것을 말초 청색증이라 하고, 혀나 구강점막까지 생기면 중심 청색증이라고 한다. 말초성 청색증은 손톱이나 손가락 등 말단 청색증을 말하며, 주로 혈류의 순환이상으로 인해 나타난다.
- 곤봉형 손가락은 손톱과 피부면 간의 각도가 180° 이상이 되면 양손가락을 붙였을 때 붙지 않는 현상으로 만성적인 저산소증을 의미한다.

② 촉진

- 양 손바닥으로 흉벽을 전체적으로 촉진하여 압통이나 바삭거림, 진동이 촉진되는지 확인한다.
- 쇄골과 늑골의 압통, 액와와 액와 중앙선의 압통이 있는지, 덩어리가 있는지 확인한다.
- 흉골상절흔 바로 위에 검지를 부드럽게 위 뒤쪽으로 압박하여 기관의 위치를 확인할 수 있다. 정상 기관의 위치는 정중선이며 왼쪽 또는 오른쪽으로 위치 이동이 있으면 비정상이다.
- 기관 촉진은 목아래 패임에 양손의 엄지를 올려놓고 가볍게 상외측에서 바깥으로 움직여 보아 기관의 편위가 있는지 확인한다.
- 비대칭적인 가슴 확장(손을 펴서 10번째 늑골에 놓고 엄지는 척추 중앙에 나머지 손가락은 'W' 모양으로 펼침)은 척추측만증, 폐섬유증, 폐가 확장되지 않는 다른 폐질환을 나타낼 수 있다.
- 촉진성 진탕음은 소리를 낼 때 진동을 흉벽에서 확인하는 것으로 진동 정도는 사람마다 약간의 차이가 있으나 양손을 대칭적으로 놓고 양손으로 확인한다. 대상자에게 "하나, 하나"를 반복하여 말하도록 한다. 늑막염, 폐기종, 기흉에서는 진동전달이 감소한다.

③ 타진

- 정상 폐의 타진 시 공명음이 나지만 액체로 차 있으면 둔탁음이 들린다. 노인이 곧은 자세, 팔을 접은 자세, 머리를 앞으로 굽힌 자세, 손을 머리 위로 올린 자세를 취할 수 없는 경우에는 타진을 적용하기 어렵다. 또한 정상 척추후만증과 폐포 변화로 인한 과공

명(성인에서 비정상) 때문에 검사 결과를 신뢰하기 어렵다.

④ 청진

- 흉부의 폐첨에서 저부로 좌우 대칭적으로 비교하여 청진을 한다. 정상호흡음은 폐포음이 부드럽고 낮은 폐의 하부에서 들린다. 기관지-폐포음은 중등도의 높이와 강도, 폐의 중간부위에서 들린다. 기관지음은 고음, 크게 들림, 기관 위에서 들린다. 이상 호흡음을 악설음(나음)이라고 하며 미세하고 거친소리로 울혈성 심부전, 폐렴, 만성폐쇄성폐질환일 때 들린다. 천명음은 공명음으로 낮고, 코골이 호기 시에 들리는 공명음은 기관지염, 천식 이물질로 인한 폐쇄와 관련이 있고, 쉬쉬하는 높고 음악적이며 호기 시 들리는 음은 천식, 폐기종, 기관지염일 때 들린다. 늑막 마찰음은 문이나 격자에서 나는 끽끽하는 소리로 흡기와 호기 시에 들리며 늑막염, 결핵, 염증성 늑막과 연관이 있다. 협착음은 흡기 시 밀집된 소리로 이물질 폐쇄, 큰 기도의 종양과 연관이 있다. 건강한 노인의 호흡음 강도 저하와 부잡음이 청취될 수 있으나, 이는 질병을 의미하는 것이 아니다.

심장과 혈관

[심장]

① 시진

- 심첨박동(apical impulse)은 좌심실이 수축하는 동안 전방으로 움직일 때 박동을 볼 수 있다. 왼쪽 쇄골중간선상의 5번째 늑간의 위치에서 심첨박동을 볼 수 있다. 다른 곳에서 박동이 보이면 이는 대동맥류, 심실 동맥류, 우심실 비대, 승모판 역류일 수 있다.

② 촉진

- 심첨박동 부위에 엄지손가락을 놓고 촉진한다. 맥박수를 촉진하여 파악할 수 있다.

③ 청진

- 대상자가 앉아있거나 누운 상태에서 청진기를 사용하여 심음을 듣는다. 대동막 판막, 폐동막 판막, 이첨판막, 삼첨판막의 음을 청진한다. 또한 심잡음이 있는지 확인한다.

[혈관]

① 시진

- 전신 색깔: 심혈관 장애에 동반될 수 있는 창백을 확인한다.
- 혈관의 상태: 팔 · 다리, 머리, 목에서 혈관을 시진하고 피부의 홍조와 정맥류를 확인한다.
- 체모: 팔과 다리의 체모소실은 부적절한 혈액순환을 동반할 수 있다.
- 부종: 발목과 손가락의 부종은 심혈관 장애 시에 나타날 수 있다. 노인의 함요부종(pit-

ting edema)의 정도는 5초 정도 눌러서 들어가는 정도를 측정한다. '0+'은 함요부종이 없는 상태이며, '1+'은 경한부종으로 2mm 정도 들어간 뒤 신속하게 회복된다. '2+'는 중등도의 부종 단계로 4mm 정도 들어간 뒤 회복되는 데에 10~15초 정도 걸린다. '3+'는 중증도이며 6mm 정도 들어간 뒤 1분 후 회복된다. '4+'는 심각한 함요부종으로 8mm 정도 들어간 뒤 2분 후 회복된다.

- 팔과 다리의 궤양을 시진한다. 정맥 궤양은 발목과 정강이에서 주로 발견되며 동맥 궤양은 손가락이나 발가락 끝에서 주로 발견된다.

② 촉진

- 검지와 중지를 이용하여 동맥 박동의 횟수, 속도, 리듬, 강도, 대칭을 기록하고 리듬은 규칙적인지 불규칙적인지 확인한다.
- 노인의 상지와 하지의 온도와 부종을 확인한다.
- 심장에서 발끝 조직까지 혈류가 도달하는 상태를 파악하기 위해 모세혈관 재충전 상태를 사정한다. 사정 방법은 노인 대상자의 손톱이나 발톱을 신속하게 눌렀다 떼어 본다. 손톱이 분홍색으로 2~3초 내로 돌아오면 정상이다.
- 호만씨 징후(Homan's sign)는 앙와위로 노인이 누워 있을 때 노인의 발을 곧게 뻗게 하고 발등 쪽으로 발을 족배굴곡을 시켰을 때, 통증의 유무를 확인한다. 이는 심부정맥혈전증을 확인하기 위함이다.

③ 청진

- 청진기의 종형부분을 사용하여 경동맥 부위에서 심음을 확인한다. 이때 잡음이 들리지 않아야 정상이다. 상복부의 박동을 청진하여 잡음을 확인한다. 청진 시, 노인은 S4(이완기 후기에 심방이 수축할 때 발생하는 심음)심음이 들릴 수 있다.

복부

① 시진

- 복부 윤곽, 대칭, 색깔, 상처(흉터), 선(straie), 호흡운동, 덩어리, 맥박, 배꼽의 모양을 관찰한다. 노인이 똑바로 누운 자세에서 배의 윤곽은 편평하거나 약간 올라와 있다.
- 근육 사용을 관찰한다. 복부와 둔부에 증가된 피하지방 조직을 확인할 수 있으며, 복부 근육조직은 젊은 성인에 비해 좀 더 얇고 긴장도가 떨어져 비만이 아닌 경우 장의 움직임을 확인할 수 있다.
- 팽창된 배는 지방, 복수, 위장 내 공기, 대변(복부 사분원에서 왼쪽의 팽만은 분변매복을 암시할 수 있음), 악성 종양, 양성 섬유성 종양을 암시한다.

- 복부의 비대칭은 종양, 낭종, 폐색, 척추측만증을 나타내는 비정상 소견이다.
- 복부 흉터가 있다면, 위치와 크기, 상태 등을 기록한다. 복부 흉터의 가장 흔한 원인은 충수돌기절제술, 자궁절제술, 제왕절개술이다.

② 청진

- 복부의 각 사분원을 청진기의 판형으로 5분 동안 듣는다. 노화로 인해 장운동이 감소될 수 있으므로 충분히 듣는다. 아무 소리가 들리지 않거나 각 사분원에서 5분에 30번 이상 장음이 들린다면, 장폐색이나 위장관염을 나타내는 비정상 소견으로 간주한다.
- 정맥 잡음(연속적이고 진동이 있는 낮은 중간정도 소리)도 비정상이다. 이 소리가 들리면, 간경화가 가장 의심된다. 복부 대동맥, 신동맥, 대퇴동맥에 청진기의 종형을 대어 잡음이 들린다면, 대동맥 협착이나 대동맥류를 의심한다.

③ 타진

- 간의 크기를 확인하기 위해 오른쪽 쇄골중앙선에서 타진해 내려와 폐의 공명음에서 둔탁음으로 바뀌는 지점을 표시하고, 오른쪽 복부 아래에서 간의 아랫부분으로 올라가면서 고창음에서 둔탁음으로 바뀌는 지점을 표시한다. 간의 크기는 6~12cm가 정상 범위이다.
- 좌상복부에 위치한 비장을 타진한다. 왼쪽 중앙액와선 뒤쪽의 제9~11번째 늑간까지 둔탁음을 확인하면서 타진하여 비장의 위치를 확인한다. 정상적으로 6~8cm 정도이다.
- 신장의 압통을 확인하기 위해 등의 늑골척주각의 제12번째 늑골 부위에서 간접 주먹 타진법을 수행한다.

④ 촉진

- 비만이 아닌 경우, 얇고 부드러운 복벽으로 인해 장기들이 더 쉽게 촉진된다. 특히, 간은 더 쉽게 촉진된다. 정상적으로 늑골연이나 그 아래에서 간의 가장자리가 만져진다. 흡기 시 팽만된 폐와 하강한 횡경막 때문에 간은 늑골연 1~2cm 아래에서 촉진된다.
- 우측 신장도 쉽게 촉진된다. 동맥류가 의심될 때는 대동맥은 촉진하지 않는다. 신부전, 사지소실, 죽음까지도 야기할 수 있기 때문에 의사에게 즉시 연락해야 한다.

생식기

생식기계 신체검진을 위한 쇄석위(lithotomy position)를 취할 때 유연성이 줄어들고 움직임의 각도가 줄어든 노인은 이 자세가 어려울 수 있다. 무릎을 구부린 채 똑바로 눕는 자세가 현실적일 수 있으며, 관절통이나 강직이 최소인 시간대에 검진 일정을 잡는다. 자세를 취하고, 검사 후 자세를 풀 때 충분한 시간을 주며, 존엄성과 사생활 보호를 유지하도록 돕는다.

[여성 노인]

① 외부 비뇨생식기의 시진과 촉진

- 폐경으로 인한 에스트로겐 생산의 감소는 많은 신체변화를 야기한다. 음모가 서서히 감소하고, 얇아지고 듬성듬성해진다.
- 피부는 얇아지고 지방침착이 감소되고, 치구(mons pubis)는 작아지고 음순은 납작해져 달려 있는 모양을 띤다. 소음순이 퇴축되면서 반질반질하게 보이고, 막혀지지 않는다.
- 질 개구부는 습기가 적거나 위축증이 흔하다. 하얗거나 투명한 분비물을 제외한 모든 것은 비정상 소견으로 감염을 나타낸다. 질 벽 앞쪽이 팽창되어 있다면, 방광류를 암시하며 실금에 걸리기 쉽다. 이는 정상 노화과정이 아니다. 음핵 크기도 60세 이후 줄어든다.
- 장갑을 낀 손가락을 따뜻한 물에 담근 후, 질 속에 삽입하여 위와 바깥에 힘을 가하면서 요도를 부드럽게 문지른다. 이때 통증을 유발해서는 안 되며, 11시와 1시 방향에서 분비물이 보이면 배양검사를 한다. 노인으로 하여금 근육에 힘을 주게 한 후 질 근육의 긴장도를 검사한다. 감소된 근 긴장도는 케겔운동을 통해 개선될 수 있는데, 이것은 질, 회음부, 직장의 근육을 조절하는 수축과 이완으로 이루어진다. 회음부의 뒷부분으로 검진자의 손가락을 돌리면서 회음부 강도를 검사한다. 이때 질 부분의 근육에 힘을 주도록 요청한다. 회음부는 전반적으로 부드럽게 느껴져야 한다.

② 내부 생식기의 시진과 촉진

- 자연 윤활이 감소되기 때문에 통증을 유발하는 것에 주의한다. 질이 좁거나 건조한 여성은 좁고 납작한 날이 더 편하기 때문에 Penderson 질경을 사용한다.
- 질 안으로는 질 벽의 주름이 감소하고, 벽은 얇아진 상피세포로 인해 창백한 분홍색을 띤다. 경부는 위축되고 창백해진다. 경부가 쑥 들어가 있을 수 있으므로 질벽과 함께 편평하게 보인다. 일부는 자궁경부와 주위 질 점막을 구분하기가 어렵다.
- 양손 검진 시, 검진하는 손에 윤활제를 충분히 바른다. 질 협착이 존재하면 검진자는 장갑 낀 손가락 하나만 삽입할 수도 있다. 자궁은 더 작고 더 단단하게 느껴지며, 난소는 정상적으로 촉진되지 않는다.

[남성 노인]

① 외부 비뇨생식기의 시진

- 노인은 음모가 가늘어지고, 희게 되며 음경의 크기가 감소한다.
- 고환의 크기도 감소할 수 있으며 덜 단단하게 느낄 수 있다.
- 음낭은 부드럽고 주름 없이 처져 있다. 오래 앉아있으면 음낭의 표면에 박리가 일어날 수도 있다.

- 요도구에서 발적이나 분비물이 없어야 하며, 음경과 고환 촉진 시 통증이 없어야 한다.
- 서혜부 탈장 검진 시, 덩어리나 부풀어 오른 곳이 없어야 한다.

② 항문–직장–전립선 검진

항문–직장–전립선 검진은 50대 이후 남성에서 급속히 증가하는 직장암과 전립선암을 방지하는 목적으로 건강 유지 및 건강 문제 선별을 위해 필수적이다. 이 검진에는 좌측위(왼쪽으로 누운 자세), 기립위(선 채로 엎드린 자세), 슬흉위(엎드려 둔부를 높인 자세)를 취하는 과정이 필요하다.

- 항문은 병변, 부종, 염증이나 출혈이 없어야 한다. 장갑 낀 손의 검지에 윤활제를 바르고, 항문 입구에 45° 각도로 삽입하여 항문에 힘을 주도록 한 후 괄약근 긴장도를 사정한다. 노인은 항문 주위 근육층이 이완되고 괄약근 조절이 감소된 것을 볼 수 있다.
- 직장벽을 따라 손가락을 움직여서 직장의 모든 부분을 촉진한다. 이때, 부풀어 오른 곳이나 덩어리, 압통, 결절에 주목한다.
- 전립선 촉진 시 부드럽고, 작고, 이동성이 있고 압통은 없어야 한다. 전립선이 단단하고 딱딱하다면 암을 암시할 수도 있다. 손가락을 빼내어 잠혈을 알아보기 위해 대변을 검사한다.

내분비계

① 시진

- 적절한 피부침착 분포, 궤양이나 습진 등 조직의 변화양상, 가늘고 숱이 적은 머리카락 양상, 얇고 잘 부서지는 손발톱 양상, 목의 갑상샘 비대, 눈가의 부종, 무표정한 얼굴, 힘없이 끄는 걸음걸이, 쉰 목소리, 비만, 느린 행동, 어눌한 언어표현, 혀 운동 양상, 혀의 크기 등을 관찰하고 기록한다.

② 촉진

- 각 신체의 변화를 직접 만져보고 냉감, 열감, 부종 유무, 갑상샘의 크기, 근육의 크기, 근력, 근육통증 유무, 뼈 통증 유무 등을 검진하고 기록한다.

근골격계

① 시진

- 전반적인 외형, 자세, 걸음걸이와 이동성에 대하여 사정한다. 혼자서 몸의 균형을 지지할 수 있는지 보고, 서 있는 경우, 자세를 확인하고 척추후만증 등의 구조적 결함을 시진한다. 걸음걸이를 통하여 이동성과 팔의 움직임이 원활한지 사정한다.
- 모든 관절의 크기와 모양을 관찰한다.
- 관절 부위의 피부와 조직을 시진한다.
- 피부색, 부종, 덩어리, 기형, 외상(골격, 염좌, 탈구 등) 유무를 관찰한다.

② 촉진

- 관절과 주변조직을 촉진하여 압통, 발열, 부종, 덩어리 등을 확인한다.

③ 관절운동범위

- 신체의 근위부를 고정시키고 움직여보도록 하여 관절운동범위를 확인한다. 관절 움직임의 제한, 통증, 염발음 등이 있는지 사정한다.
- 관절 통증의 징후로 찡그린 표정이나 자세를 바꾸는지 확인한다. 통증이 있다면, 부위, 종류, 정도, 시기 등을 추가로 확인한다.

④ 근력검사

- 근육의 강도는 좌우가 같은지, 불수의적인 움직임이 있는지 파악한다.

신경계

성인에게 시행하는 검사와 같은 방법을 이용한다. 노인은 여러 검사에서 느린 반응을 보일 수 있다.

① 12 뇌신경

- 후각검사, 시력검사, 시야검사, 눈운동 관찰, 동공관찰, 얼굴운동 및 감각검사, 미각검사, 청력과 균형감각 검사, 발성과 구토반사, 어깨와 목의 근력 대칭성 검사, 혀의 움직임검사 등을 실시한다.

② 운동신경

- 근육의 크기, 근력, 긴장도, 불수의적 움직임을 확인한다.

③ 소뇌기능

- 상지 조정력 관찰을 위해서는 양손으로 빠르게 무릎치기, 손가락을 교대로 빠르게 접촉

하기, 미세운동 기능 등을 사정한다.

- 하지 조정력 관찰을 위해 발꿈치로 정강이를 따라 내려가기 등을 사정한다.
- 균형상태를 관찰하기 위해 롬베르그검사, 한쪽 다리로 제자리 뛰기, 발꿈치와 발가락 끝으로 걷기 등을 사정한다.

④ 감각기능

- 감각기능을 사정하기 위해 가벼운 촉각, 통각, 진동감각, 위치감각, 입체감각, 두 지점 식별, 숫자식별, 소멸감각 등을 사정한다.

⑤ 심부건 반사기능

- 심부건 반사기능을 사정하기 위해 삼두근반사, 이두근반사, 상완요골근반사, 슬개근반사, 아킬레스건반사, 족저반사 등을 사정하고 반응을 기록한다.

  연령으로 인한 정상적인 변화로 간주하는 것은 다음과 같다.

- 근육 감소는 손에서 두드러지며, 중수골 사이에 깊은 홈이 보인다. 잡는 힘은 비교적 좋다.
- 노인성 진전도 가끔 나타난다. 이러한 진전은 손의 의도성 진전, 두부의 흔들림(마치 "예", "아니오"를 응답하는 듯한), 혀의 돌출과 같은 현상이 모두 포함된다. 운동이상(dyskinesia)은 노인성 진전에서 동반될 수 있는 턱, 입술, 또는 혀에서 반복적으로 나타나는 운동이다. 노인성 진전과 파킨슨 진전은 구분되어야 한다. 파킨슨 진전은 강직과 수의운동의 느려짐과 쇠약이 포함된다.
- 걸음은 느려지고, 젊은 사람에 비해 신중하다. 또한 걸음이 약간 중앙선에서 이탈하여 기울어지는 경향이 있다.
- 빠른 속도로 교대하는 동작은 노인이 수행하기 어렵다.
- 65세 이후에는 일반적으로 발목의 진동감각이 상실되며, 발목반사도 함께 상실된다. 진동감각보다 덜 일반적이지만, 엄지발가락의 위치감각도 상실될 수 있다. 촉각도 손상될 수 있어 가벼운 촉각과 통증을 검진하기 위해 더욱 강력한 자극이 필요하다.
- 심부건반사도 덜 뚜렷하다. 상지의 심부건반사는 일반적으로 나타나지만, 발목반사는 흔히 상실된다. 무릎반사도 상실될 수 있으나, 흔하지 않다. 족저반사도 상실될 수 있고, 정상적인 굴곡반응을 확인하기 어려울 수 있다.

(5) 통증

노인은 흔히 "쑤신다.", "저린다.", "쓰리다."라는 말로 통증을 자주 표현하며, 통증이 심하더라도 "단지 아플 뿐"이라고 축소시켜 말하는 경향이 있다. 신체의 여러 부분이 아픈 노인은 통증을 '자연스러운 것'으로 받아들이고 표현하지 않으려는 경향이 있으므로 통증의 유무뿐 아니라 부위와 정도에 대해 정기적으로 질문해야 한다. 인지장애가 있는 노인도 단순한 질문에는 반응할 수 있으며, 평상시 통증과 아주 심한 통증의 구별이 가능하다.

3) 임상검사

(1) 노인 임상검사 특성의 이해

노인에 대한 검사의 순서는 필요한 것, 비침습적인 것부터 수행하여 대상자의 부담을 최소화하는 것이 원칙이다. 노인의 임상검사는 그 결과가 대체로 젊은 성인과 비슷하다. 그러나 노화에 따라 기능의 저하가 나타나며, 특히 신장 등 일부 혈액검사의 경우 노화에 따른 변화가 있어 이러한 차이를 잘 이해해야 한다. 노인에서 임상검사 변화는 항상성 기능 약화로 질환뿐만 아니라 치료과정 중 의학적 요인에 의해 영향을 받기 쉽다.

노인 임상검사의 차이를 이해하는 데는 세 가지를 고려해야 한다. 첫 번째, 체성분 조성의 변화이다. 즉, 근육 및 총 수분량은 감소하고 지방은 증가하는 것이 노화의 특징인데, 근육량의 감소는 노화에 따른 신기능 저하에도 혈중 크레아티닌(creatinine)이 증가하지 않는 요인이 된다. 이러한 점들은 약물 분포에도 영향을 미치므로 노인에게 약물을 투여할 때 주의해야 한다.

두 번째, 노화에 따른 호르몬 변화에 의해 차이가 발생할 수 있다. 예를 들면, 여성의 경우에 폐경이 되면, 골흡수의 증가로 혈중 알칼리 인산분해효소(alkaline phophatase)가 증가하고, 에스트로겐의 감소로 혈중 콜레스테롤 수치가 증가한다. 또한 일반적으로 노화에 따라 헤모글로빈이 감소되는 경향을 보이나, 여성에서 폐경 직후 다소 증가하는 점은 노화에 따른 성호르몬 변화와 관련되어 설명될 수 있다.

세 번째, 노인의 신체적 특징은 어떤 자극 등에 대한 반응이 느리거나 감소되어 나타난다는 것이다. 이러한 특징은 검사에서도 나타나, 어떤 자극이나 반응과정 후 측정되는 검사에서 젊은 성인과 더 큰 차이를 보이게 된다.

(2) 혈액검사

나이가 증가함에 따라 골수의 조혈 면적과 기능이 감소된다. 60세부터 헤모글로빈은 10년간 약 1g/dL의 비율로 감소하며, 특히 남성이 여성보다 약간 더 감소하는 경향을 보인다. 여성은 일반적으로 헤모글로빈이 연령에 따라 감소하지만 폐경 직후는 오히려 증가하는데, 이는 월경 출혈이 없어진 결과라고 추정된다. 헤모글로빈이 감소하는 원인은 에리트로포이에틴(erythropoietin)의 기능장애, 적혈구의 수명 단축으로 설명되나 아직 명확하지는 않다.

혈중 철분과 총 철분결합력(total iron binding capacity, TIBC)은 건강한 노인에서도 다소 감소할 수 있다. 일반적으로 혈중 철분과 총 철분결합력이 감소한 경우 만성질환에 의한 빈혈로 생각할 수 있지만, 노인은 정상 또는 철분결핍성 빈혈도 함께 고려해야 한다. 페리틴(ferritin)은 골수 내 철분 축적을 반영하는 지표로, 만성 염증성 질환이나 간질환이 있는 노인의 경우 다소 증가할 수 있다. 이러한 경우 실제 골수 내 철분이 부족한 경우라도 페리틴수치가 정상수치를 보일 수 있으므로 임상적 해석에 유의해야 한다.

백혈구 수는 젊은 성인과 큰 차이가 없으나, 형태학적으로 분엽 호중구 증가, 림프구 감소 경향이 있다. 혈소판 수는 감소되지 않으나, 항응고제인 항트롬빈(antithrombin) III는 감소하는데, 특히 뇌혈전 등에서 뚜렷한 감소를 보인다. 비타민 K 관련 응고인자는 젊은 성인과 큰 차이가 없으나, VIII인자는 60세부터 증가한다.

(3) 적혈구 침강속도

적혈구 침강속도(erythrocyte sedimentation rate, ESR)는 연령이 증가할수록 약간 증가한다. 이는 주로 연령에 따른 피브리노겐의 증가와 관련된다. 일반적으로 50세 이상의 경우, 남자 20mm/h, 여자 30mm/h 정도를 상한값으로 잡는다.

(4) 신장기능검사

신장기능은 나이가 들어감에 따라 감소한다. 사구체여과율(glomerulo filtratioin rate, GFR)은 젊은 성인에서 120mL/분 정도이나, 노인에서는 80mL/분 정도로 감소하게 된다. 일반적으로 사구체 여과율을 계산하기 위해 다음의 공식을 사용할 수 있다.

GFR = [(140-연령) × 체중(kg) / (72 × 혈중 크레아티닌)](×0.85 : 여성)

상기 공식으로 계산 시 근육이 없거나 비만한 노인의 경우 체중은 많이 나가나 혈중 크레아티닌(creatinine)은 상대적으로 낮아서 실제 크레아티닌 청소율보다 높은 수치로 계산될 수 있으므로 해석에 주의를 기울여야 한다. 또한 약 1/3 정도의 노인에서 사구체여과율이 정상으로 유지되는 경우가 있으므로 이러한 공식에 의한 계산으로 신장기능을 실제보다 낮게 추정하여 약 용량을 적게 투여하면 효과를 보지 못할 수도 있다는 점을 고려해야 한다.

혈액요소질소(blood urea nitrogen, BUN)는 단백질 파괴 후의 최종 산물로 섭취량의 영향을 받으며 단백질 섭취를 많이 하거나 질병에 의해 단백질 파괴가 많아지면 증가한다. 반면, 크레아티닌은 근육단백질의 파괴에 의해 생기므로 단백질 섭취량과 연관성이 거의 없고 근육량과 관계된다. 신장기능을 평가하는데 혈중 크레아티닌이 혈액요소질소보다 일반적으로 더 중요한 의미를 가진다. 그러나 신장기능이 저하되면 혈중 크레아티닌이 증가하는 반면, 근육량이 별로 없는 노인의 경우, 크레아티닌이 낮은 경향을 보이므로 신장기능을 평가하는데 혈액요소질소보다도 신뢰성이 떨어진다. 따라서 특히 마른 노인의 신장기능을 평가할 때 주의를 요한다.

(5) 간기능검사

노인 간기능검사의 정상 기준은 일반 정상인과 차이가 없다. 헤모글로빈의 대사산물인 혈중 빌리루빈은 연령 증가에 따라 다소 감소하는 경향을 보이기도 한다. 금식, 열성 질환, 신체적으로 무리한 경우에는 증가할 수 있으므로, 금식 후 시행하는 간기능검사에서는 빌리루빈이 약간 증가할 수 있다. 일반적으로 정상인도 금식 후 비결합성 빌리루빈이 1.5mg/dl까지 증가할 수 있다.

혈중 알칼리 인산분해효소는 연령 증가에 따라 다소 증가하므로 정상 범위 20% 이하로 경미한 증가를 보일 때에는 원인을 찾기 위한 다른 검사가 대부분 불필요하다. 특히, 여성의 경우에 폐경기 이후 골흡수의 증가로 혈중 알칼리 인산분해효소가 많이 증가하여 젊은 여성에 비해 20~25% 정도 높게 나타난다.

(6) 알부민

건강한 노인의 경우, 혈중 알부민은 성인에 비해 약간 감소하나 여전히 정상 범주에 속한다. 정상범위를 벗어나는 정도로 낮은 경우도 특정 질병에 의한 경우보다 전반적 영양 저하상태를 나타내는 지표로 우선 고려해야 한다.

노인에서 혈중 알부민 저하는 일반 성인에서 간질환 등 한 가지 특정 질병의 진단적 의미보다 현재 복합적 질환 상태의 심각도를 반영하며 그 예후가 좋지 않다는 점에서 중요하다. 저알부민혈증이 있는 노인의 경우 알부민과 결합하는 약물의 독성에 유의해야 한다.

(7) 혈당

공복혈당은 연령이 10년 증가할 때마다 약 1~2mg/dL, 식후 2시간 혈당은 4~5mg/dL 증가한다. 경구 포도당 섭취 후 1시간이 지난 시점의 혈당은 10년에 약 9mg/dL 증가하여 자극에 반응하는 동적 검사에서 노인이 더 큰 변화가 있다는 것을 알 수 있다. 노인에서 인슐린 분비의 변화보다는 말초 인슐린 저항성 증가 등이 이러한 혈당 증가와 관련된다고 본다.

당에 대한 신장의 역치가 높아져, 노인 당뇨환자에서 요당검사가 정상인 경우도 있을 수 있으므로 주의를 요한다. 당화혈색소(HbA1c)는 정상 노인에서도 약간 높게 나올 수 있어 진단적 의의가 다소 떨어진다.

(8) 혈중 콜레스테롤

남성의 경우 총 콜레스테롤 수치가 60세까지 증가하다가 감소하며, 여자는 70세까지 증가하다가 감소한다. 여성의 폐경을 기준으로 할 때, 폐경 전에는 남성이 여성보다 혈중 콜레스테롤이 높으나, 폐경 후에는 여성호르몬의 감소로 여성이 남성보다 혈중 콜레스테롤이 높아지는 경향을 보인다.

(9) 호르몬

내분비기능은 연령이 증가함에 따라 일반적으로 감소하지만, 각 호르몬에 따라 차이가 크다. 연령이 증가함에 따라 티록신(thyroxin, T4; 갑상샘호르몬)의 분비는 감소하지만, 혈중 티록신 농도는 감소하지 않는다. 이것은 호르몬 분해 능력의 감소로 혈중 호르몬의 체류시간이 연장되기 때문이다. 혈중 티록신 농도는 노인에서 변화가 없지만, 혈중 삼요오드티로닌(tri-iodothyronine, T3) 농도는 감소하는 경향을 보이는데, 이것은 티록신이 삼요오드티로닌으로 전환되는 과정에서 노화에 따른 영향을 받기 때문으로 여겨진다.

노인에서 섬망이나 신체기능 저하의 원인으로 갑상샘 질환인 경우를 고려해야 한다. 일반적으로 갑상샘자극호르몬은 나이가 들어감에 따라 다소 증가하는 경향을 보이며, 이는 여성에서 더 많이 나타난다. 혈중 갑상샘자극호르몬은 증가했지만, 정상 T4이고 항미세소체성(antimicrosomal) 항체가 양성인 경우 매년 5~8%의 노인이 결국 갑상샘기능저하증으로 발전한다. 입원하는 노인환자나 우울 증세, 식욕저하를 보이는 노인의 경우 일반적으로 갑상샘자극호르몬과 T4 검사가 권유된다.

(10) 자가항체 검사

노인은 류마티스인자(rheumatoid factor, RF), 항핵항체(antinuclear antibody, ANA), 매독혈청검사(venereal disease research laboratory, VDRL), 갑상샘항체 등 자가항체가 양성인 경우가 상대적으로 많다. 매독혈청검사는 70세 이상에서 10% 위양성을 보이며, 류마티스인자는 65세 이상에서 10~20%, 80세 이상에서는 25% 이상 위양성을 보인다. 노인에서 이러한 자가항체가 증가하는 이유는 억제 T세포의 활성화가 감소하고, 숨어있는 항원에 노출되며, 체내에 비특이적으로 B세포를 자극하여 항체를 생성하는 것을 생각할 수 있다.

노인의 임상검사 수치 경향을 표 20-5에서 제시하였다.

표 20-5 노인의 임상검사 수치 경향

임상검사 종류	성인의 정상범위	노인의 검사 수치 경향
혈액검사		
헤모글로빈(hemoglobin, Hb)	남 14.0~18.0g/dL 여 12.0~16.0g/dL	남: 12.4~14.9g/dL 여: 11.7~13.8g/dL
적혈구용적률(hematocrit, Hct)	남 42~52% 여 37~47%	남: 42~54% 여: 38~46%
적혈구침강속도 (erythrocyte sedimentation rate, ESR)	남 0~9mm/hr 여 0~15mm/hr	약간 증가 (≤ 20mm/hr이면 무방함)

표 20-5 노인의 임상검사 수치 경향(계속)

임상검사 종류	성인의 정상범위	노인의 검사 수치 경향
일반화학검사		
알부민(albumin)	3.5~5.2g/dL	3.3~4.9g/dL
크레아티닌(creatinine)*	0.5~1.2mg/dL	근육량에 비례하여 낮은 경향
혈액요소질소(BUN)	8.0~23.0mg/dL	남 8~35mg/dL, 여 6~30mg/dL
포타슘(potassium)	3.5~5.1mmol/L	정상범위의 상한선보다 더 높음
혈당(glucose)	공복 시 < 100mg/dl	150mg/dL이 상한선으로 제시됨
칼슘(calcium)	8.2~10.2mg/dL	정상 범위 내에 있음
요산(uric acid)	< 7mg/dL	정상범위의 상한선 수준(7.7mg/dL)
간기능검사		
아스파테이트아미노전이효소 (aspartate aminotransferase, AST, SGOT)	≤ 40IU/L	성인과 유사
알라닌아미노전이효소 (alanine aminotransferase, ALT, SGPT)	≤ 40IU/L	성인과 유사
알칼리 인산분해효소 (alkaline phosphatase, ALP)	40~120IU/L	증가 (남: 평균 80IU/L, 여: 평균 79IU/L)
요분석검사		
크레아티닌 청소율(creatinine clearance, CCr)	-	연령에 따라 계산
요비중(specific gravity)	1.005~1.030	최대값 감소(1.024~1.028)
혈액가스분석검사		
이산화탄소분압(PCO_2)	35~45mmHg	증가
산소분압(PO_2)	80~100mmHg	감소
기타검사		
혈중 콜레스테롤(cholesterol)	≤ 200mg/dL	남 60세까지 증가하다 감소 여 70세까지 증가하다 감소
갑상샘자극호르몬 (thyroid stimulating hormone, TSH)	0.4~5.1μU/mL	증가
혈중 갑상샘호르몬, 티록신(thyroxin, T_4) 농도	5.9~13.8ug/dL	성인과 유사
삼요오드티로닌(tri-iodothyronine, T_3) 농도	98.0~180ng/dL	감소
류마티스인자(rheumatoid factor, RF)	음성	65세 이상 노인의 10~20% 위양성 80세 이상 노인의 25% 위양성
매독혈청검사 (venereal disease research laboratory, VDRL)	음성	노인의 10% 위양성

출처: Mauk, Kristen L.(2014). Chapter 6, Comprehensive assessment of the older adult, *Gerontological nursing-competency for care*, 3th edition. Jones & Bartlett Learning, MA, USA.

※ 신장을 통해서만 배출되므로 신장기능이 저하된 경우 혈중 수치가 증가하며, 근육량에 비례하는 경향이 있음

4) 신체적 기능사정: 일상생활활동 능력, 보행 및 균형

노인대상자 간호의 궁극적인 목표는 '기능의 유지 · 향상을 통한 삶의 질 제고'라고 할 수 있다. 따라서 노인의 기능상태를 평가하는 것은 현재 상태를 평가하고 진단적 · 치료적 계획을 수립하는데 가장 중요한 단계이다.

신체적 기능 사정으로 스스로 자신의 몸을 돌보는데 필요한 가장 기본적인 기능을 평가하는 '일상생활활동(Activities of Daily Living, ADL)'(부록 6) 평가도구가 있으며, 7문항 3점 척도로 되어 있고, 점수가 높을수록 의존성이 높음을 의미한다. 또한 독립적인 생활을 하는데 필요한 보다 높은 차원의 기능인 '수단적 일상생활활동(Instrumental Activities of Daily Living, IADL)' 평가도구가 있는데, 10문항 3점 척도로 점수가 높을수록 의존성이 높음을 의미한다(부록 7).

보행 및 균형의 평가는 낙상의 위험을 평가하는데 매우 중요하다. 보행평가는 '일어서서 걷기 검사(timed up and go test)'가 대표적이며, 70세 이상 노인의 기능 이상을 예측하는데 유용하다(그림 20-1). 준비물로는 초시계와 의자가 필요하며, 대상자가 편한 옷을 입은 상태로 진행한다. 보행보조기구가 필요하다면, 사용해도 무방하다. 대상자를 46cm 높이의 팔걸이가 있는 의자에 등을 대고 똑바로 앉히고 의자 앞의 왕복 3m 거리의 선을 확인시킨다. 대상자에게 "가세요." 또는 "시작."이라고 말할 때 다음의 행동을 하도록 설명한다. 첫 번째, 의자에서 일어선다. 두 번째, 평소 보행 속도대로 선을 따라 걷고 돌아선다. 세 번째, 평소 보행 속도대로 의자까지 걸어온다. 네 번째, 의자에 다시 앉는다. 이때 검사자는 대상자의 안전을 위해 옆

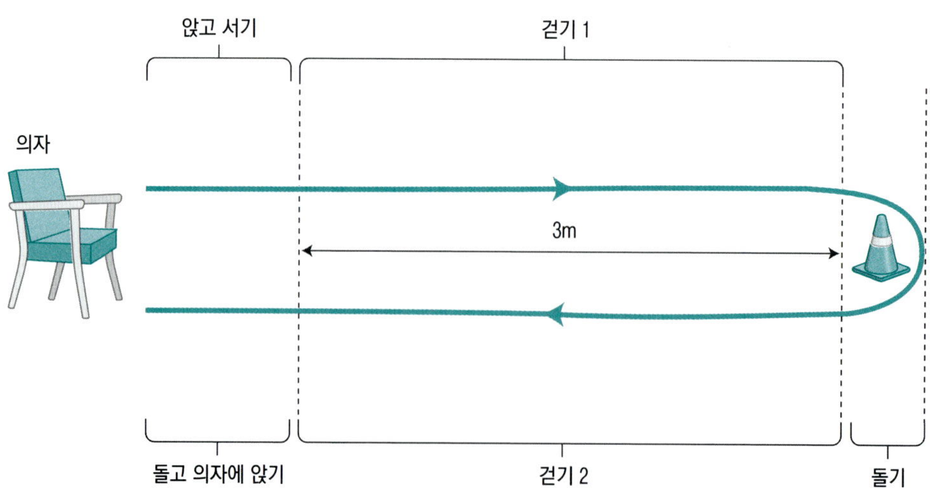

그림 20-1 일어서서 걷기 검사

출처: https://ferstx.tistory.com/507

에서 주시하면서 소요되는 시간을 측정한다. 만약, 소요 시간이 12초 이상 걸린다면 낙상 위험이 큰 것으로 간주한다.

5) 정신적 기능사정: 인지기능 및 정서 상태

노인 정신상태의 변화 중 가장 흔하고 중요한 것은 인지기능의 손상이다. 노인 인지기능의 변화를 민감하게 반영하는 것이 '단기 기억 상실'과 '계산력의 저하'이다. 이를 평가하기 위한 도구로 노인용 한국판 간이정신상태 검사(mini-mental state examination-Korean version, MMSE-K)가 있다(부록 8).

정서 상태 사정은 다양한 개인의 특성을 고려하여 정상 상태와 병리적 상태를 구별하는 것이 중요하다. 선별검사로 이상이 발견된 경우에는 정밀한 임상심리검사를 통해 확실한 진단을 내리는 과정이 필수적이다. 노인의 흔한 문제인 우울증을 사정하기 위한 도구로 '노인 우울평가도구-단축형'이 있다(부록 9).

6) 사회적 기능사정: 상호작용 및 자원 이용

사회적 기능은 개인이 지역사회의 한 구성원으로서 가족, 친구 또는 지역사회 조직 등과의 상호작용, 다양한 활동 및 관계를 통하여 사회적 기대와 책임감에 부응하는 것이다. 따라서 노인의 사회적 상호작용과 자원의 이용 정도를 사정해야 한다.

노인의 사회적 기능을 사정하는 도구에는 가족 APGAR도구가 있다(Smilkstein, Ashworth & Montano, 1982). 이 도구는 가족 기능의 적응, 파트너십, 성장, 감정, 해결의 측면을 사정하며, 가족보다 친구와 더 친밀한 사회적 관계를 유지하는 경우, 가족 대신 친구로 대체하여 적용할 수 있다(부록 10).

친구나 가족이 있다고 해서 반드시 사회적 지지가 잘 이루어진다는 의미는 아니다. 그러나 사회적 연결망 척도(Lubben Social Network Scale)는 노인이 가족과 친구에게 받는 지지에 대한 지각 정도를 사정하는 것으로 노인의 사회적 고립감을 측정하는 것이다. 원 도구는 대상자의 사회적 연결망의 크기, 친밀성, 접촉의 빈도를 측정하는 10항목이며, 2002년에 12항목으로 개정되었고(LSNS-R), 임상 의사들을 위한 축약판(LSNS-6)과 기초 사회적 건강 과학연구에서 사용할 수 있는 18문항 도구(LSNS-18)가 있다.

7) 영적 사정

영적 사정은 삶의 의미, 삶에 대한 경이감, 자신과 타인에 대한 관심과 자연과의 교류 및 일치감에 대한 사정을 포함하여 영적 성숙의 정도 및 영성에 대한 관심을 사정하는 것이다. 이를 통하여 영성을 증진시켜 자아실현과 통합된 자아상을 추구하도록 돕는 중재를 위한 기초자료로 삼는다.

간호사는 영적 사정을 수행하는 동안 불편할 수도 있는데, 그렇게 하는 것이 부적절하게 간섭하는 것 같고 일부 간호사들은 충족되지 않은 영적 요구에 답할 준비가 충분하게 되어 있지 않다고 여기기 때문이다. 그럴 때는 직접적으로 "종교적 도움이 필요하십니까", "사회사업실 목사님(신부님)과 이야기하기를 원하십니까?"로 물어볼 수 있다. 또는 "영적인 도움이 필요하십니까? 제가 도울 수 있는 방법이 있을까요?", "삶의 의미나 목적에 영향을 준 건강문제가 있으십니까?" 등을 질문할 수 있다.

영적 안녕 사정도구로는 Palouzian과 Ellison(1982)이 개발한 20문항의 영적 안녕 측정도구(Spiritual Well-Being Scale)가 있고, Highfield(1992)가 개발하고 이원희 등(2001)이 한국어로 번역한 영적 건강상태 측정도구(Spiritual Health Inventory) 등이 있다.

CHAPTER 21

약물관리

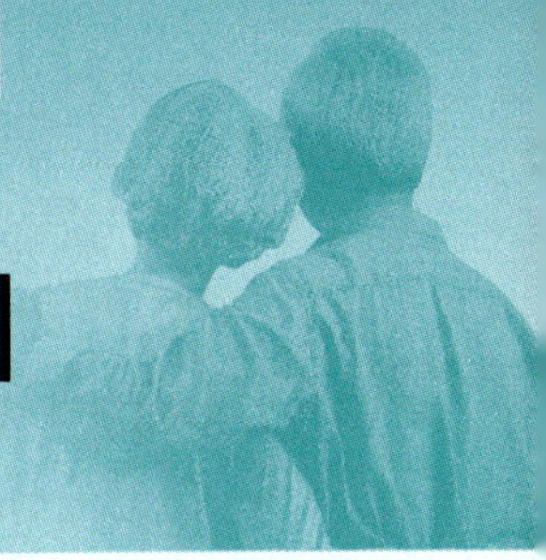

학습목표

1. 노화에 따른 약동학의 변화에 대해 기술한다.
2. 노화에 따른 약력학의 변화에 대해 설명한다.
3. 노인에서 약물의 상호작용에 대해 설명한다.
4. 노인의 약물사용의 문제를 확인한다.
5. 노인의 약물관리에 대한 일상생활 간호를 설명한다.

핵심용어

다약제 요법 Polypharmacy

약동학 Pharmacokinetics

약력학 Pharmacodynamics

약물오남용 Drug abuse

노년기에는 만성질환이 발생할 경우가 많으므로 여러 가지 약물이 동시에 처방되는 경우가 빈번하다. 여러 약물을 복용하는 노인들은 이로 인해 흔히 약물 이상반응과 약물 상호작용의 부작용을 경험하게 된다. 이에 간호사는 노인의 약물복용과 관련된 위험을 최소화하고 약물치료의 부작용을 예방하기 위해 안전한 약물사용의 원칙을 적용하고 올바른 투약에 대해 교육해야 한다.

1 노화에 따른 약동학의 변화

1) 개념

약동학(pharmacokinetics)의 어원은 약물이란 의미를 가진 pharmaco와 활동 또는 움직임이란 의미를 가진 kinetics에서 유래되었다. 따라서 약동학이란, 인체 내에서 일어나는 약물의 활동을 연구하며 실질적으로 인체가 어떻게 약물을 처리하는가를 설명한다.

표 21-1 노화에 따른 생리적 변화와 약동학

약동학	생리적 변화	임상적 의미
흡수	1. 약물 흡수 면적 감소 2. 위장 내 혈류량 감소 3. 위장 내 pH 증가 4. 위장운동 저하	• 총 흡수량에는 큰 차이가 없다.
분포	1. 체내 총수분량 감소 2. 체지방 증가 3. 혈청 알부민 감소 4. 근육량 감소 5. 단백질 약물결합 변화	• 체액 내 약물농도 증가 예: 겐타마이신(gentamycin), 리튬(lithium), 디곡신(digoxin) • 지용성 약물의 반감기 및 분포 증가 예: 디아제팜(diazepam), 염산클로르프로마진(phenothiazine) • 일부 단백결합 약물의 유리형 증가 예: 페니토인(phenytoin), 와파린(wafarin)
대사	1. 간 질량 감소 2. 간 혈류량 감소 3. 효소의 활성 및 유도 감소	• 일차 통과 대사 감소, 약물의 생물학적 전환 감소 예: 리도카인(lidocaine), 아스피린(salicylates), 데메롤(meperidine)
배설	1. 신장 혈류량 감소 2. 신사구체 여과율 감소 3. 세뇨관 분비 기능 감소	• 신장의 약물 제거력 감소 예: 반코마이신(vancomycin), 아만타딘(amantadine), 아테놀올(atenolol), 네오마이신(aminoglycoside) • 약물제거의 개인 격차가 심함
조직 반응성	1. 수용체 수 변화 2. 수용체 친화력 변화 3. 이차 전령물질 기능의 변화 4. 세포 및 핵의 반응 변화	• 약물에 대한 과대 또는 과소 예민성 발생

노화에 따른 생리적 변화는 체내에서 이루어지는 약물의 흡수, 분포, 대사 그리고 배설 등의 약동학에 영향을 준다. 간호사는 노화에 따른 약동학의 변화를 이해하고, 노인의 문제가 질환에 인한 것인지 또는 약물로 인해 발생된 것인지를 파악해야 한다(표 21-1).

2) 약물 흡수

노화와 더불어 위산 분비가 줄어들기 때문에 구강으로 투여하는 약물이 위에 머무는 시간이 증가하여 위염과 위궤양 등을 일으킬 수 있다. 장의 연동운동이 저하되면서 약물의 흡수가 감소되므로 약물 효과는 지연되어 나타나게 된다. 설하로 투여하는 약물은 노인의 침 분비가 저하되므로 약물 흡수를 감소시킨다. 근육주사는 노화와 더불어 근육량이 저하되므로 흡수를 예측하기 어렵게 되고 피부를 통한 약물 투여는 피부가 얇아져 약물이 쉽게 통과될 수는 있으나 혈류 감소로 인한 확산이 감소되므로 효과는 예측할 수 없다.

약물 흡수를 최대화하기 위해서는 운동요법, 열요법 그리고 마사지요법이 있다. 이러한 간호방법은 흡수 부위의 혈류를 증가시켜 약물 흡수를 돕는다. 또한 약물의 효과를 증진하기 위한 투여경로를 사용하기 위해 노력해야 한다.

3) 약물 분포

노인은 노화와 더불어 총 수분량 감소, 혈장 알부민의 저하, 신체 근육량의 감소와 지방의 증가, 당단백질(glucoprotein) 증가 및 단백질 약물의 결합 변화 등을 겪는다. 총 수분량 감소로 인하여 수용성 약물[예: 모르핀(morphine sulfate), 겐타마이신(gentamycin), 리튬(lithium)]은 혈류 내에 고농도로 축적되며, 노인의 탈수는 과도한 약물의 혈액농도 증가로 큰 위험을 초래할 수 있다.

신체 근육량의 감소와 지방의 증가로 인해 지용성 약물[예: 벤조디아제핀(benzodiazepin)]이 지방 조직에 축적되어 오히려 혈류 내의 농도가 감소한다. 지용성 약물이 지방으로부터 혈류 속으로 느리게 지속적으로 분비되기 때문에, 약물의 효과는 지연되거나 부작용이 나타나기도 한다.

약물이 결합할 수 있는 혈장 단백질 알부민과 당단백질은 노화가 진행됨에 따라 감소되는데, 이는 고단백 결합 약물[예: 페니토인(phenytoin), 와파린(wafarin)]의 독성수준을 증가시킨다. 그러므로 약물의 혈중농도를 검사할 때, 혈청 알부민 수준을 평가하는 것이 중요하다. 노인이 여러 가지 약물을 동시에 복용할 경우, 단백질 결합 약물의 효과가 떨어질 수 있다.

4) 약물 대사와 배설

약물 대사는 대부분 간에서 이루어진다. 노화로 인한 간세포 활동의 저하, 대사 효소의 감소,

심박출량 감소 등은 간으로 가는 혈류의 감소를 초래한다. 혈류의 감소는 간의 효율성을 떨어뜨려 약물대사를 저하시킨다. 고령 대상자의 경우, 청소율의 감소와 반감기의 증가가 나타날 수 있다. 간의 혈류량 감소로 인해 간추출율이 높은 약물[예: 이미프라민(imipramine), 리도카인(lidocaine), 모르핀(morphine), 프로프라놀롤(propranolol)]도 대사가 감소될 수 있으며, 이로 인해 청소율은 감소하고 반감기는 증가한다.

대부분의 약물은 신장에서 배설된다. 노화로 인해 신장 혈류량, 신사구체 여과율, 세뇨관 분비 작용 등이 감소된다. 따라서 신장으로 배설되는 약물[예: 아만타딘(amantadine), 아미노글리코사이드(aminoglycosides), 캡토프릴(captopril), 시메티딘(cimetidine), 리튬(lithium), 반코마이신(vancomycin)]의 청소율이 감소하고, 반감기가 증가하여 독성 수준에 쉽게 도달한다.

노화에 따른 신장 혈류량과 사구체 여과율 저하로 인한 독성 위험을 사정할 때, 크레아티닌 청소율은 혈청 크레아티닌 수치보다 더 효과적이다. 이는 혈청 크레아티닌은 근질량과 관련이 있어 근질량이 줄어드는 노인의 경우에 혈청 크레아티닌이 낮아지기 때문이다. 사구체 여과율(glomerular filtration rate, GFR)은 Cockcroft와 Gault가 고안한 다음 공식을 이용하여 측정한다. 여성의 경우에는 85%로 환산하여 계산한다(Box 21-1).

Box 21-1 노인의 체중 및 혈장 사구체 여과율(GFR)에 따른 투여용량 계산

$$\text{사구체 여과율(ml/min)} = \frac{(140 - \text{나이}) \times \text{체중(kg)}}{72 \times \text{serum creatinine(mg/dl)}}$$

노인 투여량 = (140 − 나이) × (체중) × 0.7/1.660 × 성인용량(60kg 기준)

* 여성의 경우: 85%로 환산

5) 혈장 반감기와 약물 작용기간

약물 작용기간으로 가장 흔히 사용하는 지표로 혈장 반감기가 있다. 혈장 반감기는 약물투여 후에 약물의 혈중농도가 절반으로 감소하는데 소요되는 시간을 말한다. 약물의 종류에 따라 몇 분 정도의 반감기를 가지고 있기도 하고, 몇 시간에서 며칠간의 반감기를 가지기도 한다. 반감기가 클수록 약물이 배설되는 시간은 길어진다. 10시간의 반감기를 가진 약물은 5시간 반감기를 가진 약물보다 약물 배설 기간이 길어지고, 인체 내에서 약물의 효과가 더 오래 지속된다.

약물의 혈장 반감기는 약동학의 필수적인 변수이다. 아스피린(반감기 15~20분)과 같이 짧은 반감기를 가진 약물은 3~4시간마다 투여해야 하며, 펠로디핀(felodipine)과 같이 반감기가 긴 약물은 하루에 한 번만 투여해도 된다. 노인들은 신장과 간의 노화로 인하여 약물의 혈장 반감기가 증가하므로 성인과 같은 약물 용량을 투여하면 농도가 독성수준에 도달할 수 있으므로 약물투여 빈도나 용량을 줄여서 사용해야 한다.

2 노화에 따른 약력학의 변화

1) 개념과 약리학적 작용

약력학(pharmacodynamics)의 어원은 약물이라는 의미를 가진 pharmaco와 변화를 뜻하는 dynamics에서 유래되었다. 약력학이란, 약물이 인체에 미치는 효과로써, 작용 부위에서 수용체와 약물의 상호작용 결과로 나타난 약리학적 효과를 말한다. 간호사는 약물로 인한 노인의 신체 변화를 예측해야 한다.

2) 약물의 용량과 효과와의 관계

약물을 소량만 투여해도 반응을 나타내는 노인도 있고 권장량보다 투여량을 증가해야만 효과를 나타내는 노인도 있다. 질병 치료에 사용하는 용량은 최소유효량과 최대유효량 사이로서, 이것을 투약용량 또는 치료용량(therapeutic dose)이라고 한다. 따라서 치료용량의 범위가 넓을수록 위험성이 적은 약물이며, 이것은 치사량과 유효량을 비교함으로써 알 수 있다. 일반적으로 중간치사량(50%의 개체를 죽이는 용량: median lethal dose; LD50)과 중간유효량(50%의 개체에서 효과가 나타나는 용량: median effective dose; ED50)의 비율을 치료지수(therapeutic index)라고 하여, 약물의 안전한계(safety margin)를 표현하고 있다. 따라서 치료지수가 클수록 안전한 약물이고, 반대로 치료지수가 적을수록 위험성이 많은 약물이다.

3) 약물의 효능과 효과

약물의 효능(potency)이란, 특정한 효과를 달성하기 위해 각각 독립적으로 투여된 두 약물의 필요 용량을 비교하는 것이다. 혈압 약 A와 B를 비교해보자. 혈압을 20mmHg 하강시키는 효과가 있는 약물일 경우 A약물은 10mg, B약물은 40mg 투여했을 때 혈압하강이 일어나게 된다고 가정한다면 A약물의 효능이 더 높다고 할 수 있다.

약물의 효과(efficacy)는 특정약물을 사용하여 기대할 수 있는 최대의 반응을 말한다. 두통약 이부프로펜(200mg)과 아스피린(650mg)을 비교했을 때, 이부프로펜이 아스피린보다 효능은 더욱 크다고 할 것이다. 그러나 권장용량을 복용했을 때 두통 완화에 모두 충분한 효과를 보이므로 두 약물의 효과는 같다고 할 수 있다.

4) 약리학적 작용에 영향을 주는 요소

약리학적 작용에 영향을 주는 요소로는 체중, 연령, 성별, 약물의 투여시기 및 투여경로, 유전적 요소 등이 있다.

(1) 체중 및 연령

효과적인 약의 용량은 체중 60~90kg, 나이 18~65세 되는 성인 남자를 기준으로 했을 때 투여받은 사람의 50%에서 효과가 나타나는 평균 용량을 말한다(ED50, 50% effective dose).

노인의 경우 대사나 배설 기능이 저하되어 있어, 정상 성인보다 작용이 강하게 나타날 수 있으므로 성인의 약 용량보다 적게 투여해야 한다.

(2) 성별

일반적으로 여성은 남성에 비하여 체격이 작고, 지방조직의 비율이 높아 남성보다 용량을 감량하여야 한다.

(3) 투여시기와 투여경로

공복 시에는 약물의 흡수가 빠르나, 반대로 위 내용물이 많을 때는 약물의 흡수가 늦으며 위 점막에 대한 약물의 자극도 적다. 한편 진정제(sedatives)의 경우, 아침에 투여한다면 큰 영향이 없는 용량이어도 잠들기 전에 투여할 경우 자연 수면과 약물의 작용이 겸하여 나타나기 때문에 효과적이다. 또한 약물의 흡수는 투여 경로에 따라 차이가 있어 용량을 투여경로에 따라 다르게 한다. 일반적으로 소화관 외(비경구적, 정맥 내)로 투여할 때의 투여 용량은 경구투여량보다 적게 투여한다.

(4) 유전적 요소

유전적 이상에 의하여 약물 고유의 작용이 비정상적으로 강하게 또는 약하게 나타나는 것으로 특이체질(idiosyncrasy)이라고 한다. 이는 대량의 약물을 투여함으로써 모든 사람에게 나타나는 독성 반응이나 약물의 고유 반응과는 무관한 반응이 나타나는 약물 알레르기와는 구별해야 한다. 유전적 요소에 의해 약물 반응이 달리 나타나는 것 중에 대표적인 것으로는 석시닐콜린(succinylcholine)의 가수분해, 이소니아지드(isoniazid)의 아세틸화(acetylation), 6-인산포도당탈수소효소(glucose-6-phosphate dehydrogenase) 결핍, 프로필티오우라실(propylthiouracil), 미맹(味盲, non-taster) 등이 있다.

(5) 약물 알레르기

약물 알레르기(drug allergy)는 특이체질과 비슷하게 보이나, 분명히 구별해야 한다. 약물 알레르기는 약물 분자가 체내 단백과 결합함으로써 항원으로 작용하여 항체를 형성하게 되고, 그 약물이 재차 체내에 들어오면 항원-항체반응을 일으켜 알레르기 현상이 나타난다. 발열, 피부 발진, 천식 및 과립 백혈구 감소증 등이 흔히 나타나는 증상이며, 때로는 발현 증상이 너무 심하여 사망할 수도 있다.

(6) 내성

약물에 대한 감수성이 비정상적으로 저하된 상태를 내성(tolerance)이라고 한다. 그러므로 정상상태에서는 일정한 작용을 일으킬 수 있는 용량을 투여하는 데도 아무런 반응이 나타나지 않고, 용량을 증가해야만 효과가 나타나게 된다.

(7) 약물 의존성

약물을 오랫동안 사용하다가 투여를 중지할 때, 정신적으로 또는 육체적으로 복용약물을 심히 갈망하게 되는 현상을 약물 의존성(drug dependence)이라고 한다. 아편계 약물, 진정제(tranquilizer), 바비튜레이트(barbiturate) 등을 오랫동안 사용한 노인 또는 오랫동안 흡연한 노인에게서 육체적 의존성을 볼 수 있다.

(8) 축적작용

약물을 반복 투여하였을 때, 점차 약물 작용이 강하게 나타나고 마침내는 심한 중독 증상이 나타나게 되는 것을 볼 수 있다. 이 현상은 흡수된 약물이 체내 조직에 강하게 결합되어, 배설이 늦어지거나 체내 대사가 느려져 몸 안에 약물이 축적되어 중독량에 이르게 되기 때문이라고 볼 수 있는데, 이를 축적작용(cumulative effect)이라고 한다. 이런 현상은 디고신(digitalis), 레세르핀(reserpine), 중금속 계통 약물 투여 시 나타나기 쉽다.

5) 노화에 따른 약력학의 변화

노인의 약력학에서 수용체의 민감성이 변화하는지에 대해서는 아직 논란이 있지만, 노인의 약물 수용체의 수와 신호전달의 효율성이 감소하고, 자율신경계의 변화와 항상성 기전의 손상에 의해 약물에 대한 민감성은 높아진다.

민감성이 상승하는 약물은 심근 민감도를 증가시키는 마약과 진정제 계통 약물[예: 벤조디아제핀(benzodiazepines)] 등이 있다. 이러한 약물은 노인의 낙상, 고관절 골절, 실금, 인지손상의 원인이 된다. 이외에도 마취제에 대해 강한 마취효과를 나타내고, 혈전용해제[예: 와파린(wafarin), 헤파린(heparin)]와 같은 항응고제에 대한 반응도 증가한다. 베타-아드레날린 수용체의 수가 줄어들어 베타차단제와 베타 효능약 모두 약력학적 민감성은 감소된다. 압력수용체 반응 감소에 의한 반사성 빈맥 역시 노화에 의한 약력학적 변화로 나타난다.

약물이 인체에 흡수되면 항상성 조절기전이 쇠퇴하여 생리적 안정 상태를 유지하기 어렵게 된다. 또한 노화로 인해 자율신경반사가 손상된 상태에서는 약물작용으로 인해 체위성 저혈압이 나타나기 쉽다. 노인은 비마약성 진통제(nonsteroidal anti-inflammatory drugs, NASIDs) 투여 후 위장자극과 출혈의 위험이 다른 연령대에 비해 4배 정도 높아진다.

3 노인 약물의 상호작용

1) 약물과 약물의 상호작용

노인의 다중약물 복용은 약물의 상호작용을 일으킬 수 있으며, 이로 인해 질병이 악화되기도 하고 특정 증상이 나타나기도 한다(표 21-2). 예를 들어, 위장관 운동 촉진제인 메토클로프라미드(metoclopramide)에 의해 유발된 파킨슨증후군을 파킨슨병으로 오인하여 이에 대한 약물인 항파킨슨제제를 사용하고, 이 약물의 항콜린성 효과로 인해 변비가 나타나고, 다시 이를 치료하기 위해 변비치료제를 사용하게 되는 경우가 있다.

표 21-2 노인의 약물과 약물 간 상호작용

약물의 종류	작용 약물	유형
제산제	항응고제, 항정신병제, 강심제	약물 흡수 저해
항불안제	항응고제, 항고혈압제	약물 효과 상승
항응고제	항당뇨병약	약물 효과 상승
항고혈압제	항당뇨병약, 진정제, 이뇨제	약물 효과 상승
항염증제	항응고제, 항당뇨병제	약물 효과 상승
교감신경 길항제	갑상선 약물, 삼환성 항우울제, MAO억제제, 항히스타민제	약물 효과 상승
항고혈압제	비강출혈 제거제	부정맥 유발

2) 약물과 음식의 상호작용

특정 음식은 약의 생체이용률을 감소시키거나 증가시킬 수 있고, 예상치 못한 효과를 초래할 수도 있다(표 21-3). 커피, 홍차, 콜라와 같이 카페인이 많이 들어 있는 음식과 골다공증 예방

표 21-3 약물과 음식 간 상호작용

음식	약물	유형
커피, 홍차, 콜라	골다공증 예방 칼슘제	칼슘 배설 증가로 인한 약효 감소
유지방 음식	테라사이클린, 시프로플록사신, 항진균제, 아연	흡수 저해
크랜베리 주스	와파린	출혈을 일으킴
자몽 주스	칼슘차단혈압하강제[아모디핀(amlodipine), 니페디핀(nifedipine), 니카르디핀(nicardipine) 등], 고지혈증 치료제[심바스타틴(simvastatin), 로바스타틴(lovastatine), 아트로바스타틴(atrovastatine) 등]	혈중 농도 상승으로 인한 약효 증가
비타민 K(진초록색 채소, 녹차, 브로콜리)	항응고제	효과 저하
Tyramine 함유식품(적포도주, 치즈)	MAO 억제제	고혈압성 위기(고혈압, 고열, 뇌경련) 발생

칼슘제를 같이 복용하면 칼슘이 소변으로 배설되어 약효가 감소된다. 유지방 음식은 항생제[테라사이클린(tetracycline), 시프로플록사신(ciprofloxacine)], 항진균제와 아연의 흡수를 저해시킨다. 크랜베리 주스는 와파린과 같이 복용하면 출혈을 일으킨다.

4 약물 사용의 문제

1) 다중 약물복용

만성질환의 발병으로 인해 우리나라 65세 이상 노인의 84%가 만성질환을 1개 이상 가지고 있으며, 1~2종류의 약물을 복용하는 노인은 56.4%, 평균 일일 복용약물 개수는 평균 1.8종류로 나타났다(2020년도 노인실태조사). 일반적으로 사용되는 노인의 약물은 심혈관약물, 항고혈압제, 진통제, 관절염 치료제, 진정제, 수면제, 변완화제, 제산제 등이다. 이러한 약물은 노인에게 혼돈, 현기증, 낙상 및 수분과 전해질 불균형을 일으키기 쉽고, 약물과 약물 간의 상호작용이 일어나기 쉽다.

2) 약물남용

일부 노인들은 TV 광고나 잡지 혹은 친구의 권유에 의해 약물을 다량 구입하여 사용하기도 한다. 심지어 일부 노인들은 이 병원, 저 병원을 찾아다니며 원하는 약물을 처방해 주는 의사를 찾기도 한다. 특히 의학 분야가 전문화되면서 2개 이상의 진료과에서 진료를 받고 약물의 중복처방을 받는 사례도 있다. 또한 자신의 건강염려로 인하여 불필요한 건강식품, 약국이나 편의점 등에서 구입한 일반 의약품(over the counter drug, OTC)을 복용하기도 한다.

이렇게 노인은 과잉처방 및 복용으로 인한 약물 부작용에 노출되어 있다. 노인을 돌보는 간호사들은 약물의 상호작용과 이상 반응을 반드시 숙지할 필요가 있다.

3) 약물의 유해반응

(1) 인지손상

다중약물 복용은 노인의 인지기능을 저하시키거나 정신착란을 일으킬 가능성이 높다. 노인의 인지기능 손상에 영향을 주는 약물은 주로 중추신경계에 작용해 효과를 보는 약으로 항히스타민제, 비강출혈 억제제의 장기간 사용, 중추성 아드레날린성 억제제인 메틸도파(methyldopa), 진통제, 진토제, 항경련제, 정신병약, 진정 수면제 등이 있다.

인지기능에 변화를 일으킬 수 있는 약물은 표 21-4를 참조한다.

표 21-4 인지기능 저하 관련 약물

계통별	약물의 종류	상품명
심혈관계	부정맥치료제	프로카인아미드, 인데놀, 퀴니딘 등
	항고혈압제	켑베이 서방정, 메틸도파, 레세르핀 등
	강심성 배당제	디곡신 주, 디고신 정 등
위장관계	지사제	히오시아민 등
	진경제	부스코판 등
	위궤양치료제	시메티딘, 멕소롱, 멕페란 등
근골격계	항염증제	프레드니손, 카루돌, 아스피린 등
	근이완제	에손 정, 메토카르바몰 등
신경정신계	항경련제	페니토인, 루미날 등
	파킨스병 치료제	아만타딘, 마도파, 마오비, 유멕스 등
	최면제와 수면제	할시온, 졸민, 데파스, 졸피뎀 등
	항정신약물	아티반, 리튬 등
호흡기계/알레르기	항히스타민제	페니라민, 지르텍, 보나링-에이 등
	기관지 확장제	아미노필린, 아미린 등

표 21-4 인지기능 저하 관련 약물(계속)

계통별	약물의 종류	상품명
기타	진통제	모르핀, 코데인, 펜타닐, 마트리펜 패취 등
	당뇨병 치료제	인슐린 등
	항암화학요법제	엠테엑스, 미토마이신교와주, 마추란캅셀 등
	항생제 및 항균제	아시클로버, 팜시콜, 유한짓, 니조랄크림, 리팜핀 등

(2) 낙상

다중약물 복용은 노인의 기동력 장애를 초래하고 사망을 일으킬 수도 있다. 진정제 및 수면보조제, 항우울제의 장기투여와 환자가 복용하는 약물 수에 따라 낙상의 위험성이 증가된다. 베타차단제, 항우울제, 정신병 치료제 등은 자율신경계에 작용하여 자세 조절기능 손상을 일으킨다. 항고혈압제, 질산염(nitrates), 삼환계 항우울제, 정신병 치료제 등은 체위성 저혈압을 유발할 수 있다. 또한 당뇨병 치료제에 의한 쇠약, 착란, 의식저하 및 급성 저혈당증도 낙상을 일으킬 수 있다. 이뇨제에 의한 탈수 증상은 낙상의 위험을 초래한다. 녹내장 환자에게 코의 혈관을 축소시키는 약물의 사용은 낙상을 일으키는 원인이 된다(표 21-5).

표 21-5 낙상 관련 약물

계통별	약물의 종류	상품명
통증관련	마약성 진통제	모르핀, 코데인, 마트리펜 패취, 펜타닐, 액틴, 구강정 등
	비스테로이드성 소염제	류메탄, 아노펜, 부루펜, 록사트론, 트리돌 등
심혈관계	부정맥제	멕시틸, 프라놀, 코다론 등
	혈압강하제	카두라, 아테놀올, 콩코르, 노바스크 등
	혈관확장제	히드랄라진, 미녹시딜 등
중추신경계	항경련제	페노바르비탈정, 페니토인, 히단토인 등
	파킨슨병 치료제	아만타딘, 마도파 등
	항정신병약	네오마찐, 할로페리돌, 페르페나진 등
	기타 진정제/최면제	바리움, 디아제팜, 아티반 등
내분비계	당뇨병치료제	디아미크롱, 아마릴, 노보넘 등
	인슐린	란투스, 레버미어, 노보믹스 등

(3) 실금

요실금을 유발하는 약물은 이뇨제, 진정제, 알파 수용체 길항제, ACE 억제제, 항콜린제, 아편유사제, 칼슘 통로 차단제, 항정신성약물, 파킨슨 치료제가 있다. 약물은 배뇨근의 수축력 감소와 배출저항의 감소와 증가에 영향을 미친다. 항콜린성 약물과 칼슘회로 차단제는 장의 연동운동을 감소시켜 변비를 유발한다. 노인의 움직임 저하를 일으키는 관절염, 뇌졸중, 파킨슨병, 치매 등은 배설의 빈도와 배출의 양을 증가시키는 약물 사용 시 실금을 일으킬 수 있다. 정신병치료제와 항파킨슨제는 진정작용, 강직이나 부동을 유발하여 요실금에 간접적인 영향을 미친디(표 21-6).

표 21-6 요실금과 변실금 관련약물

종류	상품명	유형
중추신경 진정제	페노바비탈, 로라빈, 리보트릴 등	배설 감각에 영향
이뇨제	라식스, 토르세미드, 스피로닥톤 등	다뇨 유발
lithium	리단, 리튬 등	방광수축력 감소
anticholinergics	아트로핀, 부스코판, 벤즈트로핀 등	
β-adrenergic agonist	도부타민, 이소프렌, 베로텍 등	
prostagladin inhibitor	알소벤, 싸이토텍 등	
calcium channel blocker	딜티아젬, 암로디핀, 이솝틴 등	
bromocriptine	팔로델 등	
삼환계 항우울제	이미프라민, 아미트리프틸린, 센시발 등	
근이완제	바클로펜, 에펜, 메토카몰 등	
β-adrenergic antagonist	테놀민, 인데놀, 켈린	방광수축력 증가
cholinergics	유니네콜, 마이토닌, 아리셉트, 레미닐	
α-adrenergic antagonist	아테놀올, 미네신 등	배출저항의 감소
근이완제	에페리손, 리렉스펜, 프렉스	
metoclopramide	멕페란, 멕소롱	
마약성 진통제	모르핀, 코데인, 마트리펜 패취, 펜타닐	배출저항의 증가
α-adrenergic agonist	미드론, 노르핀	
estrogens	에스젠, 디비나	
anticholinergics	아트로핀, 부스코판, 벤즈트로핀 정	장 연동운동 감소
calcium channel blocker	딜티아젬, 암로디핀, 이솝틴	

5 노인약물의 일상생활 간호

노인은 여러 가지 질병을 가지고 있고 처방된 약도 다양하여 혼란을 일으킬 수 있다. 만성질환으로 오랫동안 약을 투여해야 함에 따라 질병을 악화시키거나 중독 작용이 나타날 수 있으며, 경제적인 제약, 거동장애 및 운송수단의 제한으로 의료기관 방문이 어려울 수도 있다. 또한 시력과 청력장애가 흔하며, 뇌졸중, 파킨슨병, 척추강직, 치매 및 관절염 등의 질환으로 상지의 움직임에 제한을 받을 경우 약을 스스로 복용하기 어려울 수 있다.

간호사는 투약 전 투약의 치료 효과, 치료적 용량, 투약 경로, 투약 관련 주의사항, 일반적인 부작용 및 독성 작용에 대해 정확히 알고 있어야 한다. 실제로 개별 약제에 대한 노인의 반응은 매우 다양하며 예측할 수 없기 때문에 일반적인 지침에 엄격히 따르기보다 노인 대상자의 상황에 맞게 적절히 조절하여 약물처방을 하는 것이 바람직하다. 일반적인 복약 지침은 허약한 노인들에 대한 고려가 포함되어 있지 않기 때문이다. 노인 대상자의 약물처방에 따른 부작용의 위험을 줄이기 위해서 다음과 같은 상황을 지켜야 한다.

1) 약물 복용관리

간호사는 약물의 효과에 대해 대상자와 보호자에게 교육해야 한다. '정확한' 투약을 위해서는 정확한 대상자, 약물명, 용량, 투여경로, 시간, 교육 그리고 기록을 철저하게 관리하여야 한다.

정확한 대상자를 확인하기 위해서는 신분 확인 팔찌를 확인하거나 팔찌를 착용하지 않는 요양원 같은 곳에서는 노인의 사진을 확인하거나 대상자의 이름을 진술하도록 한다. 간호사가 이름을 호명할 때 "예"라고 응대하는 것은 신분을 확인하는데 충분하지 않다. 이는 청각이나 인지장애로 고통을 받는 많은 노인에게 적절하지 않은 신분확인 방법이다. 또한 방과 침대의 위치를 통해 노인의 신분을 확인하는 방법도 적절하지 않다. 인지장애 환자는 방을 잘못 찾아 들어가거나 다른 침대에 누워 있을 수 있기 때문이다. 노인은 약물에 대한 부작용이 성인보다 크기 때문에 최소한의 약물 투여로 최대의 효과를 얻어야 한다.

연하곤란, 진전, 변비, 근육량의 감소, 비효과적인 조직관류 등 노인에게 흔히 나타나는 증상이 약 복용에 영향을 미칠 수 있으므로 약물에 대한 상호작용을 숙지하고 있어야 한다. 노화와 관련된 입안의 건조함은 삼킴을 어렵게 하고 약이 목에 걸릴 수도 있다. 약을 삼키기 전에 물을 미리 마시도록 격려하는 것이 약을 복용하는 데 도움이 된다. 비위관(Levin-tube)으로 약물을 투여할 때는 약물의 액상 형태가 선호되며, 정제나 캡슐의 경우 정제를 가루로 만들 때 소화관에서 약물이 방출되는 것을 지연시키기 위해 특별히 코팅 처리되어 있는 경우가 많으므로 이를 고려해야 한다.

2) 노인의 기능 변화에 따른 투약교육

노인은 시력, 청력 및 미각 등의 감각기능이 약화되어 있는 경우가 흔하며 또한 기억력이 감퇴되어 있으므로 간호사는 이러한 점을 염두에 두고 투약교육을 해야 한다. 항히스타민제와 같이 현훈, 시야 흐림을 유발하는 등 시력에 영향을 주는 약물은 노인에게 골절을 유발할 수 있으므로 주의를 당부해야 한다. 65세 이상 노인들의 경우 조제약 봉투에 약품명과 복용법을 큰 글씨로 써서 돋보기 없이 쉽게 읽을 수 있도록 배려하는 것이 좋다. 간호사는 지나치게 큰소리로 말하여 청력이 약화 된 노인이 수치심을 느끼는 일이 없도록 주의한다. 청력이 약화된 노인에게는 두약 내용을 종이에 쓴 다음, 그것을 보여주면서 읽어보도록 간략히 말하는 것도 좋은 방법이다. 수치심을 느낀 노인은 간호사의 설명을 이해하지 못한 채 알았다고 대답하는 경우가 간혹 있기 때문이다. 단기 기억력 소실로 인해 노인이 복약내용을 잊어버릴 수 있으므로 가급적 인쇄물을 이용하여 집에 돌아가서도 참고할 수 있도록 한다.

3) 처방된 약물 복용 이행 관리

약물 복용방법의 복잡성은 약물복용의 이행을 감소시키는 가장 큰 이유이다. 약물복용 횟수를 하루 1회 또는 2회로 줄이거나 약물 복용시간을 식사시간 또는 잠자기 전과 같이 일상생활에 맞추어 복용하도록 계획한다. 복용하는 약물은 1회분 포장(unit dose package)과 요일별 약통, 약물관리 달력 등을 사용하면 효과적이다(그림 21-1).

노인 대상자의 약물 복용 이행을 높이기 위해서는 대상자와 보호자에게 처방된 약물을 왜 복용해야 하는지 자세하게 반복하여 설명해 주는 것이 중요하다. 노인은 기억력 감소 등이 나타날 수 있으므로 약제의 색, 제형, 형태, 크기 등으로 쉽게 구별하여 복용할 수 있도록 노인에

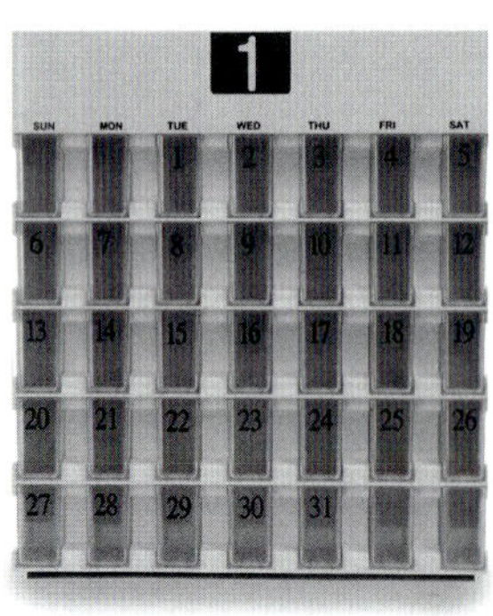

약 먹는 달력

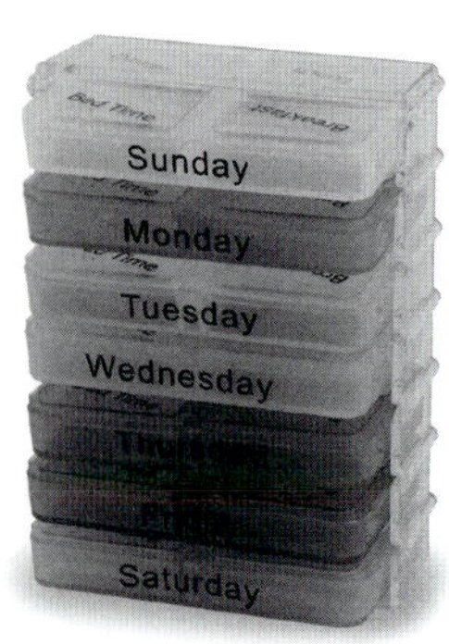

일주일 약통

그림 21-1 노인의 정확한 약물 복용을 높이기 위한 약통

출처: 중소기업 진흥청.

게 설명해 주어야 한다. 노인에게 투약교육을 하는 동안에 노인의 얼굴 표정과 신체적 반응을 관찰하여 이해했는지를 확인하며 인지기능의 문제(치매 및 우울증)를 정기적으로 평가한다.

독거노인의 경우에는 가족으로 하여금 전화나 방문을 통하여 복용상태를 확인하도록 권유해야 하며, 상황이 여의치 않다면 가정방문 간호사와 사회복지사의 연락처를 제공하고 도움을 받는 방법도 추천할 수 있다.

노인 약물 복용의 이행을 높이기 위한 방법은 Box 21-2와 같다.

Box 21-2 노인 약물 복용의 이행을 높이기 위한 방법

- 하루 1회 또는 2회의 간편한 약물을 복용한다.
- 약물 복용시간을 일상생활에 맞추어준다(식사시간 또는 잠자기 전).
- 보호자에게 약물 이름과 부작용에 대해 설명한다.
- 약물 복용에 대한 상담을 제공할 전문인력의 연락처를 제공한다.
- 약을 담는 용기, 설명서, 약 복용 달력 등을 제공한다.
- 최신 약물 처방 내용과 약물 정보를 제공한다.
- 노인과 보호자에게 약물 복용 필요성에 대해 지속적으로 교육한다.
- 비처방 약물(일반의약품)의 복용 가능성을 고려한다.
- 인지기능의 문제(치매 및 우울증)에 대해 정기적인 평가를 한다.
- 독거노인의 경우, 노인의 보호자에게 복용에 대해 방문하여 설명하거나 전화로 확인하도록 한다.

4) 다중약물 복용 감소를 위한 노력

다중약물 복용으로 인한 부작용의 위험에 대해 간호사는 처방된 약물과 약리작용을 이해하고 약물의 부작용을 최소화하기 위해 노력해야 한다. 간호사는 노인의 복용하는 약물 수를 줄일 수 있도록 노력해야 하며 간이나 신장기능에 무리가 가는 약물을 확인할 필요가 있다.

5) 약물남용 방지를 위한 노력

간호사는 노인이 복용하는 약물이 반드시 필요한 약물인지 또는 비처방 약물인지를 정기적으로 확인한다. 약물남용을 억제할 수 있는 의약품안전사용서비스(Drug Utilization Review, DUR)를 이용하여 해당 노인이 여러 의사에게 처방 받은 정보를 확인할 수 있다. 의약품안전사용서비스는 건강보험심사평가원에서 제공하는 서비스로 노인의 약물 처방 이력을 확인하여 중복 투약이나 병용 금기 등의 의약품 안전에 대한 정보를 실시간 제공한다.

CHAPTER 22

영양과 수분 관리

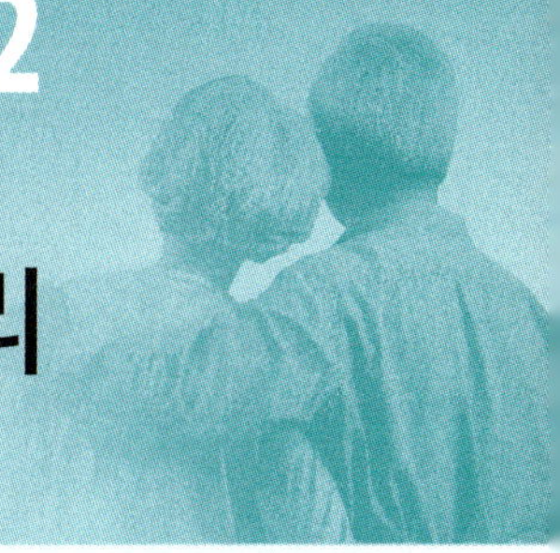

학습목표

1. 노년기의 영양소 섭취의 기준을 설명한다.
2. 노년기의 체질량 지수와 표준체중 기준을 설명한다.
3. 비타민 결핍과 과잉으로 나타나는 증상을 설명한다.
4. 노인대상자의 적절한 영양과 수분 섭취유지를 위한 일상생활 간호를 기술한다.

핵심용어

단백질 Protein

무기질 Minerals

비타민 Vitamin

열량 Calories

지방 Fat

탄수화물 Carbohydrate

인간은 외부에서 물질을 섭취하여 신체를 구성하고, 에너지를 획득하여 생명을 유지한다. 그러므로 건강유지를 위해 매일 균형 잡힌 영양과 수분 섭취가 필수적이다. 그러나 노년기에는 노화에 따른 저작기능, 감각기능, 위장관기능, 대사작용의 저하 등의 신체적 변화와 잦은 불안이나 우울 등 정서적 변화 그리고 만성질환과 관련된 다약제 복용과 사회경제적인 여건의 변화에 따라 영양 섭취의 과잉이나 결핍이 초래될 수 있다. 또한 기존의 만성질환이 더 심해지거나 새롭게 발생될 수 있다. 그러므로 간호사는 노년기 영양 섭취와 수분 섭취에 대한 기본적인 지식을 필수적으로 갖추고, 노인의 균형 잡힌 영양관리를 통해 만성질환을 예방하고 건강증진을 하도록 도와야 한다.

1 노년기 영양섭취

영양은 필요한 외부물질을 받아들여 이용하는 과정을 의미하며, 영양에 이용되는 물질을 영양소라고 한다. 인간에게 필요한 영양소는 탄수화물, 단백질, 지방, 비타민, 무기염류와 물이 있다. 탄수화물, 단백질 그리고 지방은 에너지원과 몸을 구성하는 데 사용되며 많은 양을 섭취하므로 주영양소라 하고, 비타민, 무기염류 그리고 물은 에너지원이 아니라 몸을 구성하고 생리작용을 조절하므로 부영양소라고 한다.

노년기에는 기초대사량이 감소하고 물질대사의 기능이 감퇴하는 경향을 보인다. 젊은 시절의 식습관이 적절한 경우에는 노년기 건강에 별문제가 나타나지 않지만, 식이습관이 부적절한 경우에는 노년기에 다수의 만성질환을 초래할 수 있다. 적절한 영양섭취 기준을 준수하는 식습관 형성이 매우 중요하다.

1) 열량섭취 기준

열량이란 체내에서 발생하는 에너지의 양을 말한다. 보통 열량의 단위는 kcal(킬로칼로리)를 사용한다. 1kcal는 물 1kg을 1℃ 상승시키는 데 필요한 열량을 의미한다. 폭발열량계(bomb calorimeter)를 사용하여 측정한 탄수화물 1g은 약 4kcal, 지방 1g은 약 9kcal, 단백질 1g은 약 4kcal의 열량을 낸다. 식품의 종류에 따라 그 열량 값은 다양하다. 어떤 식품은 잠재적 에너지가 농축되어 있어 소량을 섭취하여도 열량 공급량이 크고, 어떤 식품은 물이나 섬유소를 많이 함유하고 있어 다량 섭취하여도 열량 생산이 적다. 보통 지방질 음식과 건조된 식품(견과류 · 과자류 · 캔디 등)은 열량이 높다. 수분이 많은 대부분의 채소류와 신선한 과일은 저열량 식품이다. 그리고 고기, 생선, 곡류 등은 중간 정도의 열량을 내는 식품이다.

기초대사량은 인간이 세포활동, 심장운동, 호흡 등 기초적인 생명작용을 수행하는 데 필요한 열량을 의미하며, 기초대사율(basal metabolic rate)이라고 불린다. 인간의 기초대사는 신체의 크기, 신체의 구성성분, 나이, 건강상태, 기후, 내분비계 기능, 성장발단 단계 등에 따라 영향을 받는다. 1일 에너지 필요량은 기초대사량, 일상생활활동에 필요한 열량, 식품의 특이동적 작용에서 오는 열량을 합한 것이다. 특히 운동을 위한 에너지 대사는 운동의 종류와 시간에 따라 소비 열량의 차이가 크게 나타나며, 에너지 대사에 가장 큰 영향을 끼치는 주요요인이다.

한국인의 1일 열량섭취량 기준으로 50세부터 64세까지 남성은 2,200kcal이며, 65세 이상부터는 2,000kcal이다. 50세부터 64세까지 여성의 경우는 1,800kcal이며, 65세 이상부터는 1,600kcal이다.

2) 탄수화물 섭취 기준

탄수화물은 인체의 주된 에너지이며, 체내에서 분해되면 1g당 약 4kcal의 에너지를 낸다. 탄수화물은 약 0.6%만이 우리 몸을 구성하는 세포성분이다. 대부분은 에너지원으로 사용되며, 여분은 지방으로 전환되어 피부 아래나 장간막에 저장된다.

탄수화물은 단당류, 이당류, 다당류로 분류할 수 있다. 단당류는 포도당(양파), 과당(과일, 꿀), 갈락토오스(식물점액) 등을 포함하고, 이당류는 엿당(맥아), 설탕(사탕수수, 사탕무), 젖당(포유류의 젖)을 포함하며, 다당류는 녹말가루(감자전분), 글리코겐, 섬유질 등을 포함한다. 단당류와 이당류는 대체로 물에 잘 녹고 단맛을 낸다. 그러나 다당류는 대개 물에 잘 녹지 않고 단맛도 없으나, 단순당질에 비해 비타민이나 무기질, 섬유질 등을 함유하고 있다.

우리나라의 경우, 탄수화물을 섭취하는 비율이 총 섭취 열량의 약 80% 이상을 차지하는 것으로 나타나 다른 나라에 비해 평균적으로 섭취율이 높다. 이런 경우에는 탄수화물 평균 필요량을 설정하는 것이 현실적으로 합리적이지 않으므로 총열량 섭취에서 탄수화물로부터의 적정한 에너지 섭취비율을 규정하는 에너지 적정비율(acceptable macronutrient distribution range, AMDR)을 설정하여 사용하고 있다. 이에 따라 한국인의 1일 탄수화물 섭취기준은 총열량섭취의 55~65% 정도가 적절하며 이는 모든 연령에 해당된다. 우리나라 65세 이상 노인의 경우, 70% 이상의 탄수화물을 섭취하고 있어, 65세 이상 노인 중 약 81%가 탄수화물 과다섭취에 해당한다고 알려졌다. 노년기에는 건강관리를 위해 탄수화물 섭취량 비율을 감소시킬 필요성이 있다.

3) 단백질 섭취 기준

단백질은 인체 구성의 약 16%를 차지한다. 단백질은 세포막 등의 세포기관을 구성하는 주성분이고, 효소나 호르몬의 구성성분이며, 생체 내에서 일어나는 다양한 화학반응과 생리기능을 조절한다. 인체의 근육, 헤모글로빈 그리고 항체의 구성성분이고, 체내의 탄수화물이나 지방이 결핍된 경우에는 에너지원으로 사용된다.

단백질은 끊임없이 분해되고 합성되므로 기본구조인 아미노산을 체내에 계속 공급해주어야 한다. 아미노산의 종류는 약 20개이며, 일부는 탄수화물이나 지방을 사용하여 체내에서 합성되지만 필수아미노산은 체내에서 합성이 되지 않으므로 반드시 음식물을 통해 섭취해야 한다. 성인이 섭취해야 할 필수아미노산은 발린, 류신, 이소류신, 트레오닌, 메티오닌, 리신, 페닐알라닌, 트립토판 8종이다.

단백질은 단순단백질과 복합단백질로 분류되는데, 단순단백질은 알부민(달걀 흰자), 글로블린(달걀 노른자), 콜라겐(뼈, 피부) 등을 포함한다. 복합단백질은 인단백질(우유), 핵단백질(염색체), 당단백질(뮤신), 지단백질(LDL) 그리고 색소단백질(적혈구 등) 등을 포함한다.

단백질은 성장과 유지, 촉매제 생성, 면역계 반응, 체액 및 전해질 조절, 산염기의 균형, 물질운반 등 많은 기능을 하므로, 노인은 총 열량섭취의 약 15~20% 정도의 단백질을 섭취하는 것이 적절하다. 성인의 단백질 권장량은 몸무게 1kg당 약 1g을 필요로 한다. 65세 이상 남성의 경우, 하루 평균 필요량은 40g이고, 권장섭취량은 약 50g이다. 노인 여성의 경우, 평균 필요량은 35g이고, 권장섭취량은 약 45g이다. 노인은 동물성 단백질과 식물성 단백질을 골고루 섭취하는 것이 적절하다.

4) 지방 섭취 기준

지질은 인체세포의 구성성분 중 세 번째로 많은 양을 차지하며, 인체의 약 13%를 차지한다. 중성지방은 체내의 에너지원으로 사용되고, 인지질은 세포막을 구성하며, 스테로이드는 호르몬 성분으로 사용된다. 음식물에 포함된 지질의 약 95%가 중성지방이다. 탄수화물이나 단백질보다 높은 열량을 생산하므로 여분의 탄수화물은 지방으로 전환되어 세포에 저장되며, 피하지방층을 형성하게 된다. 피하지방은 체온 유지에 중요한 역할을 하지만, 지방이 체내에 과도하게 축적되면 비만의 원인이 되므로 특히 노년기에는 과잉섭취를 주의해야 한다.

중성지방을 형성하는 지방산의 종류는 끓는점이 비교적 높은 포화지방산(동물성 지방)과 끓는 점이 낮은 불포화지방산(식물성 지방)이 있다. 포화지방산은 실온에서 반고체 또는 냉동에서 고체 상태를 나타내며, 불포화지방산은 실온에서 액체 상태를 나타낸다. 불포화지방산은 다시 단순불포화지방산(땅콩기름, 올리브유)과 복합불포화지방산(오메가-6, 오메가-3)으로 나뉜다. 노년기에는 저밀도콜레스테롤의 수치가 상승하는 것을 예방하기 위해 불포화지방의 섭취가 권장된다. 또한 노화가 진행되면서 지방을 소화시키는 담즙산이나 췌장에서 분비되는 리파아제 분비량이 감소되므로 노인은 복합불포화지방산을 섭취하도록 노력해야 한다. 노년기에는 총 열량의 15~20% 정도의 지질섭취를 권장하며, 노인의 지방섭취량은 성인기의 약 80%로 감소하는 것이 적절하다.

5) 비타민 섭취 기준

비타민은 인체의 구성이나 에너지원으로 사용되지는 않으나 인체의 물질대사나 생리작용을 조절하는 데 필수적인 유기영양소이다. 인체 내에서 합성되지 않으므로 반드시 음식물에서 섭취해야 하며, 소량이 요구되나 부족한 경우에는 결핍증이 나타나므로 주의해야 한다.

비타민의 종류는 물에 용해되지 않는 지용성 비타민과 물에 용해되는 수용성 비타민으로 나누어진다. 지용성 비타민은 비타민 A(레티놀, 베타카로틴), 비타민 D(칼시페롤), 비타민 E(토코페롤) 그리고 비타민 K(메타퀴논)를 포함한다. 수용성 비타민은 비타민 B 복합체와 비타민 C(아스코르빈산)를 포함하는데, 비타민 B 복합체는 비타민 B1(티아민), 비타민 B2(리보플라빈), 비타민 B3(니아신), 비타민 B6(피리독신), 비타민 B9(엽산) 그리고 비타민 B12(시아노코발라민)를 포함한다. 주요 비타민 권장량은 한국영양학회(2015)에서 제시하고 있다(표 22-1).

표 22-1 주요 비타민 권장량

종류	남성 권장량	여성 권장량
레티놀(비타민 A)	700I.U.	550I.U.
칼시페롤(비타민 D)	15I.U.	15I.U.
토코페롤(비타민 E)	12I.U.	10I.U.
메타퀴논(비타민 K)	75㎍	65㎍
아스코르빈산(비타민 C)	100mg	100mg
티아민(비타민 B_1)	1.2mg	1.1mg
리보플라빈(비타민 B_2)	1.5mg	1.2mg
니아신(비타민 B_3)	16mg	14mg
피리독신(비타민 B_6)	1.5mg	1.4mg
엽산(비타민 B_9)	400㎍	400㎍
시아노코발라민(비타민 B_{12})	2.4㎍	2.4㎍

6) 무기염류 섭취 기준

무기염류(무기질)는 인체의 뼈나 치아 등을 구성하는 중요한 물질이며, 체액의 삼투압 유지, pH 조절, 효소의 활성화 등 생리작용을 조절하는 중요한 영양소로 인체 구성성분의 약 4%를 차지한다. 무기염류는 주로 물에 용해된 상태로 흡수되며, 세포액이나 혈액 중에 이온상태로 존재하고, 체내 무기염류의 양은 소변과 땀에 의해 조절된다. 무기염류의 종류에는 나트륨(Na), 칼륨(K), 칼슘(Ca), 철(Fe), 마그네슘(Mg), 요오드(I), 인(P), 염소(Cl), 황(S) 등이 있다.

인체 내에 존재하는 양을 근거로 무기질은 대량무기질과 미량무기질로 나눌 수 있다. 대량무기질은 식사를 통해 1일 100mg 이상을 섭취해야 하며, 칼슘, 인, 나트륨, 염소, 칼륨, 마그네슘 그리고 황이 포함된다. 미량무기질은 식사를 통한 1일 요구량이 100mg 이하이며, 철, 요오드, 망간, 구리, 아연, 코발트, 셀레늄 등이 포함된다. 무기질 요구량은 미세소량이 요구되나 결핍되기 쉬운 영양소이다. 노년기에는 영양제로 보충할 수 있다. 주요 무기질 권장섭취량인 칼슘은 남성노인과 여성노인 모두 700mg이며, 철분은 남성노인 9mg, 여성노인 8mg 그리고 아연은 남성노인 9mg, 여성노인 7mg이다.

7) 수분 섭취 기준

물은 인체 구성성분의 약 65% 이상을 차지하며, 혈액, 조직액 그리고 세포 원형질을 형성하는 주성분이다. 연령별로 물이 차지하는 비율이 다르며, 유년기에는 약 80%를 차지하지만 노년기에는 약 60% 정도로 비율이 감소된다.

물은 용매로 작용하여 인체 내에서 단당류, 아미노산, 무기염류 등의 저분자 물질을 쉽게 용해시켜 영양분을 포함한 여러 물질의 흡수와 이동을 용이하게 해 준다. 또한 원형질 내에서 일어나는 여러 화학반응의 매체가 되어 탈수, 축합, 가수분해 등의 화학반응에 관계하여 물질대사를 유지시키며, 가수분해의 경우 화합물로서 반응에 직접 작용한다. 물은 다른 액체 물질에 비해 녹는점과 끓는점이 높고, 비열이 크므로 체온을 유지하는 데 유리하게 작용한다. 또한 기화열이 크므로 땀 배설을 통해 체온조절을 쉽게 해준다.

세계보건기구(WHO)에서 제시한 1일 물 섭취 권장량은 200mL 8잔 정도로 1,500~2,000mL 정도이다. 물을 마시는 간격은 한 시간에 한 잔씩이며, 마시는 방법은 한 번에 500mL 이상을 마시지 않아야 하고 천천히 마시는 방법을 권장한다. 노년기에는 모두가 같은 양을 마시는 것보다 대체로 몸무게 1kg당 30mL 정도의 양을 마시는 것이 적절하다.

2 노년기의 체질량 지수와 표준체중

영양상태는 배설, 호르몬 조절, 면역, 조직통합성, 감각지각 등과 밀접한 관련이 있다. 배설장애나 감각장애 등은 식욕에 영향을 주며, 호르몬 조절장애는 영양소의 대사에 영향을 미친다. 또한 영양상태는 면역력과 조직통합성에 중요한 영향을 준다. 노인의 영양과 수분섭취상태는 우선적으로 체중과 체질량 지수를 정확하게 계산하여 파악하는 방법을 사용할 수 있다.

1) 체질량 지수 계산

키와 체중을 측정하여 계산하며, 한국의 체질량 지수(body mass index, BMI) 정상범위는 18.5~22.9이다.

① **공식**: BMI = 체중(kg)/키(m^2)

② **연습**: 여성의 키는 158cm이며, 체중이 58kg이다. BMI의 수치는?

BMI = 58/(1.58)(1.58) = 58/2.50 = 23.2(과체중)

③ **해석**: 체중이 정상범위에서 벗어날수록 영양 관련 문제의 발생위험은 높아진다.

- BMI < 18.5: 저체중
- BMI 23~25 미만: 과체중
- BMI 25~30 미만: 비만 I군
- BMI 30~40 미만: 비만 II군
- BMI > 40: 비만 III군(고도비만)

2) 체중의 변화비율 계산

체중감소율 확인을 위해 현재 체중을 평소 체중으로 나눈 후 100을 곱한다.

① **공식**: 평소 체중 변화율(%) = 현재 체중/평소 체중×100

② **체중 변화율 해석**

- 경한 체중 감소: 1주에 1~2% 감소
- 심한 체중 감소: 1주에 2% 이상 감소
- 의미 있는 체중 감소: 1개월에 5% 감소
- 심각한 체중 감소: 1개월에 5% 이상, 3개월에 7.5% 이상, 6개월에 10% 이상 감소

3 비타민 결핍과 과잉 증상

1) 비타민A(레티놀, 베타 카로틴)

① **생리적 기능:** 치아, 뼈, 연골, 건 등의 연부조직 생성, 피부 및 점막의 생성 및 기능 유지, 시력에 관여한다.

② **결핍증:** 뼈의 성장 저하, 야맹증, 각막연화증, 결막염, 실명, 건조하고 거친 피부, 면역기능 저하 등이 나타난다.

③ **과잉증:** 황달, 비장비대, 두통, 구토, 정신 혼미, 점상출혈 등이 나타난다.

④ **대표 음식:** 버터, 생선의 간유, 동물의 간, 달걀노른자, 치즈, 당근, 순무, 샐러리, 양상추 등이다.

2) 비타민 D(칼시페롤)

① **생리적 기능:** 칼슘 및 인의 체내 흡수, 혈중 칼슘 · 인의 농도를 증가시켜 뼈의 무기질 침착에 유리한 환경 조성

② **결핍증:** 성인-노년기에 골연화증, 골다공증 진행 촉진

③ **과잉증:** 칼슘의 흡수를 지나치게 촉진, 칼슘혈증(혈중 칼슘 과다), 신장, 심장, 폐 등 연조직에 칼슘침착, 고칼슘뇨증, 신장결석

④ **대표 음식:** 생선의 간유(간에서 얻은 지방유), 달걀노른자, 버섯

3) 비타민 E(토코페롤)

① **생리적 기능:** 불포화 지방산의 과산화작용 진행 방지, 항산화 비타민, 적혈구 용혈 방지

② **결핍증:** 적혈구 용혈

③ **과잉증:** 비타민 K 작용(혈액응고) 저해, 혈전 예방약(아스피린 등)의 작용 강화

④ **대표 음식:** 콩, 견과류, 마가린, 마요네즈, 옥수수 기름 등

4) 비타민 K(메나퀴논)

① **생리적 기능:** 혈액응고과정에서 프로트롬빈 형성

② **결핍증:** 혈액응고시간 지연, 신생아 출혈성 경향

③ **과잉증:** 황달, 용혈성 빈혈

④ **대표 음식:** 동물의 간, 녹황색 채소, 콩류, 곡류, 과일 등

5) 티아민 (비타민 B1)

① **생리적 기능:** 에너지 대사 및 당질 대사에 조효소로서 작용(TPP), 신경전달물질(아세틸콜린)

합성과정의 보조효소

② **결핍증:** 각기병(말초 신경질환으로 발이 타는 듯한 증상), 베르니케-코르사코프 증후군(눈 운동 이상과 보행 이상에 기억상실증이 동반된 상태), 심비대, 울형성심부전, 피로, 식욕부진, 변비, 우울

④ **대표 음식:** 배아, 전곡, 콩류, 종실류, 견과류, 돼지고기

6) 리보플라빈(비타민 B2)

① **생리적 기능:** 단백질 및 당질 대사의 조효소, 지방산 합성

② **결핍증:** 설염, 구내염, 피부건조, 안구 가려움증, 안구 충혈

③ **대표 음식:** 우유, 유제품, 육류, 생선, 콩, 달걀, 녹색채소, 버섯, 동물의 간, 현미, 시리얼

7) 나이아신(비타민 B3)

① **생리적 기능:** 에너지 대사에 관여, 소화, 신경계, 피부에 관여

② **결핍증:** 펠라그라(피부염, 설사, 치매) 증상

③ **대표 음식:** 참치, 땅콩, 육류, 전곡류, 우유(니아신의 함량은 0.1mg으로 미량 존재하나 이에 상당하는 트립토판을 충분히 함유함)

8) 판토텐산(비타민 B5)

① **생리적 기능:** 조효소 A의 구성요소, 콜레스테롤, 지방산의 합성과 대사, 적혈구 형성에 관여

② **결핍증:** 성장 정지, 피부염(손, 얼굴 및 귀 습진), 털의 회색화, 신경계의 변성(특히 척수 섬유조직의 퇴화), 소화기의 이상(소화성 궤양, 구토, 위하수), 항체의 생성력 감소, 부신 기능의 저하, 신경염, 빈혈, 저혈압

③ **대표 음식:** 동물의 간, 육류, 가금류, 생선류, 버섯, 난류, 전곡류

9) 비오틴

① **생리적 기능:** 지방 및 당질 대사에 관여

② **결핍증:** 피부염, 탈모 [아비딘(날달걀 흰자 단백)이 비오틴의 흡수를 저해함]

③ **대표 음식:** 달걀노른자, 동물의 간, 땅콩, 콩류, 우유, 치즈

10) 피리독신(비타민 B6)

① **생리적 기능:** 단백 대사의 조효소, 당신생에 관여, 혈색소 합성과정에 관여

② **결핍증:** 빈혈, 피로, 우울, 신경과민, 불면증, 구각염, 구내염, 간질성 혼수, 말초신경장애, 면역력 저하

③ **대표 음식:** 생선, 돼지고기, 닭고기, 달걀, 콩, 보리, 현미, 깨, 녹색채소, 견과류, 과일(바나나)

11) 엽산(비타민 B9)

① **생리적 기능:** 핵산 및 아미노산 합성에 관여, 적혈구 분화

② **결핍증:** 대적혈구성 빈혈, 설사, 설염, 성장장애, 정신적 혼란, 신경이상

③ **대표 음식:** 콩류, 현미, 보리, 전곡, 시리얼, 녹색채소, 과일류(오렌지, 바나나), 땅콩, 해바라기씨, 살코기, 동물의 간

12) 시아노코발아민(비타민 B12)

① **생리적 기능:** DNA 합성과 적혈구 형성에 관여, 박테리아에 의해 합성, 엽산 조효소를 활성시키는데 관여, 신경섬유를 싸고 있는 수초의 기능 유지, 흡수에 내인자를 필요로 함

② **결핍증:** 악성 빈혈(내인자 결핍 또는 위 절제술 후), 거대적혈구빈혈, 신경장애(손발 저림, 무감각, 기억력 장애, 방향감각 상실)

③ **대표 음식:** 동물의 내장육, 육류, 가금류, 어패류, 우유 및 유제품

13) 아스코르빈산(비타민 C)

① **생리적 기능:** 콜라겐, 호르몬 합성에 관여, 감염 저항성, 철분 흡수 증가, 항산화 비타민

② **결핍증:** 상처치유 지연, 골, 치아발육 지연 및 성장장애, 괴혈병(멍, 출혈성 경향, 치아와 잇몸 변형, 잇몸 출혈), 설사, 우울증

③ **대표 음식:** 신선한 과일, 채소 등(열에 의해서 파괴되기 쉽기 때문에 단시간에 조리하는 것이 좋음)

4 일상생활 간호

1) 적절한 열량 섭취

노화에 따라 기초대사율과 활동량이 감소하므로 대상자가 열량 섭취를 줄이도록 돕는다. 이때 너무 급격하게 열량 섭취를 줄이면 신체의 허약감과 일상생활활동에 지장을 초래하므로 노인의 신체활동을 천천히 증가시키면서 열량 섭취를 서서히 줄여나가도록 돕는다. 개개인의 체위와 활동 상태를 기준으로 하여 요구량을 계산하고, 권장섭취량의 약 80% 정도를 섭취하도록 돕는다.

2) 적절한 당질 섭취

노화에 따라 내당성이 감소하므로 당질의 과잉섭취는 당뇨병 유발요인이 될 수 있고, 혈중 중성지방의 농도를 증가시킬 수 있다. 또한 노인은 치아결손과 단맛에 대한 역치가 증가되어 단맛이 강한 음료나 씹기 편한 케이크와 과자 등 지나치게 단 음식을 섭취하기 쉽다. 만성질환을 예방하기 위해 다당류 복합탄수화물인 잡곡류, 과일, 채소, 해조류 등을 섭취하도록 돕는다. 입맛을 돋우기 위해서는 인공감미료나 인공소금을 사용할 수 있다.

3) 적절한 단백질 섭취

노화에 따라 만성질병을 동반하는 대사변화, 위장관계의 기능저하 그리고 다양한 감염 등으로 인해 식이 단백질의 체내 이용률이 저하되는 경향이 있으나 허약한 노인에게는 조직을 유지하기 위해 양질의 단백질 섭취가 필수적이다. 소화되기 쉽고 부드럽게 조리된 육류, 가금류, 생선, 콩류, 달걀, 우유, 치즈 등의 단백질을 섭취하도록 돕는다.

4) 적절한 지질 섭취

노화에 따라 담즙과 리파아제 분비가 저하되고, 지질의 소화와 흡수가 지연되며, 과도한 지질의 섭취는 비만이나 만성질병 등을 일으키는 요인이 되므로 지질 섭취가 과잉되지 않도록 돕는다. 총 지질 섭취량 외에 지방산의 포화 정도에 따라 혈청 내 콜레스테롤 농도가 증가하므로 1일 지질 섭취량은 총열량의 10~15% 정도로 줄이며, 포화지질보다는 불포화지질 식품을 섭취하도록 돕는다. 버터, 마가린 또는 동물성 지질보다는 식물성 지질을 권한다. 곱창, 새우, 오징어, 알젓류 등 콜레스테롤이 높은 식품의 섭취는 제한하도록 돕는다. 1일 콜레스테롤 권장량은 300mg 이하이다.

5) 적절한 비타민과 무기질 섭취

노화에 따라 특히 비타민 A, B1, B2, B3, B12, C, D 등과 칼슘, 철분 등의 무기질의 농도가 저하되기 쉽고 나트륨은 증가하기 쉽다. 체내에서 섭취율이 감소되기도 하고, 동물성 식품 섭취의 감소, 옥외활동 감소, 여성의 경우 폐경으로 인한 호르몬 분비 급감소 등이 주요원인이 될 수 있다. 균형 잡힌 식단을 작성하여 먹기 좋고 소화되기 쉬운 형태의 음식을 제공하고, 비타민과 무기질이 강화된 식품을 사용하도록 돕는다. 규칙적인 일광욕을 통해 비타민 D를 흡수하도록 돕고, 술이나 담배를 금하도록 돕는다. 영양보조제나 허가된 식품의 사용을 돕고, 지식정보를 제공한다. 우리나라 사람들은 나트륨 섭취가 권장량의 3배 이상에 달한다. 또한 노인은 짠맛에 대한 미각이 감소되므로 더 많이 섭취하게 된다. 고혈압 등의 만성질환을 예방하기 위해 소금섭취량을 감량하고 필요시에 인공소금을 사용하도록 돕는다.

6) 적절한 수분섭취

노화에 따라 제지방량(lean body mass: 지방을 제외한 체중)이 줄어들고, 체지방이 증가하므로 체내 총수분량이 크게 감소한다. 또한 방광용량의 감소로 잦은 화장실 이용과 요실금으로 인해 노인들은 의도적으로 수분섭취를 줄이는 경우가 많다. 부동이나 인지장애 그리고 갈증에 대한 반응의 감소는 수분부족의 유발요인이 되기 쉽다. 노인대상자가 혼미하고, 전신이 나른하고 원기가 없어지면서 “입이 마른다거나 목이 마른다.”고 호소하거나 입술이 건조하고 소변양이 감소하면 수분 섭취량을 측정하고 대상자의 몸무게 1kg당 30mL에 해당하는 수분을 제공해야 한다. 특별히 “입이 마른다.”는 호소가 없더라도 수분은 1일 용량을 충분히 제공해야 한다. 탈수 증상이 계속되면 고열, 쇼크, 의식장애 등의 심각한 건강문제가 나타날 수 있으므로 주의 깊게 관찰하는 것이 중요하다.

7) 과체중과 비만 열량조절

지방을 제외한 체중을 유지하면서 체중감소의 효과를 위해 균형 잡힌 열량감량 식사를 제공한다. 대상자의 현재 몸무게를 기준으로 필요열량보다 1일 500~1,000kcal의 섭취량을 줄여 1주에 500~1,000g을 안전하게 줄여 나가도록 돕는다. 주의할 점은 탄수화물 섭취량은 총열량의 60%, 단백질 섭취량은 총열량의 15~20% 그리고 지방의 섭취량은 총열량의 15~20%가 되도록 균형을 잡고, 비타민과 무기질 및 물을 충분히 섭취하도록 돕는다.

대상자가 1일 섭취량을 기록하여 자가 점검하도록 돕는다. 음식 종류, 양, 언제, 어디서, 누구와 함께, 식사 때의 감정상태, 스트레스 유무 등을 체크한다. 식사양상을 파악하고, 감량을 위해 노력을 했는지에 따라 긍정적인 자가 보상을 경험하도록 돕는다. 감량목표치를 조금씩 낮추어 계획하도록 돕는 것도 중요하다.

균형 잡힌 식이요법과 병행하여 체중감량을 위해서는 큰 근육을 움직이는 걷기, 산책하기, 자전거 타기 등의 운동을 매일 30분씩 수행하도록 돕는다. 일상생활활동을 활용하는 것도 좋은 방법이다. 청소하기, 세탁하기, 설거지하기, 장보기 등을 규칙적으로 운동요법에 포함시켜서 계획하도록 돕는다.

8) 저체중 또는 열량섭취 부족

열량섭취와 단백질섭취의 부족은 저체중을 초래할 수 있다. 4주 이내에 체중의 5% 이상 감소하는 경우, 6개월 이내에 체중의 10% 이상이 감소하는 경우, 표준체중보다 20% 이하인 체중을 보이는 경우 그리고 혈청알부민이 3.5mg/dL 미만이거나 혈청콜레스테롤이 160mg/dL 미만인 경우 열량섭취를 증가해야 한다. 저체중과 열량섭취 부족은 감염의 위험성, 상처치유 지연, 욕창 위험성 등이 증가하므로 노인의 의학적 상태와 영양부족 상태에 따라 열량섭취를 늘리고 체중을 증가시키도록 돕는다. 고립된 독거노인, 만성질환으로 활동장애가 있는 노인, 영양에 대한 지식과 기술이 부족한 노인들에게 식사를 배달하거나 적절한 영양공급 지식과 기술을 제공하고 돕는다.

CHAPTER 23

활동 및 수면 관리

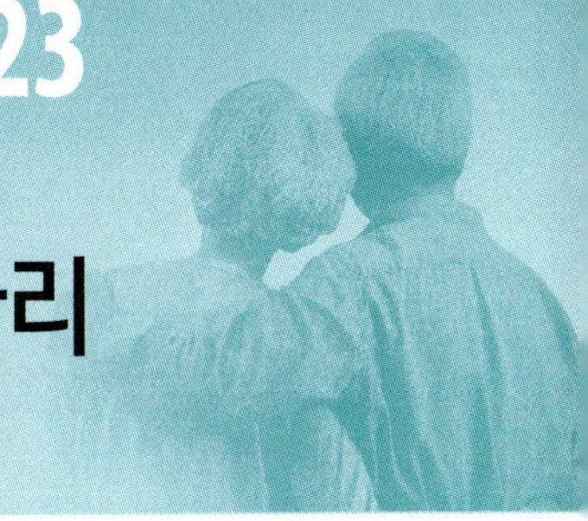

학습목표

1. 노인의 활동에 영향을 미치는 요인을 파악한다.
2. 노인의 신체활동 유형에 대하여 설명한다.
3. 노인 수면에 영향을 미치는 요인을 파악한다.
4. 노인 수면의 특징을 설명한다.
5. 노인의 활동과 수면의 일상생활 간호에 대하여 설명한다.

핵심용어

렘 수면 Rapid Eye Movement, REM sleep

비렘 수면 Non Rapid Eye Movement, NREM sleep

서파 수면, 델타리듬 Slow Wave Sleep, SWS

수단적 일상생활활동 Instrumental Activities of Daily Living, IADL

수면위생 Sleep hygiene

수면장애 Sleep disorder

유산소운동 Cardiovascular exercise

일상생활활동 Activities of Daily Living, ADL

일주기 생체리듬 Circardian rhythm, 일중리듬 신체활동은 개인의 건강 수준을 판단하는 척도이며, 신체적 향상뿐만 아니라 정신적 · 사회적으로 건강한 삶을 유지하는 기준이 된다. 적절한 신체활동은 근력, 심폐지구력, 평형유지, 유연성 등으로 모든 일상활동의 기반이 되는 체력요소를 향상시키고 뼈와 근육을 강화시켜준다.

1 노인의 활동

노화는 신체 모든 기관의 구조를 변화시키고 기능을 쇠퇴시킨다. 신체활동 기능의 적정성은 개인의 건강과 안녕을 판가름하는 척도로 활동을 하지 않고 있는 노인은 건강의 악화를 초래할 수 있다.

1) 신체활동에 영향을 미치는 노화의 변화

노화로 인한 근골격계의 변화는 눈에 띄게 급격히 저하된다. 특히 근육수축에 관여하는 II형 근섬유가 감소하면서 빠른 속도의 운동이 어려워진다. 노인의 하지와 체간부의 근력이 저하되고, 근육의 긴장도와 지구력도 현저히 감소한다. 인대와 건 및 관절연골은 섬유화와 석회화가 진행되므로 관절은 뻣뻣해지고, 근육의 길이가 단축되어 관절가동범위가 줄어든다.

노화가 진행되면서 신체자극에 대한 반응속도는 약 10~15% 느려진다. 또한 신체의 균형과 조정기능이 감퇴되고, 근골격계와 근육신경 통합의 변화로 몸의 회전을 위해 다리를 외전 할 경우에는 종종 낙상이 발생되어 고관절이 골절될 수 있다. 또한 노화로 인한 눈과 시각계의 변화는 시력의 감소, 암순응 저하, 눈의 원근 조절기능 저하, 깊이와 거리를 인식하는 능력의 저하 등으로 적극적인 활동이 어려워진다.

심혈관계의 노화 변화에 따라 최대 심박출량이 약 15~20%가 감소한다. 또한 호흡기계의 노화로 인해 폐활량은 40~50%까지 감소되고, 최대 산소소모량이 10% 정도 감소된다. 과도한 활동이 힘들어지고, 심박 수의 급상승이 나타나 숨이 차고, 흉통을 호소할 가능성이 증가한다.

노화로 인한 신체적인 변화와 함께 노인은 사회 심리적인 위축을 경험하며 다양한 사회활동에 참여하기를 주저한다. 또한 노인에 대한 사회적 편견과 부정적 인식은 노인의 활동을 더욱 위축시키는 요인이 된다. 예를 들어, 사회적으로 노인은 '억척스럽다', '고집스럽다', '욕심이 많다'거나, '자식이 없는가 보다'라는 사회적 시각이 노인의 사회활동을 위축시키는 요인이 되고 있다. 그러나 현재는 건강 100세를 희망하는 때이므로 계속적인 신체활동을 통하여 건강을 유지하여야 한다.

2) 신체활동 부족의 결과

노화로 인하여 신체활동량이 부족해지면, 근섬유는 위축되고 탄력성과 긴장성이 저하된다. 또한 뼈는 약해지고 관절은 구축되어 관절의 기형과 기능장애가 초래되기도 한다. 골밀도가 더욱 감소되므로 활동 시 골절의 위험성이 높아진다.

활동량이 부족하면 신체의 혈액순환이 느려지므로 갑작스럽게 자세를 변경하는 경우에 체위성 저혈압이 나타나 낙상사고를 초래할 수 있다. 또한 장기간 활동이 부족한 경우에는 관상동맥질환의 발생 위험도가 5~8배가 높아지는 경향이 있어, 뇌졸중이나 심근경색 등을 초래하기도 하며, 고혈압, 비만, 만성피로, 근력저하 등 다양한 건강문제의 주요원인이 되기도 한다.

장기간의 활동부족은 호흡기계에도 악영향을 미친다. 폐의 확장을 저해시켜 1회 흡기량이 점차적으로 감소되면서 무기폐가 초래되기도 하고, 흡인성 폐렴이 유발되기도 한다.

활동부족은 위장관의 운동능력을 저하시켜 식욕감퇴, 소화불량, 변비, 분변 폐색 등을 유발하기 쉽다. 신체활동량의 저하는 영양 상태에도 악영향을 주어 음성질소 균형 상태와 당내인성손상, 혈장량 감소, 약물 작용기전의 변화 등 인체의 대사 불균형 상태를 초래한다. 또한 비뇨기계에는 괄약근을 이완시키는 악영향을 주어 소변의 배출 속도가 저하되고 요석의 형성과 요로 감염, 요실금 등을 초래한다.

활동부족은 노인의 심리적인 면에도 좋지 않은 영향을 준다. 우울이 증가하고 자신감이 결여 되는 경향이 나타나기 쉽다. 노인의 신체활동 부족과 관련되어 주로 나타나는 질환은 퇴행성 관절염, 골다공증, 골절 등의 근골격계 질병과 뇌졸중, 파킨슨질환과 관련된 마비와 조정력 장애 그리고 중증 울혈성 심부전, 관상동맥질환, 말초혈관질환 등의 심맥관계질환과 만성폐쇄성폐질환이나 폐렴 등이다.

3) 운동의 유형과 효과

근력이란 근육이 발휘할 수 있는 힘의 양을 말하며, 지구력은 피로를 유발하지 않고 얼마나 오랫동안 같은 동작을 반복할 수 있는가를 의미한다. 근력 강화운동은 근육의 질량과 근력을 증강시키고 골밀도를 높인다. 운동의 효과를 내기 위해서는 각 근육군별 최대 저항의 75%의 힘을 사용하여 1회에 3번씩 하루에 5회 실시한다. 운동의 종류는 크게 유산소운동과 무산소운동으로 나뉘며, 무산소운동은 등장성 운동, 등척성 운동, 등속성 운동으로 구별된다. 노인에게는 무리한 운동보다 개인별로 적절한 운동량이 요구된다.

(1) 유산소운동(심폐지구력 강화운동)

유산소운동이란 큰 근육을 사용하여 일정기간 특정수준의 강도를 유지하는 활동으로 신체의 많은 산소를 운반한다. 유산소운동은 조깅, 자전거, 스키, 수영, 빠른 보행, 춤, 역기운동과 같이 율동적이고 반복적이며 지속적인 운동을 말한다.

유산소운동은 개인이 운동 중에 최대 산소소모량을 사용하는 심폐강화운동으로 최대 심박동수의 60~90%를 사용함으로서 심장을 효과적으로 강화시켜준다(표 23-1).

목표 심박동수 = (220-연령) × 60~90%

표 23-1 유산소운동의 목표 심박동수

연령	운동 중 목표 심박동수
50세	102~127회/분
55세	99~124회/분
60세	96~120회/분
65세	93~116회/분
70세	90~113회/분
75세	87~108회/분
80세	84~105회/분
85세	81~101회/분
90세	78~97회/분

운동은 개인의 적정 수준에 따라 저강도에서 중등도, 고강도로 실시할 수 있다. 노인에게 있어 최대 심박동수의 40~60%에 해당하는 저강도나 중등도 운동으로 매일 30분간 주 3회 실시하면 가장 효과가 좋다. 운동프로그램은 준비운동, 본운동, 마무리운동으로 구성한다. 운동 중에 숨이 차거나 흉통, 현기증, 두통, 혼돈, 통증 등이 유발되면 즉시 운동을 중단해야 한다. 운동 중 노인 스스로 맥박을 측정하고 호흡과 전신 상태에 대한 자각증상을 평가할 수 있어야 한다.

1년 이상 유산소운동을 실시한 노인에게서 근력의 증가와 근육 기능의 향상으로 체근육은 10% 증가되고, 체지방은 17% 정도 감소했다. 꾸준한 운동은 관절가동범위를 넓게 하고 체중부하 운동은 뼈의 칼슘 농도를 증가시켜 골절을 예방하는 효과를 보였다.

(2) 무산소운동(근력 강화운동)

무산소운동이란 호흡을 멈추고 짧은 시간 내에 강하고 많은 에너지를 이용하여 근육을 효율적으로 강화시키는 목적을 가지고 수행한다. 등장성 운동은 근육의 길이가 짧아졌다 길어졌다 하면서 근력을 강화하는 운동이다. 대표적인 운동에는 웨이트 운동과 스텝퍼 운동이 있다.

등척성운동은 근육의 길이를 변화시키지 않고 근력을 강화시키는 운동으로 벽에 손을 대고 최대의 힘을 가하는 형식의 운동이다. 등속성운동은 근육의 힘을 전체 운동과정 동안 일정하게 유지시켜 재활치료를 통해 근력을 강화시키는 운동이며, 주로 등속성 운동기구를 이용한다.

(3) 근력의 지구력 강화운동

근력의 지구력 강화운동은 최대 저항의 50%의 힘을 사용하여 1주 3회 실시하며, 1회에 3번씩 12회 실시한다. 등척성운동은 심호흡을 통해 산소를 충분히 공급한 후, 근육을 수축시키고 근 수축 상태를 5초간 지속시키며 3회를 반복한다. 관절통이 있는 노인은 등척성 운동으로 근력을 강화시킬 수 있으나, 심장질환이 있는 노인은 등척성 운동을 실시하지 않는다.

지구력운동은 심폐의 효율성을 증진시키고, 유산소운동은 최대 산소소모량을 10~30% 증가시키며, 유산소운동과 지구력 훈련을 함께 하는 경우, 혈압을 5~10mmHg 저하시키고, 고밀도지단백(high-density lipoprotein) 수준을 높이며, 혈중 트리글리세라이드(triglyceride)와 콜레스테롤 수치를 낮추어 준다.

(4) 유연성운동

노인에게 적합한 유연성운동으로는 기공이나 태극권, 요가 등이 많이 활용되고 있다. 또한 활쏘기 등을 통하여 정신력을 집중하고 전신관절을 천천히 신장, 굴곡, 회전하면서 최대 관절가동범위로 움직이고, 5~6초간 쉬고 다시 반복한다. 유연성운동은 일상생활활동에 통합할 수 있다는 장점이 있어 TV 시청이나 가족과 대화하면서도 함께 할 수 있다. 또한 유연성운동을 준비운동과 마무리운동에 포함시키는 것도 좋다.

(5) 특수운동

대표적인 특수운동프로그램은 비만관리운동이다. 노인은 근육대비 지방의 비율 증가로 인해 대사율이 떨어지므로 열량섭취를 극도로 제한하는 식이는 근육소모와 탈수만 유발할 뿐 제대로 된 체중감량은 힘들다. 그러므로 최소로 열량을 섭취하면서 1개월에 1kg의 체중감량을 할 수 있도록 중등도 식이제한을 실시해야 한다. 열량조절과 함께 적절한 운동으로 근육내 지방을 전환시켜야 한다. 고강도 운동과 저강도 운동 모두 효과적이며, 저강도 운동으로는 가벼운 산책, 골프, 볼링, 낚시, 물건 들기, 체조 등이 있다. 이러한 운동은 식사 전에 실시하는 것이 좋다. 운동은 탄수화물을 보다 효율적으로 사용하게 하여 인슐린에 대한 저항을 낮추며, 식욕을 증진시켜 식습관을 개선시킬 수 있다.

적절한 운동은 자아개념을 증진시키고 스트레스 대처 능력을 향상시키며, 우울을 감소시키고 긴장을 풀어준다. 또한 집단 운동프로그램은 소외감을 극복하고 인간관계를 개선하여 소속감과 자긍심을 증가시킨다. 운동은 노인의 무력감, 우울 및 불안의 감소와 삶의 질 등의 심리적 특성에 긍정적인 영향을 미친다.

4) 일상생활활동

(1) 일상생활 기능평가

노인의 독립적인 일상생활활동능력을 정확히 평가하여 기본적인 생활기능을 개선시키고 일상생활활동을 증진시킴으로 노인의 삶의 질을 향상시킨다. 노인의 일상생활활동 능력을 평가하기 위하여 기본적인 일상생활 수행능력(activities of daily living, ADL)과 도구적 일상생활 수행능력(instrumental activities of daily living, IADL) 모두를 평가해야 한다. ADL은 기본적인 일상생활과 관련된 기능 또는 자기보호를 위해 필요한 기본적인 일들을 수행하기 위한 개인의 능력을 의미하고 있다. IADL은 사회적으로 기능을 할 수 있는 능력을 말하며 보다 확대된 문제해결능력, 사회적 기술 및 복잡한 환경적 상호작용에 대한 능력을 의미한다(부록 6, 부록 7).

① 일상생활 수행능력

일상생활 수행능력(ADL)은 노인의 기본적인 생활능력과 삶의 질에 영향을 미치므로 일상생활활동 수준을 정확하게 평가하고 적절한 계획을 수립한다. 일상생활 수행능력의 도구로 Katz index, Bathel Index[Korean version Modified Bathel index, K-MBI(부록 15)], PULSES(Physical condition Upper extremity, Lower extremity, Sensory function, Excretory function, Socioeconomic background) profile, FIM(Functional Independent Measurement) 등이 있다. Katz index는 개인의 독립적이며 의미 있는 생활유지를 위해 필요한 기능을 말하며 옷 입기, 세수하기, 목욕하기, 식사하기, 이동하기, 화장실 사용하기, 대소변 조절의 6개 영역으로 Katz 등(1963)이 개발한 것으로 조사시점은 최근 1주간의 활동을 기준으로 측정하며 점수가 높을수록 독립적인 일생생활 수행능력이 높다고 할 수 있다.

한국적 상황에 맞게 수정 보완한 도구를 이용하여 많은 연구가 진행되었으며, 원장원 등(2002)이 한국형 일상생활활동 측정도구(K-ADL)를 개발하였으며(부록 6), 노인요양병원의 환자분류평가표에서는 노인의 독립적 일상생활 수행능력 수준을 평가하기 위한 도구가 사용되고 있다. 노인요양병원의 환자분류평가표에서 일상생활 수행능력 평가는 10가지 항목으로 옷 벗고 입기, 세수하기, 양치질하기, 목욕하기, 식사하기, 체위변경하기, 일어나 앉기, 옮겨 앉기, 방 밖으로 나오기, 화장실 사용하기로 완전자립, 감독 필요, 약간의 도움, 상당한 도움, 전적인 도움, 행위발생 안함 등의 6가지로 구분하여 측정하고 있다.

② 도구적 일상생활 수행능력

도구적 일상생활 수행능력(IADL)은 보다 고도의 신체적 · 정신적 활동과 기술을 요하는 복잡한 활동 능력을 평가하는 것으로 노인이 어느 정도 독자적으로 살아갈 수 있을 것인가를 파악할 수 있게 한다. ADL를 수행할 수 있는 사람에 대하여 사회적인 기능을 평가하기 위한 것으로 실제로는 도구적인 면과 환경적인 면의 영향을 받기 때문에 객관성이 떨어질 수도 있다. 한국형 도구적 일상생활 수행능력(K-IADL)은 몸단장, 집안일, 식사 준비, 빨래하기, 근거리 외출, 교통수단 이용, 물건 사기, 금전관리, 전화사용, 약 챙겨 먹기 10가지 문항을 포함한다(부록 6).

체계적 생활기능 사정도구(structured assessment of independent living skill)는 노인이 독립적으로 생활하는데 필요한 운동과업과 인지적 과업수행 능력, 도구적 일상활동기능과 사회적 상호작용을 평가한다. 운동과업은 정교한 운동기술, 대근육 운동기술, 옷 입는 기술, 식사기술이며, 인지적 과업은 언어표현 기술, 언어이해 기술, 시간에 대한 지남력, 금전관리 기술이 포함된다.

2 노인의 수면

수면은 인간의 기본욕구 중 하나로 적절한 신체적 · 정신적 건강을 유지하는데 필수적인 요소이다. 단순히 활동을 중지한다고 해서 휴식을 한다고 말할 수 없으며, 신체적 · 정신적으로 긴장을 풀고 마음의 평온을 유지해야 건강한 생활을 유지할 수가 있다. 진정한 휴식이란, 수면을 통하여 이루어지므로 충분한 수면을 취하지 못할 경우에 식욕부진, 피로감, 불안, 초조, 집중력 및 판단력 저하 등이 초래된다.

1) 노인의 수면에 영향을 주는 요인

수면과 각성은 24시간을 주기로 일주기 생체리듬(circardian rhythm)으로 시상하부의 송과체에 의해 조절된다. 각성은 신경전달물질인 노어에피네프린에 의해 조절되고, 수면은 뇌간에서 세로토닌 방출에 의해 통제된다. 노화에 따른 신경계 변화는 수면의 양을 감소시키고 얕은 수면을 유발하게 된다. 즉, 멜라토닌 분비량의 감소, 코티졸과 성장호르몬 분비량의 감소 등이 수면에 영향을 주므로 일주기 리듬의 변화로 인해 저녁에 일찍 취침하여 새벽에 일찍 일어나게 된다. 이런 변화는 피로감을 증진시켜 낮에 졸거나 낮잠을 자게 하는 원인이 될 수 있다.

여러 가지 만성질환은 수면과 각성에 영향을 미치는 주요원인이며, 주로 호흡기질환과 심장 및 관상동맥질환이다. 특히 만성폐쇄성폐질환(chronic obstructive pulmonary disease, COPD)이나 울혈성 심부전증은 렘 수면기간 동안 산소포화도를 낮추게 된다. 협심증, 고혈압, 관상동맥질환은 야간의 렘 수면상태에서 응급상황을 유발할 수 있다. 관절염 등 만성통증 질환은 수면 중에 통증을 유발하여 수면을 방해한다. 식도역류나 위궤양은 수면 중 위산분비가 증가되고 역류하여 통증이 발생되면서 수면을 방해할 수 있다. 또한 불안이나 우울, 스트레스, 인지기능 장애 등 만성정신질환도 수면을 방해하는 주요원인으로 영향을 준다.

노인은 약물을 많이 사용하므로 약물의 축적이나 상호작용에 의한 부작용이 발생하여 수면에 부정적인 영향을 줄 수 있다. 항우울제, 향정신성약물, 수면제, 이뇨제, 근육이완제 등의 약물은 수면을 방해할 뿐 아니라 졸음을 유발하기도 한다.

방의 온도, 습도, 조명, 소음, 함께 잠자는 사람의 수면 습관 등의 물리적 환경은 수면에 크게 영향을 준다. 노인은 얕은 잠을 자므로 작은 소리에도 깨기 쉽고, 각성에 대한 역치가 낮아지므로 가정이나 시설에서 야간소음이나 갑작스런 조명 등은 수면을 방해할 수 있다. 특히 입소시설이나 병원에 입원할 경우, 여러 명이 함께 생활을 하게 됨으로 소음은 수면장애의 요인이 될 수 있다. 또한 불편한 베개, 가운, 침대 등도 수면방해에 영향을 미치는 것으로 나타나고 있다.

2) 노인 수면의 특징

노년기의 수면구조는 비렘수면의 1단계와 2단계가 길어지고 3단계와 4단계 수면이 감소되는 경향을 보인다. 그러므로 노화에 따른 일주기 생체리듬의 변화가 발생된다. 수면 양상의 변화로 잠자리에 누워있는 시간은 길어지고 수면의 양은 감소하지 않으나 실제로 수면의 질은 저하된다. 수면 중 한번 깨면 다시 잠들 때까지 젊은 성인에 비해 4배 정도의 시간이 소요된다. 이러한 수면의 변화는 낮 시간의 활동에 영향을 주게 되며 피로감, 낮잠 증가, 집중력 저하, 무기력 및 삶의 질을 저하시킨다. 뇌파에서 서파(델타) 수면(sleep wave sleep)의 감소는 깊은 수면이 감소하는 것을 의미하며, 수면 중에 깨는 횟수를 증가시키는 원인이 된다. 또한 일주기 리듬의 전진, 수면 요구의 감소, 수면 무호흡증의 증가, 청각 각성 역치(auditory arousal threshold)의 감소 등에 의해 야기되기도 한다.

3 일상생활 간호

1) 노인 활동의 일상생활 간호

(1) 일상생활 간호

노인의 독립적인 기능을 증진시키기 위하여 신체지지나 균형을 보조하기 위해 반드시 보행보조기기의 사용이 필요하다. 보조기구를 사용하여 활동을 촉진하고 안전하게 걸을 수 있도록 사용방법 및 주의점을 교육한다.

노인의 활동을 촉진하기 위해서는 편안하고 안전한 환경이 조성되어야 한다. 바닥은 미끄럽지 않고 굴곡이 없어야 하고 작은 깔개나 카펫이 있으면 걸리거나 밀려서 넘어지기 쉬우므로 제거하는 것이 좋다. 계단에는 난간이 설치되어야 하고, 계단의 경사는 높지 않아야 한다.

노인은 관절강직이 흔하므로 의자는 슬관절과 고관절을 90°로 굴곡하고 앉을 수 있도록 높아야 하며, 안전하게 지지하고 일어설 수 있도록 팔걸이가 있어야 한다. 변기 옆에 손잡이를 설치하여 화장실 이용을 보다 수월하게 한다.

목욕 시 샤워기는 낮은 위치에 설치하고, 샤워 의자를 이용하여 안전하게 샤워할 수 있도록 하며 긴 손잡이가 달린 목욕 솔을 이용하여 손이 닿지 않는 부위까지 닦을 수 있도록 한다. 주방 작업대의 높이는 앉은 자세에서 약 60cm, 선 자세에서 80~90cm 정도가 적당하다. 노인의 작업시설은 동선이 짧게 배치되어야 하고, 모든 기구의 작동은 간단해야 한다.

(2) 보행보조기기 사용

보행보조기기의 사용은 신체 균형 능력을 증가시켜 낙상을 감소시키고 자신감을 높일 수 있다. 보행보조기기는 보행을 독립적 또는 약간의 도움을 받아 장 · 단거리 이동이 가능한 경우 사용하는 보조기기이다. 보행보조기기는 보행에 필요한 상지 및 하지 등 신체 전반의 기능이 일정수준 이상인 장애인 및 노인이 사용하는 기구로서 최근 노인의 증가와 더불어 고령친화용품으로 워커(walker), 보행차, 지팡이(cane), 목발(crutch), 자세유지 장치가 부착된 보행보조기기가 있다.

워커는 중증 장애인에서 많이 사용되며, 보행단계에서 패러렐바(Parallel bar)에서는 균형을 잘 잡을 수 있으나 클러치를 사용하기에는 아직 미숙한 단계에 있는 사람에게 적용된다. 표준워커, 구동워커, 지그재그워커, 헤미워커, 2단 손잡이 워커 등 종류가 다양하다. 체간의 균형이 저하된 사람에게 단거리 이동 시 용이하며 가벼운 재질로 보관이 용이하고 높낮이 조절이 가능하다.

보행차는 워커와 동일한 기능과 역할을 제공하여 주지만, 일반적으로 고무팁이 아닌 4개의 바퀴로 이루어져 있으며, 보행훈련이나 이동 중에 휴식을 제공할 수 있는 앉을 수 있는 시트면이 추가되어 있다. 보행차는 보행훈련용으로 보행 시 약간의 균형 문제가 있을 때 병원에서 주로 사용되고 있으며 링거꽂이가 있고 높낮이가 조절되며, 접을 수도 있지만 부피가 큰 단점이 있다. 롤레이터는 좌식 다용도 보행기로 앉은 판과 U자형 등받이 및 수납이 가능한 바구니가 있어 산책 및 쇼핑 등의 외출 시 적합하여 병원에서 보행훈련용과 일상생활 중에도 사용이 가능하다. 간단하게 접을 수 있고 높낮이가 가능하며 이동과 보관이 용이하다. 실버카 역시 보행훈련용보다는 산책이나 쇼핑 등 외출 시 적합하며, 수납과 보관이 용이하고 손잡이 높이 조절도 가능하여 일생생활에서 단거리 이동 시 노인들에게 많이 이용되고 있다.

지팡이는 환자의 체중을 받쳐주어 약한 다리를 보조해주거나 체중을 덜어주어 통증을 감소시켜줌으로서 좀 더 자연스러운 보행을 할 수 있도록 도움을 주는 보행보조기기이다. 보행 시 약간의 균형문제를 가진 경우로 손의 잡는 능력에 문제가 없을 때 사용가능하고 사용자의 신체 사이즈에 맞추어 높낮이의 조절이 가능하다. 지팡이의 종류는 지면이 닿는 다리의 개수에 따라 이단지팡이, 사발지팡이가 있으며 사발지팡이는 이단지팡이에 비해 안정적인 지지면을 제공하고 천천히 걷는 환자에게 적합하다.

목발은 장애인을 비롯하여 정형외과적으로 하지의 손상을 입은 일반인에게도 사용되는 것으로서, 나무나 알루미늄으로 제작되며 알루미늄은 나무에 비하여 가볍다. 장거리 이동이나 계단 이용 시 불안정할 수 있어 주의를 요한다.

자세유지 장치가 삽입된 보행보조기기는 보행훈련을 위한 용도로 제작된 보행차의 형태에 신체균형 및 안정성 향상을 위한 기능들이 추가된 이동 보조기기로서 보행 중 올바른 자세를 유지하여 보행하도록 하며 몸의 균형능력이 제한된 경우 초기의 재활훈련용으로 사용된다.

2) 노인 수면의 일상생활간호

노인 수면과 휴식을 증진시키기 위하여 노인의 특성을 파악하여 개별적으로 상황에 맞도록 수면장애 요인을 해결해야 한다. 수면위생(sleep hygiene)은 수면을 잘 취하기 위하여 수면과 관련된 환경이나 습관에 대해 교육한다.

(1) 환경조절

노인들은 청력의 저하로 인해 TV 시청 시 볼륨을 크게 틀어 과다한 자극을 받게 되면 수면장애를 초래할 수 있다. 소음을 제거하고 조명이 너무 밝거나 어둡지 않도록 한다. 또한 노인들은 추위에 민감하므로 방의 온도가 20℃ 이하로 떨어지지 않도록 하며 따뜻하고 가벼운 이불과 함께 양말을 신고 잘 수 있도록 한다.

(2) 활동

수면과 휴식에 대하여 구분할 수 있도록 하며 낮시간 동안에 자신에게 맞는 적절한 운동을 규칙적으로 실시하여 뇌혈류를 개선시키고 뇌세포의 활동을 촉진시키므로 숙면을 취할 수 있도록 한다. 특히 잠들기 전에 즐거운 놀이를 하거나 독서, 음악 듣기, 명상을 하므로 수면에 도움을 줄 수 있다. 잠이 오지 않을 경우 침상에서 뒤척이지 말고 가벼운 스트레칭을 한다.

(3) 영양과 식이

저녁에 과식을 하면 쉽게 잠들지 못하므로 적절한 식사량을 조절할 수 있도록 한다. 취침 전에는 수분섭취량을 줄이고 화장실을 다녀오도록 하여 취침 중에 잠자리에서 일어나지 않도록 한다. 카페인과 니코틴을 제한한다. 또한 공복감이 심하면 잠이 오지 않을 수 있으므로 가벼운 음식을 섭취하면 잠드는 데 도움이 된다.

(4) 약물

통증이나 기침, 실금, 근육경련, 소양증 등은 수면에 영향을 줄 수 있으므로 치료와 함께 약물을 사용할 수 있다. 수면문제가 해결되지 않는 경우 의사에게 처방된 수면제를 복용할 수 있다. 주로 무벤조다이아제핀(nonbenzodiazepine)계의 수면제를 사용한다. 노인에게는 로라제팜(lorazepam), 옥사제팜(oxazepam), 테마제팜(temazepam) 등 약효가 짧은 벤조다이아제팜(benzodiazepam)계의 약물을 사용할 때는 일주일에 3~4회로 제한하며, 젊은 사람에 비하여 적은 용량을 투여하고 약물투여 후 기면상태나 혼동, 불안정, 흥분된 행동, 공격적 행동, 시력장애, 환각 등 약물의 부작용을 주의 깊게 관찰한다.

(5) 수면평가

수면의 양과 질에 대한 효과를 확인한다. 약물을 복용하지 않고도 매일 밤 6~8시간 정도 수면을 하는지, 잠자리에 들고 30분 이내에 잠이 드는지, 수면 중 잠에서 깨어나는지, 깨어난다면 원인이 무엇인지 등에 대하여 파악한다. 수면장애를 초래하는 요인이 있다면 대상자가 적극적으로 처리하려고 노력하는지 조사하고 대상자가 숙면을 하고 있다는 느낌을 가지는지도 파악한다.

(6) 수면증진요법

수면증진요법으로 따뜻한 물로 족욕을 하거나, 잔잔한 음악을 듣거나, 따뜻한 음료를 섭취하거나, 라벤더 향기요법 등도 수면에 도움이 된다.

(7) 적절한 수면제 복용

장기간의 불면은 건강문제를 일으킬 수 있으므로 전문의와 상담하여 수면제의 도움을 받는다. 장기간 사용하지 않으며 부작용과 내성 발생 여부를 관찰하고, 노화로 인한 약물역동의 변화와 복용하고 있는 약물과 수면제 간의 상호작용 문제, 중추신경의 민감도 등에 대해서도 파악한다.

(8) 수면일지 작성

수면일지를 작성하여 일주기 생체리듬에 영향을 미치는 여러 요인을 파악하고 대상자가 잠자리에 드는 시간, 기상시간, 중간에 깨어나는 시간과 횟수, 총 수면시간 등에 대하여 파악한다. 수면 중에 통증이나, 야뇨, 수면을 방해하는 요인과 수면을 증진시키는 요인 등에 대하여도 기록하도록 한다. 24시간 동안의 활동을 기록하며 7일 이상 작성하도록 한다.

CHAPTER 24

호스피스와 임종 관리

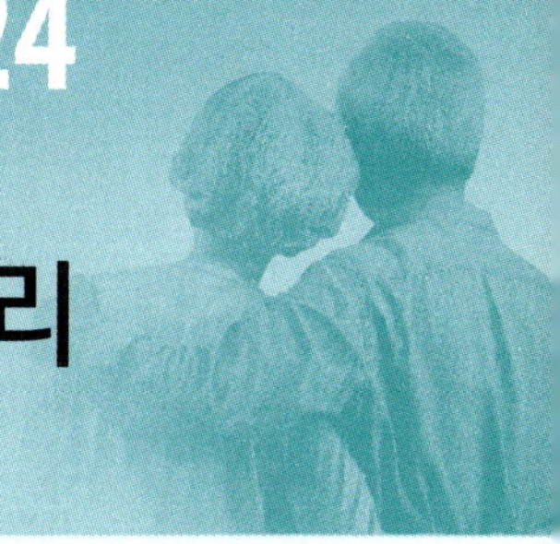

학습목표

1. 호스피스와 임종의 개념을 설명한다.
2. 생애말기 환자의 증상별 관리방법을 설명한다.
3. 생애말기 대상자와 의사소통하는 방법을 설명한다.
4. 국내의 연명의료결정법을 확인한다.
5. 호스피스와 임종 및 사별관리에 대해 서술한다.

핵심용어

사별 Bereavement

사전연명의료의향서 Advanced healthcare directives

생애말기 End-of-life

슬픔 Grief

연명의료 Life-sustaining treatment

완화의료 Palliative medicine

임종 Dying

죽음 Death

호스피스 Hospice

인간은 언젠가는 죽음을 맞이한다. 그러나 생명이 다하는 끝 지점이 어떻게 찾아올지에 대해서는 잘 모른다. 노년기는 좋은 죽음을 준비하며 살아가는 시기이다. 건강문제로 갑작스럽게 죽음을 맞는 노인도 있고, 만성질병으로 오랫동안 고생하다 죽음을 맞는 노인도 있으나 대부분의 노인은 평균수명을 잘 살고 조용히 죽음을 맞이한다. 개인마다 죽음을 맞이하는 형태는 다양하므로 노인간호사는 임상에서 다양한 죽음을 목격하게 된다. 죽어가는 환자와 가족을 간호하는 것은 간호사의 주요 역할 중 하나이다. 이 장에서는 적극적인 치료에도 불구하고 근원적인 회복이 불가능하고 증상이 계속 악화되는 만성질환으로 고통받는 노인을 위한 호스피스 간호와 죽음이 곧 임박한 상태의 임종노인에 대한 관리에 대해 사회적 제도와 법 등에 근거한 내용을 살펴보고자 한다. 또한 연명의료결정법을 소개하고 생애말기 대상자와의 의사소통과 간호사의 역할에 대해 서술한다.

1 호스피스 간호의 정의

호스피스(hospice) 간호는 치료가 불가능한 질환으로 생애말기에 있는 대상자와 가족이 가능한 편안하게 살 수 있도록 케어하고 지원하는 것이다. 호스피스는 임종과정을 삶의 정상적인 과정으로 인식하고 남아 있는 삶의 질을 유지하는 것에 초점을 두기 때문에, 죽음을 저지하거나 연기시키지 않는다. 즉, 호스피스 간호는 환자가 남은 여생동안 인간으로서의 존엄성과 삶의 질을 유지하면서 평온하게 임종을 맞이하도록 신체적 · 정서적 · 사회적 · 영적으로 도우며 가족의 고통과 슬픔을 경감시키기 위한 총체적 돌봄을 말한다.

2 호스피스·완화의료와 관련된 연명의료결정법 내용

1) 호스피스사업

보건복지부장관은 호스피스를 위하여 다음의 사업을 실시하여야 한다.

- 말기환자 등의 적정한 통증관리 등 증상 조절을 위한 지침 개발 및 보급
- 입원형, 자문형, 가정형 호스피스의 설치 및 운영, 그 밖에 다양한 호스피스 유형의 정책 개발 및 보급
- 호스피스의 발전을 위한 연구, 개발 사업
- 호스피스전문기관의 육성 및 호스피스 전문 인력 양성

- 말기환자 등과 그 가족을 위한 호스피스 교육프로그램의 개발 및 보급
- 호스피스 이용 환자의 경제적 부담 능력 등을 고려한 의료비 지원사업
- 말기환자, 호스피스의 현황과 관리 실태 조사
- 호스피스에 관한 홍보 등

2) 의료인의 설명의무

- 호스피스전문기관의 의료인은 호스피스 대상 환자나 그 가족 등에게 호스피스의 선택과 이용 절차에 관하여 설명해야 한다.
- 호스피스전문기관의 의사 또는 한의사는 호스피스를 시행하기 전에 치료 방침을 호스피스 대상 환자나 그 가족에게 설명하여야 하며, 호스피스 대상 환자나 그 가족이 질병의 상태에 대하여 알고자 할 때에는 이를 설명하여야 한다.

3) 호스피스 관리 신청

- 호스피스 대상 환자가 호스피스전문기관에서 호스피스를 이용하려는 경우에는 호스피스 이용동의서(전자문서로 된 동의서 포함)와 의사가 발급하는 호스피스 대상 환자임을 나타내는 의사소견서(전자문서로 된 소견서 포함)를 첨부하여 호스피스전문기관에 신청하여야 한다.
- 호스피스 대상 환자가 의사결정능력이 없을 때에는 미리 지정한 지정대리인이 신청할 수 있고 지정대리인이 없을 때에는 환자가족(배우자, 직계비속, 직계존속 순)이 신청할 수 있다.
- 호스피스 대상 환자는 언제든지 직접 또는 대리인을 통하여 호스피스의 신청을 철회할 수 있다.
- 호스피스의 신청 및 철회 등에 필요한 사항은 보건복지부령으로 정한다.

3 분야별 호스피스 전문 인력과 역할

1) 호스피스의 목적

호스피스는 육체적 고통뿐만 아니라, 다양한 비육체적 고통을 완화시켜 자신의 인생을 잘 완성하고 마무리 짓도록 도와주는 데 목적이 있으므로 개인별 각각의 고통요소를 잘 이해하고 조절해 줄 수 있는 전문 인력이 필요하다. 일반적으로 호스피스 · 완화의료에 참여하는 필수 인적 구성원은 의사, 간호사, 사회복지사, 성직자 및 자원봉사자이다(그림 24-1).

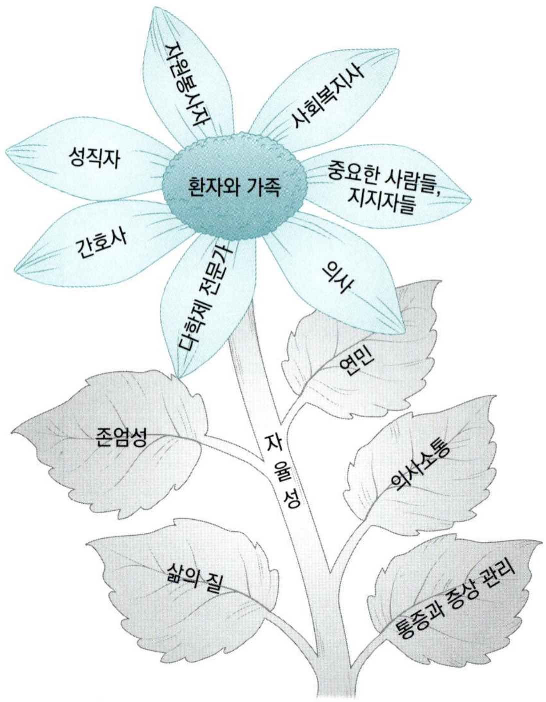

그림 24-1 호스피스 간호의 요소

출처: Adams J. R. et al.(2007). *End of life- a nurse's guide to compassionate care*. PA: Lippincott Williams & Wilkins. USA, 일부 수정.

2) 호스피스팀의 역할

- 통증과 증상을 적극적으로 조절한다. 가능하면 비침습적이며 간단하고 효율적인 방법을 도입한다.
- 정신적 · 정서적 분야의 고통을 조절해준다.
- 사회적 · 가정적 문제나 어려움을 상담하고 도울 수 있는 여러 자원을 제공한다.
- 영적 문제나 종교적 갈등을 상담하고 지지한다.
- 앞으로 발생할 수 있는 육체적 증상이나 정신적 문제에 대해 미리 정보를 제공하고 대처할 수 있는 방법을 상의한다.
- 환자 자신이 스스로 남은 시간에 행해질 의료적 처치에 대하여 결정할 수 있도록 의료적 정보를 제공한다. 즉, 인위적 생명유지 치료에 대한 환자나 가족들의 의견을 솔직하게 토론하도록 격려한다.
- 임종 전에 가족들에 대한 충분한 교육으로 사별 후에 발생할 수 있는 비정상적 사별의 과정

을 방지하고 자연적 사별의 과정을 경험하게 도와준다.

- 사별 관리를 체계적으로 제공하여 사별 후 가족들이 정상적인 생활에 복귀할 수 있도록 도와준다.

4 증상별 관리방법

1) 통증

노인에서의 통증은 특별히 문제가 된다. 일반적으로 노인은 만성통증을 늘 경험하고 나이 들면 아픈 것은 당연한 것이라고 생각하기 때문에 통증을 잘 표현하지 못하는 경향이 있다. 또한 의료인들도 노인에 대한 선입견으로 인해 통증을 과소평가하기도 한다. 간호사는 성공적인 통증 관리를 위해 통증의 근원이 어디에 있는지를 주의 깊게 사정해야 한다. 이 밖에도 통증 치료에는 진통제를 단독으로 사용하는 것보다 보조약제(항우울제, 항진경제)와 함께 사용하는 것이 효과적이다. 다음은 국제보건기구(WHO)에서 권장하는 암성통증의 진통제 사용방법이다.

- 가능한 한, 먹는 약을 먼저 사용한다.
- 반드시 진통제의 규칙적인 사용이 중요하다.
- 국제보건기구의 통증 사다리(그림 24-2)에 따라 진통제를 사용한다.
- 환자의 상태에 따른 개별적 용량을 사용한다.

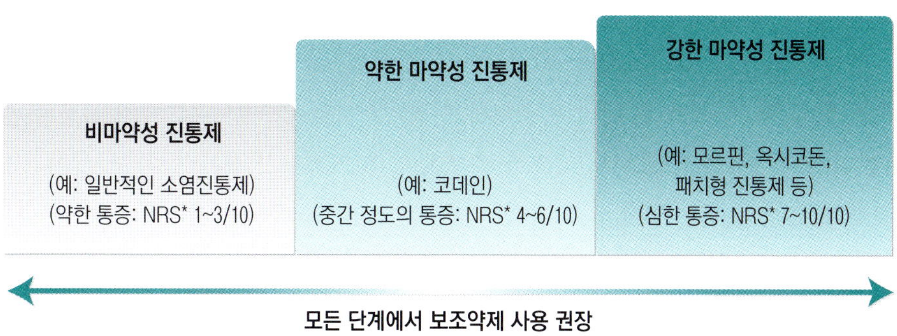

그림 24-2 국제보건기구(WHO)의 통증 사다리

출처: 정극규 · 윤수진 · 손영순(2017). 알기 쉬운 임상 호스피스 · 완화의료. 마리아의작은자매회.
*숫자척도(Numeric Rating Scale, NRS)

- 적절한 보조약제의 사용이 중요하다.
- 진통제를 복용할 때 예견되는 부작용이나 문제점에 대해 미리 대비한다.
- 항상 전체적인 통증(환자가 느끼는 모든 종류의 아픔과 고통, total pain)의 개념에서 생각하고, 비약물치료를 고려해야 한다.

2) 식욕부진과 악액질

식욕부진과 악액질(cachexia)은 말기환자들이 공통적으로 호소하는 증상 중 가장 흔한 증상이다. 이 증상은 음식물을 제대로 섭취하지 못하거나, 영양분을 흡수시키지 못하거나, 탄수화물, 단백질, 지방의 비정상적인 대사의 결과로 발생한다. 특히, 말기 암의 경우, 종양에서 나오는 화학물질이 외부에서 제공되는 영양소들을 칼로리로 전환시키는 과정을 방해하기 때문에, 실제로 억지로 먹는 음식물들이 영양상태를 유지시키는 데 큰 영향을 주지 못한다.

따라서 가족들에게 환자가 음식을 거부하는 것이 식욕부진의 문제이기 때문에 너무 민감하게 대응할 필요가 없으며, 억지로 음식물을 주지 않도록 교육한다. 영양관리에 관한 일반적인 원칙은 다음과 같다.

- 식사는 최대한 편안한 환경에서 앉은 자세에서 하도록 한다.
- 기운이 너무 없을 때는 식사 전에 충분한 휴식을 취하게 한다.
- 보통 아침 식사를 가장 잘 먹을 수 있으므로 특별히 신경을 더 쓰도록 한다.
- 식욕을 돋울 수 있는 음료를 제공하고, 시각적으로 맛있어 보이게 음식을 준비한다.
- 약간 차갑고 부드러운 음식이 먹기 편하다.
- 환자가 좋아하고 입맛에 맞는 음식을 제공하며, 음식을 엄격하게 제한하지 않는다.
- 강한 향신료는 구역질을 유발할 수 있어 약간 싱겁게 조리하는 것이 무난하다.
- 음식물이나 약을 삼키기 힘들 때는 억지로 경구 투여하지 말고 비경구 투여를 고려한다.

3) 변비

호스피스 환자의 45~50%가 변비를 호소하고 장기적으로 마약성 진통제를 복용하는 환자들의 95% 이상이 고생할 만큼 변비는 흔한 증상이다. 말기환자의 식사량, 수분 섭취 정도, 장의 운동성 등의 요소에 따라 대변이 형성되는 정도가 다르기 때문에, 호스피스에서는 일반적 기준에 따르기보다 대개 일주일에 1~2회 이상 배변을 유지하도록 조절하면서 변비로 인한 복부 팽만감, 복부 통증, 오심, 구토 또는 배변의 절박감이 없도록 관리하고 있다. 변비관리에 관한 일반적인 원칙은 다음과 같다.

- 환자에게 어떤 상태가 변비인지 확인하고, 환자나 가족에게 변비에 관한 교육을 한다.

- 가능하다면, 변비를 유발하는 약물을 중단 또는 다른 약물로 교체한다.
- 배변 습관을 규칙적으로 할 수 있도록 격려한다.
- 화장실을 안락하고 개인적인 공간으로 조성해야 한다.
- 환자가 너무 쇠약하여 움직일 수 없을 때, 침대 옆에 변기를 준비해 둔다.
- 상태가 가능하다면, 운동이나 활동량을 늘리도록 한다.
- 장의 운동을 촉진시키기 위해 가능한 한 운동을 격려하고, 복부 마사지를 규칙적으로 해주도록 한다.
- 상태가 가능하다면 식이섬유와 수분 섭취를 늘린다.
- 변비의 원인에 따른 치료를 적용한다.
- 편안한 배변을 촉진하기 위한 약물치료를 고려한다.

4) 호흡곤란

호흡곤란은 폐암 환자의 60% 이상에서 나타나며, 일반적으로 암환자의 마지막 6주 이내에서는 거의 70% 이상에서 호흡곤란을 호소한다. 말기환자의 호흡곤란의 일반적 관리는 다음과 같다.

- 가능하면, 실내를 조용하고 편안한 환경으로 유지한다.
- 활동량을 줄이고, 편안한 자세를 유지한다. 환자의 자세는 주로 상체를 비스듬히 올리는 것이 좋다.
- 창문을 열어 환기를 자주 하고, 호흡곤란이 심하면 작은 선풍기를 약하게 얼굴을 향해 틀어놓거나, 부채로 얼굴을 부쳐주는 것도 도움이 된다.
- 실내 습도를 적정하게 유지시킨다.
- 호흡이 매우 힘들 때, 입을 약간 오므린 상태에서 숨을 쉬게 도와주면 훨씬 편안함을 느낄 수 있다.
- 가족이나 봉사자는 환자의 앞에서 환자의 두 손을 잡고 전신의 근육을 이완시켜서 호흡을 환자와 똑같은 속도로 조절할 수 있게 도와주고 심리적인 안정감을 주도록 교육한다.
- 호흡곤란은 완화될 수 있다는 확신을 주어 불안을 해소시킨다.
- 환자나 가족과 상의하여 마약성 진통제 사용에 대해 논의한다.

5) 욕창

욕창은 주로 침대에 누워있는 상태의 말기환자에게 자주 나타난다. 고위험군의 말기환자를 돌볼 때, 반드시 욕창이 발생할 수 있다는 사실을 항상 염두에 두고 예방적 관찰과 조치를 철저히 시행해야 한다. 욕창의 일반적인 조치로는 규칙적인 체위변경, 에어매트리스의 사용, 순환을 촉진시키기 위한 마사지(붉은 부위는 하지 말 것) 등이 있다. 만일 활동성이 있는 환자의 경우, 활동을 격려하고 회음부가 청결하고 습기가 없도록 통풍을 잘 시킨다. 그러나 임종이 가까워지면 규칙적인 체위변경을 꼭 할 필요는 없다. 특히 암이 뼈에 전이된 환자를 임종이 가까운 시기에도 규칙적으로 체위변경을 하면, 이로 인한 통증만 가중시키기 때문에 상황판단을 잘 해야 한다.

6) 림프부종

림프부종은 림프액의 정상적인 순환에 장애가 생겨 말단부에 림프액이 저류되는 현상을 말한다. 이 현상이 진행되면, 신체 말단뿐만 아니라 체간부나 두경부 또는 회음부나 성기 주위에도 발생할 수 있다. 림프부종이 장기화되면 피하조직의 섬유화현상이 심해지고 피부가 딱딱해지는 상피증(elephantiasis)의 형태로 변할 수 있다. 이로 인해 통증이 발생하고 일상 활동에 지장이 되며 삶의 질이 저하된다. 림프부종의 일반적 관리원칙은 다음과 같다.

- 환자와 가족들에게 림프부종의 원인과 예상되는 결과, 치료방법에 대한 교육을 실시한다.
- 피부가 건조하지 않도록 유지하며, 갈라짐이나 염증이 생기지 않도록 피부관리를 철저히 한다.
- 림프부종이 있는 사지에 상처가 생기지 않도록 주의하고, 햇빛에 과도하게 노출시키지 말고 주사, 침, 뜸을 시행하지 않는다.
- 다학제적 접근으로 환자의 신체적 · 정신적 · 사회적 고통을 완화시킬 수 있도록 전문가들이 치료에 참여한다.
  - 물리치료, 운동, 탄력 압박의류나 저탄력붕대, 압박용 공기 펌프기계 적용 등을 고려할 수 있다.

7) 정신 · 신경계 문제

말기환자들은 정신 · 신경계 이상이나 부작용이 생길 가능성이 매우 높다. 일반적으로 모든 암환자의 25% 정도가 정신 · 신경계 문제를 호소하고, 말기환자들 중 약 70~80%가 심한 우울증을 보인다. 임종이 가까운 시기에는 거의 85% 이상의 환자들이 섬망을 나타낸다. 말기환자들의 정신 · 신경계 문제들은 섬망, 치매, 적응장애, 기억장애, 우울, 불안장애 등이 있다. 특히, 노인 말기환자들은 치매의 증상이 병발하는 경우가 많으므로 상황에 따른 조치가 필요하다. 불안정이나 혼돈에 대한 일반적인 관리 원칙은 다음과 같다.

- 환자 안전에 유의한다.
- 회복 가능한 원인을 치료한다.
- 환자를 안심시키고 편안하고 사적인 환경을 제공한다.

- 환자의 혼란과 공포를 인지하고 원인을 찾도록 노력한다.
- 증상이 지속되면 처치 방법을 변경한다.

5 생애말기 대상자와의 의사소통

1) 의사소통의 일반적 원칙

말기환자에게 의료인의 말 한마디는 자신의 생명과 직결된다고 생각되기 때문에 사소한 말이나 동작이 환자나 가족에게 매우 큰 영향을 줄 수 있다. 따라서 환자나 가족들의 육체적 · 심리적 상태에 대해 경청하고 관심을 가지고 요구를 파악하고자 노력하는 것이 바람직하다.

일단 환자나 가족에게 상세한 질병정보를 전달하고 난 뒤, 그들이 앞으로 선택할 수 있는 여러 가지 치료방법에 관한 정보도 제공해야 한다. 이때 의료인-환자 관계뿐만 아니라 말기환자를 돌보는 의료인의 개인적 성향이나 질병을 바라보는 관점도 치료방법을 선택하는데 영향을 주는 요소가 된다.

윤리적인 측면에서 어떤 치료를 선택할 때, 환자나 가족이 바라는 목적과 치료하는 의료인의 목적이 동일해야 한다. 환자를 총체적 인격체로 보고 환자 입장에서 어떤 방법이 삶의 질과 고통 경감에 도움을 주는지를 살피고 접근할 수 있어야 한다.

환자가 자주 호소하는 표현으로, "아프지만 않으면 좋겠어요.", "약의 용량을 너무 올리지 마세요.", "몸에 좋다고 가족이 사왔는데 먹어도 될까요?", "이제 모든 걸 포기했어요…." 등이 있다. 이러한 의사표현을 모두 만족스럽게 해결해 줄 수는 없지만, 깊은 관심을 가지고 대해야 한다.

2) 죽음과 죽어감에 대해 이야기하기

죽음과 죽어감에 대해 이야기하는 것은 간호사와 환자 모두에게 어려운 일이다. 대상자가 선호하는 것에 대해 아는 가장 쉬운 방법은 가족이나 돌봄제공자에게 단순하게 물어보는 것이다. 그러나 이러한 대화는 노인환자의 경우 자신을 포기하는 것으로 생각하거나, 가족의 경우 노인이 죽기를 바라는 것으로 생각할까봐 염려해서, 의료진의 경우 나쁜 소식을 어떻게 전달하고 무엇을 말해야 할지 몰라서 발생하는 두려움 때문에 실제로 이루어지지 않는 때가 많다. 한국인들의 의식 속에 자리하고 있는 '죽음'은 부정적 의미가 우세하여, 죽음을 회피하고 금기시하는 사회 분위기도 이러한 대화를 저해하는 요인이 될 수 있다.

3) 나쁜 소식 전하기

의학적으로 더 이상의 치료가 어려운 것으로 판단될 때 적절한 시기를 선택하여 환자와 가족에게 그 사실을 알릴 필요가 있다. 생애말기간호교육협의회(end-of-life nursing education consortium, ELNEC)에서는 '나쁜 소식 전하기'를 환자, 가족과 상호작용하는 간호사, 의사 및 다른 다학제팀원들이 갖추어야 할 기본 기술로 본다. 생애말기 환자에게 나쁜 소식을 전하는 6단계는 다음과 같다[완화 및 생애말기돌봄 교육(Education in Palliative and End-of-Life Care, EPEC) 프로젝트; 박재순, 2012].

① 1단계: 준비하기

- 무엇을 말할지 계획한다.
- 환자의 의학적 정보와 사실을 확인한다.
- 도움이 되는 환경을 조성한다.
- 환자에게 누가 함께 있기를 원하는지 확인한다.
- 적절한 시간을 배정한다.

② 2단계: 환자가 무엇을 알고 있는지 파악하기

- 환자가 나쁜 소식을 이해할 수 있는지에 대한 능력을 사정한다.
  - "현재 상태에 대해 어떤 것을 이해하고 있는가?", "의료진이 무엇을 말했나?" 등을 환자에게 직접 물어보는 것이 합리적이다.

③ 3단계: 환자가 얼마나 알고 싶어 하는지 파악하기

- 정보를 제공받는 것을 환자가 거절할 수 있음을 인식하고, 환자의 선호도를 파악하고 지지한다.
- 다른 사람이 환자를 대신하여 정보를 들을 수도 있음을 알리고 지지한다.
- 문화적 · 종교적 · 사회경제적 영향을 고려한다.

④ 4단계: 정보 공유하기

- "유감스럽지만, 나쁜 소식이 있습니다."라고 말하고 잠시 멈춘다.
- 환자의 지각이 의학적 사실에 근접하도록 점진적으로 옮겨간다.
- 심각한 진단이나 죽음의 위협과 관련된 내용은 정보를 조금씩 나누어 제공한다.
- 직접적이고 간결한 방식으로 나쁜 소식을 설명한다. 완곡하게 돌려 말하는 것을 피한다.
- 오해가 없도록 일반적인 용어를 사용한다. 약어와 은어 사용을 피한다.
- 최대한 오랜 시간 동안 조용히 앉아 있는다. 침묵을 사용하면서 환자의 반응을 기다리면 거기에서 단서를 찾을 수 있다.

- 오랜 침묵 후에 반응이 없으면 부드럽게 물어볼 수 있다.
  - "무엇을 생각하고 있는지 말씀해 주세요."

⑤ 5단계: 환자 감정에 반응하기

- 환자의 정서적 반응에 대비한다.
  - 분노, 슬픔, 얼떨떨함, 당황스러움, 도전-도피반응(fight-flight responses)과 같이 다양하고 강한 정서반응이 나올 수 있음을 예측하고 대비한다.
- 반응할 충분한 시간을 준다.
- 감정을 말로 표현할 수 있도록 격려한다.
- 접촉이나 눈 맞춤처럼 비언어적 의사소통을 활용한다.
- 질문에 답하고 부가적인 정보를 준다.
- 정보를 자주 강화한다.
  - 환자가 들은 것을 반복하여 말하게 하거나 중요한 부분을 반복하여 말한다.
- 질문의 의도에 귀를 기울인다. 환자가 주로 걱정하는 것과 의료진의 생각이 다를 수도 있다.

⑥ 6단계: 다음 만남을 계획하기

- 필요시 추가 검사, 증상 치료, 타 부서 의뢰 날짜를 잡는다.
- 가능한 지지자원에 대해 이야기 나눈다.
- 환자가 자리에서 일어나기 전에 환자와 지지자 간의 안전을 확인한다.
- 내용을 요약하고, 다음 방문 일정을 반복해서 알린다.

6 임종과 죽음에 대한 인식

전통적으로 대부분의 가정은 조부모, 부모, 자녀 3대가 같이 살면서 일상 속에서 삶과 죽음 문제에 자연스럽게 이해되었다. 그러나 현대에는 질병을 치료하고 생명을 연장하는 기술이 발전하면서 가족과 가정이 아닌 병원에서 대부분 임종을 맞이하게 되었다.

한국인들의 죽음에 대한 인식과 태도를 조사한 자료(김명숙, 2010)에 의하면, 연령이나 종교 유무와 상관없이 좋은 죽음의 장소로 '자신이 살던 집과 방', '사랑하는 사람과 가족이 있는 곳'이라는 응답률이 80% 이상이었다. 또한 죽음에 대해 무엇을 준비하겠는가에 대해 '죽음을 받아들이고, 가족과 인사하기', '현재를 열심히 살기', '신변정리', '하던 일 마무리하기', '가족을 위한 배려와 유산 · 유언 남기기'가 많은 비중을 차지했다. 그러나 2016년을 기준으로 한 총 사망자 중

약 75%가 병원에서 죽음을 맞이하였다. 병원에서 죽음을 맞이하는 사람들 중 상당수는 의학적으로 소생할 가능성이 매우 낮은 상황에서 생명연장을 위한 다양한 시술과 처치를 받으며 죽음을 맞이하였다.

다행히도 임종과 죽음의 과정이 보다 새롭고, 실재적인 측면으로 최근에 부각되기 시작하였다. 유한한 삶을 살다가 인생의 종착역을 바라보면서 죽음에 대해 관심을 갖고 '좋은 죽음'을 맞이하고자 하는 노력은 삶의 완성에 대한 관심이다. 이는 죽음의 과정이 생이 끝나기만을 수동적으로 기다리는 것이 아니라 인간이 지속적으로 성장하는 중요한 과정이자 기회라는 관점을 의미하기도 한다.

간호사는 다른 의료인들보다 더 많은 시간 동안 환자나 가족과 함께하면서 환자가 죽음을 맞이하는 과정에 많은 영향을 주는 위치에 있다. 죽어가는 환자와 가족들은 그 어려운 시기에 간호사를 믿고 의지한다. 생애말기 대상자 간호의 초점은 고통 또는 죽어가는 과정을 연장하는 것보다 환자의 안위와 삶의 질에 집중해야 한다. 또한 환자들이 받고 싶은 생애말기 간호를 결정할 때, 그들의 신체적 · 정서적 · 심리사회적 · 영적 욕구가 모두 언급되고 반영되어야 한다.

7 연명의료결정법

1) 연명의료결정법 제정의 배경

2009년에 '김 할머니 사건'을 통해, 의학적으로 회생가능성이 없는 환자라면 해당 환자가 남긴 사전의료지시나 환자가족이 진술하는 환자의 의사에 따라 연명치료를 중단하는 것이 가능하다는 판결이 내려졌다(Tip 참조). 그럼에도 불구하고 의료계는 여전히 연명의료 중단에 대해서 소극적인 태도를 유지해왔다. 이후 국민인식 조사, 관련 연구결과, 사회적 합의체 운영 결과 등을 토대로 의학적으로 의미가 없는 연명의료의 유보나 중단에 관한 공감대를 형성하려는 노력이 있었으나, 결정 주체와 방법 등 구체적인 절차에 대한 합의를 이루지는 못했다.

2013년에 대통령 소속 국가생명윤리심의위원회는 특별위원회를 구성하여 연명의료중단 등 결정과 관련된 구체적인 기준과 내용을 제시하면서 특별법 제정을 권고하였고, 2015년 임종과정에 있는 환자에 대한 연명의료 유보 및 중단에 관한 법률이 제안되었다. 이후 법률안에 대한 검토 과정에서 임종 돌봄의 병행 제공 필요성이 강력하게 제기되면서 2016년 2월 호스피스 · 완화의료와 연명의료를 함께 다루는 「호스피스 · 완화의료 및 임종과정에 있는 환자의 연명의료결정에 관한 법률」(약칭 '연명의료결정법')이 제정되었다. 2017년 8월 4일부터 호스피스 · 완화의료 관련법이 시행되었고, 2018년 2월 4일부터 연명의료결정 관련법이 시행되고 있다.

Tip 김 할머니 사건

76세의 김 할머니는 폐암 발병 여부를 확인하기 위한 검사를 진행하던 중 갑작스럽게 의식을 잃고 소위 '식물인간 상태'로 중환자실에서 인공호흡기와 같은 생명연장장치에 의존하였다. 할머니의 가족들은 평소 할머니의 뜻을 전하며 인공호흡기를 제거해달라고 요청했지만, 병원에서는 이를 받아들이지 않았고, 결국 소송에까지 이르게 되었다. 그 결과, 대법원은 환자가 회복 불가능한 사망 단계에 진입하였고, 연명치료 중단에 대한 환자의 의사를 추정할 수 있는 경우라면, 해당 환자에 대한 연명치료를 중단할 수 있다고 판결했다.

2) 연명의료결정법의 주요 내용

연명의료결정법은 호스피스 · 완화의료에 관한 내용과 임종과정에 있는 환자의 연명의료와 연명의료중단 결정 및 그 이행에 필요한 사항으로 구성되어 있다. 여기서는 연명의료와 연명의료중단결정 등에 관한 사항을 소개하였고, 호스피스 · 완화의료에 관한 법은 뒤에 나오는 호스피스 간호에서 다루었다.

① 기본 원칙

- 호스피스와 연명의료 및 연명의료중단 등 결정에 관한 모든 행위는 환자의 인간으로서의 존엄과 가치를 침해하여서는 안 된다.
- 모든 환자는 최선의 치료를 받으며, 자신이 앓고 있는 상병(傷病)의 상태와 예후 및 향후 본인에게 시행될 의료행위에 대하여 분명히 알고 스스로 결정할 권리가 있다.
- 「의료법」에 따른 의료인은 환자에게 최선의 치료를 제공하고, 호스피스와 연명의료 및 연명의료중단 등 결정에 관하여 정확하고 자세하게 설명하며, 그에 따른 환자의 결정을 존중하여야 한다.

② 주요 용어

- **임종과정**

  회생의 가능성이 없고, 치료에도 불구하고 회복되지 아니하며, 급속도로 증상이 악화되어 사망이 임박한 상태

- **임종과정에 있는 환자**

  담당의사와 해당 분야의 전문의 1명으로부터 임종과정에 있다는 의학적 판단을 받은 자

- **말기환자**

  적극적인 치료에도 불구하고 근원적인 회복의 가능성이 없고 점차 증상이 악화되어 담

당의사와 해당 분야의 전문의 1명으로부터 수개월 이내에 사망할 것으로 예상되는 진단을 받은 환자(2019. 3. 28. 개정 시행)

- **연명의료**

  임종과정에 있는 환자에게 하는 심폐소생술, 혈액투석, 항암제 투여, 인공호흡기 착용 및 그 밖에 대통령령으로 정하는 의학적 시술로서 치료효과 없이 임종과정의 기간만을 연장하는 것

- **호스피스-완화의료**

  암, 후천성면역결핍증, 만성폐쇄성폐질환, 만성 간경화, 그 밖에 보건복지부령으로 정하는 질환에 해당하는 질환으로 말기환자로 진단을 받은 환자 또는 임종과정에 있는 환자(이하 '호스피스대상환자'라 함)와 그 가족에게 통증과 증상의 완화 등을 포함한 신체적 · 심리사회적 · 영적 영역에 대한 종합적인 평가와 치료를 목적으로 하는 의료

- **연명의료중단 등 결정**

  임종과정에 있는 환자에 대한 연명의료를 시행하지 아니하거나 중단하기로 하는 결정

- **사전연명의료의향서**

  19세 이상인 사람이 자신의 연명의료중단 등 결정 및 호스피스에 관한 의사를 직접 문서로 작성한 것(그림 24-3)

- **연명의료계획서**

  말기환자 등의 의사에 따라 담당의사가 환자에 대한 연명의료중단 등 결정 및 호스피스에 관한 사항을 계획하여 문서로 작성한 것(그림 24-4)

■ 호스피스 · 완화의료 및 임종과정에 있는 환자의 연명의료결정에 관한 법률 시행규칙 [별지 제6호서식] (앞쪽)

사전연명의료의향서

※ 색상이 어두운 부분은 작성하지 않으며, [ ]에는 해당되는 곳에 √표를 합니다.

<table>
<tr><td>등록번호</td><td colspan="3">※ 등록번호는 의료기관에서 부여합니다.</td></tr>
<tr><td rowspan="3">작성자</td><td colspan="2">성명</td><td>주민등록번호</td></tr>
<tr><td colspan="3">주소</td></tr>
<tr><td colspan="3">전화번호</td></tr>
<tr><td>호스피스 이용</td><td colspan="2">[ ] 이용 의향이 있음</td><td>[ ] 이용 의향이 없음</td></tr>
<tr><td rowspan="2">사전연명의료
의향서
등록기관의
설명사항 확인</td><td>설명
사항</td><td colspan="2">[ ] 연명의료의 시행방법 및 연명의료중단 등 결정에 대한 사항
[ ] 호스피스의 선택 및 이용에 관한 사항
[ ] 사전연명의료의향서의 효력 및 효력 상실에 관한 사항
[ ] 사전연명의료의향서의 작성 · 등록 · 보관 및 통보에 관한 사항
[ ] 사전연명의료의향서의 변경 · 철회 및 그에 따른 조치에 관한 사항
[ ] 등록기관의 폐업 · 휴업 및 지정 취소에 따른 기록의 이관에 관한 사항</td></tr>
<tr><td>확인</td><td colspan="2">위의 사항을 설명 받고 이해했음을 확인합니다.
년 월 일 성명 (서명 또는 인)</td></tr>
<tr><td>환자 사망 전
열람허용 여부</td><td colspan="3">[ ] 열람 가능 [ ] 열람 거부 [ ] 그 밖의 의견</td></tr>
<tr><td rowspan="2">사전연명의료
의향서
등록기관 및
상담자</td><td colspan="2">기관 명칭</td><td>소재지</td></tr>
<tr><td colspan="2">상담자 성명</td><td>전화번호</td></tr>
</table>

본인은 「호스피스 · 완화의료 및 임종과정에 있는 환자의 연명의료결정에 관한 법률」 제12조 및 같은 법 시행규칙 제8조에 따라 위와 같은 내용을 직접 작성했으며, 임종과정에 있다는 의학적 판단을 받은 경우 연명의료를 시행하지 않거나 중단하는 것에 동의합니다.

작성일 년 월 일
작성자 (서명 또는 인)

등록일 년 월 일
등록자 (서명 또는 인)

그림 24-3 사전연명의료의향서 서식

출처: 국립연명의료관리기관(https://www.lst.go.kr)

■ 호스피스 · 완화의료 및 임종과정에 있는 환자의 연명의료결정에 관한 법률 시행규칙 [별지 제1호서식] (앞쪽)

연명의료계획서

※ 색상이 어두운 부분은 작성하지 않으며, [ ]에는 해당되는 곳에 √표를 합니다.

등록번호	※ 등록번호는 의료기관에서 부여합니다.		
환자	성명		주민등록번호
	주소		
	전화번호		
	환자 상태	[ ] 말기환자	[ ] 임종과정에 있는 환자
담당의사	성명		면허번호
	소속 의료기관		
호스피스 이용	[ ] 이용 의향이 있음		[ ] 이용 의향이 없음
담당의사 설명사항 확인	설명 사항	[ ] 환자의 질병 상태와 치료방법에 관한 사항 [ ] 연명의료의 시행방법 및 연명의료중단 등 결정에 관한 사항 [ ] 호스피스의 선택 및 이용에 관한 사항 [ ] 연명의료계획서의 작성 · 등록 · 보관 및 통보에 관한 사항 [ ] 연명의료계획서의 변경 · 철회 및 그에 따른 조치에 관한 사항 [ ] 의료기관윤리위원회의 이용에 관한 사항	
	확인 방법	위의 사항을 설명 받고 이해했음을 확인하며, 임종과정에 있다는 의학적 판단을 받은 경우 연명의료를 시행하지 않거나 중단하는 것에 동의합니다. [ ] 서명 또는 기명 날인 년 월 일 성명 (서명 또는 인) [ ] 녹화 [ ] 녹취 ※ 법정대리인 년 월 일 성명 (서명 또는 인) (환자가 미성년자인 경우에만 해당합니다)	
환자 사망 전 열람허용 여부	[ ] 열람 가능	[ ] 열람 거부	[ ] 그 밖의 의견

「호스피스 · 완화의료 및 임종과정에 있는 환자의 연명의료결정에 관한 법률」 제10조 및 같은 법 시행규칙 제3조에 따라 위와 같이 연명의료계획서를 작성합니다.

년 월 일

담당의사 (서명 또는 인)

그림 24-4 연명의료계획서 서식

출처: 국립연명의료관리기관(https://www.lst.go.kr)

사전연명의료의향서와 연명의료계획서의 차이를 비교한 것을 표 24-1에 제시하였다.

표 24-1 사전연명의료의향서와 연명의료계획서의 비교

구분	사전연명의료의향서	연명의료계획서
대상	19세 이상의 성인	말기환자 등(말기환자 또는 임종과정의 환자)
작성자	본인이 직접	환자의 요청에 의해 담당의사
설명의무	사전연명의료의향서 등록기관(상담자)	담당의사
등록	사전연명의료의향서 등록기관	의료기관
통보	국립연명의료관리기관	국립연명의료관리기관
환자의 의사	본인의 명시적 의사, 환자 의사의 추정	본인의 명시적 의사

출처: 국가생명윤리정책원(2018). 지정 사전연명의료의향서 등록기관 소속 상담사 기본교육자료. 보건복지부.

③ 연명의료중단 등 결정의 관리체계

보건복지부는 연명의료, 연명의료중단 등 결정 및 그 이행에 관한 사항을 적정하게 관리하기 위해 국립연명의료관리기관을 둔다. 또한 연명의료중단 등을 결정하고 수행하려는 의료기관은 보건복지부령으로 정하는 바에 따라 해당 의료기관에 의료기관윤리위원회를 설치하고, 이를 보건복지부장관에게 등록하여야 한다(그림 24-5).

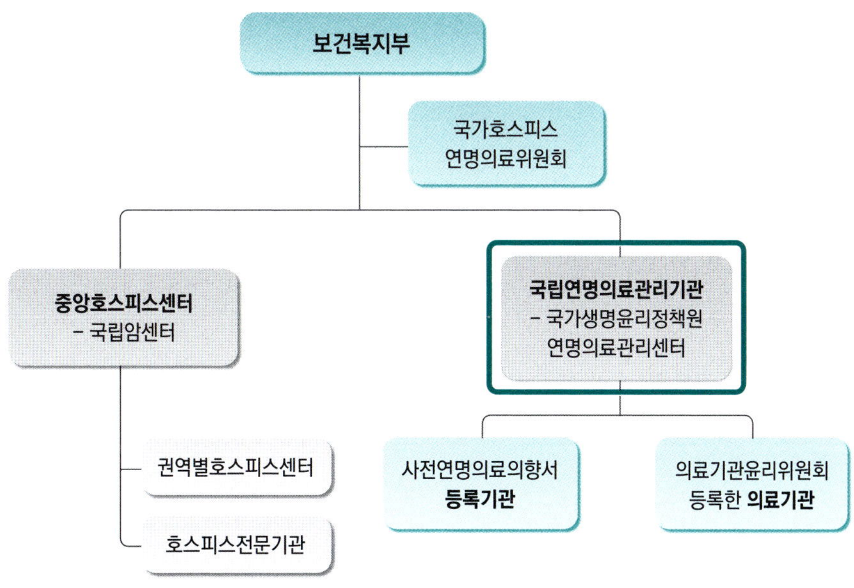

그림 24-5 연명의료중단 등 결정의 관리체계

출처: 국가생명윤리정책원(2018). 지정 사전연명의료의향서 등록기관 소속 상담사 기본교육자료. 보건복지부.

■ 사전연명의료의향서 등록기관

사전연명의료의향서 등록기관은 보건복지부장관이 지역보건의료기관, 의료기관, 사전연명의료의향서에 관한 사업을 수행하는 비영리법인 또는 비영리단체, 공공기관을 대상으로 지정할 수 있으며, 등록기관의 업무는 다음과 같다.

- 사전연명의료의향서 등록
- 사전연명의료의향서에 관한 설명(연명의료의 시행방법 및 연명의료중단 등 결정, 호스피스의 선택 및 이용, 사전연명의료의향서의 효력 및 효력 상실, 사전연명의료의향서의 작성 · 등록 · 보관 및 통보, 사전연명의료의향서의 변경 · 철회 및 그에 따른 조치 사항) 및 작성 지원
- 사전연명의료의향서에 관한 상담, 정보제공 및 홍보
- 관리기관에 대한 사전연명의료의향서의 등록 · 변경 · 철회 등의 결과 통보
- 그 밖에 사전연명의료의향서에 관하여 보건복지부령으로 정하는 업무

■ 사전연명의료의향서 작성

사전연명의료의향서는 작성하고자 하는 19세 이상의 사람(이하 작성자)이 직접 작성해야 한다. 사전연명의료의향서를 작성한 사람은 언제든지 그 의사를 변경하거나 철회할 수 있다. 이 경우 등록기관장은 지체 없이 사전연명의료의향서를 변경하거나 등록을 말소하여야 한다. 사전연명의료의향서는 다음을 포함한다.

- 연명의료중단 등 결정
- 호스피스의 이용
- 작성 연월일
- 그 밖에 보건복지부령으로 정하는 사항

사전연명의료의향서는 다음 중 어느 하나에 해당하는 경우, 그 효력이 상실된다.

- 본인이 직접 작성하지 않은 경우
- 본인의 자발적 의사에 따라 작성되지 않은 경우
- 상기 사항에 관한 설명이 제공되지 않았거나 작성자의 확인을 받지 않은 경우
- 사전연명의료의향서 작성 · 등록 후에 연명의료계획서가 다시 작성된 경우(이때부터 효력을 잃는다.)

④ 연명의료중단 등 결정의 이행 과정

■ 연명의료중단 등 결정 이행의 대상

담당의사는 임종과정에 있는 환자가 연명의료계획서, 사전연명의료의향서 또는 환자가족의 진술을 통해 연명의료중단 등 결정을 원하는 것이고, 임종과정에 있는 환자의 의사

에도 반하지 않은 경우에만 연명의료중단 등 결정을 이행할 수 있다.

■ 환자가 임종과정에 있는지 여부에 대한 판단

담당의사는 환자에 대한 연명의료중단 등 결정을 이행하기 전에 해당 환자가 임종과정에 있는지 여부를 해당 분야의 전문의 1명과 함께 판단하고, 그 결과를 보건복지부령으로 정하는 바에 따라 기록(전자문서로 된 기록 포함)해야 한다. 다만, 호스피스전문기관에서 호스피스를 이용하는 말기환자가 임종과정에 있는지 여부에 대한 판단은 담당의사의 판단으로 갈음할 수 있다.

■ 환자의 의사 확인

연명의료중단 등 결정을 원하는 환자의 의사는 다음 중 하나의 방법으로 확인한다.

- 의료기관에서 작성된 연명의료계획서가 있는 경우, 이를 환자의 의사로 봄
- 담당의사가 사전연명의료의향서의 내용을 환자에게 확인하는 경우, 이를 환자의 의사로 봄
- 담당의사 및 해당 분야의 전문의 1명이 다음의 사항을 모두 확인한 경우
  - 환자가 사전연명의료의향서의 내용을 확인하기에 충분한 의사능력이 없다는 의학적 판단
  - 사전연명의료의향서가 법령 기준에 의거하여 작성됨
- 이 2가지 사항에 해당하지 아니하고, 19세 이상의 환자가 의사를 표현할 수 없는 의학적 상태인 경우 환자의 연명의료중단 등 결정에 관한 의사로 보기에 충분한 기간 동안 연명의료중단 등에 관한 의사에 대하여 환자가족(배우자, 직계비속, 직계존속 및 이들이 없는 경우 형제자매) 2명 이상의 일치하는 진술(환자가족이 1명인 경우에는 그 1명의 진술)이 있으면, 담당의사와 해당 분야의 전문의 1명의 확인을 거쳐 이를 환자의 의사로 봄. 다만, 그 진술과 배치되는 내용의 다른 환자 가족의 진술 또는 보건복지부령으로 정하는 객관적인 증거가 있는 경우에는 그러하지 아니함

■ 환자의 의사를 확인할 수 없는 경우의 연명의료중단 등 결정

환자의 의사를 확인할 수 없고 환자가 의사표현을 할 수 없는 의학적 상태인 경우, 다음 중 하나에 해당할 때에는 해당 환자를 위한 연명의료중단 등 결정이 있는 것으로 본다. 다만, 담당의사 또는 해당 분야 전문의 1명이 환자가 연명의료중단 등 결정을 원하지 않았다는 사실을 확인한 경우는 제외한다.

- 미성년자인 환자의 법정대리인(친권자에 한정)이 연명의료중단 등 결정의 의사표시를 하고 담당의사와 해당 분야 전문의 1명이 확인한 경우

- 환자가족 중 다음 각 목에 해당하는 사람(19세 이상인 사람에 한정, 행방불명자 제외) 전원의 합의로 연명의료중단 등 결정의 의사표시를 하고 담당의사와 해당 분야 전문의 1명이 확인한 경우

  ① 배우자

  ② 1촌 이내의 직계 존속 · 비속

  ③ ①과 ②에 해당하는 사람이 없는 경우 2촌 이내의 직계 존속 · 비속

  ④ ①부터 ③까지에 해당하는 사람이 없는 경우 형제자매

연명의료중단 등 결정 절차는 그림 24-6과 같다.

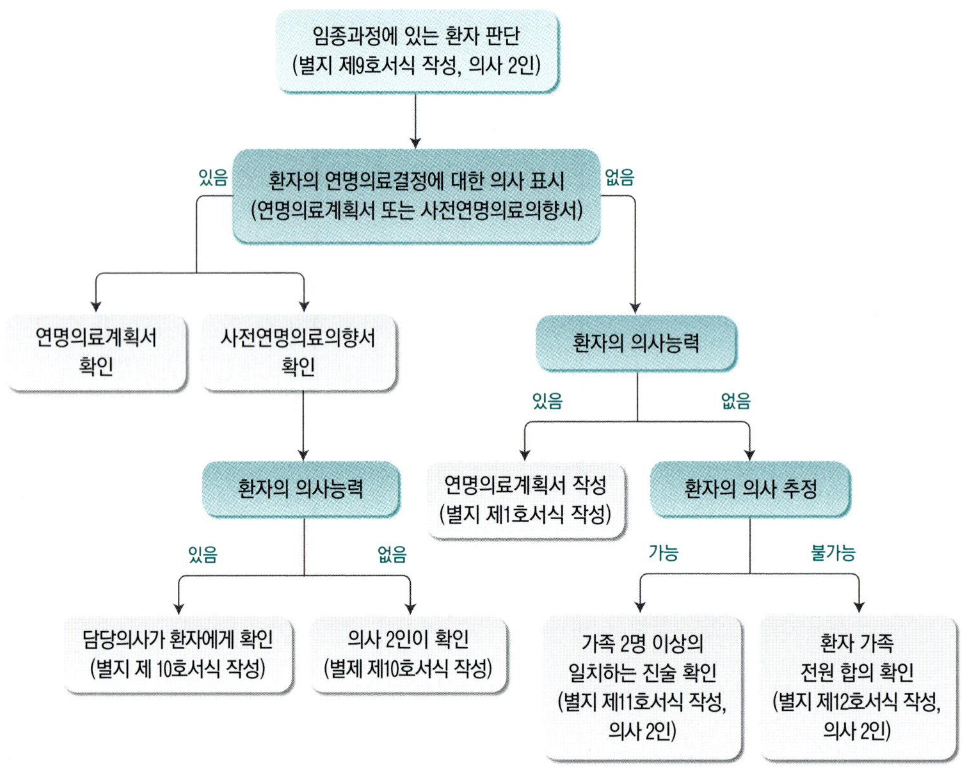

그림 24-6 연명의료중단 등 결정 절차

출처: 국립연명의료관리기관설립추진단(2017). 연명의료결정 제도 안내. 보건복지부.

※ 별지 서식은 국립연명의료관리기관의 법령정보자료실, 홈페이지 https://lst.go.kr/decn/contentList.do?pgNo=2&cate=&searchOption=0&searchText=을 참조한다.

■ 연명의료중단 등 결정의 이행 및 기록

담당의사는 연명의료중단 등 결정 이행 대상 환자에 대하여 즉시 연명의료중단 등 결정을 이행해야 한다. 연명의료중단 등 결정 이행 시 통증 완화를 위한 의료행위와 영양분 공급, 물 공급, 산소의 단순 공급을 시행하지 않거나 중단되어서는 안 된다. 담당의사가 연명의료중단 등 결정의 이행을 거부할 때에는 해당 의료기관의 장은 윤리위원회의 심의를 거쳐 담당의사를 교체해야 한다. 이 경우, 의료기관의 장은 연명의료중단 등 결정의 이행 거부를 이유로 담당의사에게 해고나 불리한 처우를 하여서는 안 된다. 담당의사는 연명의료중단 등 결정을 이행하는 경우, 그 과정 및 결과를 기록(전자문서로 된 기록 포함)해야 한다. 의료기관의 장은 제1항에 따라 연명의료중단 등 결정을 이행하는 경우, 그 결과를 지체 없이 보건복지부령으로 정하는 바에 따라 관리기관의 장에게 통보해야 한다.

8 임종과정과 간호

1) 신체적 변화

(1) 호흡기관의 변화

호흡은 무의식 상태의 임종환자에서 보이는 생명의 증거이다. 임종이 가까워질수록 호흡이 약해지고 호흡수가 감소한다. 과호흡과 무호흡이 반복되고 일반적으로 과호흡이 무호흡 시간보다 긴 체인-스톡 호흡(cheyne-stokes respiration)이 나타날 수 있다. 이러한 호흡은 약의 부작용으로 나타나는 경우는 드물고 임종이 임박한 의식불명 상태에서 흔히 나타나므로, 임종이 매우 임박했음을 가족들에게 알려야 한다.

(2) Death rattle(임종 때의 그르렁거리는 소리)

말기환자가 임종이 예상될 때 그르렁거리고 가래가 많이 섞인 거칠고 거품이 나는 듯한 호흡음인 death rattle가 들릴 경우가 있다. 이 호흡음은 임종 전에 나타나는 현상으로서 가족들은 임종이 임박했다는 가장 고통스러운 징후로 받아들이게 된다. 근본적으로 이 현상을 제거하기는 힘들지만, 원인이 무엇인지 파악하여 약물을 투여할 수 있다. 가족들에게 의식이 없는 환자는 호흡곤란 또는 질식감을 느끼지 않는다는 점을 설명하고, 흡인기로 기도 내로 깊게 흡인하는 것은 매우 괴로운 방법이므로 주로 입안이나 후두부의 분비물만 가볍게 흡인해 제거한다.

(3) 신경학적 변화

의식수준이 점차 떨어진다. 임종 전의 안절부절못한(restlessness) 상태를 보일 때, 환자의 안전과 가족들의 불안, 안타까움이 문제가 되면 즉각 약물치료를 한다. 몸을 뒤틀거나 손발을 꼬는 듯한 행동을 보이게 되면, 약물로서 진정시킬 수 있다.

(4) 심혈관계 변화

혈압이 서서히 또는 급격하게 떨어질 수 있고, 심박동수가 빠르고 약하게 변한다. 심부전증과 부정맥이 발생하는 것은 임종의 과정이며, 폐부종 징후도 임종 시 자주 나타난다.

(5) 피부의 변화

저체온으로 변하지만, 가끔 열이 날 때도 있다. 임종이 임박하면 피부의 색깔이 창백해지고 약간 푸른빛을 띠거나 얼룩이 진다. 피부가 살짝 벗겨질 수도 있다.

(6) 위장관의 변화

음식이나 물의 섭취를 할 수 없게 된다. 이 시기는 통증과 증상관리를 주사제로 하는 것이 효율적이다. 구강의 심한 악취나 구강건조증이 심해질 수 있으므로 구강청결과 습도유지가 매우 중요하다. 항문괄약근의 이완으로 변실금이 흔히 발생한다.

(7) 비뇨계 변화

요실금이 자주 나타난다.

2) 임종 환자와 가족 간호

(1) 죽음이 임박한 환자를 위한 배려

환자의 의식수준이 저하되면 가족들이 환자와 의사소통을 할 수 없게 된다. 따라서 사전에 충분한 계획과 준비가 되어 있어야 한다. 환자와 의사소통할 때는 먼저 자신이 누구인지 밝히고 부드러우면서도 확신에 찬 어조로 말하는 것이 환자의 안위를 위해 중요하다. 청각은 가장 늦게 소실되는 감각이므로, 간호사는 임종환자가 의식수준이 저하되더라도 말하는 것을 모두 듣고 있다는 전제 하에 대화해야 한다. 즉, 환자 앞에서 환자가 없는 것처럼 말하지 말고 환자가 반응하지 못하더라도 정상인에게 말하는 것처럼 이야기한다.

임종환경을 친숙하고 즐거운 환경으로 조성한다. 환자가 좋아하는 사람을 만나게 하고, 아끼는 물건, 음악 등을 환자 주위에 마련한다. 특별한 요구가 없는 한, 방을 어둡게 하거나 침묵하는 것은 오히려 좋지 않다.

(2) 가족 준비

임종징후가 나타날 경우, 가족들에게 임종과정에서 나타나는 신체적 변화에 대해 차분하게 설명해야 한다. 가족들은 작은 신체변화에도 매우 민감한 반응을 보이기 때문에, 반복해서 설명해야 하고, 이러한 변화들은 임종과정에서 나타나는 정상반응이라는 점을 확인시켜서 환자가 특별하게 고통을 겪지 않는다고 안심시켜야 한다.

가족들은 반복적인 정보제공과 교육에도 막상 임종이 현실로 다가오면 당황하게 되고 극도의 슬픔을 억제하기 힘들게 된다. 호스피스팀원들은 가족들에게 올바른 정보를 제공하고 차분하게 대처하고 슬픔을 표현할 수 있도록 도와주어야 한다. 환자가 죽음을 준비하고, 가족이 환자를 보낼 준비가 될 때 마지막 인사를 하도록 한다.

(3) 임종의 순간을 지켜야 하는 문제

죽음이 임박하면 직계 가족들은 임종을 맞이하기 위해 환자의 곁을 지키는 것이 일반적이다. 이 시기에 환자의 곁에 있는 가족에게 다음의 정보를 제공하고 임종의 순간을 현명하게 대처하도록 돕는다.

- 임종의 시각은 누구도 정확히 예측하기 어렵다.
- 임종의 순간을 지키는 것은 남아 있는 가족의 도덕적 책임감이나 자신의 위안 때문이며, 임종하는 환자에게 그 순간이 중요한 시간이 아니다.
- 가족들이 계속 환자의 곁을 지킨다고 해도 모든 사람들이 임종의 순간을 함께 할 수 있는 것은 아니다.
- 임종의 순간보다는 의식이 뚜렷하고 감정을 표현할 수 있는 생애말기 과정에서 가족들이 지켜주는 것이 더 가치 있고 중요하다.

(4) 사망 선고

호스피스에서 추구하는 임종의 과정은 자연적인 죽음이다. 호스피스간호사나 의사가 임종의 과정에 참여하고 사망을 확인해야 한다. 사망 선고를 위해 기계적 모니터링(echocardiography, ECG)을 하는 것은 가족들의 관심이 환자보다는 기계의 화면에 있기 때문에 바람직하지 못하다.

사망 확인은 질문에 대한 반응이 없고, 만지거나 자극에 대한 반응이 없어짐을 확인해야 한다. 그러나 자극에 대한 반응을 확인하기 위해 흉골 부위를 심하게 짓누르거나 젖꼭지를 비트는 등의 자극을 해서는 안 된다. 자극에 대한 반응이 없으면, 청진기로 심장박동의 정지와 호흡의 중지를 확인한다. 동공확대와 동공반사의 소실을 확인하고 난 뒤, 가족들에게 임종이 왔다는 사실을 알리고 가족들을 위로하고 종교적 배경에 따른 의식을 행하도록 한다.

임종과정에 참여하는 의료인은 반드시 경건하고 고인과 가족들을 존경하는 마음으로 행동하고 말해야 한다. 사무적이고 공식적인 임종선언은 가족들에게 슬픔과 상실감을 배가시킬 수 있으므로 매우 신중하게 행동해야 한다.

(5) 임종 후 해야 할 일들

호스피스의 장점은 가족들이 임종에 대한 준비를 충분히 할 수 있도록 사전에 정보를 제공하고 교육을 시행할 수 있다는 것이다. 이를 통해 가족들은 비교적 안정된 분위기에서 환자가 임종을 맞을 수 있도록 도와주고 호스피스팀은 환자나 가족들의 종교에 따른 의식을 거행하도록 도와준다.

호스피스팀은 임종 후 환자의 시신을 정성스럽게 닦고, 수액이나 도뇨관 등의 카테터 또는 의료기기들을 조심스럽고 안전하게 제거한다. 이러한 과정은 기계적인 처치가 아닌, 시신에 대한 존중과 사랑으로 이루어져야 한다.

그동안 가족들은 고인과 마지막 인사를 충분히 나눈 뒤, 고인이 입을 옷과 개인용품을 챙기고, 장례식장 및 차량 등을 확인한다. 환자가 알고 지내던 지인과 친척들에게 임종사실을 알린다.

(6) 사별가족 간호

사별가족에게 제공하는 간호의 목적은 사별로 인한 슬픔과 고통을 건강하게 극복할 수 있도록 돕고, 사별로 인한 충격을 완화하며, 슬픔과 애도의 단계를 거치는 동안 유족들 간의 유대관계를 강화하고, 안녕과 조화를 유지하는 것이다. 또한 가족들이 겪는 위기를 효과적으로 대처하도록 도움으로써 정상적인 삶을 살아갈 수 있도록 하는 것이다.

사별가족을 대하는 간호사의 자세는 슬픔을 겪고 있는 사람의 이야기를 경청하고 사별에 대한 의미를 추구하도록 격려하는 것이다. 사별의 아픔이 있다는 사실에 대해 주위의 많은 사람들이 잘 알고 있고 관심을 가지고 있음을 알린다. 가능하면 언제든지 새로운 희망을 가질 수 있으며, 가능한 것임을 알린다. 자신의 능력으로 사별가족의 고통을 돌보기 어렵다면, 전문가에게 의뢰하도록 한다. 사별가족에게 해야 할 간호는 다음과 같다.

- 사별가족의 신체적 · 정신적 · 영적 문제를 사정하고 지지하는 것이다. 생활에 심각한 영향을 미치는 문제점들을 해결할 수 있도록 돕고, 가족들이 임종의 순간까지 최선을 다하였다는 것을 강조하고 지지한다.
- 상실에 대한 슬픔을 적극적으로 표현하도록 격려한다.
- 사별 극복과정에서 어느 정도의 부정적인 감정이 생기는 것은 매우 자연스러운 현상임을 알려주고, 다른 사람의 도움을 긍정적으로 받아들이도록 권유하고 혼자만의 시간을 가질 수 있도록 도와준다.
- 고인과의 관계를 재정립하고 고인과 자신을 분리하여 사별 이후의 인생을 새로운 출발점에서 시작할 수 있도록 돕는다. 새로운 계획표를 작성한 뒤, 신체적인 활동을 하는 것은 슬픔을 극복하는데 유익한 방법이다.

CHAPTER 25

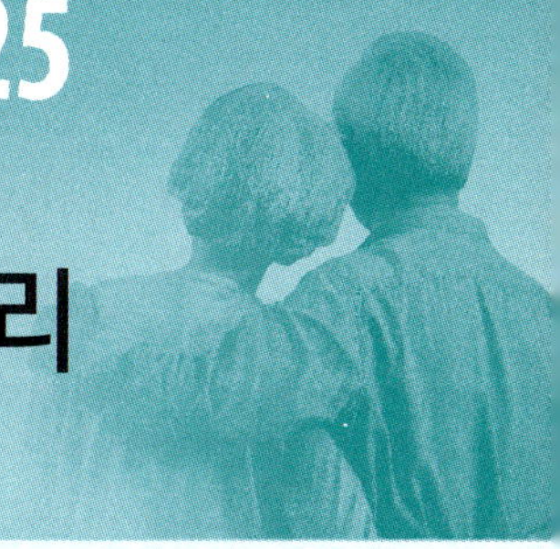

임상기반 사례 관리

학습목표

1. 노인의 재택 건강관리 사례를 분석한다.
2. 노인의 응급실 건강관리 사례를 분석한다.
3. 노인의 요양병원 건강관리 사례를 분석한다.

핵심용어

간호과정 Nursing process

간호사정 Nursing assessment

주관적 사정자료 Subjective data: 문진 Interview, 현재력 Present health history, 과거력 Past health history, 가족력 Family health history, 심리사회력 Psychosocial health history, 건강문제 Health problem

객관적 사정자료 Objective data: 신체검진 Physical examination, 측정도구 Measurement tool (instrument)

간호진단 Nursing diagnosis: 간호문제 Nursing problem, 관련요인 Related factor

간호계획 Nursing plan: 단기적 목표 Short-term goal, 장기적 목표 Long-term goal, 간호중재계획 Nursing implementation plan

간호중재 Nursing implementation

간호평가 Nursing evaluation

1 재가노인 사례

1) 대상자 정보

78세 여성 김미정 씨는 3개월 전 야간에 화장실을 가려고 침대에서 일어나 내려오다가 현기증이 발생하고 안개가 낀 것처럼 앞이 뿌옇게 보이는 증상을 느끼면서 바닥으로 넘어져 우측 고관절 골절이 발생하여 수술 후 3개월 전에 집으로 퇴원하였다. 거실에서 베란다로 나가려다 닫혀 있는 유리문이 잘 보이지 않아 이마를 심하게 부딪쳐서 빨갛게 부어 오른 적이 있었고, 길을 가던 중 앞에 계단이 있는 것을 발견하지 못하고 발을 잘못 디뎌 앞으로 넘어지면서 무릎에 상처가 생긴 일도 있었다. 평상시 눈에는 문제가 없다고 생각하여 안과 진료는 받지 않았다. 그리고 돋보기만 사서 글씨를 볼 때만 안경을 착용하였다. 최근 증상이 심해지셔서 2주 전에 안과진료를 받은 결과, 백내장으로 진단을 받았다.

김미정 씨는 아파트에서 생활하시며 약 5년 전부터 앉았다가 일어나거나 계단을 내려가려면 양쪽 무릎통증이 있었지만 일상적인 생활을 하는 데는 큰 무리가 없으셨다. 3년 전 운동하다가 넘어진 적이 있어 X-ray 검사 결과, 퇴행성관절염과 골밀도 검사에서 골다공증으로 진단을 받고 칼슘제를 복용하다가 1년 전에 약이 떨어졌으나 약 효과도 없는 거 같아 중단하였다. 현재는 고관절 수술 후 집에서도 계속적인 재활치료를 하라고 권유받았지만 기력도 없고 힘들다고 하여 침대에만 누워계시는 시간이 많아졌다고 한다. 야간에는 혼자 계시므로 낙상위험과 다리통증으로 기저귀를 착용하고 있다가 낮에는 요양보호사가 있어 기저귀를 착용하지 않고 화장실을 이용하신다. 수술 후 발생하였던 욕창이 미골부위에 2단계로 2×2cm 정도가 있으며 가정간호사가 주 1회 방문하여 치료하고 주중에 한 번은 요양보호사가 집에서 치료해 주고 있다.

평상시 근력강화운동을 많이 하라는 이야기를 들어 운동은 하고 있지만, 집안에서 워커를 잡고 거실을 몇 발자국 다니다가는 “아이고 힘들어~ 수술한 부위보다 양쪽 무릎이 더 아파.” 하며 힘들고 귀찮다며 자주 중단하고 소파에 앉아있다.

“아이고 엉덩이는 왜 이리 쓰리고 아파.”하며 욕창부위 통증을 호소한다. “빨리 죽어야지 이렇게 살면 뭐해. 산송장이나 다름 없지.”, “오래 살아 자식들에게 피해만 주는 거 같아 미안해 죽겠어.”라고 한다. 자식들에게 걱정만 끼친다며 수술도 하지 말 것을 괜히 했다고 후회를 한다. 또한 욕창 드레싱으로 사용되고 있는 물품이 비싼 것이라며 아들이 말을 하고 갔다고 하여 돈이 들어가는 부분에 대해서도 걱정이 된다고 한다. 또한 자녀들이 바빠서 자주 오지 못하면 ‘아이들이 내가 보기 싫어서 오지도 않는가 보다’라고 자책과 비관을 하시고 그날은 더욱 식사를 하지 않고 누워만 계시는 시간이 많다. 골다공증 예방을 위해 칼슘제로 우유나 멸치 종류를 많이 섭취하라고 하였으나 멸치는 이가 별로 좋지도 않고, 좋아하는 반찬이 아니어서 잘 먹지 않는다. 또한 우유는 설사가 나와서 잘 못 드시고 요구르트는 슈퍼에서 한줄 씩 사서 하루에 1개씩 먹는다. 하루에 한 잔씩 믹스커피를 드시며 배변은 2일에 한 번 정도 보는 상태이다. 5년 전 남편과 사별하여 혼자 생활하고 계시며, 2남 1녀의 자녀가 있어 큰 아들과 딸이 가끔 방문한다.

처방된 약물은 에듀칼 1정, 마그밀 2정, 나프록센 2정과 카탈린 점안액, 잘라탄 점안액이다.

현재 신장 155cm, 체중 49kg이고, 활력징후는 36.7℃-72-12-132/92mmHg이다. 근력은 Grade 3이며, 양쪽 무릎은 O자형 모양으로 관절을 신전시킬 때마다 염발음(crepitus)이 들리며, 일어날 때나 계단 내려갈 때 통증을 호소한다. 시력은 좌(OS) 0.6, 우(OD) 0.5이다. 홍채는 둥글며, 일관된 푸른색을 띄고 있으나 동공 주변이 탁하고 하얀 둘레가 보이며 수정체가 탁해 보인다. 부분 틀니를 사용하고 계시며 식사는 골고루 다 드시나 현재는 식사를 1/2 공기와 식후 과일은 조금이라도 꼭 먹는다. 의식은 명료하고 언어구사를 잘 하며, MMSE-K 점수는 25점/30점이다.

2) 도출 가능한 간호문제

- 통증: 양측 무릎 관절, 우측 고관절수술
- 신체 기동성 장애
- 낙상 위험성(근력약화 및 시력변화)
- 시력저하
- 기저귀 착용으로 인한 피부문제(욕창)
- 우울감
- 골다공증
- 식욕저하
- 건강에 대한 무관심

3) 간호과정 #1

(1) 주관적 자료

"아이고 엉덩이는 왜 이리 쓰리고 아파."

(2) 객관적 자료

- **현재 및 최근력:** 야간 기저귀 착용, 천골 부분에 욕창 2단계의 2×2cm 정도로 가정간호사가 주 1회 방문하여 치료하고 주중에 한 번은 요양보호사가 치료하고 있음
- **복용 중인 약물:** 에듀칼 1정, 마그밀 2정, naproxen 2정

- **과거력**: 3년 전 퇴행성관절염과 골다공증을 진단받음. 3개월 전 낙상으로 우측 고관절 수술을 받음. 2주 전 백내장을 진단받음
- **활력징후**: 체온 36.7℃, 맥박 72회/분, 호흡수 12회/분, 혈압 132/92mmHg
- **신체검진**: 키는 155cm, 체중 49kg. 양 하지 근력은 Grade 3, 양쪽 무릎은 O자형 모양으로 관절을 신전시킬 때마다 염발음이 들리며, 일어날 때나 계단 내려갈 때 통증을 호소함. 시력 좌(OS) 0.6, 우(OD) 0.5, 양쪽 눈(OU) 0.7. 홍채는 둥글며, 일관된 푸른색을 띄고 있고 동공 주변이 탁하며, 하얀 둘레가 보이고 수정체가 탁해 보임. 부분 틀니 사용. 미골부위에 2단계의 2×2cm 정도 욕창이 있음. 기저귀 착용으로 회음부 부위가 습한 상태, 따뜻하며 건조한 피부를 보임
- **영양과 수분섭취**: 식사는 골고루 1/2 공기와 식후 과일, 하루 한 잔의 맥심커피를 드심
- **인지기능상태**: 의식은 명료하고, 언어구사를 잘 함. MMSE-K는 25점/30점

(3) 간호진단

① 관련요인

- 기저귀 착용
- 건강에 대한 무관심
- 운동 부족

② 간호진단

기저귀 착용(축축한 피부)과 관련된 피부통합성 장애(욕창)

(4) 간호목표

① 단기목표

- 무균적으로 욕창치료를 받는다.
- 일주일 이내에 야간에도 기저귀를 사용하지 않고 변기를 이용한다.

② 장기목표

- 한 달 이내에 대상자는 욕창이 깨끗하게 치유되어 정상피부를 유지한다.

(5) 간호계획

- 침대에서 나와 거실에서 생활할 수 있는 시간을 늘리도록 한다.
- 야간에 기저귀를 착용하지 않도록 침상 옆에 좌변기를 설치한다.
- 근력강화운동을 매일 2회 30분 이상 할 수 있도록 한다.
- 충분한 식사 및 영양(단백질, 비타민)을 섭취한다.
- 식욕을 돋을 수 있도록 계절음식과 기호식품을 섭취도록 한다.

- 환부주위를 마사지함으로 조직관류를 증진시킨다.
- 무균적으로 욕창부위의 상처를 소독한다.
- 욕창 치료와 예방을 위하여 지지하고 격려하며 교육을 실시한다.

4) 간호과정 #2

(1) 주관적 자료

"아이고 힘들어~. 수술한 부위보다 양쪽 무릎이 더 아파."

(2) 객관적 자료

- **현재 및 최근력:** 양쪽 무릎의 퇴행성 관절염을 앓고 있음. 워커를 잡고 거실을 몇 발자국씩 이동을 하시나 힘들고 귀찮다고 하시며 바로 쇼파에 앉아계심. 양측무릎(NRS 7점), 우측 고관절(NRS 3점)의 통증을 호소하심
- **복용 중인 약물:** 에듀칼 1정, 마그밀 2정, naproxen 2정
- **과거력:** 3년 전 퇴행성관절염과 골다공증 진단받음. 3개월 전 낙상으로 우측 고관절 수술받음
- **활력징후:** 36.7℃-72-12-132/92mmHg
- **신체검진:** 신장 155cm, 체중 49kg. 근력은 Grade 3, 양쪽 무릎은 O자형 모양으로 관절을 신전시킬 때마다 염발음이 들리며, 일어날 때나 계단 내려갈 때 통증을 호소하심. 워커를 이용하여 이동하심. 치아는 부분 틀니 사용
- **영양과 수분섭취:** 식사는 골고루 1/2 공기와 식후에 과일을 드시며, 하루 한 잔의 맥심커피를 드심
- **X-ray 결과:** 양쪽 무릎 퇴행성 관절염. 우측 고관절 골절로 판독됨
- **인지기능상태:** 의식은 명료하고, 언어구사를 잘 함. MMSE-K는 25점/30점

(3) 간호진단

① 관련요인

- 통증
- 근력약화
- 시력변화
- 건강에 대한 무관심

② 간호진단

근골격계 손상으로 인한 통증과 관련된 신체 기동성 장애

(4) 간호목표

- 단기목표: 1주일이내에 통증척도 점수(NRS)가 2점 이하로 줄어든다.
- 장기목표: 대상자는 3개월 후 다리통증이 완화되며 워커 없이 이동한다.

(5) 간호계획

- 정규적인 병원진찰을 받도록 하여 의사의 처방에 따른 약물을 복용한다.
- 규칙적으로 통증(부위, 양상, 빈도, 지속시간)을 사정한다
- 근력강화운동을 매일 30분씩 2회 이상 할 수 있도록 한다.
- 단백질 및 골밀도를 향상시킬 수 있는 음식을 섭취한다.
- 대상자를 지지하고 격려한다.
- 낙상위험인자를 예방한다.
- 칼슘제제 약물을 꾸준히 복용한다.

2 응급실 내원 사례

1) 대상자 정보

67세 여성 한순희 씨는 5년 전 남편과 사별 후 혼자 집에서 생활하고 있다, 둘째 딸이 일주일에 한 번씩 한 씨를 방문하고 있다. 평소 두통과 가슴이 답답한 증상이 있으며, 좌식생활을 하고 집안에만 머물고 있다. 복지관이나 양로원의 출입을 하지 않고 친구들하고도 연락을 끊은 상태이다. 한 달 전에 남편과 사별 후 불면증을 호소하고 있다. 약사인 딸에게 전화하여 "내가 죽으면 화장을 해줘."라고 말하며 수면제를 얻어 한 달 동안 모아 두었다. 지병은 고혈압, 심근경색, 고지혈증이며 5년 전 심근경색(acute MI)으로 경피적 경혈관 관상동맥 확장술(percutaneous transluminal coronary angioplasty, PTCA)을 시행하였다. 그 후 한 달에 한 번씩 종합병원에서 심장약과 혈압약 등을 처방받아 복용 중이다. 방문간호사가 방문하여 혈압을 측정하면 120/90~160/90mmHg 정도 측정되었다. 일주일 전 병원에서 혈압이 170/90mmHg이 측정되어 혈압약이 변경되었다.

일주일 전부터 기운이 없고 기침과 콧물이 있어 동네 약국에서 종합감기약을 사먹었다. 어제부터는 38℃ 이상의 고열이 있으며 기침과 화농성 가래가 대량 배출되고 있었다. 오늘 오전, 화장실에 가다가 두통과 가슴이 답답하고 숨을 쉴 수가 없어 쓰러졌다. 실신 당시 방문간호사에 의해 발견되어 119에 신고하여 앰뷸런스를 타고 응급실에 도착하였다. 바로 5% 정맥 수액 주입과 O_2 2L/min with nasal prong 주입, Lab 검사와 흉부 X-ray를 시행하였다.

응급실 도착 시 의사소통은 가능하나 눈을 감고 있었으며, 질문에 늦게 반응하였다. 도착 당시 활력징후는 체온 38.2℃, 맥박 108회/min(T wave inversion), 호흡수 22회, 혈압 92/56mmHg, 산소포화도 86%로 확인되었다. 현재 키는 155cm, 몸무게 48kg이다. 기침과 콧물이 있으며 흉곽 시진 및 청진 시 상·하 흉부에 흡기 시 악설음-우측 가슴에서 줄어든 숨소리가 들린다. 심음은 정상이다. 창백한 피부와 창백한 구강점막이 보이고 근력은 4단계로 왼손의 진전이 있다. 오른쪽 귀에 보청기를 착용하고 있으며 큰소리로 의사소통이 가능하다. 평상시 1일 열량 섭취량은 아침 500kcal, 점심 500kcal, 저녁 400kcal이며 두유와 과일 즙으로 1일 수분 섭취량은 800mL이다. MMSE-K 측정 결과 21점/30점, 낙상위험 측정 결과 Morse Fall Scale(MFS)로 75점/125점, 욕창위험 측정 결과 Braden scale 14점/23점이다.

평소 복용한 약은 암로디핀(amlodipine), 프로프라놀롤(propranolol), 히드로클로로티아지드(hydrochlorothiazide), 와파린(wafarin), 심바스틴(zocor), 아이알코돈, 졸피뎀이였다.

혈액검사 결과(응급실 검사 결과)는 다음과 같다.

- 전혈구 검사(CBC): WBC 13.22 × 10^3/μL, Hb 15g/dL, HCt: 28%
  Platelet: 162,000/mm^3
- 동맥혈 가스분석(ABGA): PH 7.30, $PaCO_2$ 57mmHg, PaO_2 80mmHg,
  HCO_3-: 30mEq/L
- 혈청 검사: Na 138mEq/L, K 4.2mEq/L, Cl 108mEq/L
- 혈중지질 검사: TC 220mg/dL, HDL/LDL 38/182mg/dL
- 혈중혈당검사: S-glucose: 186mg/dL
- ESR: 42mm/hr, CRP: 3.23mg/dL
- PT/aPTT: 14.9sec/38.6sec, INR: 2.02
- 12-lead 심전도: Light left-axis deviation, normal sinus rhythm,
  Lead Ⅱ: T-wave inversion
- Chest PA & Lat: Pneumonia on RLL

2) 도출 가능한 간호문제

- 호흡부전
- 심장조직 관류 감소의 위험성
- 고열
- 체위성 저혈압
- 피부건조증

- 자살위험성
- 우울증

3) 간호과정 #1

(1) 주관적 자료

환자: "기운이 없고 기침과 콧물이 있어.", "숨을 쉴 수가 없어."

간호사: "언제부터 그랬나요? 오래됐나요?"

환자: "일주일 전에부터 그랬어요."

간호사: "어떻게 하면 상태가 좋아지나요?"

환자: "약국 약 먹고 물 많이 먹고 잠을 좀 자니까 조금 나아졌어요."

간호사: "어떨 때 증상이 심해지나요?"

환자: "약 먹고 좀 나아지더니 3일 전부터 열이 나고 기침, 가래가 더 심해졌어요."

간호사: 어떤 치료를 받으셨나요?

환자: "동네 약국에서 종합감기약을 사먹었어요."

간호사: 증상은 어떠세요?

환자: "가래와 기침, 콧물, 열이 있고 기운이 없어요. 어지럽기도 하고요. 숨이 차오르고 가래가 가슴에 막혀서 나오지 않았어요."

간호사: "처음보다 증상이 심해지나요?"

환자: "갈수록 더 심해져요. 밤에 기침과 가래, 숨찬 증상도 있어요."

(2) 객관적 자료

- **병력:** 10년 전부터 고혈압, 심근경색, 고지혈증. 5년 전 심근경색(acute MI)으로 경피적 경혈관 관상동맥 확장술(PTCA)을 시행
- **활력징후:** 체온 38.2℃, 맥박 108회/분(T wave inversion), 호흡수 22회, 혈압 92/56mmHg, 산소포화도 86%
- **신체검진:** 흉곽 시진 및 청진 시 상 · 하 흉부에 흡기 시 악설음과 우측 가슴에서 줄어든 숨소리. 창백한 피부. 창백한 구강점막. 근력은 4단계. 왼손에 떨림 증상을 보임
  오른쪽 귀에 보청기를 착용. 큰 소리로 의사소통이 가능
- **영양과 수분섭취:** 1일 열량 섭취 아침은 500kcal, 점심은 500kcal, 저녁은 400kcal이며 두유와 과일즙으로 1일 수분 섭취량은 800mL임
- **인지기능상태:** 의식은 명료한 상태. 의사소통 반응은 느림. MMSE-K는 21점/30점

(2) 진단검사

- 전혈구 검사(CBC): WBC 13.22 × 10^3/μL, Hb 15g/dL, HCt: 28%
  Platelet: 162,000/mm^3
- 혈중혈당검사: S-glucose: 186mg/dL
- ESR: 42mm/hr, CRP: 3.23mg/dL
- 동맥혈 가스분석(ABGA): PH 7.30, $PaCO_2$ 57mmHg, PaO_2 86mmHg,
  HCO_3^-: 30mEq/L
- Chest PA & Lat: Pneumonia on RLL

(3) 간호진단

① 관련요인

- 분비물 제거 부족
- 수분섭취 부족
- 기동성 부족

② 간호진단

- 간호진단 진술: 분비물 제거 부족과 관련된 호흡부전

(4) 간호목표

① 단기목표

- 기도 분비물을 효과적으로 제거한다.
- 기도를 건조하지 않게 유지한다.

② 장기목표

- 기도 분비물이 제거되어 숨 쉬는 데 장애가 없다.
- 청진 시 정상 호흡음을 유지한다.

(5) 간호계획

① 진단적 계획(간호사정 전략)

- 규칙적으로 활력징후와 산소포화도를 측정하고 기록한다.
- 객담의 양과 특성을 사정한다.

② 치료적 계획(간호중재 전략)

- 습화된 공기나 산소를 투여하여 기도를 건조하지 않게 유지한다.
- 분비물을 효과적으로 제거한다.

- 분무요법, 폐활량계를 이용한 호흡운동, 흉부 진동법, 체위배액과 같은 호흡물리요법을 수행한다.
- 처방대로 약물을 사용한다.

③ 보건교육(지식, 기술, 태도, 행동변화 전략)

- 호흡운동, 흉부 진동법, 체위배액에 대해 교육한다.
- 수분을 2,000mL 이상 섭취하도록 한다.

3) 간호과정 #2

(1) 주관적 자료

환자: "머리가 어지럽고 똑바로 설수가 없어요."

간호사: "언제부터 그랬나요? 오래됐나요?"

환자: "3일 전에부터 그랬어요. 오늘 아침에는 쓰러졌죠."

간호사: "어떻게 하면 상태가 덜 하시나요?"

환자: "약국 약 먹고 물 많이 먹고 잠을 좀 자니까 나아졌어요."

간호사: "어떨 때 증상이 심해지나요?"

환자: "감기에 들어서 입맛이 없어서 식사를 걸렸더니 더 그러네요."

간호사: "어떤 치료를 받으셨나요?"

환자: "어지러운 것은 별다른 치료를 받지 않았어요."

간호사: "증상은 어떠세요?"

환자: "어지럽기도 하고요. 숨이 차오르고 가래가 가슴에 막혀서 나오지 않았어요."

간호사: "증상 정도는 어떻게 되나요?"

환자: "갈수록 더 심해져요. 감기가 심해지면서 기운 없고 어지러워졌어요."

(2) 객관적 자료

- **활력징후:** 체온 38.2℃, 맥박 108회/분(T wave inversion), 호흡수 22회, 혈압 92/56mmHg, 산소포화도 86%
- **신체검진:** 시진 시 창백한 피부. 창백한 구강점막. 심음은 정상. 근력은 4단계로 왼손에 진전이 있음. 식은땀. 두경부의 혈종과 멍, 기운이 없고 축 처져 있는 상태
- **영양과 수분섭취:** 1일 열량 섭취 아침은 500kcal, 점심은 500kcal, 저녁은 400kcal이며 두유와 과일 즙 섭취. 일반 밥 위주의 식사를 하며 최근 식사량이 줄었음
  수분 섭취사정 결과, 아침 250mL, 점심 350mL, 저녁 300mL
- **인지기능상태:** MMSE-K는 21점

(2) 진단검사

- 전혈구 검사(CBC): WBC 13.22 × 10^3/μL, Hb 15g/dL, HCt: 28%
  Platelet: 162,000/mm^3
- 동맥혈 가스분석(ABGA): PH 7.30, $PaCO_2$ 57mmHg, PaO_2 86mmHg,
  HCO_3−: 30mEq/L
- 혈청 검사: Na 138mEq/L, K 4.2mEq/L, Cl 108mEq/L
- 혈중지질 검사: TC 220mg/dL, HDL/LDL 38/182mg/dL
- 혈중혈당검사: S−glucose: 186mg/dL
- ESR: 42mm/hr, CRP: 3.23mg/dL
- PT/aPTT: 14.9sec/38.6sec, INR: 2.02
- 12−lead 심전도: Light left−axis deviation, normal sinus rhythm,
  Lead Ⅱ: T−wave inversion
- Chest PA & Lat: Pneumonia on RLL

(3) 간호진단

① 관련요인

- 수분 섭취 부족
- 지식 부족
- 활동성 부족

② 간호진단

- 수분 섭취 부족과 관련된 심장조직 관류 감소의 위험성

(4) 간호목표

① 단기목표

- 수분 섭취의 필요성을 말할 수 있다.
- 수분 섭취량이 증가한다.

② 장기목표

- 노인의 정상 혈압상태를 유지한다(JNC−8기준 60세 이상 150/90mmHg 목표)
- 정상체온 유지(36.5℃)

(5) 간호중재 계획

① 진단적 계획(간호사정 전략)

- 누운자세, 앉은자세, 기립자세에서 혈압을 측정한다.

- 체위성 저혈압을 유발하는 약물을 복용하는지 확인한다.

② 치료적 계획(간호중재 전략)

- 심장박출량 감소 증상을 확인한다(예: 혈압저하, 맥박 증가).
- 하루 수분 섭취량 목표 2,000mL가 될 때까지 매일 200mL씩 수분량을 증가시킨다.
- 일상적인 활동을 계획한다(예: 샤워, 진단적 검사, 신체활동). 활동의 전후 휴식시간을 계획한다.

③ 보건교육(지식, 기술, 태도, 행동변화 전략)

- 수분을 2,000mL 이상 섭취하는 목표를 설명한다.
- 탄력스타킹을 하복부까지 착용하도록 교육한다.
- 누워 있다가 일어나기 전에 침대에 걸터 앉아서 다리를 움직인(dangling) 후 서서히 일어나도록 교육한다.

3 요양병원 입원 사례 1

1) 대상자 정보

84세 남성 윤구병 씨는 집에서 혼자 살고 있으며, 시내에 따로 사는 딸이 매일 윤구병 씨를 보러 온다. 윤 씨는 20년 전에 양성 전립샘 비대증 진단을 받았고, 7년 전 길에서 넘어져 고관절 골절이 발생하여 수술을 한 적이 있다. 현재 양쪽 무릎의 퇴행성 관절염을 앓고 있다. 지팡이를 이용하여 몇 발자국씩 보행이 가능하나, 무릎이 아파서 걷기 싫다고 말하며, 하루의 대부분을 침상에 누워서 지낸다. 직장에 다니는 딸은 윤구병 씨에게 일상생활의 도움을 받기 위해 요양병원에 입원하여 지내는 것이 좋겠다고 권유하였다. 윤 씨는 자신의 집에서 혼자 충분히 지낼 수 있다고 했으나, 딸의 간곡한 부탁에 마지못해 금일 요양병원에 입원하게 되었다. 윤구병 씨의 딸은 입원 수속을 마친 윤구병 씨에게 “아버지 혼자 사시는 것이 걱정돼요. 일단 여기서 잘 치료받고 상태가 좋아지게 되면 나중에 저의 집에서 모실게요.”라고 말했다. 딸이 가고 난 뒤, 소변이 마려웠던 윤구병 씨는 바쁜 간호사를 힘들게 하고 싶지 않아서, 도움 없이 화장실로 가기로 하고, 소변이 급해 IV pole을 그대로 밀고 가다 pole에 걸려 넘어질 뻔했다. 마침 방에 들어온 간호사가 윤구병 씨를 부축하여 낙상은 피했지만, 윤구병 씨의 바지는 소변이 흘러내려 축축하게 젖어 있었다. 윤구병 씨는 “소변이 마려워 화장실에 가려고 했는데, 수액 줄이 엉킨 줄도 모르고 급히 가다 그만 바지에 실수를 해버렸어요.”, “입원 전에는 이런 적이 한 번도 없었는데….”라고 간호사에게 말한다.

윤 씨는 "여기 오기 사흘 전부터 변을 보지 못해 더부룩하고 힘들어요.", "입원하기 전에도 3~4일씩 배변을 못한 적이 많아서 딸이 약국에서 변비약을 사다 주면 그때그때 해결하고는 했어요. 여기 오니까 화장실도 멀고, 다른 사람들이 화장실에 자꾸 들락날락하니까 마음 편하게 (변기에) 앉아 있지를 못하겠어요." "물 많이 마시면, 움직이기도 힘든데 화장실만 자꾸 가서 귀찮아서 잘 안 마셔요.", "무릎이 아파서 걷기 싫어요."라고 말한다.

윤구병 씨가 복용 중인 약물은 뉴로틴정(neurontin, gabapentin, 500mg 하루 2회), 둘록세틴(duloxetine, 60mg 하루 1회), 플로맥스정(flomax, tamsulosin, 350mg 하루 2회)이며, 울트라셋(아세트아미노펜 325mg + 트라마돌염산염 37.5mg, 1T, PRN)은 무릎 통증이 심할 때 복용한다. 윤구병 씨의 키와 체중은 170cm, 65kg이며, 금일 측정한 활력징후는 체온 36.9℃, 맥박 60회/분, 호흡수 12회/분, 혈압 140/70mmHg이다. 신체검진 결과, 왼쪽 하복부가 팽만되어 있고, 장음은 가끔씩 청진된다. 복부 사분원 타진 시 왼쪽 하복부에서 둔탁음이 들리고, 나머지 영역에서는 고창음이 들린다. 촉진 시, 왼쪽 하복부에서 밧줄 같은 덩어리가 촉진된다. 양 하지 근력은 Grade 3이며, 양쪽 무릎 관절 움직임 시, 염발음이 들리고 통증으로 인해 무릎을 신전시키기 어렵다. 식습관은 밀가루 음식과 육식 위주의 반찬을 선호하며, 국 종류는 좋아하지 않는다. 수분은 식사 후 약을 삼킬 정도로만 섭취한다(하루 총 수분 섭취량 500mL 미만). 간호사가 수분 섭취의 중요성을 강조하지만, 화장실 가는 것이 귀찮다며 잘 마시지 않는다. 의식이 명료하고, 사물을 인식하고 듣고 말하는데 제한이 없으며, MMSE-K 점수는 24점/30점이다.

2) 도출 가능한 간호문제

- 기능적 요실금
- 변비
- 통증: 양측 무릎 관절
- 신체 기동성 장애
- 낙상 위험성
- 환경변화 스트레스 증후군

3) 간호과정 #1

(1) 주관적 자료

환자: "소변이 마려워 화장실에 가려고 했는데 급히 가다가 그만 바지에 실수를 해버렸어요."

간호사: 언제부터 그랬나요? 오래됐나요?

환자: "입원 전에도 종종 실수를 했었지요. 한 10년 된 것 같아요."

간호사: 주로 어떤 상황일 때 실수하시나요?

환자: "급히 화장실을 갈 때 꼭 이런 실수를 한다니까요…. 커피를 마시거나 차를 마신 날은 더해요."

간호사: 어떻게 해야 실수를 덜 하시나요?

환자: "느긋하게 시간에 맞추어서 화장실에 가면 실수를 안 하지요. "

간호사: "어떤 치료를 받으셨나요?"

환자: "별 치료를 안 받았어요."

간호사: "요실금 횟수가 더 늘어났나요?"

환자: "갈수록 더 심해져요. 하루에 한두 번은 그러니까…."

(2) 객관적 자료

- **현재 및 최근력:** 현재 양쪽 무릎의 퇴행성 관절염을 앓고 있음. 지팡이를 이용하여 몇 발자국씩 보행이 가능하나, 무릎이 아파서 걷기 싫다고 말하며, 하루의 대부분을 침상에 누워 지내고 있음. 변은 1회/3~4일에 배변하며 복부 팽만감과 불편감을 호소함
- **과거력:** 20년 전에 양성 전립샘 비대증 진단받았으며 7년 전 길에서 넘어져 고관절 골절이 발생하여 수술을 받았음
- **복용 중인 약물:** 뉴로틴정(neurontin, gabapentin, 500mg 하루 2회), 둘록세틴(duloxetine, 60mg 하루 1회), 플로맥스정(flomax, tamsulosin, 350mg 하루 2회), 울트라셋(아세트아미노펜 325mg + 트라마돌염산염 37.5mg, 1T, PRN)
- **활력징후:** 체온 36.9℃, 맥박 60회/분, 호흡수 12회/분, 혈압 140/70mmHg
- **신체검진:** 키는 170cm, 체중은 65kg이다. 지팡이를 이용하여 몇 발자국씩 보행이 가능하나, 양 하지 근력은 Grade 3이며, 양쪽 무릎 관절 움직임 시, 염발음(crepitus)이 들리며, 통증으로 무릎을 신전시키기 어려움. 사물을 인식하고 듣고 말하는데 제한이 없음
- **영양과 수분섭취:** 밀가루 음식과 육식 위주의 반찬을 선호하며, 국 종류는 좋아하지 않는다. 수분은 식사 후 약을 삼킬 정도로만 섭취하고 있어 하루 총 수분 섭취량은 500mL 미만이다. 간호사가 수분섭취의 중요성을 강조하지만, 화장실 가는 것이 귀찮다며 잘 마시지 않는다.
- **인지기능상태:** 의식은 명료하고, MMSE-K는 24점

(3) 간호진단

① 가능한 관련요인

- 낯선 병원 환경
- 무릎 통증, 약한 하지 근력으로 인한 느린 보행 속도

- 도움 없는 배뇨 시도

② 간호진단

- 낯선 병원 환경과 관련된 요실금

(4) 간호목표

① 단기목표

- 24시간 이내에 화장실의 위치를 말로 설명한다.
- 4시간 이내에 화장실을 갈 때, 콜벨을 눌러 도움을 요청한다.
- 배뇨계획을 세워 규칙적으로 화장실을 사용한다.
- 급한 경우에는 이동형 변기를 사용한다.

② 장기목표

- 요실금 경험의 횟수를 점진적으로 줄인다.

(5) 간호계획

- 병원의 화장실 위치를 설명하고, 익숙하게 한다.
- 콜벨의 위치를 설명하고, 도움이 필요할 때 언제든지 요청할 수 있도록 한다.
- 대상자의 배설 양상을 파악한다.
- 환경적 장애요인(수액 라인 정리, 안전 바 확인 등)을 줄인다.
- 호출신호에 신속하게 응답한다.
- 화장실 사용이 용이하도록, 입고 벗기 편한 옷을 입도록 한다.
- 필요 시, 침대 옆에 이동형 변기를 두어 이용하도록 한다.
- 자존감이 손상되지 않도록 지지와 격려를 제공한다.

4) 간호과정 #2

(1) 주관적 자료

환자: "여기 오기 사흘 전부터 변을 보지 못해 더부룩하고 힘들어요.", "입원하기 전에도 3~4일씩 배변을 못한 적이 많아서 딸이 약국에서 변비약을 사다 주면 그때그때 해결하고는 했어요. 여기 오니까 화장실도 멀고 다른 사람들이 화장실에 자꾸 들락날락하니까 마음 편하게 (변기에) 앉아 있지를 못하겠어요." "물 많이 마시면, 움직이기도 힘든데 화장실만 자꾸 가서 귀찮아서 잘 안 마셔요.", "무릎이 아파서 걷기 싫어요."

(2) 객관적 자료

- **현재 및 최근력:** 평소 변비가 있어 왔고, 변비약을 사다가 복용하여 해결하였음. 현재 양

쪽 무릎의 퇴행성 관절염을 앓고 있음. 지팡이를 이용하여 몇 발자국씩 보행이 가능하나, 무릎 통증으로 하루의 대부분을 침상에 누워 지내고 있음

- **과거력:** 20년 전에 양성 전립샘 비대증 진단을 받았음. 7년 전 길에서 넘어져 고관절 골절이 발생하여 수술하였음
- **현재 복용 중인 약물:** 뉴로틴정(neurontin, gabapentin, 500mg 하루 2회), 둘록세틴(duloxetine, 60mg 하루 1회), 플로맥스정(flomax, tamsulosin, 350mg 하루 2회), 울트라셋(아세트아미노펜 325mg + 트라마돌염산염 37.5mg, 1T, PRN)
- **활력징후:** 체온 36.9℃, 맥박 60회/분, 호흡수 12회/분, 혈압 140/70mmHg
- **신체검진:** 키는 170cm, 체중은 65kg. 왼쪽 하복부가 팽만되어 있고, 장음은 1~2회/분 청진됨. 복부 사분원 타진 시 왼쪽 하복부에서 둔탁음이 들리고, 나머지 영역에서는 고창음이 들림. 촉진 시 왼쪽 하복부에서 밧줄 같은 덩어리가 촉진됨
- **영양과 수분섭취:** 밀가루 음식과 육식 위주의 반찬을 선호하며, 국 종류는 좋아하지 않음. 수분은 식사 후 약을 삼킬 정도로만 섭취하고 있어 하루 총 수분 섭취량 500mL 미만임. 간호사가 수분 섭취의 중요성을 강조하지만, 화장실 가는 것이 귀찮다며 잘 마시지 않음
- **인지기능상태:** 의식은 명료하고, MMSE-K는 24점

(3) 간호진단

① 가능한 관련요인

- 수분 섭취 부족
- 식이섬유 섭취 부족
- 활동 부족

② 간호진단

- 수분섭취 부족과 관련된 변비

(4) 간호목표

① 단기목표

- 하루에 수분 섭취를 200mL씩 늘린다.
- 10일 후에 일일 수분 섭취 권장량 2,000mL 섭취한다.
- 수분 섭취의 중요성을 열거한다.

② 장기목표

- 한 달 후에 충분한 수분 섭취를 통해 규칙적인 배변 양상을 보인다.

(5) 간호계획

① 장 배설 양상과 영향 요인을 사정한다

- 대상자의 장 배설 양상을 확인한다. 원인을 확인하고 원인이 되는 요인을 제거하거나 줄일 수 있는 간호계획이 이루어져야 한다.

② 수분 섭취를 증가시킨다

- 대상자의 수분 섭취를 방해하는 요인(예: 화장실 가는 것에 대한 불편함)을 확인하여 완화나 제거할 수 있는 방안을 모색한다. 노인의 심혈관상태가 안정적이라면 하루 2,000mL의 수분 섭취가 권장된다.

③ 적절한 수분 섭취의 중요성을 교육한다

④ 대상자의 배변감이 가장 강할 때 화장실을 가도록 계획한다

- 대상자가 배변감이 있을 때 이를 억제하면 변비의 위험이 더 커진다. 대상자의 배변습관을 확인하여 배변감이 있을 때 화장실을 사용하도록 격려하거나 즉시 도움을 제공한다. 가장 적당한 때는 이른 아침, 그날 첫 따뜻한 물을 마신 후, 식사 후 즉시이다.

⑤ 대상자로 하여금 배설을 용이하게 하는 자세를 취하게 한다

- 화장실 이용은 정상적인 배설에 가장 도움이 된다. 만약 그것이 가능하지 않다면, 대상자가 앉을 수 있는 이동용 좌식 변기가 가장 적절한 선택이다. 복부 근육이 약한 노인의 발아래 작은 발판을 두는 것은 복부 내압을 증가시켜 배변을 좀 더 쉽게 할 수 있다. 침상용 변기는 가장 바람직하지 않은 선택이다. 침상용 변기는 불편하고, 배변에 필수적인 힘주기를 하기가 어렵다.

⑥ 배설 시 사생활을 보호한다

- 사생활보호는 당황스러움을 예방함으로써 배설 억제로 인해 야기되는 변비의 위험을 감소시킨다. 방에서 배변하는 경우, 불유쾌한 냄새를 방지하기 위해 사용한 이동용 좌식 변기를 신속하게 치우고 냄새제거제를 뿌린다.

⑦ 의사의 처방에 따라 부피형성 하제나 변완화제를 투여한다

- 하제를 투여할 때, 적절한 양의 물을 같이 제공한다. 만약 물을 적절하게 마시지 않으면, 이러한 약제는 변비나 장폐색을 유발할 수 있다.

4 요양병원 입원 사례 2

91세 여성인 김귀동 씨가 복합적인 신체적 · 정신적 장애로 인해 독립적인 일상생활의 어려움이 있어 요양병원에 입원하였다.

1) 대상자 정보

91세 여성인 김귀동 씨는 일주일 전에 저칼륨혈증, 섬망, 욕창, 관절통 등의 건강문제를 호소하면서 요양병원에 입원하게 되었다. 입원 당시 아들과 며느리가 모시고 왔다. 김귀동 씨는 남편과 15년 전에 사별한 후 입원 전까지 60대 후반인 아들과 며느리와 함께 지내왔다. 슬하에 4녀 1남을 두고 있으나 딸들은 모두 서울 경기지역 부근에 살고 있어 평소에 잦은 왕래는 없었다고 한다. 며느리가 아직도 식당에 일을 하러 나가고 있어 아들이 주로 어머니를 돌보았다고 한다. 그러나 김귀동 씨의 인지기능장애가 점차 심하게 악화되고, 뇌경색으로 인한 왼쪽 편마비로 거동장애가 심한 제한을 받는 상태에서 헛소리를 지르고 방밖으로 나오려고 하는 증상이 심하게 나타나 급성기 병원에서 3일간 입원해 계시다가 퇴원하였으나 집에서 모시기가 힘들어 요양병원에 입원했다고 한다. 종교는 없고, 평생 가정주부로 지냈으며, 사회활동 경험도 없다고 한다. 현재 노인이 된 아들의 건강도 좋은 편이 아니어서 일상생활활동에 많은 불편을 겪으며 지냈다고 한다.

김귀동 씨의 현재 의식은 명료하며, 간단한 대화는 가능한 상태이다. 시간과 장소에 대한 지남력은 없는 상태이다. 가끔 침울한 표정을 짓고 계시며, 주로 조용히 침상에서 누워 지낸다. 요양보호사의 도움으로 식사 때만 잠깐 앉아 있다가 금세 눕는다. 침상 위에서는 오른 손으로 침상의 난간(사이드레일)을 잡고 혼자 일어나서 앉으려고 하지만 힘이 없어 혼자 앉지 못하고 요양보호사의 도움으로 앉을 수 있어 거의 침상 밖으로 나오지 않고 있다. 소변과 대변은 기저귀를 착용하여 해결하고 있다고 한다. 식사는 일반식으로 반찬을 잘게 다진 연하곤란식이고 아침, 점심, 저녁 1,950kcal의 열량식을 제공받고 있으나 식사량은 1/2 정도 섭취하고 있다고 한다. 수분은 약 350~400mL를 섭취한다고 한다. 의사표현은 원활한 편이지만 "나 언제 가? 아들 언제 와? 힘이 없어." 등의 말을 주로 반복하신다. 식사시간 외에는 주로 낮 동안에 잠을 주무신다. 현재 키는 148cm, 체중은 32kg이다. 활력징후는 고막으로 측정한 체온 36.1~36.7℃, 맥박 52~86회/분, 호흡수 16회/분, 혈압 140-160/60-90mmHg 범위를 보인다. 일상생활기능(바델인덱스 점수) 23/100, 욕창사정점수는(braden scale score) 13/23이다. 도구를 이용한 인지기능점수의 측정은 하기 어려운 상태이다. 김귀동 씨에 대한 의학적 진단은 최근에 부정맥, 연하장애(삼킴곤란), 치매에 병발된 섬망, 상세불명의 알츠하이머병에서의 치매, 그리고 노쇠라는 의학적 진단이 내려졌으며, 5년 전에 우측 뇌경색증(뇌졸중)이 발병되었고, 퇴행성관절염, 고혈압, 당뇨병은 10년 전에 진단되었다. 현재 의사의 약물처방은 서스팬이알서방정 650mg, 토프라졸정 20mg, 클로비드정 20mg, 하이페질정 5mg, 아토르바스타딘정 10mg, 세로티핀정 25mg, 말릭스정, 아클렌정 등의 약물을 복용하고 있다.

의사처방에는 체위변경 q2hr, Check Pressure Sore, Air mattress keep, Keep Diaper and Perineal care, Awareness of Fall Down and Slip Down, Consultation to oriental medicine Doctor(한방협진), ADL nursing care 등이 있다.

김귀동 씨의 검사실 자료 중 일부 결과를 보면 다음과 같다.

- 백혈구 수: 8.110^3/μL
- 적혈구 수: $2.67/10^6$/μL
- 헤모글로빈: 9.1g/dL
- 헤마토크릿: 26.5%
- 단백질: 5.7g/dL
- 알부민: 3.1g/dL
- 콜레스테롤: 79mg/dL
- 혈당: 139mg/dL
- 소디움: 141mEq/L
- 포타시움: 4.1mEq/L
- 클로라이드: 108mEq/L
- ESR: 52mm/hr
- CRP: 3.23mg/dL

2) 도출 가능한 간호문제

- 전해질 불균형(칼륨섭취 부족, 다약물복용)
- 욕창(거의 와상상태, 기저귀 착용)
- 통증(피부손상, 관절염, 관절경축 등)
- 신체 기동성 장애(침대에서만 최소로 움직임)
- 환경변화 스트레스 증후군(지남력 장애)
- 변비/설사
- 정서장애 가능성(침울한 정서상태)
- 흡인성 폐렴 가능성(연하장애)

3) 간호과정 #1

(1) 주관적 자료

① 주 호소

불편한 점이 무엇인지 질문을 하니 김귀동 씨는 “힘이 없어, 힘이 없어”라는 말을 반복한다. 오른 손을 내저으며 성가신 표정을 짓는다.

② 증상분석

주 호소(“힘이 없음”)의 발생 시기는 입원 전부터 오랫동안 계속되고 있는 증상이다. 현재 체중미달 상태이나 입원 전부터 체중이 계속 감소하였다고 한다. 5년 전까지는 과체중이었다고 한다. 관련증상은 식사하는 동안에도 힘이 없어 삼키기도 어렵고, 앉아 있을 힘이 없어 식사를 멈추고 누우려고 한다. 체력감소는 강도가 점점 심해지고 있다고 한다. 때때로 횡설수설하기도 하고 혼동스러워하여 자료수집이 어렵다. 문진에 대한 이해가 부족한 상태를 보여 문진을 다양하게 하는 데 어려움이 있다. 아주 간단하게 질문해야 짧게 말하거나 반응을 잘 하지 않는다.

(2) 객관적 자료

- **과거력:** 5년 전에 우측 뇌경색증(뇌졸중)이 발병되었음. 10년 전에는 퇴행성관절염, 고혈압, 당뇨병을 진단받았음
- **활력징후:** 체온 36.1~36.7℃, 맥박 52~86회/분, 호흡수 16회/분, 혈압 140-160/60-90mmHg
- **신체검진:** 현재 키는 148cm, 체중은 32kg으로 체중미달임. 지남력검사에서 자신의 이름을 부르면 고개를 소리가 나는 방향으로 돌린다. 장소나 시간에 대한 지남력은 혼동된 상태임. 도구를 이용한 인지기능점수는 측정하기 어려운 상태임. 식사시간 외에는 거의 침대에 누워 눈을 감고 있음. 말소리 청력검사에서 청력은 좋은 상태이다. 말소리가 작고 구개반사가 매우 약한 상태임. 호흡은 얕고, 심첨맥박청진 결과, 약하나 부정맥은 들리지 않았음.

  오른쪽 상지와 하지의 통각과 촉각 감각은 정상이나 왼쪽 신체의 감각은 매우 약하게 느낌. 근력과 관절운동범위 검진 결과, 오른팔의 근력은 5점이나 왼팔의 근력은 2점 정도임. 오른팔과 손의 움직임은 굴곡, 신전, 회내, 회외 등 활발하나 왼팔과 손의 움직임은 잘 움직이지 못함. 오른쪽 다리의 근력은 4점 정도를 보이나 왼쪽 다리의 근력은 1점 정도이며, 오른쪽 다리는 굴곡, 신전, 내외전의 움직임이 가능하나 왼쪽 다리는 움직임이 거의 없음.

  복부는 움푹 들어가 있으며 장음은 1분에 2~3회 정도임. 기저귀를 제거하고 관찰한 결과 이전에 욕창이 있었던 곳인 꼬리뼈 부위가 발적이 되어 있고, 악취가 남. 누르스름한 액체가 기저귀에 묻어있고, 기저귀 표면은 포송한 상태임
- **현재 복용 중인 약물:** 투약은 서스팬이알서방정 650mg, 토프라졸정 20mg, 클로비드정 20mg, 하이페질정 5mg, 아토르바스타딘정 10mg, 세로티핀정 25mg, 말릭스정, 아클렌정 등이 처방되어 있음.

  기타 관리를 위한 의사의 처방은 체위변경 q2hr, Check Pressure Sore, Air mattress keep, Keep Diaper and Perineal care, Awareness of Fall Down and Slip Down,

Consultation to oriental medicine Doctor(한방협진), ADL nursing care 등이 있음

- **진단검사:** 백혈구 수: 8.110³/μL, 적혈구 수: 2.67/10⁶/μL, 헤모글로빈: 9.1g/dL, 헤마토크릿: 26.5%, 단백질: 5.7g/dL, 알부민: 3.1g/dL, 콜레스테롤: 79mg/dL, 혈당: 139mg/dL, 소디움: 141mEq/L, 포타시움: 4.1mEq/L, 클로라이드: 108mEq/L, ESR: 52mm/hr, CRP: 3.23mg/dL로 나타나 있음
- **영양과 수분섭취:** 식사는 일반식으로 채소반찬을 잘게 다진 부드러운 연하곤란식이고 하루 1,800kcal 열량 식이를 제공받고 있으나 식사량은 1/3 정도만 섭취하고 있음. 수분은 약 300~400mL를 섭취함. 식전 혈당치는 127mg/dL 정도임
- **인지기능상태:** 의사표현은 되지만 "나 언제 가? 아들 언제 와? 힘이 없어." 등의 말을 주로 반복하심. 식사시간 외에는 주로 낮 동안에 잠을 주무심. 일상생활기능(바델인덱스 점수) 23/100, 욕창사정점수는(braden scale score) 13/23임

(3) 간호진단

- **건강문제:** 영양결핍
- **관련요인:** 적절한 열량 섭취 부족
- **원인요인:** 노쇠
- **간호진단 진술:** 노쇠로 인한 적절한 열량섭취 부족과 관련된 영양결핍

(4) 간호목표

① 단기목표

- 표준체중에 도달할 때까지 매일 소량씩 열량섭취량을 증가시킨다.
- 매주 측정 시 체중이 소량씩 증가한다.
- 허약감의 호소가 감소한다.
- 혈액검사 결과 정상수치로 나타난다.
- 피부의 탄력성이 전반적으로 개선된다.

② 장기목표

- 표준체중을 유지한다.

(5) 간호계획

① 간호사정 전략

- 매주 1회 체중을 측정한다.
- 선호하는 음식의 종류를 파악한다.
- 피부양상을 사정하고 변화양상을 기록한다.

② 간호중재전략

- 1일 섭취량과 열량섭취리스트를 작성하고 기록한다.
- 매일 규칙적인 수동적 관절운동의 수행을 돕는다.
- 수분 섭취량을 소량씩 증가하도록 계량컵을 사용하게 한다.
- 싱싱한 채소와 과일을 수시로 섭취하도록 제공한다.
- 단당류 식이를 줄이고 우유나 단백질 식품 섭취를 제공한다.

③ 보건교육 전략

- 식사량 증가에 대한 지식을 제공한다.
- 침대에서 오른쪽과 왼쪽 몸의 운동기술을 교육한다.
- 긍정적인 태도를 취하도록 정서변화를 유도한다.

(6) 간호수행

상황에 적합한 간호사정, 간호중재 그리고 보건교육을 실시한다.

(7) 간호평가

문진기법이나 기타 사정기법을 이용하여 확인하고 도구를 이용하여 점수를 측정한다.

부록 1(1) OECD 회원국의 성별 기대수명

(단위: 년)

국가 · 기준연도	남자(A)	여자(B)	남녀 차이 (B-A)
대한민국 2019	80.3	86.3	6.0
일본 2017	81.1	87.3	6.2
스페인 2018	80.7	86.3	5.6
프랑스 2018	79.7	85.9	6.2
스위스 2018	81.9	85.7	3.8
이탈리아 2018	81.2	85.6	4.4
호주 2018	80.7	84.9	4.2
이스라엘 2018	80.9	84.8	3.9
룩셈부르크 2018	80.1	84.6	4.5
아이슬란드 2018	81.3	84.5	3.2
노르웨이 2018	81.1	84.5	3.4
핀란드 2018	79.1	84.5	5.4
포르투갈 2018	78.3	84.5	6.2
그리스 2018	79.3	84.4	5.1
슬로베니아 2018	78.5	84.4	5.9
스웨덴 2018	80.9	84.3	3.4
아일랜드 2018	80.5	84.1	3.6
캐나다 2018	79.9	84.1	4.2
오스트리아 2018	79.4	84.1	4.7
벨기에 2018	79.4	83.9	4.5
뉴질랜드 2018	80.0	83.5	3.5
네덜란드 2018	80.3	83.4	3.1
칠레 2019	77.9	83.4	5.5
독일 2018	78.6	83.3	4.7
영국 2018	79.5	83.1	3.6
덴마크 2018	79.1	82.9	3.8
에스토니아 2018	74.0	82.7	8.7
체코 2018	76.2	82.0	5.8
폴란드 2018	73.7	81.7	8.0
미국 2018	76.2	81.2	5.0
터키 2018	75.6	81.0	5.4
슬로바키아 2018	73.9	80.8	6.9
리투아니아 2018	70.9	80.7	9.8
콜롬비아 2018	74.3	79.9	5.6
라트비아 2018	70.1	79.7	9.6
헝가리 2018	72.7	79.6	6.9
멕시코 2018	72.2	77.9	5.7
OECD 평균	78.1	83.4	5.3

출처: OECD, Stat, Health Status Data(2020.11. 추출).
※ OECD 평균은 자료 이용이 가능한 37개 국가의 최근 자료를 이용하여 계산함
※ OECD 국가의 배열순서는 여자 기대수명 내림차순임(대한민국 제외)

부록 1(2) 65세 이상 노인의 주요 사망원인별 사망률 추이

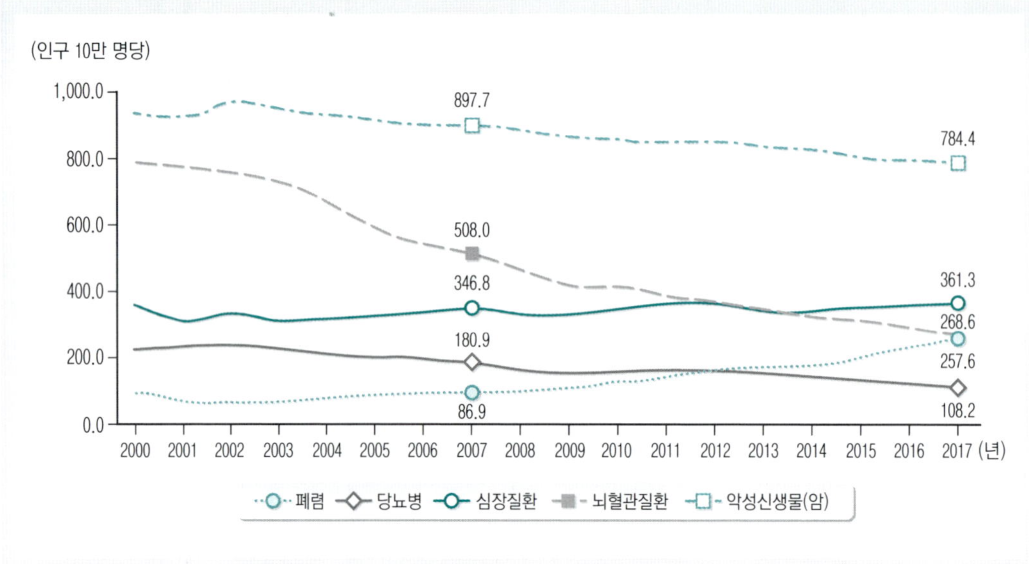

출처: 통계청(2018). 2018 고령자 통계.

부록 2 55~79세 노인의 취업의사 및 취업의사 이유

(%)

연도	장래 근로 원함	소계	일하는 즐거움	생활비 보탬	사회가 필요로 함	건강 유지	무료 해서	기타
2008	57.1	100.0	34.6	54.8	2.0	3.0	5.3	0.2
2001	58.7	100.0	35.5	54.9	2.3	2.2	4.7	0.3
2012	59.2	100.0	36.5	54.5	1.9	2.1	4.7	0.2
2013	60.1	100.0	36.9	54.8	1.9	1.7	4.5	0.2
2014	62.2	100.0	38.8	54.1	1.6	1.5	3.8	0.1
2015	61.2	100.0	35.9	57.1	1.8	1.6	3.6	0.1
2016	61.5	100.0	34.8	58.1	2.2	1.5	3.3	0.0
2017	62.6	100.0	34.4	58.3	2.3	1.6	3.3	0.1
2018	64.1	100.0	33.9	59.0	2.2	1.5	3.3	0.0
남자	75.6	100.0	36.5	56.7	3.0	1.3	2.5	0.0
여자	53.6	100.0	30.7	62.0	1.2	1.7	4.4	0.1

출처: 통계청(2018). 2018 고령자 통계.

부록 3 복지용구 지원서비스 품목 설명과 사용가능 연한

품목					내구연한
구입 품목	1	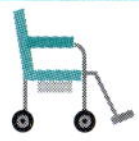	이동변기	화장실로 이동하기 어려운 경우 용변을 쉽고 안전하게 볼 수 있는 용품	5년
	2	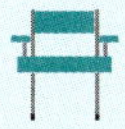	목욕의자	목욕 시 자세유지 및 편안한 목욕을 도와주는 용품	5년
	3	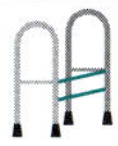	성인용보행기	보행이 불편한 경우 실내·외에서 혼자서 이동할 수 있도록 보조하는 용품	5년
	4	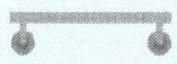	안전손잡이	손잡이를 부착하여 자립 환경을 조성하고 안전사고 예방을 위한 용품	없음
	5	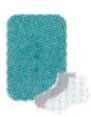	미끄럼방지용품	실내에서 미끄러지지 않도록 하여 낙상사고를 예방하기 위한 용품(양말, 매트)	없음
	6	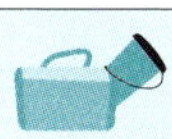	간이변기	외상상태, 소변조절 등이 어려운 경우 용변을 쉽고 안전하게 볼 수 있는 용품	없음
	7	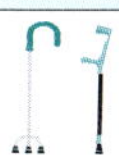	지팡이	보행이 불편한 경우 보행을 보조하는 용품	2년
	8	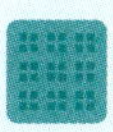	욕창예방방석	장시간 앉아 있거나 휠체어를 이용할 경우 욕창을 예방하는 용품	3년
	9	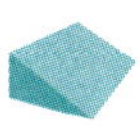	자세변환용구	장시간 누워있는 경우 자세 및 위치 변환을 보조하는 용품	없음
	10	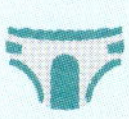	요실금팬티	배뇨 조절 기능 저하 등으로 요실금증상이 있는 어르신에게 쾌적한 일상생활 지원을 위한 용품	없음
대여 품목	11	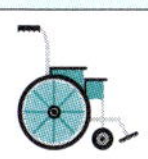	수동휠체어	보행이 불가능하거나 장시간 보행이 곤란한 경우 이용하는 용품	5년
	12	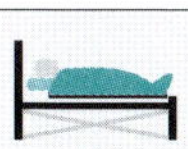	전동침대	일어나는 동작 등을 보조하고 자립을 지원하는 전동식 용품	10년
	13	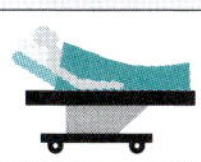	수동침대	일어나는 동작 등을 보조하고 자립을 지원하는 수동식 용품	10년
	14	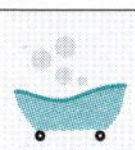	이동욕조	거동이 불편한 경우 자신이 거주하는 방에서 외부로의 이동 없이 간편하게 목욕 가능한 용품	5년
	15	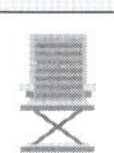	목욕리프트	입욕시 높낮이를 조절하여 안전하고 편리하게 목욕을 실시하며 수발자의 편리를 도모하는 용품	3년
	16	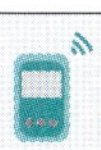	배회감지기	인지장애가 있는 수급자의 배회 및 실종을 미연에 방지하는 용품(GPS형, 매트형 등)	5년
구입 또는 대여 품목	17	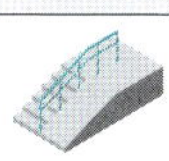	경사로	수동휠체어 또는 성인용보행기 이용 시 이동성 확보 및 안전사고 예방을 위한 용품	8년
	18	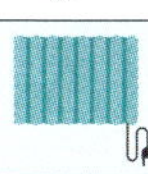	욕창예방매트리스	체중을 분산하고 통풍을 원활하게 하여 욕창을 예방하는 용품	3년

출처: 복지용구 급여범위 및 급여기준 등에 관한 고시 법령 제2조.

부록 4 노인복지 시설의 종류별 시설 및 입소정원 수

시설별	시설별	2019		2020	
		시설 수(개소)	입소정원(명)	시설 수(개소)	입소정원(명)
노인주거 복지시설	소계	382	21,674	352	20,497
	양로시설	232	13,036	209	11,619
	노인공동생활가정	115	954	107	953
	노인복지주택	35	7,684	36	7,925
노인의료 복지시설	소계	5,529	190,820	5,725	203,075
	노인요양시설	3,595	174,015	3,844	186,289
	노인요양 공동생활가정	1,934	16,805	1,881	16,786
노인여가 복지시설	소계	68,413	–	69,005	0
	노인복지관	391	–	398	0
	경로당	66,737	–	67,316	0
	노인교실	1,285	–	1,291	0
재가노인 복지시설	소계	4,821	53,831	7,212	73,595
	방문요양 서비스	1,513	–	2,656	0
	주야간보호 서비스	1,816	53,087	2,321	72,639
	단기보호 서비스	78	744	73	956
	방문목욕 서비스	942	–	1,596	0
	방문간호 서비스	60	–	95	0
	복지용구 지원서비스	0	–	86	0
	재가노인 지원서비스	412	–	385	0
노인보호 전문기관	소계	34	–	35	0
노인일자리 지원기관	소계	184	–	196	0
학대 피해 노인전용쉼터	소계	19	–	19	0

출처: 통계청(2021). 노인복지 생활시설 수 및 생활현황.

부록 5 장기요양인정조사표

■ 노인장기요양보험법 시행규칙 [별지 제5호서식] 〈개정 2013.6.10〉

장기요양인정조사표

※ [ ]에는 해당되는 곳에 √표를 합니다. (제1쪽 앞면)

1. 일반사항					
① 구분	[ ] 장기요양인정신청 [ ] 갱신신청 [ ] 등급변경신청 [ ] 이의신청				
② 조사원	성명			소속(지사)	
	조사장소			조사일시	
③ 신청인 (본인)	성명			생년월일	
	전화번호			도서 · 벽지 대상자	[ ] 도서지역 [ ] 벽지지역
	주민등록지				
	실제거주지				
	장기요양등급			유효기간	
	보호자 또는 주수발자 성명(관계)	( )		보호자 또는 주수발자 전화번호	
④ 참석인	성명		신청인과의 관계	전화번호	
⑤ 주거상태	[ ] 자택 [ ] 노인요양시설 [ ] 단기보호시설 [ ] 양로시설 [ ] 요양병원 [ ] 기타 병 · 의원 [ ] 기타( )				
⑥ 동거인	현재 신청인과 동거하는 자에 대해 복수체크 가능				
	[ ] 독거 [ ] 손자녀	[ ] 부부 [ ] 친척	[ ] 부모 [ ] 친구 · 이웃	[ ] 자녀(며느리, 사위 포함) [ ] 입소시설관계자 [ ] 기타( )	
⑦ 현재 받고 있는 급여 (과거 3개월간 평균 횟수 · 일수 기록)	재가급여	[ ] 방문요양(회/주) [ ] 방문간호(회/주) [ ] 단기보호(일/주)	[ ] 방문목욕(회/주) [ ] 주 · 야간보호(일/주) [ ] 복지용구(구입 · 대여)		
	시설급여	[ ] 노인요양시설 [ ] 노인요양공동생활가정			
	특별현금급여	[ ] 가족요양비 [ ] 특례요양비 [ ] 요양병원간병비			
	그 밖의 서비스	[ ] 노인돌봄서비스 [ ] 가사간병방문도움 [ ] 보건소사업( ) [ ] 개인간병인 [ ] 치매상담센터 [ ] 기타( )			
⑧ 희망급여종류	현재 신청인이 희망하는 급여에 대해 복수체크 가능				
	재가급여	[ ] 방문요양 [ ] 방문목욕 [ ] 방문간호 [ ] 주 · 야간보호 [ ] 단기보호 [ ] 복지용구(구입 · 대여)			
	시설급여	[ ] 노인요양시설 [ ] 노인요양공동생활가정			
	특별현금급여	[ ] 가족요양비 [ ] 특례요양비 [ ] 요양병원간병비			
	1순위 희망급여종류 및 내용				
⑨ 등급외 판정 시 희망 서비스 (등급외 판정 시 지역사회 자원 연계를 위한 참고자료입니다.)	[ ] 노인돌봄서비스 [ ] 보건소 사업 [ ] 노인 일자리 사업 [ ] 치매상담센터 [ ] 주거개선사업 [ ] 무료진료연계 [ ] 급식 및 도시락 반찬 [ ] 건강운동교실 [ ] 가사간병방문도움 [ ] 활동보조 [ ] 목욕 · 이미용 [ ] 여가, 문화, 교육 [ ] 말벗 [ ] 기타( ) [ ] 거부				
⑩ 등록장애	※장애의 종류 및 등급 기록				
〈참고사항〉					

210mm×297mm[백상지 80g/m²]

부록 5 장기요양인정조사표 (계속)

(제1쪽 뒷면)

2. 장기요양인정 · 욕구사항

○ 신청인의 기능상태 등에 대한 정보를 종합하여 다음의 해당란에 √표 체크
○ 각 항목 아래의 빈칸에 특기사항을 기록

가. 신체기능(기본적 일상생활기능) 영역
1) 최근 한 달간의 상황을 종합하여 일상생활에서 다음과 같은 동작을 할 때 다른 사람의 도움을 받는 정도에 √표로 표시함

항목	기능자립정도		
	완전 자립	부분 도움	완전 도움
① 옷 벗고 입기			
② 세수하기			
③ 양치질하기			
④ 목욕하기			
⑤ 식사하기			
⑥ 체위 변경하기			
⑦ 일어나 앉기			
⑧ 옮겨 앉기			
⑨ 방 밖으로 나오기			
⑩ 화장실 사용하기			
⑪ 대변 조절하기			
⑫ 소변 조절하기			
⑬ 머리감기			

2) 일상생활 자립도

장애노인(와상도)	[ ] 정상	[ ] 생활 자립	[ ] 준 와상 상태	[ ] 완전 와상 상태
치매노인(인지증)	[ ] 자립	[ ] 불완전 자립	[ ] 부분 의존	[ ] 완전 의존

※ 신청인의 평소 일상생활 자립정도를 종합하여 각각의 항목 해당 란에 √표로 표시함

부록 5 장기요양인정조사표 (계속)

(제2쪽 앞면)

나. 사회생활기능(수단적 일상생활 기능) 영역
최근 한 달간의 상황을 종합하여 일상생활에서 다음과 같은 동작을 할 때 다른 사람의 도움을 받는 정도를 평가하여 해당 란에 √표로 표시함

항목	기능자립정도		
	완전 자립	부분 도움	완전 도움
① 집안일 하기			
② 식사 준비하기			
③ 빨래하기			
④ 금전 관리			
⑤ 물건 사기			
⑥ 전화 사용하기			
⑦ 교통수단 이용하기			
⑧ 근거리 외출하기			
⑨ 몸 단장하기			
⑩ 약 챙겨먹기			

부록 5 장기요양인정조사표 (계속)

(제2쪽 뒷면)

다. 인지기능 영역
최근 한 달간의 상황을 종합하여 신청인이 보였던 증상에 √표로 표시함

항목	증상여부	
	예	아니오
① 방금 전에 들었던 이야기나 일을 잊는다.		
② 오늘이 몇 월 며칠인지 모른다.		
③ 자신이 있는 장소를 알지 못한다.		
④ 자신의 나이와 생일을 모른다.		
⑤ 지시를 이해하지 못한다.		
⑥ 주어진 상황에 대한 판단력이 떨어져 있다.		
⑦ 의사소통이나 전달에 장애가 있다.		
⑧ 계산을 하지 못한다.		
⑨ 하루 일과를 이해하지 못한다.		
⑩ 가족이나 친척을 알아보지 못한다.		

부록 5 장기요양인정조사표 (계속)

(제3쪽 앞면)

라. 행동변화영역
최근 한 달간의 상황을 종합하여 신청인이 보였던 증상에 √표로 표시함

항목	증상여부	
	예	아니오
① 사람들이 무엇을 훔쳤다고 믿거나 자기를 해하려 한다고 잘못 믿고 있다.		
② 헛것을 보거나 환청을 듣는다.		
③ 슬퍼 보이거나 기분이 처져 있으며 때로 울기도 한다.		
④ 밤에 자다가 일어나 주위 사람을 깨우거나 아침에 너무 일찍 일어난다. 또는 낮에는 지나치게 잠을 자고 밤에는 잠을 이루지 못한다.		
⑤ 주위사람이 도와주려 할 때 도와주는 것에 저항한다.		
⑥ 한군데 가만히 있지 못하고 서성거리거나 왔다 갔다 하며 안절부절 못한다.		
⑦ 길을 잃거나 헤맨 적이 있다. 외출하면 집이나 병원, 시설로 혼자 들어올 수 없다.		
⑧ 화를 내며 폭언이나 폭행을 하는 등 위협적인 행동을 보인다.		
⑨ 혼자서 밖으로 나가려고 해서 눈을 뗄 수가 없다.		
⑩ 물건을 망가뜨리거나 부순다.		
⑪ 의미 없거나 부적절한 행동을 자주 보인다.		
⑫ 돈이나 물건을 장롱같이 찾기 어려운 곳에 감춘다.		
⑬ 옷을 부적절하게 입는다.		
⑭ 대소변을 벽이나 옷에 바르는 등 행위를 한다.		
⑮ 가스불이나 담뱃불, 연탄불과 같은 화기를 관리할 수 없다.		
⑯ 혼자 있는 것을 두려워하여 누군가 옆에 있어야 한다.		
⑰ 이유 없이 크게 소리치고 고함을 친다.		
⑱ 공공장소에서 부적절한 성적 행동을 한다.		
⑲ 음식이 아닌 물건 등을 먹는다.		
⑳ 쓸데없이 간섭하거나 참견한다.		
㉑ 식습관 및 식욕변화를 보이거나 이유 없이 식사를 거부한다.		
㉒ 귀찮을 정도로 붙어 따라 다닌다.		

부록 5 장기요양인정조사표 (계속)

(제3쪽 뒷면)

마. 간호처치 영역
최근 2주간의 상황을 종합하여 해당 란에 √표로 표시함

항목	증상 유무		항목	증상 유무	
	있다	없다		있다	없다
① 기관지 절개관 간호			⑥ 암성통증 간호		
② 흡인			⑦ 도뇨(導尿) 관리		
③ 산소요법			⑧ 장루 간호		
④ 욕창 간호			⑨ 투석 간호		
⑤ 경관 영양			⑩ 당뇨발 간호		

※ 암성통증 간호에 해당되지 않는 통증이 있을 경우 특기사항에 기록함
※ 당뇨발 간호에 해당되지 않는 상처가 있을 경우 특기사항에 기록함

바. 재활 영역
반드시 각 항목을 직접 신청인이 수행하도록 한 후 해당 란에 √표로 표시함

항목	운동장애 정도		
	운동장애 없음	불완전 운동장애	완전 운동장애
① 우측상지			
② 좌측상지			
③ 우측하지			
④ 좌측하지			

항목	관절제한 정도		
	제한 없음	한쪽관절 제한	양관절 제한
⑤ 어깨관절			
⑥ 팔꿈치관절			
⑦ 손목 및 수지관절			
⑧ 고관절			
⑨ 무릎관절			
⑩ 발목관절			

부록 5 장기요양인정조사표 (계속)

(제4쪽 앞면)

사. 복지 용구
현재 보유하고 있거나, 이용하기를 희망하는 복지용구에 √표로 표시함

용구	보유	희망	용구	보유		희망	
				구입	대여	구입	대여
① 이동변기			⑩ 수동휠체어				
② 목욕의자			⑪ 전동침대				
③ 성인용 보행기			⑫ 수동침대				
④ 안전손잡이			⑬ 욕창예방 매트리스				
⑤ 미끄럼 방지용품 *			⑭ 이동 욕조				
⑥ 간이변기(간이대변기 · 소변기)			⑮ 목욕리프트				
⑦ 지팡이			⑯ 배회감지기				
⑧ 욕창예방 방석			⑰ 경사로				
⑨ 자세변환 용구							

※ 미끄럼 방지용품: 미끄럼방지매트, 미끄럼방지액, 미끄럼방지양말
※ 신청인이 필요하다고 생각하지만 급여이용을 희망하지 않거나 그 밖에 의견이 있다면 특기사항에 기록함

아. 지원형태

① 이동변기	[ ] 없음 [ ] 배우자 [ ] 부모 [ ] 자녀(며느리, 사위 포함) [ ] 손자녀 [ ] 친척 [ ] 친구 · 이웃 [ ] 간병인 [ ] 자원봉사자 [ ] 기타( )
② 주 수발자의 도움영역	[ ] 신체기능 [ ] 사회생활기능 [ ] 정서적 지지
③ 하루 종일 혼자 있음	[ ] 예 [ ] 아니오

자. 환경 평가
주거 상황이 건강에 해롭거나 지내기 어려운 환경을 만드는지 평가
(조명, 바닥 상태, 욕실 및 화장실 환경, 부엌 환경, 냉방과 난방, 개인안전, 환기 등)

항목		
① 조명(눈부심, 그림자, 스위치 위치 등)	[ ] 양호	[ ] 불량
② 바닥과 벽지(마룻바닥, 벽지상태)	[ ] 양호	[ ] 불량
③ 계단(계단 난간 위치)	[ ] 양호	[ ] 불량
④ 주방(가스기구, 조리기구 위치)	[ ] 양호	[ ] 불량
⑤ 문턱 여부(현관, 방, 화장실)	[ ] 양호	[ ] 불량
⑥ 난방과 환기(적정수준의 온도와 환기)	[ ] 양호	[ ] 불량
⑦ 화장실 세면대 설치 여부	[ ] 유	[ ] 무
⑧ 좌변기 여부	[ ] 유	[ ] 무
⑨ 온수 여부	[ ] 유	[ ] 무
⑩ 욕조 여부	[ ] 유	[ ] 무

부록 5 장기요양인정조사표 (계속)

(제4쪽 뒷면)

차. 시력 · 청력상태	
① 시력상태	[ ] ㄱ. 정상 [ ] ㄴ. 1미터 떨어진 달력은 읽을 수 있으나 더 먼 거리는 보이지 않는다. [ ] ㄷ. 눈앞에 근접한 글씨는 읽을 수 있으나 더 먼 거리는 보이지 않는다. [ ] ㄹ. 거의 보이지 않는다. [ ] ㅁ. 보이는지 판단 불능
② 청력상태	[ ] ㄱ. 정상 [ ] ㄴ. 보통의 소리를 듣기도 하고, 못 듣기도 한다. [ ] ㄷ. 큰 소리는 들을 수 있다. [ ] ㄹ. 거의 들리지 않는다. [ ] ㅁ. 들리는지 판단 불능

카. 질병 및 증상	
① 질병 및 증상	[ ] ㄱ. 없음 [ ] ㄴ. 치매 [ ] ㄷ. 중풍(뇌졸중) [ ] ㄹ. 고혈압 [ ] ㅁ. 당뇨병 [ ] ㅂ. 관절염(퇴행성, 류마티스) [ ] ㅅ. 요통, 좌골통(디스크탈출증, 척수관협착증) [ ] ㅇ. 일상생활에 지장이 있을 정도의 호흡곤란(심부전, 만성폐질환, 천식) [ ] ㅈ. 난청 [ ] ㅊ. 백내장, 녹내장 등 시각 장애 [ ] ㅋ. 골절, 탈골 등 사고로 인한 후유증 [ ] ㅌ. 암(진단명:) [ ] ㅍ. 기타(진단명:)
② 주요 질병 및 증상 ①에서 파악된 내용 가운데 신청인의 현재 기능상태 저하에 가장 직접적인 원인이 되고 비중이 높은 항목 한 가지만 √표로 표시함	
[ ] ㄱ. 치매 [ ] ㄴ. 중풍 [ ] ㄷ. 치매 + 중풍 [ ] ㄹ. 고혈압 [ ] ㅁ. 당뇨병 [ ] ㅂ. 관절염 [ ] ㅅ. 요통, 좌골통 [ ] ㅇ. 일상생활에 지장이 있을 정도의 호흡곤란 [ ] ㅈ. 난청 [ ] ㅊ. 백내장, 녹내장 등 시각 장애 [ ] ㅋ. 골절, 탈골 등 사고로 인한 후유증 [ ] ㅌ. 암 [ ] ㅍ. 기타(진단명:) ※1가지 진단명만 적으십시오.	

부록 6 한국형 일상생활활동(Korean Activities of Daily Living, K-ADL) 평가도구와 검사 지침

항목	혼자서 할 수 있음 (2)	부분 도움 필요 (1)	완전 도움 필요 (0)
이 도구의 목적은 노인 분들이 생활하는데 주변 사람들의 도움이 얼마나 필요한가를 평가하는 것입니다. 환자에 대한 정보는 환자, 가족, 친척, 친구 혹은 간병인으로부터 얻으시면 됩니다. 조사의 시점은 최근 1주간의 활동을 기준으로 합니다.			
1. 옷 입기-내복, 외투를 포함한 모든 옷을 옷장이나 서랍, 옷걸이에서 꺼내 챙겨 입고 단추나 지퍼, 벨트를 채우는 것 질문: 어르신께서는 옷을 챙겨 입을 때 다른 사람의 도움 없이 혼자서 하십니까? □ 1. 도움 없이 혼자서 옷을 옷장에서 꺼내어 입을 수 있다.[1)] □ 2. 부분적으로 다른 사람의 도움을 받아 옷을 입을 수 있다.[2)] □ 3. 전적으로 다른 사람의 도움에 의존한다. 1) 단추를 채우고 지퍼를 올리고 벨트를 채우는 일도 도움 없이 한다. 2) 옷을 꺼내주고 준비해주면 혼자 입을 수 있거나, 단추, 벨트 혹은 지퍼를 잠그는데 도움을 받는 것도 2에 해당.			
2. 세수하기-세수, 양치질, 머리감기를 하는 것 질문: 어르신께서는 세수나 양치질을 하고, 머리를 감을 때 다른 사람의 도움 없이 혼자서 하십니까? □ 1. 세 가지 모두 도움 없이 혼자서 할 수 있다. □ 2. 세수와 양치질은 혼자 하지만 머리감기는 도움이 필요하다. □ 3. 다른 사람의 도움을 받지 않고는 머리감기뿐 아니라 세수나 양치질을 할 수 없다. * 세수는 얼굴에 물을 묻히는 정도도 괜찮음			
3. 목욕-욕조에 들어가서 목욕하거나, 욕조에 들어가지 않고 물수건으로 때 밀기, 샤워(물 뿌리기) 등을 모두 포함 질문: 어르신께서는 목욕을 하실 때 다른 사람의 도움을 받지 않고 혼자서 하십니까? □ 1. 도움 없이 혼자서 때 밀기와 샤워를 한다.[1)] □ 2. 샤워는 혼자 하나, 때는 혼자 밀지 못한다. 또는 몸의 일부 부위를(등 제외) 닦을 때만 도움을 받는다.[2)] □ 3. 전적으로 다른 사람의 도움에 의존한다. 1) 등은 혼자 닦지 못해도 무관하며, 욕조에서 목욕할 경우 욕조에 들어가고 나올 때 혼자서 한다. 2) 혼자 목욕을 할 수는 있어도 목욕을 하기위해서는 욕조에 들어가야 하고 이를 위해 도움이 필요하다면 2에 해당됨			
4. 식사하기-음식이 차려져 있을 때 혼자서 식사할 수 있는 능력 질문: 어르신께서는 음식을 차려주면 남의 도움 없이 혼자서 식사를 하십니까? □ 1. 도움 없이 식사할 수 있다.[1)] □ 2. 생선을 발라먹거나 음식을 잘라먹을 때는 도움이 필요하다. □ 3. 식사를 할 때 다른 사람의 도움이 항상 필요하거나, 튜브나 경정맥수액을 통해 부분적으로 혹은 전적으로 영양분을 공급받는다.[2)] 1) 젓가락은 사용하지 못하나, 숟가락이나 포크를 이용해서라도 혼자 식사 할 수 있는 경우에는 1에 해당 2) 숟가락이나 포크를 사용해도 음식을 대부분 흘리는 사람은 3에 해당			

부록 6 한국형 일상생활활동(Korean Activities of Daily Living, K-ADL) 평가도구와 검사 지침 (계속)

항목	혼자서 할 수 있음 (2)	부분 도움 필요 (1)	완전 도움 필요 (0)
5. 이동-잠자리(침상)에서 벗어나 방문을 열고 밖으로 나오는 것 질문-어르신께서는 이부자리에 누웠다가 일어나 방문 밖으로 나올 때 다른 사람의 도움 없이 혼자서 하십니까? □ 1. 도움 없이 혼자서 방 밖으로 나올 수 있다.[1)] □ 2. 방 밖으로 나오는데 다른 사람의 도움이나 부축이 필요하다. □ 3. 들것에 실리거나 업혀야 방 밖으로 나올 수 있다. 1) 무언가를 잡고 나오거나 지팡이, 휠체어 등의 보조 기구를 사용해도 무관하며, 기어서 나오더라도 방 밖으로 혼자서 나오면 1에 해당됨			

부록 7 한국형 수단적 일상생활활동(Korean Instrumental Activities of Daily Living, K-IADL) 평가도구[주)]

항목
이 도구의 목적은 노인 분들이 생활하는데 주변 사람들의 도움이 얼마나 필요한가를 평가하는 것입니다. 환자에 대한 정보는 환자, 가족, 친척, 친구 혹은 간병인으로부터 얻으시면 됩니다. 조사의 시점은 최근 1주간의 활동을 기준으로 합니다.
1. 몸단장-빗질, 화장(化粧), 면도, 손/발톱 깎기 포함 질문: 어르신께서는 머리 빗질이나 손발톱 깎는 것, 화장(여자), 면도(남자)를 남의 도움 없이 혼자서 하십니까? □ 1. (기구만 준비되어 있으면) 다른 사람의 도움 없이 빗질, 손/발톱 깎기, 면도 혹은 화장 등을 혼자서 한다. □ 2. (기구가 준비되어 있더라도) 빗질, 손/발톱 깎기, 면도 혹은 화장 중 한 두 가지는 다른 사람의 도움을 받아야한다. □ 3. (기구가 준비되어 있더라도) 다른 사람의 도움을 받지 않고는 빗질, 손/발톱 깎기, 면도 혹은 화장 등을 모두 하지 못한다.
2. 집안 일-실내청소, 설거지, 침구정리, 집안 정리정돈 하기 질문: 어르신께서는 집안의 일상적인 청소나 정리정돈, 침구정리, 설거지 등을 다른 사람의 도움 없이 혼자서 하십니까? □ 1. 도움 없이 혼자서 집안일을 한다. □ 2. 집안일을 할 때 부분적으로 다른 사람의 도움을 받는다.[1)] □ 3. 집안일을 할 수 없어서 다른 사람의 도움에 전적으로 의존한다. □ 4. 집안일을 하지 않는다. → 추가 질문으로 ※ 추가 질문: 다음중 환자에게 맞는 것을 고르시오. □ 4-1. 집안일을 할 수 있는데 하지 않는다. □ 4-2. 집안일을 해본 적이 없다. 1) 걸레질은 못해도 빗질은 할 수 있거나, 남의 도움을 받으면서 함께 설거지나 정리정돈을 할 수 있는 경우, 이불이나 가벼운 것은 개지만 무거운 것은 갤 수가 없거나, 장롱에 올려놓지 못하는 경우는 2에 해당

부록 7 한국형 수단적 일상생활활동(Korean Instrumental Activities of Daily Living, K-IADL) 평가도구[주)] (계속)

항목
3. 식사 준비-음식재료를 준비하고, 요리하고, 상을 차리는 것 질문: 어르신께서는 식사 준비(음식재료를 준비하고, 요리를 하고, 밥상을 차리는 일)를 다른 사람의 도움 없이 혼자서 하십니까? ☐1. 도움 없이 혼자서 밥과 반찬을 하고 상을 차린다. ☐2. 식사 준비에 부분적으로 다른 사람의 도움을 받는다.[1)] ☐3. 식사 준비를 할 수 없어서 전적으로 다른 사람의 도움에 의존한다. ☐4. 식사 준비를 하지 않는다. → 추가 질문으로 ※ 추가 질문 : 다음중 환자에게 맞는 것을 고르시오. ☐4-1. 식사 준비를 할 수 있는데 하지 않는다. ☐4-2. 식사 준비를 해본 적이 없다. 1) 음식재료만 다른 사람이 준비해주면 혼자 요리하고 차릴 수 있다든지, 밥은 혼자 할 수 있으나 반찬 만들기는 다른 사람의 도움을 받아야 한다든지, 반찬은 할 수 없지만 이미 요리된 음식을 데워서 먹을 수 있다면 2에 해당됨
4. 빨래하기-손으로 직접 하거나 세탁기를 이용하여 빨래를 하고 세탁한 후 널어 말리는 것 포함 질문: 어르신께서는 빨래(손으로 빨든 세탁기를 이용하든 상관없이)를 다른 사람의 도움 없이 혼자서 하십니까? ☐1. 도움 없이 혼자서 빨래를 한다.[1)] ☐2. 빨래를 할 때 부분적으로 다른 사람의 도움을 받는다.[2)] ☐3. 빨래를 할 수 없어서 전적으로 다른 사람의 도움에 의존한다. ☐4. 빨래를 하지 않는다. → 추가 질문으로 ※ 추가 질문: 다음중 환자에게 맞는 것을 고르시오. ☐4-1. 빨래를 할 수 있는데 하지 않는다. ☐4-2. 빨래를 해본 적이 없다. 1) 세탁기를 이용해 빨래해도 무관함 2) 큰 빨래는 못해도 속옷이나 양말 정도는 빨 수 있거나, 빨래는 하지만 널 수 없는 경우는 2에 해당
5. 근거리 외출-교통수단을 이용하지 않고 가까운 상점, 관공서, 병원, 이웃 등을 다녀오는 것 질문: 어르신께서는 걸어서 갔다 올 수 있는 상점이나 이웃, 병원, 관공서 같은 가까운 곳의 외출을 다른 사람의 도움 없이 혼자서 하십니까? ☐1. 도움 없이 혼자서 근거리 외출을 한다.[1)] ☐2. 혼자서는 외출을 못하지만 도움을 받아 외출한다.[2)] ☐3. 도움을 받아도 외출을 전혀 하지 못한다. 1) 외출할 때 지팡이나 휠체어 등 보조기구를 사용해도 무관 2) 휠체어에 태워 주면 혼자 외출할 수 있는 경우에는 2에 해당
6. 교통수단 이용-버스, 전철, 택시 등의 대중교통수단을 이용하거나 직접 차를 몰고 먼 거리를 다녀오는 것 질문: 어르신께서는 버스나 전철, 택시 혹은 승용차 등을 타고 외출을 할 때 남의 도움* 없이 혼자서 하십니까? 또는 직접 운전을 하고 다니십니까? ☐1. 도움 없이 혼자서 모든 교통수단을 이용하거나 직접 차를 운전한다. ☐2. 버스나 전철을 이용할 때에는 다른 사람의 도움을 받는다.[1)] ☐3. 택시나 승용차를 이용할 때에도 다른 사람의 도움을 받는다. ☐4. 다른 사람의 도움을 받아도 교통수단을 전혀 이용할 수 없거나 남의 등에 업히거나 들것에 실려야만 교통수단을 이용할 수 있다. *도움이란 부축을 받아 차에 타고 내리거나 남과 동행하는 것을 말함 1) 택시나 승용차는 도움 없이 혼자서 이용할 수 있는 상태를 말함

부록 7 한국형 수단적 일상생활활동(Korean Instrumental Activities of Daily Living, K-IADL) 평가도구※ (계속)

항목
7. 물건 사기(쇼핑)-상점에 들어갔을 때 필요한 물건을 결정하고, 사고 또 돈을 지불하는 능력(상점까지 가거나, 산 물건을 들고 오는 것은 고려하지 말 것) 질문: 어르신께서는 사고 싶은 물건을 사려고 상점에 갔을 때 다른 사람의 도움 없이 혼자서 구입하십니까? □ 1. 도움 없이 혼자서 필요한 물건을 모두 구입한다. □ 2. 한두 가지 물건은 혼자서 구입할 수 있으나, 여러 가지 물건을 살 때는 다른 사람의 도움이 필요하다. □ 3. 어떠한 물건을 사든지 다른 사람이 동행해 주어야 한다. □ 4. 쇼핑을 전혀 할 수 없으며, 다른 사람이 필요한 물건을 대신 사다주어야 한다.
8. 금전 관리-용돈, 통장관리, 재산관리를 하는 것 질문: 어르신께서는 용돈이나 통장, 재산관리 같은 금전 관리를 남의 도움 없이 혼자서 하십니까? □ 1. 도움 없이 혼자서 모든 금전 관리를 한다. □ 2. 용돈 정도의 금전 관리는 할 수 있으나, 큰 돈 관리는 다른 사람의 도움을 받는다. □ 3. 금전 관리를 할 수 없어서 전적으로 다른 사람의 도움에 의존한다. □ 4. 금전 관리를 하지 않는다. → 추가 질문으로 ※ 추가 질문: 다음중 환자에게 맞는 것을 고르시오 □ 4-1. 금전 관리를 할 수 있는데 하지 않는다. □ 4-2. 금전 관리를 해본 적이 없다.
9. 전화사용-전화번호를 찾고, 걸고 또 받는 것 질문: 어르신께서는 전화를 걸고 받는 일을 다른 사람의 도움 없이 혼자서 하십니까? □ 1. 혼자서 전화번호를 찾고 또 전화를 걸 수 있다. □ 2. 알고 있는 전화번호 몇 개만 걸 수 있다. □ 3. 전화는 받을 수는 있지만 걸지는 못한다. □ 4. 전화를 걸지도 받지도 못한다.
10. 약 챙겨 먹기-제 시간에 정해진 양의 약 먹기 질문: 어르신께서는 약을 다른 사람의 도움 없이 혼자서 잘 챙겨 드십니까? □ 1. 제 시간에 필요한 용량을 혼자 챙겨 먹을 수 있다. □ 2. 필요한 양의 약이 먹을 수 있게 준비되어 있다면, 제 시간에 혼자 먹을 수 있다. □ 3. 약을 먹을 때마다 다른 사람이 항상 챙겨주어야 한다.

※ 혼자 할 수 있음(0점), 도움 필요(1점), 할 수 없음(2점), 할 수 있으나 하지 않음(1점), 해본 적 없음(2점)

부록 8 한국판 간이정신상태 검사(Mini-Mental State Examination-Korean version, MMSE-K)

		번호	문항	점수	
				틀림	맞음
지남력	시간	1	오늘은 ( )년 ( )월 ( )일 ( )요일 ( )계절 * 오늘 날짜에 대해 질문하시오. 그리고 빠진 부분에 대해서 특별히 물으시오. 맞은 대답에 대해서 점수를 가산하시오. 음력으로 대답해도 정답으로 간주하시오. 년은 간지(예: 갑자, 을축)로 대답해도 정답으로 간주하시오(0-5점).	0 0 0 0 0	1 1 1 1 1
	장소	2	어르신의 주소는 ( )도(특별시 혹은 광역시) ( )군(구) ( )면(동) ( )동(여기는 어떤 곳입니까? 예: 학교, 시장, 병원, 가정집 등) * 주소를 물으시오. 맞는 대답에 대해서 점수를 가산하시오(0-4점). 주소가 특별시 혹은 광역시인 피검자는 시, 구, 동까지만 질문하고, "여기가 어떤 곳입니까?" 하고 질문하시오.	0 0 0 0	1 1 1 1
		3	여기는 무엇을 하는 곳입니까?(마당, 안방, 화장실, 진찰실 등) * 이곳의 이름을 물으시오. 맞는 대답에 점수를 가산하시오(0-1점).	0	1
기억등록	기억등록	4	물건 이름 세 가지(예: 나무, 자동차, 모자) * 기억력을 검사한다고 피검자에게 이야기하고 나무, 자동차, 모자와 같이 서로 관계없는 세 개의 단어를 1초 간격으로 정확하고 천천히 불러주시오. 그리고 이것을 반복하게 하시오. 첫 번째 시행에서 반복하는 것에 대해서 점수를 가산하시오. 피검자가 주의를 집중하지 않아서 세 가지 모두를 반복하지 못한다고 판단될 때에는 전혀 다른 세 가지 물건 이름을 똑같이 반복하게 하시오(예: 물, 이불, 젓가락)(0-3점). 그리고 세 개의 단어를 완전히 따라할 때까지 반복해서 이야기해주시오. 그러나, 6번까지만 반복하시오. 3개의 문항을 결국 못한다면 기억 회상은 검사하지 마시오.	0 0 0	1 1 1
기억회상	기억회상	5	3분내지 5분 뒤에 위의 물건 이름들을 회상(0-3점)	0	1
주의집중및계산	주의집중및계산	6	100-7= -7= -7= -7= -7= ("삼천리강산"을 거꾸로 말하기)(0-5점) * 100에서 7을 빼라고 하시오. 그 수에서 다시 7을 빼라고 해서 5회까지 뺀 후 중단하시오. 만약 피검자가 하지 못하거나 하지 않으려고 할 때 "삼천리강산"을 거꾸로 이야기하게 하시오. 올바른 배열에 있는 글자의 수를 점수로 가산하시오(예: "산강천리삼"은 3점, 93-80-73-63-56은 3점).	0 0 0	1 1 1
언어기능	이름	7	물건 이름 맞히기(연필, 시계) * 연필과 시계를 보여주고 무엇이냐고 물으시오(0-2점).	0 0	1 1
	3단계명령	8	오른손으로 종이를 집어서 반으로 접어서 무릎위에 놓기(3단계 명령) * 종이 한 장을 피검자에게 주고 정확한 발음으로 한 번만 명령하시오. 점수는 정확하게 수행한 각 부분(오른손, 반, 무릎)에 1점씩 가산하시오(0-3점).	0 0 0	1 1 1

부록 8 한국판 간이정신상태 검사(Mini-Mental State Examination-Korean Version, MMSE-K) (계속)

<table>
<tr><th rowspan="2"></th><th rowspan="2"></th><th rowspan="2">번호</th><th rowspan="2">문항</th><th colspan="2">점수</th></tr>
<tr><th>틀림</th><th>맞음</th></tr>
<tr><td rowspan="2">언어기능</td><td>복사</td><td>9</td><td>5각형 2개를 겹쳐 그리기(0-1점)
* 깨끗한 종이 위에 각 변이 1인치 정도 되는 5각형 두개를 겹치도록 그린 후 피검자에게 그림을 보면서 똑같이 따라 그리라고 하시오. 10개의 각이 분명하고 2개의 5각형이 겹쳐졌을 때 1점을 주시오. 떨렸거나 돌아간 그림은 무관함
(겹친 오각형 그림을 가리키며) 여기에 오각형이 겹쳐져 있는 그림이 있습니다.
이 그림을 아래 빈 곳에 그대로 그려보십시오.
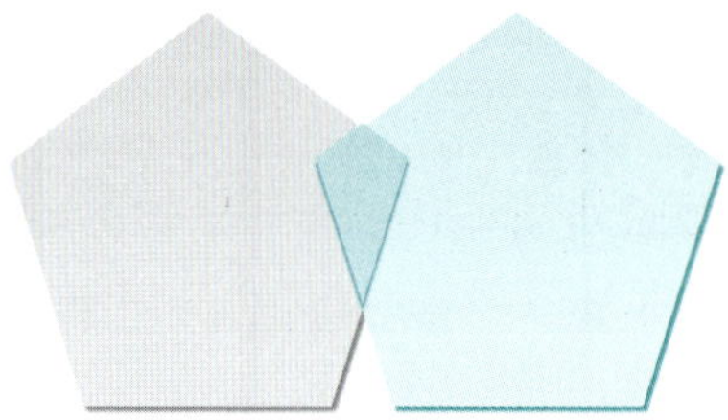</td><td>0</td><td>1</td></tr>
<tr><td>반복</td><td>10</td><td>"간장 공장 공장장"을 따라 하기(0-1점)
*"간장 공장 공장장"을 읽어 준 후 반복하게 하시오. 단지 한번만 하게 하시오.</td><td>0</td><td>1</td></tr>
<tr><td rowspan="2">이해 및 판단</td><td>이해</td><td>11</td><td>"옷은 왜 빨아(세탁) 입습니까?" 라고 질문(0-1점)
* "깨끗하라고", "더러워서" 등 위생에 대한 대답을 할 때 즉, 문항을 이해할 경우 1점을 주시오.</td><td>0</td><td>1</td></tr>
<tr><td>판단</td><td>12</td><td>"길에서 남의 주민등록증을 주웠을 때, 어떻게 하면 쉽게 주인에게 돌려줄 수 있겠습니까?"라고 질문(0-1점)
* 우체국에 관계되는 대답에만 1점을 주시오(예: "우체국", "우편소", "우체부", "우편함", "배달부" 등은 정답이고 "동사무소", "지서", "면장" 등은 오답).</td><td>0</td><td>1</td></tr>
<tr><td colspan="4">교정 점수 총점</td><td colspan="2">/30</td></tr>
<tr><td colspan="4">점수</td><td colspan="2">/30</td></tr>
<tr><td colspan="4">* 교정방법: 무학인 경우
1. 시간에 대한 지남력에 1점
2. 주의 집중 및 계산에 2점
3. 언어 기능에 1점씩 가산
(단, 각 부문에서 만점의 범위를 넘지 않게 하시오. 예: 주의 집중 및 계산에서 3점 이하인 경우에는 2점, 4점인 경우에는 1점을 가산하고 5점인 경우에는 가산점을 주지 않음)</td><td colspan="2"></td></tr>
</table>

출처: 박종한 · 권용철(1989). 한국판 Mini-mental state examination(MMSE-K)의 표준화 연구. 신경정신의학, 28(3), 508-513.

부록 9 한국어판 노인우울척도(Geriatric Depression Scale, GDS)

현재의 상태에 해당하는 답에 '√'해 주세요.

번호	내용	예	아니오
1	현재의 생활에 대체적으로 만족하십니까?		
2	요즈음 들어 활동량이나 의욕이 많이 떨어지셨습니까?		
3	자신이 헛되이 살고 있다고 느끼십니까?		
4	생활이 지루하게 느껴질 때가 많습니까?		
5	평소에 기분은 상쾌한 편이십니까?		
6	자신에게 불길한 일이 닥칠 것 같아 불안하십니까?		
7	대체로 마음이 즐거운 편이십니까?		
8	절망적이라는 느낌이 자주 드십니까?		
9	바깥에 나가기가 싫고 집에만 있고 싶습니까?		
10	비슷한 나이의 다른 노인들보다 기억력이 더 나쁘다고 느끼십니까?		
11	현재 살아 있다는 것이 즐겁게 생각되십니까?		
12	지금의 내 자신이 아무 쓸모없는 사람이라고 느끼십니까?		
13	기력이 좋은 편입니까?		
14	지금 자신의 처지가 아무런 희망도 없다고 느끼십니까?		
15	자신이 다른 사람들의 처지보다 더 못하다고 생각하십니까?		

절단점(cut-off point): 8점

출처: 조맹제 · 배재남 · 서국희 · 함봉진 · 김장규 · 이동우 · 강민희(1999). DSM-III-R 주요우울증에 대한 한국어판 Geriatric Depression Scale (GDS)의 진단적 타당성 연구. 신경정신의학, 3(1).

부록 10 가족 APGAR 도구

영역	항목	항상 그렇다	가끔 그렇다	거의 그렇지 않다
적응	나는 어려운 일이 있을 때 도움을 받기 위해 가족(친구)에게 기댈 수 있는 점에 만족한다.			
파트너십	나는 가족(친구)과 함께 공통의 일에 대해서 서로 이야기하고, 문제점에 대해서 상의하는 방식에 만족한다.			
성장	나는 가족(친구)이 나의 새로운 활동이나 지시에 대한 소망을 받아들이고 지지하는 것에 대해 만족한다.			
애정	나는 가족(친구)이 정서를 표현하고, 분노, 슬픔, 사랑 등과 같은 나의 감정에 반응하는 방식에 대해서 만족한다.			
해결	나는 가족(친구)과 서로 시간을 함께 하는 방식에 대해서 만족한다.			
점수체계: 항상 그렇다(2점), 가끔 그렇다(1점), 거의 그렇지 않다(0점) 3점 이하: 고도의 역기능적 가족 4~6점: 중등도의 역기능적 가족				

출처: Smikstein G.(1978).

부록 11 Braden scale의 욕창 사정도구

항목	1점	2점	3점	4점
1. 감각인지 불편감을 주는 압력에 대해 의미있게 반응하는 능력	**전혀 없음** 의식이 저하되거나 진정제로 인해 통증 자극에 대해 전혀 반응 없음. 또는 신체 대부분의 감각이 떨어짐	**매우 제한됨** 통증 자극에 대해서만 반응함. 신음하거나 안절부절 못하는 것 외에는 불편감을 호소하지 못함. 또는 신체의 1/2 이상의 감각이 떨어짐	**약간 제한됨** 구두로 요구를 표현하나 불편감을 느끼거나 돌릴 필요가 있을 때마다 하는 것은 아님. 또는 하나나 둘의 사지에서 감각이 떨어짐	**장애 없음** 구두로 요구를 표현할 수 있으며, 감각 기능 장애가 전혀 없음
2. 습기 피부가 습기에 노출되어 있는 정도	**지속적으로 습함** 땀, 소변 등으로 피부가 계속 습한 상태임. 돌리거나 움직일 때마다 축축함	**습함** 항상은 아니나 자주 습한 상태임. 적어도 8시간마다는 린넨을 교환해야 함	**때때로 습함** 하루에 한번 정도 린넨을 교환할 정도로 습한 상태임	**거의 습하지 않음** 피부가 거의 습하지 않음. 정해진 간격으로 린넨을 교환해도 됨
3. 활동 신체활동 정도	**침상안정** 계속적으로 침대에 누워 있어야 함. 도움없이는 손, 발을 조금도 움직이지 못함	**의자에 앉을 수 있음** 보행 능력이 없거나 매우 제한됨. 몸을 지탱할 수 없거나 의자나 휠체어로 옮길 때 도움이 필요함	**때때로 보행** 낮 동안에는 때때로 걸으나 짧은 거리만 가능함. 대부분을 의자나 침대에서 보냄	**정상** 적어도 하루에 두번 정도는 산책할 수 있음
4. 움직임 체위를 변경하고 조절할 수 있는 능력	**전혀 없음** 도움 없이는 몸이나 사지를 전혀 움직이지 못함	**매우 제한됨** 가끔은 몸이나 사지를 움직이나 자주 혼자서 많이는 아님.	**약간 제한됨** 혼자서 약간씩이나 자주 움직임	**정상** 도움 없이 자주, 크게 자세를 바꿈
5. 영양상태 평소 음식 섭취 양상	**불량** 제공된 음식의 1/3 이상을 먹지 못함. 금식, 5일 이상 IV	**부적절함** 보통 제공된 음식의 1/2 정도를 먹음. 유동식, 경관 유동식	**적절함** 대부분 반 이상을 먹음. 경관 유동식, TPN	**양호** 거의 다 먹음
6. 마찰력과 전단력	**문제 있음** 이동 시 많은 도움이 요구되며, 끌지 않고 드는 것은 불가능함. 종종 침대나 의자에서 미끄러져 자세를 다시 취해야 함. 경직, 경축, 초조가 계속적으로 마찰을 일으킴	**잠재적 문제 있음** 최소한의 조력으로 움직일 수 있음. 이동 시 시트, 의자, 억제대나 다른 도구에 약간은 끌림. 때때로 미끄러지나 의자나 침대에서 대부분은 좋은 자세를 유지함	**문제 없음** 침대나 의자에서 스스로 움직일 수 있고 움직이는 동안 몸을 들어 올릴 수 있음. 항상 침대나 의자에서 좋은 자세를 유지할 수 있음	

판단기준: 저위험: 15~18점, 중위험: 13~14점, 고위험: 10~12점, 초고위험: 9점 이하.
Braden 도구는 6가지 요소(감각 인지, 습기, 활동, 움직임, 영양상태, 마찰/전단력)로 구성되어 있으며, 점수의 범위는 6~23점이다.
전체 점수가 측정된 후에 다른 주요한 위험 요소(나이, 발열, 불량한 단백질 섭취, 60mmHg 미만의 이완기혈압과 또는 혈액학적 불안정성)가 있다면 욕창위험정도는 다음 단계로 올라간다.
출처: Ayello & Braden(2010), 2002 in WOCNS.

부록 12 보바스 기념병원 낙상위험도 평가도구

구분	척도			점수
나이	60세 미만		0	
나이	60-69세		1	
나이	70-79세		2	
나이	80세 이상		3	
낙상 과거력	없음		0	
낙상 과거력	지난 1년 이내 낙상		1	
낙상 과거력	지난 1~5개월 이내 낙상		2	
낙상 과거력	지난 4주 이내 낙상		3	
활동수준	와상상태		0	
활동수준	1명 이상의 많은 도움으로 휠체어 이동 가능(지속적인 sitting 유지 어려움)		1	
활동수준	1명의 약간의 도움으로 휠체어 이동 가능(static standing이 가능)		2	
활동수준	보조기나 한 사람의 도움으로 보행 가능		3	
의식상태	지남력 있음 x 3(시간, 장소, 사람)		0	
의식상태	평가하기 어려움(uncheckable)		1	
의식상태	지남력 있음 x 2(사람, 장소)		2	
의식상태	지남력 있음 x 1(사람)		3	
의식상태	지남력 없음		4	
의식소통	정상		0	
의식소통	청력상실		1	
의식소통	언어장애		2	
의식소통	청력 및 언어장애		3	
위험요인	수면장애, 배뇨장애, 시력장애, 어지러움, 우울, 흥분, 불안		0	
위험요인	없음		1	
위험요인	1~2개		2	
위험요인	3개		3	
위험요인	4개 이상		4	
관련질환	뇌졸중, 고혈압이나 저혈압, 치매, 파킨슨질환, 골다공증, 신장장애, 근골격계질환(관절염 포함), 발작장애			
관련질환	없음		0	
관련질환	1~2개		1	
관련질환	3개		2	
관련질환	5개 이상		3	
약물	A: 고혈압제, 이뇨제, 강심제/B: 최면진정제, 항우울제, 항불안제, 항파킨슨제제, 항전간제			
약물	A: 0개	B: 0~2개	0	
약물	A: 1~3개	B: 0~2개	1	
약물	A: 0개	B: 3~6개	2	
약물	A: 1~3개	B: 3~6개	3	
총 점				
※ 고위험군: 15점 이상, 개인 간병 고려: 20점 이상				

출처: 병원간호사회(2010), 낙상위험 사정도구의 타당도 비교연구.

부록 13 존스홉킨스 낙상위험도 평가도구

해당되는 항목을 선택하고 낙상위험 점수를 계산한다. (선택한 항목이 없을 시 0점으로 기입)		점수	
		/	/
나이	▶ 하나만 선택 □ 60-69세 (1점) □ 70-79세 (2점) □ 80세 이상(3점)		
낙상 과거력	□ 입원 전 6개월 이내 낙상 경험 (5점)		
배설, 배뇨 및 배변	▶ 하나만 선택 □ 실금 (2점) □ 긴박뇨(변) 또는 빈뇨(변) (2점) □ 긴박뇨(변)/ 빈뇨(변) 및 실금 (4점)		
약물	해당 약물: 자가통증조절장치/마약성 진통제 항경련제, 항고혈압제, 이뇨제, 수면제, 완하제, 진정제, 항정신약물 ▶ 하나만 선택 □ 낙상 고위험약물 1개 투여 (3점) □ 낙상 고위험약물 2개 이상 투여 (5점) □ 지난 24시간 내 시술로 인한 진정제 투여 (7점)		
환자치료 장비	환자에게 부착된 모든 치료 장비 (예: IV 주입펌프, 흉관, 유치도뇨관, SCDS 등) ▶ 하나만 선택 □ 1개 (1점) □ 2개 (2점) □ 3개 이상 (3점)		
기동성	▶ 복수선택 가능 □ 기동, 이동 혹은 보행 시 도움이나 감독 필요 (2점) □ 불안정한 걸음걸이 (2점) □ 기동성에 영향을 주는 시각 혹은 청각 장애 (2점)		
인지	▶ 복수선택 가능 □ 물리적 환경에 대한 즉각적인 인지적 대처변화 (1점) □ 충동적인 성향이나 행동 (2점) □ 자신의 신체적 인지적 제한에 대한 이해 부족 (4점)		

출처: 병원간호사회(2010). 낙상위험 사정도구의 타당도 비교연구.

부록 14 낙상위험 평가 및 예방활동

포괄적 낙상평가	낙상 고위험 예방활동
1. 건강력과 기능 사정	
□ 안과질환	□ 안과질환 치료, 지속적 사정 □ 적절한 안경을 착용(안경도수, 청결유지, 단초점렌즈 사용)
□ 신경계 질환	□ 신경계질환 치료, 지속적 사정 □ 거동이 불편, 인지장애노인은 보조자와 함께 이동 가능한 억제대 사용을 피함 □ 운동, 보행훈련, 균형유지 훈련 프로그램 적용
□ 호흡기계 질환	□ 호흡기질환 치료, 지속적 사정
□ 심혈관계 질환	□ 심혈관질환 치료, 지속적 사정 □ 기립성 저혈압 예방 위해 천천히 일어나도록 함
□ 근골격계 및 발의 질환	□ 근골격계, 발 질환 치료, 지속적 사정 □ 거동이 불안정하거나 혼자 거동하지 못하는 노인의 경우 보조자와 함께 이동 □ 운동, 보행훈련, 균형유지 훈련 프로그램 적용
□ 통증	□ 통증원인 치료, 지속적 사정 □ 통증 경감(약물, 이완요법 등)
□ 요실금, 변실금	□ 요실금, 변실금 치료, 지속적 사정 □ 배변훈련 실시 □ 자기 전 화장실 다녀오도록 함
□ 우울증	□ 우울증 치료, 지속적 사정 □ 자살이나 자해 등의 행동관찰 □ 정서적지지
□ 일상생활활동 기능 저하	□ 일상생활에 필요한 도움을 줌
2. 건강력과 기능 사정	
□ 당뇨약 □ 신경정신과약물 (진정 수면제, 항우울제, 항정신성 약물) □ 심혈관계약물 (이뇨제, 혈압약, 디곡신)	□ 4가지 이상의 약물 복용 시 약물 복용횟수와 용량 변경 고려 □ 항정신성 약물 복용 시 약물 복용횟수와 용량 변경 고려 □ 약물 부작용 시 약물 복용횟수와 용량 고려, 다른 약물로 변경 □ 정기적 복용약물 평가 □ 이뇨제는 낮에 복용
3. 보행 보조기, 보조 장비 및 보호구를 바르게 사용하는지 사정	
□ 보행보조기(지팡이, 워커, 목발) □ 보조장비(휠체어) □ 보호구(고관절 보호구) □ 신발	□ 적절한 사이즈의 기구 사용 □ 파손 및 부속물이 빠진 경우 수리 및 교체 □ 정확한 사용법을 교육 □ 휠체어 탈 때 양쪽바퀴 고정 후 사용하도록 교육 □ 신발은 굽이 낮고 발에 맞으며 미끄럼 방지가 되어 있는 것을 착용

부록 14 낙상위험 평가 및 예방활동 (계속)

포괄적 낙상평가	낙상 고위험 예방활동
4. 낙상 위험을 증가시킬 수 있는 환경적 요인 사정	
□ 침대	□양쪽 침상난간을 올려놓음 □바퀴는 항상 고정 □침대에 가까운 곳에 위치하도록 함 □필요한 물건을 가까이에 두고 사용
□ 바닥 확인	□바닥에 물기 항상 제거 □전선이나 물건, 카펫 등을 정리하거나 제거 □턱을 없애도록 함 □화장실 바닥에 미끄럼방지 타일 설치
□ 복도	□ 보행도의 벽에 안전바 설치 □ 복도주의의 물건이나 장비들은 처음 발견한 사람이 치우도록 함
□ 조명	□ 실내조명은 청장년층이 기거하는 공간보다 2~3배 밝게 유지 □ 야간에는 낮은 조명 사용
□ 주위환경 확인	□ 의료장비 및 기타 보조 장비를 최상의 상태로 유지 □ 가구, 변기, 욕조 등의 높이 조절

부록 15 한국판 수정바델지수(Korean version Modified Bathel Index, K-MBI) 평가표

번호: ________ 이 름: ________ 나이/성별: ____/____ 병명: ________ 검사일: ________ 검사자: ________					1
	1	2	3	4	5
항목	과제를 수행할 수 없는 경우	최대의 도움이 필요한 경우	중등도의 도움이 필요한 경우	최소의 도움이나 감시가 필요한 경우	완전히 독립적인 경우
1. 개인위생	0	1	3	4	5
2. 목욕하기	0	1	3	4	5
3. 식사하기	0	2	5	8	10
4. 용변처리	0	2	5	8	10
5. 계단 오르기	0	2	5	8	10
6. 옷 입기	0	2	5	8	10
7. 대변조절	0	2	5	8	10
8. 소변조절	0	2	5	8	10
9. 보행	0	3	8	12	15
10. 휠체어	0	1	3	4	5
11. 의자/침대 이동	0	3	8	12	15
총점					______ /100

1) 평가항목의 과제를 수행할 수 없는 경우 1로 분류하며, 바텔 점수는 0점에 해당된다.
2) 보호자에게 거의 대부분을 의지하는 경우, 누군가 곁에 있지 않으면 안전에 문제가 있는 경우는 2로 분류한다.
3) 보호자에게 중등도로 의지하는 경우, 과제를 끝까지 수행하기 위해 보호자에게 감시가 필요한 경우는 3으로 분류한다.
4) 보호자의 도움이나 감시를 최소로 필요로 하는 경우는 4로 분류한다.
5) 완전히 독립적으로 과제를 수행할 수 있는 경우에는 5로 분류한다.
환자의 과제 수행 속도가 느린 경우 그 기능이 수행을 위해 다른 사람의 도움을 필요로 하지 않는다면 점수를 아래 단계로 분류하지 않는다.
※ 걸을 수 없고 휠체어를 사용할 때만 점수를 매긴다.

출처: 정한영 외 8인(2007). 한글과 수정바델지수(K-MBI)의 개발. 대한 재활의학회지.

부록 16 피츠버그 수면측정도구(Pittsburgh Sleep Quality Index, PSQI)

지난 한달 동안의 일반적인 수면습관에 관하여 체크하기

1. 지난 한달 동안, 당신은 평소 몇 시에 잠자리에 들었습니까? ___________시
2. 지난 한달 동안, 당신은 밤에 잠자리에 들어서 잠이 들기까지 보통 얼마나 오래 걸렸습니까? ___________분
3. 지난 한달 동안, 당신은 평소 아침 몇 시에 일어났습니까? ___________시
4. 지난 한달 동안, 당신이 밤에 실제로 잠을 잔 시간은 얼마나 됩니까?
   (이것은 당신이 잠자리에서 보낸 시간과 다를 수 있습니다.) ___________시간

5. 지난 한달 동안, 당신은 아래의 이유로 잠자는 데 얼마나 자주 문제가 있었습니까? (우측 칸의 V 표시 하세요.)	지난 한달 동안 없었다	일주일에 1번 보다 적게	일주일에 1~2번 정도	일주일에 3번 이상
a. 30분 이내에 잠들 수 없었다				
b. 한밤중이나 새벽에 깼다				
c. 화장실에 가려고 일어나야 했다				
d. 편안하게 숨 쉴 수가 없었다				
e. 기침을 하거나 시끄럽게 코를 골았다				
f. 너무 춥다고 느꼈다.				
g. 너무 덥다고 느꼈다.				
h. 나쁜 꿈을 꾸었다				
i. 통증이 있었다				
j. 그 외에 다른 이유가 있다면, 기입해 주세요. (이유는?) ______________________ 지난 한달 동안, 위에 기입한 이유들 때문에 잠자는 데 얼마나 자주 어려움이 있었습니까?				

6. 지난 한달 동안, 당신은 전반적으로 수면의 질이 어느 정도라고 평가하십니까?	□ 매우 좋음 □ 상당히 좋음 □ 상당히 나쁨 □ 매우 나쁨
7. 지난 한달 동안, 당신은 잠이 들기 위해 얼마나 자주 약을 복용했습니까? (처방약 또는 약국에서 구입한 약)	□ 지난 한달 동안 없었다 □ 한 주에 1번보다 적게 □ 한 주에 1~2번 정도 □ 한 주에 3번 이상
8. 지난 한달 동안 운전을 하거나 식사를 하거나, 사회활동을 할 때 깨어있기 어려웠던 적이 얼마나 자주 있었습니까?	□ 지난 한달 동안 없었다 □ 한 주에 1번보다 적게 □ 한 주에 1~2번 정도 □ 한 주에 3번 이상
9. 지난 한달 동안 일을 할 수 있는 충분한 의욕을 유지하는 데 문제가 있었던 적이 얼마나 자주 있었습니까?	□ 지난 한달 동안 없었다 □ 한 주에 1번보다 적게 □ 한 주에 1~2번 정도 □ 한 주에 3번 이상
10. 동거자나 한 방에서 같이 자는 사람이 있습니까?	□ 아무도 없다 □ 다른 방에 있다 □ 같은 방에 있으나 다른 침대를 쓴다 □ 같은 침대를 쓴다

부록 16 피츠버그 수면측정도구(Pittsburgh Sleep Quality Index, PSQI) (계속)

만약 같이 자는 사람이 있다면, 다음과 같은 문제가 여러분께 얼마나 자주 있었는지 여쭤 본 후, 해당하는 란에 ∨표 해 주십시오.	지난 한달 동안 없었다	주당 한번 이하	주당 한 두번	주당 세번 혹 그 이상
a. 크게 코를 곤다.				
b. 자는 사이 긴 시간 동안 숨을 멈춘다.				
c. 다리가 수축되거나 경련이 있었다.				
d. 자는 사이 지남력 장애나 착란이 있었다.				
e. 다른 수면 중 불편한 사항이 있다면 자세히 적어 주십시오.				

※ 수면의 질 평가도구: Pittsburgh Sleep Quality Index(PSQI)
0~5점: 수면의 질에 문제 없음
6~21점: 수면의 질이 좋지 안음

부록 17 미국 장기요양시설(nursing homes) 거주 노인의 인권 보호 원칙

권리의 행사

- 차별, 감금, 방해, 강압 또는 보복을 두려워하지 않고 시민으로서 또한 시설 거주 노인으로서의 권리를 행사할 권리와 자유를 갖고 있다.
- 혼자서 권리를 행사할 수 없는 경우에는 당신의 권리가 주법에 의하여 대리자로 지정된 사람에 의하여 행사된다.

권리와 서비스의 공지

언어와 문서를 통해 거주 노인의 권리와 거주 노인의 행위와 의무를 규정하는 모든 규칙과 규정에 대해 공지 받아야 한다.

- 기록을 검토하고 사본을 구매할 권리가 있다.
- 건강에 대한 모든 정보를 통지받을 권리가 있다.
- 치료와 실험적 연구 참여를 거부할 권리가 있다.
- 시설 시책에 상응하는 지시 사항을 미리 제시할 권리가 있다.
- 의료보험/의료보호와 관련된 정보를 통보받을 권리가 있다. 이러한 정보는 공지되어야 한다.
- 시설의 서비스와 비용에 대해 통보받을 권리가 있다.
- 담당 의사와의 접촉 방법에 대해 통보받을 권리가 있다.
- 담당 의사와 관심 있는 가족들에게 거주 노인의 상태 및 치료 방법의 변화 또는 전원과 퇴소 등과 관련된 결정에 대해 통보해야 한다.
- 생활실이나 생활실 공유 노인에게 변화가 있을 시 노인과 관심 있는 가족에게 통보해야 한다.
- 시설이 요청하는 생활실 변경을 거부할 권리가 있다.
- 법적 대리자나 관심 있는 가족들의 주소와 전화번호를 최근 자료로 유지해야 한다.
- 거주 노인으로서의 노인의 권리에 변화가 있는 경우 노인과 관심 있는 가족들에게 통보해야 한다.

부록 17 미국 장기요양시설(nursing homes) 거주 노인의 인권 보호 원칙 (계속)

소지금의 보호

- 재정적인 관리를 할 수 있다. 시설에 개인적인 자금을 맡길 필요는 없다.
- 시설에 맡겨진 노인의 자금은 노인의 이해를 가장 잘 반영하는 방법으로 관리되어야 한다. 노인의 돈이 시설의 자금과 섞여서 사용되어서는 안 된다.
- 재정적인 상태 보고를 분기별로 또한 노인의 요청이 있으면 통보해야 한다.
- 잔여 부동산은 상속자에게 전달되어야 한다.
- 시설의 모든 자금은 채권(security bond)에 의해 보호받는다.

자유선택권

- 담당 의사를 선택할 권리가 있다.
- 보호와 치료, 관련된 변화에 참여하고 관련 변화를 통보받을 권리가 있다.

사생활 보호

- 사적 의료기록에 대해 프라이버시를 보호할 권리가 있다.
- 프라이버시는 개인적인 요양 서비스(care), 의료적 치료, 전화사용, 방문, 편지, 가족이나 다른 생활양식을 가진 노인 집단과의 만남 등을 포함한다.
- 전원과 퇴소 시를 제외한 어떠한 경우에도 노인은 기록의 공개에 대해 승인 또는 거부할 권리가 있다.

불평

- 차별이나 징계의 두려움 없이 요양 서비스(care service)에 대한 불평을 이야기할 권리가 있다.
- 불평은 즉각적으로 해결되어야 한다.

조사 결과의 검토

- 조사 결과와 교정 계획을 검토할 수 있어야 한다. 조사 결과와 교정 계획 또는 그것들의 위치를 알리는 공고가 쉽게 접근할 수 있는 곳에 공지되어야 한다.
- 불평등이 즉각적으로 해결되어야 한다.

노동

- 시설을 위해 서비스를 행하거나 거부할 권리가 있다.
- 행해진 모든 서비스는 요양 서비스 계획 안에 일의 성격과 그 배상금을 포함해 잘 기록되어야 한다.

우편

- 우편물을 즉각적으로 발송할 수 있고, 개봉되지 않은 상태의 우편을 받아볼 수 있으며, 필기도구에 접근 가능해야 한다.

접근과 방문권

- 방문객을 받거나 거부할 권리가 있다.
- 건강, 사회, 법률 또는 다른 서비스 제공 기관을 방문할 권리를 갖고 있으며 시설은 그러한 접근을 허용해야 한다.

전화

- 사적으로 전화를 사용할 권리를 갖고 있다.

개인적인 소지품

- 공간이 허락하는 한 개인적인 소지품을 갖거나 이용할 권리가 있다.
- 기혼자는 방을 공유할 수 있다.

약물의 자기관리

- 다학제 간 팀에 의해 안전하지 않다고 결정된 경우를 제외하고는 약물을 자기가 관리할 권리가 있다.

부록 17 미국 장기요양시설(nursing homes) 거주 노인의 인권 보호 원칙 (계속)

입소, 전원, 퇴소 관리

전원과 퇴소

- 욕구가 충족되지 않는 경우, 안전이 위협받는 경우, 서비스가 더 이상 필요하지 않은 경우, 비용이 지급되지 않는 경우를 제외하고는 전원 또는 퇴소하지 않을 권리가 있다.
- 이해 가능한 방법으로 전원 또는 퇴소의 이유가 통보되어야 한다.
- 건강 또는 안전상의 필요가 있는 경우를 제외하고는 30일 이전에 전원 또는 퇴소가 통보되어야 한다.
- 전원 또는 퇴소 시에는 적절하고 책임질 수 있는 옹호 기관의 이름, 주소, 전화번호가 제공되어야 한다.
- 시설은 안전한 전원 또는 퇴소를 위해 충분한 준비를 해야 한다.

병상 보유(bed-hold) 정책과 재입소에 대한 통보

- 노인과 그의 가족은 시설이나 정부의 병상 보유 정책에 관한 내용을 문서로 통지받아야 한다.
- 병상 보유 기간을 초과할 경우, 재입소에 대한 명문화된 원칙을 준수해야 한다.
- 전원, 퇴소, 서비스에 대해 거주 노인 모두에게 동일한 원칙을 적용해야 한다.
- 입소 시 명문화된 통보가 있는 경우, 비의료급여 거주 노인에 대한 요금을 결정해야 한다.

입소 원칙

- 입소나 지속적인 거주를 조건으로 하여 제3자에게 현금 제공을 보장할 것을 요구하거나 어떠한 선물을 받아서는 안 된다.
- 시설이 거주 노인에게 의료보험 또는 의료보호 혜택을 받거나 청구할 권리를 포기할 것을 요구해서는 안 된다.
- 개인적인 부채를 발생시키지 않는 범위에서 지불에 대한 법적인 재정적 접근성을 갖는다.
- 의료보호 대상 거주 노인에게 요청된 항목이나 서비스에 대한 비용을 청구할 수 있다.
- 시설 입소나 지속적인 거주의 조건이 아닌 경우에 한해서 기부를 받을 수 있다.

거주 노인의 행위와 시설 관례

제한

- 규율이나 편리를 위해 또는 의료적인 증상을 치료하기 위해 요구되는 경우를 제외하고 육체적인 제한이나 심리적인 영향을 미치는 약물을 이용해서는 안 된다.

학대

- 언어, 성, 신체적 · 정신적 학대와 신체적인 벌, 비자발적인 격리로부터 자유로울 권리를 갖고 있다.

직원

- 시설은 학대, 방임, 부당한 처우, 재산의 부적절한 전용으로부터 거주 노인을 보호하는 절차를 실행해야 한다.
- 거주 노인 처우 등을 포함하는 내용의 위반이 제기된 경우에 시설은 적절한 공무원에게 보고해야 한다.
- 위반 사항에 대해서는 심층적으로 조사하고 그 결과를 보고해야 한다.

삶의

- 시설은 거주 노인의 삶의 질을 증진시키는 방법으로 요양 서비스(care service)를 제공해야 한다.

출처: 권중돈 · 이은영 · 박현주 · 이은주 · 정희남(2014). 노인인권길라잡이. 국가인권위원회.

부록 18 노인보호전문기관의 노인학대 의심사례 업무 진행 흐름도

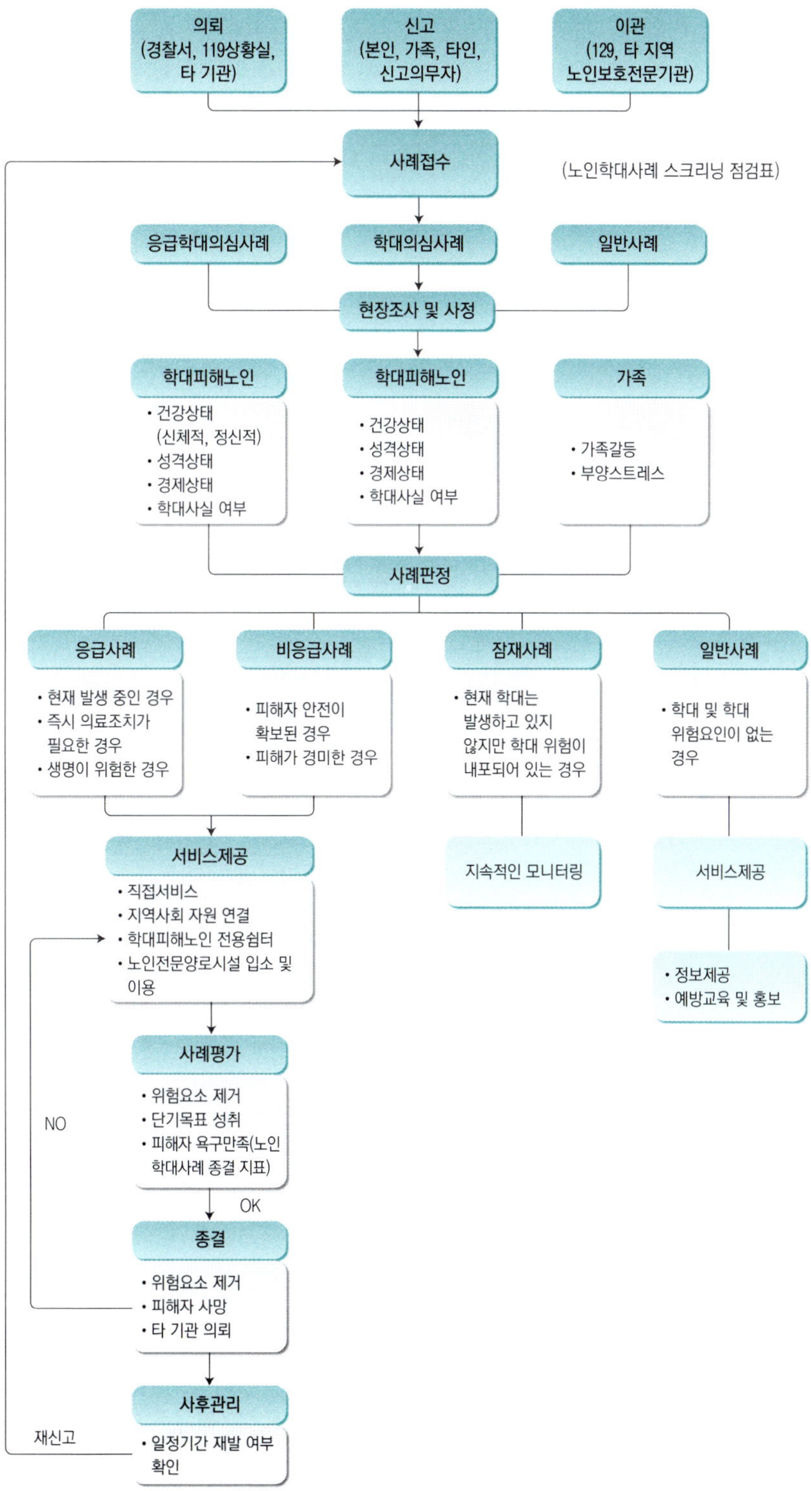

출처: 중앙노인보호전문기관(2015). 2015 노인보호전문기관 업무수행 지침. 보건복지부.

참고문헌

가혁 · 원장원(2021). 의사, 간호사를 위한 노인요양병원 진료지침서 4판. 군자출판사.

경선영 외(2015). 미세먼지/황사 건강피해 예방 및 권고지침: 호흡기질환. Journal of the Korean Medical Association, 58(11), 1060-1069.

고인석 역(2019). 노화는 왜 일어나는가? 전파과학사.

고일선 · 송라윤 · 오의금 · 공역(2019). 간호진단 2018-2020 정의와 분류. 학지사메디컬.

공은희 외(2018). 사람중심 치매케어. 학지사메디컬.

국가법령정보센터, 호스피스 · 완화의료 및 임종과정에 있는 환자의 연명의료결정에 관한 법률.

국가인권위원회(2004). 유엔인권해설집: 국제인권장전.

국가인권위원회(2007a). 유엔인권해설집: 유엔인권조약제도.

국가인권위원회(2007b). 장애인권리협약 해설집.

국립암센터(2019). 국립암예방실천지침-자궁경부암.

권경희 · 서순림(2009). 시설노인의 수면의 질과 영향요인, 성인간호학회지, 21(1), 34-42.

권소희 외(2019). 핵심 건강사정(수정판). 수문사.

권용철(2017). 우리 몸은 아직 원시시대. 김영사.

권인각 · 김경희(2007) 노인입원환자의 낙상예측요인, 정신간호학회지, 16(1), 59-69.

권중돈(2010). 노인권익위원(Ombudsman) 파견사업 효과성 평가연구. 한국노인종합복지관협회.

권중돈(2012). 노인복지론 5판. 학지사.

권중돈 · 이은영 · 박현주 · 이은주 · 정희남(2014). 노인인권길라잡이. 국가인권위원회.

기백석(1996). 한국판 노인 우울척도단축형의 표준화 예비연구. 신경정신의학, 35(2). 298-307.

기백석 · 이철원(1995). 한국판 노인 우울척도 단축형의 표준화 예비연구. 신경정신의학, 34(6). 1875-1885.

김경희 외(2004). 노인건강사정. 현문사.

김귀분 외(2006). 노인질환관리 II. 현문사.

김금순 외(2015). 간호사를 위한 약리학. 수문사.

김금순 외(2016). 성인간호학 II 8판. 수문사.

김남초 외(2008). 노인건강사정 지침서. 메디컬코리아.

김남초 외(2017). 만성질환. 학지사메디컬.

김남초 외(2018). 완화의료. 학지사메디컬.

김남초 외(2019). 말기돌봄을 위한 호스피스 간호. 학지사메디컬.

김도훈(2010). 외래에서 간과하기 쉬운 수분 및 전해질 이상. Korean Journal of Family Medicine. 31(4), S197-S203. https://doi.org/10.4082/kjfm.2010.31.4.S197.

김린(2003). 노인수면장애의 약물치료, 노인정신의학, 7:1, 11-22.

김미혜 · 김수진 · 류주연(2017). 이타주의와 시민 권리의식이 연령주의에 미치는 영향. 한국노년학, 37(1), 221-236.

김성렬 외(2013). 급성기 신경계 환자에서 낙상 위험 사정 도구의 신뢰도 및 타당도 비교. 성인간호학회지, 25(1). 24-32.

김수지 역(2015). 빌 앤드루스의 텔로미어의 과학. 동아시아.

김영경 외(2012). 영양과 식이요법. 현문사.

김영경 외(2016). 간호와 영양. 현문사.

김영범 · 오태형(2015). 인지재활훈련. 학지사메디컬.

김영화 외(2019). 인체생물학. 학지사메디컬.

김재식 외(2018). 마음의 병「우울증」여성이 45만 명으로 남성보다 2배 이상 많아. 보건복지부 빅데이터 운영실.

김정선 외(2010). 노인환자간호 실무가이드. 현문사.

김조자 외(2017). 비판적 사고를 적용한 간호과정(수정판). 수문사.

김주현(2015). 고령화와 노인 삶의 변화. 한국의 사회동향 2015. 통계청 자료.

김지선 역(2016). 노화의 비밀. 한림출판사.

김창오(2018). 폐렴-노인 폐렴의 특징과 항생제 선택. 대한내과학회 춘계학술발표논문집, 2018, 354-358.

김철규 · 서문자(2002). 입원환자 낙상 발생 실태와 원인에 관한 분석 연구. 한국의료 QA학회지, 9(2), 210-228.

김태임 외(2017). 생활과 건강. 현문사.

김태자(2018). 자가간호 결핍 입원 노인을 위한 구강 간호 프로토콜 개발. 연세대학교간호대학 석사논문.

김현회 · 곽철 · 정창욱(2015). 대한민국 최고의 명의가 들려주는 전립선암. 서울대학교출판문화원.

노인간호학회 동계학술대회 자료집.

노인병학회(2015). 노인병학 3판. 범문에듀케이션.

다카사키 기누코 편저(2013). 신체구속 제로를 창조한다. 환자 · 고령자의 인권보호를 위한 지식과 기술. 한국만성기의료협회. 메디마크.

대한노인요양병원협회(2010). 직무능력 향상을 위한 요양병원 실무지침서. 이노솔루션.

대한당뇨병학회(2021). 노인당뇨병, 당뇨병 진료지침 2021.

대한배뇨장애요실금학회(2012). 요실금 진료지침서. 대한배뇨장애요실금학회.

도복늠 외(2015). 지역사회 정신건강간호학. 학지사메디컬.

박경식(2011). 노화와 소화기 질환: 위장관 기능 변화를 중심으로. Korean Journal of Gastroenterology, 58(1), 3-8. https://doi.org/10.4166/kjg.2011.58.1.3

박달이 외(2016). 노인요양 실무교육. 현문사.

박명화 외(2017). 노인간호학 4판. 학지사메디컬.

박미화 · 박명화(2014). 환자안전을 위한 신체억제대 감소지침. 학지사메디컬.

박연환 외 공역(2015). 노인간호학 8판. 수문사.

박연환 외 역(2015). 노인간호학 8판. 수문사

박은영 · 송미림 · 류은정 · 고영 · 오현진 · 부선주(2017). 간호진단, 중재 및 결과 가이드 증보판. 현문사.

박종한 · 권용철(1989). 한국판 Mini-mental state examination(MMSE-K)의 표준화 연구. 신경정신의학, 28(3), 508-513.

박현석 외(2006). 노인 환자에서 다양한 단축형 노인우울척도의 비교, 가정의학회지.

박효정(2017). 간호과정. 현문사.

배경의 · 김계하 · 김은하 · 박금주 · 백성희 · 서금숙 · 심미경 · 김수올(2018). 노인간호학. 퍼시픽북스.

배주한 외(2019). 일상생활활동. 학지사메디컬.

보건복지부(2002). 마드리드 고령화국제행동계획.

보건복지부(2017). 노인약물.

보건복지부(2018). 2017년도 노인실태조사. 보건복지부.

보건복지부(2018). 2018 보건복지 통계연보.

보건복지부(2021). 2021년 1분기 코로나19 국민 정신건강실태조사 결과.

보건복지부(2021). 2021년 노인 자살백서.

보건복지부 · 중앙자살예방센터(2018). 2018 자살예방백서. 중앙자살예방센터.

서울대학교 의과대학 국민건강지식센터. 어르신들 식사 이렇게 챙겨드세요. Updated December, 09, 2015, Retrieved from November, 04, 2021.

서혜경 · 나영희(2012). 고령화사회와 노인인권. 경춘사.

성영희 · 권인각 · 김경희(2006). 입원환자의 낙상경험에 영향을 미치는 요인. 기본간호학회지. 13(2). 200-207.

송경애 외(2009). 개정판 기본간호학. 수문사.

송미순 외(2014). 노인간호학. JMK.

신경림 외 역(2010). 노인간호학. 현문사.

신나미 외(2017). 성인간호학 I, II. 6판. 학지사메디컬.

신정은(2017). 로마 기준 IV 이해하기: 기능성 변비와 항문직장질환. 대한내과학회지, 92(4), 372-381.

신현철 · 정지천(2014). 노인병학. 대구한의대학교출판부.

심리나 역(2013). 노벨의학상이 찾아낸 불로장생의 비밀, 텔로미어. 샘앤파커스.

안준희(2012). 재미 한인노인들의 자살생각 모형 분석: 우울의 매개효과와 연령별 조절효과를 중심으로. 한국가족복지학, 38, 257-290.

양수 외(2016). 정신건강간호학 제5판. 현문사.

APA(2017). DSM-5 수면-각성장애. 학지사.

APA(2017). DSM-5 우울장애. 학지사.

APA(2018). DSM-5 간편 정신질환진단통계편람. 학지사.

오상진(2015). 노화의 생물학, 분자생물학적 원인에 대하여. 탐구당.

오영희(2015). 노인의 건강실태와 정책과제. 보건복지포럼, 223: 29-39.

우종민 역(2003). 텔로미어의 모자. 달과 소.

원종순 외(2018). 간호과정과 비판적 사고. 현문사.

원종순 · 김남초 · 박수현 · 송민선(2015). 간호과정과 비판적 사고. 현문사.

육성필 · 최광현 · 김은주 · 이혜선(2016). 노인자살 위기개입. 학지사.

윤숙희 외(2017). 노인간호학. 수문사.

윤은자 외(2017). 노인간호학. 수문사.

윤은자 외(2018). 노인간호학. 수문사.

윤혜림 역(2013). 당신 안의 장수유전자를 단련하라. 전나무숲.

은영 외(2010). 노인전문간호총론. 현문사.

이강이 외(2012). 간호실무를 위한 건강사정. 현문사.

이강이 외(2018). 건강사정 6판. 현문사.

이금자 외(2015). 치매예방을 위한 인지, 의사소통놀이 50. 학지사메디컬.

이미정 · 이정섭(2015). 노인병원 환자 죽음에 대한 간호사의 경험. 대한간호학회지, 45(4), 513-522.

이상주 · 김정순(2016). 한국형 노인자살위험 사정도구 개발. Journal of Korean Academy of Nursing, 46(1), 59-68.

이영휘 외(2012). 노인요양 실무지침서. 학지사메디컬.

이윤경(2018). 노인장기요양보험의 재가보호 현황과 저해 요인 분석. 보건복지포럼, 259, 77-89.

이윤경 외(2020). 2020 노인실태조사. 보건복지부, 한국보건사회연구원.

이은주(2013). 노년내과 심포지엄 - 노인의 흔한 문제: 다약제 복용과 노인에서 부적절한 약물. 대한내과학회 추계학술발표논문집, 2013(2), 200-205.

이지전. (2006). 노인자살 예측모형 개발 및 예방대책 연구. 국립서울병원 국립정신보건교육연구센터 용역보고서, 1-265.

이지전 외(2006). 노인자살 예측모형 개발 및 예방대책.

이한음 역(2018). 늙지 않는 비밀. 알에이치코리아.

이현주(2019). 소득보장 정책 전망과 과제. 보건복지포럼, 2019(1), 32-43.

이혜진 · 김계하(2014). 요양병원과 종합병원 간호사의 노인전문간호사에 대한 역할 기대와 노인전문간호 수행 정도 비교. 성인간호학회지, 26(6), 642-652.

이호선(2012). 노인상담. 학지사.

임경춘 외(2016). 건강사정. 학지사메디컬.

임난영 외(2012). 보완대체요법. 수문사.

장원구 외 역(2017). 노화의 생물학. 월드사이언스.

장철호 외(2017). 노년기의 정의와 노화의 생리적 변화. Journal of the Korean Medical Association, 대한의사협회지, 60(5), 358-363.

장현갑 외(2006). 치매예방과 뇌 장수법. 학지사메디컬.

전명숙(2018). [발표] 자살예방 국가 행동계획. 한국정신보건사회복지학회 학술발표논문집, 157-177.

정경희 외(2015). 2014 노인실태조사, 보건복지부.

정경희(2017). 노인학대 현황 및 정책과제. 통권 247, 39-49. 한국보건사회연구원.

정극규 · 윤수진 · 손영순(2017). 알기 쉬운 임상 호스피스 · 완화의료. 마리아의작은자매회.

정낙수 · 최규환(2001). 노인낙상의 원인과 예방. 한국전문물리치료학회지, 8:3 107-117.

정성진 역(2015). 건강한 오늘 든든한 노후. 시조사.

정순둘(2018). 노인연령주의 및 연령 차별: 인권관점에서. 2018 아셈노인인권정책센터 개소 기념 노인인권증진 학술세미나 자료집. 아셈노인인권정책센터, (사)한국노인과학학술단체연합회. 국가인권위원회.

정순형(2016). 한국 노인의료보장제도의 현황과 제도적 개선방안. 인문사회 21, 7(2), 479-508. DOI http://dx.doi.org/10.22143/HSS21.7.2.23.

정영조 외(1995). 한국판 Beck 우울척도의 표준화 연구 1: 신뢰도 및 요인분석. 정신병리학 4(1), 77-95.

정인과 · 곽동일 · 신동균 · 이민수 · 이현수 · 김진영(1997). 노인우울척도의 신뢰도, 타당도 연구. 신경정신의학, 36:1. 103-112.

정인과 · 곽동일 · 조숙행 · 이현수(1998). 한국형 노인우울검사 표준화에 대한 예비연구. 신경정신의학, 36:2. 340-351.

정지현 역(2017). 영거(Younger). 움직이는 서재.

정한영 외(2007). 한글판 수정바텔지수(K-MBI)의 개발. 대한재활의학회지.

정홍원 · 심창학 · 한은희 · 황규성 · 류진아(2014), 노인복지정책 추진체계 현황 분석과 향후 발전방안, 보건복지부, 한국보건사회연구원.

조맹제 · 배제남 · 서국희 · 함봉진 · 김장규 · 이동우 · 강민희(1999). DSM-III-R 주요우울증에 대한 한국어판 Geriatric Depression Scale(GDS)의 진단적 타당성 연구. 신경정신의학, 38(1), 48-63.

조미령 · 박지연(2015). 농촌고령자실태 및 정책개선방안. 한국농촌경제연구원.

조셉 창(2011). 노화의 비밀. 서영.

조주연(2010). 심혈관 계통의 노화. 대한임상노인의학회지, 11, 125-142.

조효제(2007). 인권의 문법. 후마니타스.

중앙노인보호전문기관(2015). 2015 노인보호전문기관 업무수행 지침. 보건복지부.

중앙노인전문보호기관(2021). 2021 노인학대 현황보고서. 보건복지부.

차봉수 외(2018). 해부, 병태생리로 이해하는 SIM 통합내과학, 내분비. 도서출판 정담.

최명규(2001). 변비. 대한내과학회지, 61(5), 577-579.

최명애 외(2018). 임상약리학(8판). 현문사.

최영태(2018). 한국 노인복지정책의 발전방향에 관한 연구. 조선대학교 석사논문.

최영희 외(2014). 노인과 건강. 현문사.

최영희 외(2018). 노인과 건강 제5판. 현문사.

통계청(2016). 장래인구추계(2015 인구총조사 기준).

통계청(2021). 2021 고령자 통계.

통계청(2018). 2018년 사회조사 결과.

하주영 외(2019). 영양과 식이. 학지사메디컬.

한경혜(2017). 2017 가족과 가구 영역의 주요 동향.

한국장애인개발원(2012). 성년후견제도의 이해.

한국정보화진흥원(2016). 2016 디지털정보격차 실태조사. 미래창조과학부.

한인영 · 김성천 공역(2007). 세계화와 사회복지실천. 학지사.

한종만 외(2018). 알기쉬운 인체해부학. 학지사메디컬.

황영원 외(2013). 요양병원 신체억제대의 안전한 사용을 위한 지침. 보건복지부.

황옥남 외(2018). 제7판 성인간호학. 현문사.

Adams J.R. et al.(2007). End of life- a nurse's guide to compassionate care. PA: Lippincott Williams & Wilkins. USA.

Ahn M.S.(2016). Orthostatic intolerance syndrome. International Journal of Arrhythmia, 17(2), 80-85.

American Psychiatirc Association(2013). DSM-5. Arlington, VA: American Psychiatirc Association.

Beck A.T.(1978). The Beck Depression Inventory. Philadelphia : Center for Cognitive Therapy.

Bengtson V.L. & Settersten Jr. R.A.(2016). Handbook of Theories of Aging 3rd ed. New York: Springer Publishing Company.

Brandl B. Assessing for abuse in later life, NCALL Coordinator, National Clearinghouse on Abuse in Later Life (NCALL), a project of the Wisconsin Coalition Against Domestic Violence, 2004.

Campanelli, Christine M. American Geriatrics Society updated beers criteria for potentially inappropriate medication use in older adults: the American Geriatrics Society 2012 Beers Criteria Update Expert Panel. Journal of the American Geriatrics Society 60.4 (2012): 616.

Cell. 2013 Jun 6; 153(6): 1194-1217.

Chiao Y.A., & Rabinovitch, P. S.(2015). The aging heart. Cold Spring Harbor perspectives in medicine, 5(9), a025148.

Chung S.Y., Song K.B., & Choi Y.H(2011). The strength of age effect on tooth loss and periodontal condition in Korean elderly. Archives of Gerontology and Geriatrics, 53(2), e243-e248.

'Elder Abuse & Neglect', Family violence intervention guidelines, New Zealand Ministry of Health, 2007.

eLife. 2017; 6 DOI: 10.7554/eLife.18459

Ebihara S., & Ebihara, T.(2011). Cough in the elderly: a novel strategy for preventing aspiration pneumonia. Pulmonary pharmacology & therapeutics, 24(3), 318-323.

Freeman R., Wieling W., Axelrod F.B., et al.(2011). Consensus statement on the definition of orthostatic hypotension, neurally mediated syncope and the postural tachycardia syndrome. Clin Auton Res. 21(2): 69-72.

Gray-Micelli D.(2008). Nursing Standard of Practice Protocol: Fall Prevention, Evidence-based Content - Updated January 2008. Available at http://www.consult gerirn.org/topics/falls/want_to_know_more.

Hamilton M. A rating scale for depression. J Neurol Neurosurg Psyc.

Highfield M.E.F.(1992). Spiritual health of oncology patients: nurse and patient perspectives, Cancer Nursing, 15(1), 1-8.

I.J. Smith (Ed.)(2005). The Joint Commission. Defining the problem of falls. In Reducing the risk of falls in your health care organization. Oakbrook Terrace, IL: The Joint Commission on Accreditation of Health care Organizations.

Immunol Rev. 2017 Mar;276(1):121-144

Lubben J., & Gironda, M.(2003). Centrality of social ties to the health and well-being of older adults. In Social Work and Health care in an Aging Society. Ed., Berkman, B., Harootyan, L. Springer Pub. Co.

Lyons S., & Pringle Specht J.(2000). Prompted voiding protocol for individuals with urinary continence. Journal of Gerontological Nursing. 26(6), 5-13.

Mary E., Tinetti M.D., Mark Speechley, Ph.D., Sandra F., & Ginter R.N.(1998). Risk Factors for Falls among Elderly Persons Living in the Community. The New England Jounal of Medicine 319:1701-1707. DOI: 10.1056/NEJM198812293192604.

Mauk Kristen L.(2014). Gerontological nursing-competency for care, 3th edition. Jones & Bartlett Learning, MA, USA.

McGowan T.G.(1996). Ageism and discrimination. In J. E. Birren(Ed), Encyclopedia of Gerontology, 1, 71-80. San Diego, CA: Academic Press.

Morris V.(1996). How to care for aging parents. New York: Workman.

Morse J.M.(1997). Preventing patient. falls. Thousand oaks, CA: Sage publications. 41.

Nat Med. 2015 Dec;21(12):1406-15.

NSW Elder Abuse Helpline & Resource Unit(2016). NSW elder abuse toolkit-identifying and responding to the abuse of older people: the 5-step approach. NSW government.

Ornish D. (2010). Dr. Dean Ornish's program for reversing heart disease: The only system scientifically proven to reverse heart disease without drugs or surgery. Ivy Books.

Paloutzian R.F., & Ellson C.W.(1982). Loneliness: A sourcebook of current theory, research & therapy,

John Wiley & Sons Inc.

Patient Health Questionnaire (PHQ-9 & PHQ-2). www.phqscreeners.com.

Physics. 6, 129 (2013); DOI: 10.1103/Physics.6.129.

Sember B. M.(2005). Human Rights: Your Legal Guide to Living Life to the Fullest. Illinois: Sphinix Pub.

Schneider E.D., & Rowe J.W.(1990). Handbook of the Biology of Aging, 3rd. ed. Sandiego: Academic Press.

Sci Adv. 2017 Jun 16;3(6):e1602025.

Science. 288(5466): 586-587.

Science. 2017 May 19;356(6339):753-756.

Smilkstein G.(1982). Validity and reliability of the Family APGAR as a test of Family Function. The Journal of Family Practice, 15(2), 303-311.

Steenman M., & Lande G.(2017). Cardiac aging and heart disease in humans. Biophysical reviews, 9(2), 131-137.

Stracker G. & Hillman J.L.(1996). Attitudies toward older adults the perceived value of grandparent as a social role. Jonal of Adult Development, 3(2), 71-79.hiatry(1960);Hamilton Depression Rating Scale(H-DR-S), 23: 56-62.

Yesavage J.A., Brink T.L., Rose T.L., Lum O, Huang V., Adey M., & Von Otto(1983): Development and validation of a geriatric depression screening scale: a reliminary report. J Psychiatry Res 17:37-49.

Yu T.Y., & Lee D.H.(2016). Dizziness and Syncope Related with Diabetic Autonomic Neuropathy. International Journal of Arrhythmia, 17(2), 90-94.

Zung WWK(1965): A self-rating depression scale. Arch Gen Psychiatry 12:63-70.

웹사이트

건강보험심사평가원. https://www.hira.or.kr/rg/dur/form.do?pgmid

국가법령정보센터. 노인복지법 www.law.go.kr

국가암정보센터(2016). 7대암검진권고안(일반인)-대장암 https://www.cancer.go.kr/lay1/bbs/S1T261C263/B/35/list.do

국가암정보센터(2016). 7대암검진권고안(일반인)-위암 https://www.cancer.go.kr/lay1/bbs/S1T261C263/B/35/list.do

국가암정보센터(2016). 7대암검진권고안(일반인)-자궁경부암 https://www.cancer.go.kr/lay1/bbs/S1T261C263/B/35/list.do

국가지표체계. 국가주요지표: 사회통합-삶의 만족도, http://www.index.go.kr/unify/idx-info.do?idxCd=4070,

국립의료연명관리기관, https://www.lst.go.kr/decn/establish.do

국민건강보험공단 노인장기요양보험 http://www.longtermcare.or.kr

노인장기요양보험 http://longtermcare.or.kr.

대한당뇨병학회(2021). 당뇨병의 치료 및 관리. https://www.diabetes.or.kr/general/class/medical.php?-mode=view&number=324&idx=1

법제처. 노인복지법, 노인장기요양보호법, 기초노령연금법. www.moleg.go.kr/

법제처. 생활법령, 노인복지 http://easylaw.go.kr/CSP/CnpClsMain.laf?popMenu=ov&csmSeq=673&ccf-No=1&cciNo=1&cnpClsNo=1

법제청. 자살예방 및 생명존중문화 조성을 위한 법률(약칭: 자살예방법). https://www.law.go.kr/LSW/lsInfoP.do?urlMode=lsInfoP&lsId=011365#0000

보건복지부(2021). 포스트코로나 시대 대비, 국민 마음건강 지킨다. http://www.mohw.go.kr/react/al/sal0301vw.jsp?PAR_MENU_ID=04&MENU_ID=0403&page=1&CONT_SEQ=366025

보건복지부. www.mw.go.kr

보건복지부 질병관리과(2018). 2018-2019 절기 인플루엔자 국가예방접종 지원사업 관리지침. https://nip.cdc.go.kr/irgd/reference.do?MnLv1=2

보건복지부 질병관리과(2018). 2018-2019 절기 인플루엔자 국가예방접종 지원사업 관리지침. https://nip.cdc.go.kr/irgd/reference.do?MnLv1=2

의약품 안심서비스(Drug utilization review; DUR, https://www.hira.or.kr/rg/dur/form.do?pgmid

한국생명존중희망재단. (2020). 보고듣고말하기2.0 중년편. https://spcedu.or.kr/lecture_view.php?LectureSt-ep1=7&LectureSeq=8에서 2021. 4. 26. 인출.

한국의약품안전관리원.(2015). 노인에 대한 의약품 적정사용 정보집. https://www.drugsafe.or.kr/iwt/ds/ko/useinfo/EgovDurInfoUseOld.do

한국자살예방협회. http://suicideprevention.or.kr/new2/main/main.php

http://easylaw.go.kr/CSP/CnpClsMain.laf?popMenu=ov&csmSeq=673&ccfNo=1&cciNo=1&cnpClsNo=1

https://en.wikipedia.org/wiki/Dolly_(sheep)

http://hqcenter.snu.ac.kr/archives/jiphyunjeon/%EC%96%B4%EB%A5%B4%EC%8B%A0%EB%93%A4-%EC%8B%9D%EC%82 %AC-%EC%9D%B4%EB%A0%87%EA%B2%8C-%EC%B1%99%EA%B2%A8%EB%93%9C%EC%84%B8%EC%9A%94

http://www.aoa.gov/eldfam/ Elder_Rights/LTC/LTC.asp.

http://www.aoa.gov/prof/international/resources/ resources_rights_care_01.asp.

http://www.genomic-instability.org/

http://www.josephmaroon.com/epigenetics-living-smarter/, http://www.eurekaselect.com/127444

http://www.law.go.kr/lsInfoP.do?lsiSeq=202907&lsId=&efYd=20180327&chrClsCd=010202&urlM-ode=lsEfInfoR&viewCls=lsRvsDocInfoR#0000

http://www.scienceon.hani.co.kr/507517

http://www.scienceon.hani.co.kr/523336

http://www.scienceon.hani.co.kr/548962

http://www.scienceon.hani.co.kr/550298

https://www.nestacertified.com/hallmarks-of-aging-role-of-glycation-part-4-epigenetic-alterations/

https://www.nobelprize.org/nobel_prizes/chemistry/laureates/2004/

https://www.nobelprize.org/nobel_prizes/chemistry/laureates/2015/press.html

https://www.nobelprize.org/nobel_prizes/medicine/laureates/1946/

https://www.nobelprize.org/nobel_prizes/medicine/laureates/1962/

https://www.nobelprize.org/nobel_prizes/medicine/laureates/2009/

https://www.nobelprize.org/nobel_prizes/medicine/laureates/2016/

https://www.who.int/ageing/ageism/en/

INDEX

찾아보기

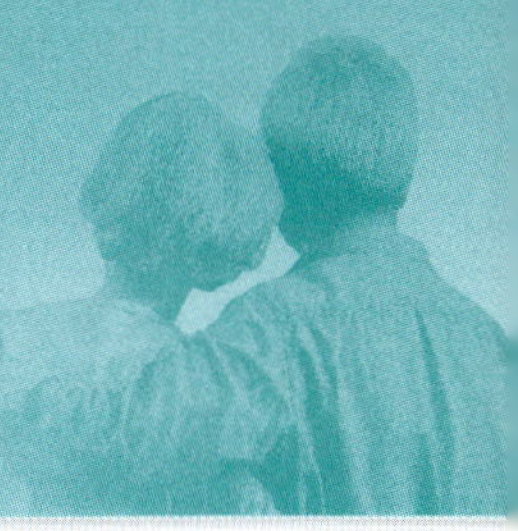

ㄱ

ㄴ

ㄷ

ㅇ

ㅈ

ㅊ

ㅋ

ㅌ

A

B

C

D

E

F

G

H

I

K

L

M

N

O

P

R

S

T

U